KB111162

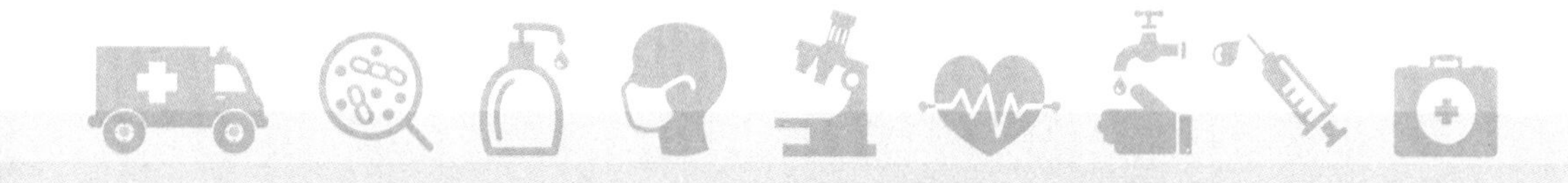

최신 감염관리의 이해

윤성원 김옥선 박은숙 오향순 정선영
정재심 진혜영 최은옥 최정화 홍혜경

圖書出版 오래

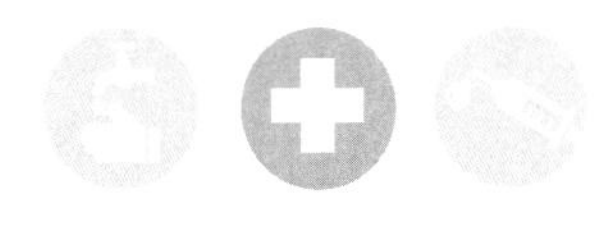

최신 감염관리의 이해

머리말

감염관리는 의료기관을 이용하는 대상자에게 의료관련감염(Healthcare associated infection)이 발생하지 않도록 최소화하는 것이다. 의료기관의 질을 평가할 때 그 의료기관의 감염관리에 관한 관심정도와 그곳에 근무하는 직원의 감염관리에 대한 개념과 기본 지식을 평가하는 것이 중요하다. 의료기관 내에서 감염관리 원칙을 잘 세우고 이를 개선하고 있는지, 병원직원이 이 원칙을 잘 지키며, 대상자를 감염으로부터 지키기 위해 노력을 하고 있는지를 통해 의료기관의 질적 차이를 평가할 수 있기 때문이다. 또한 최근 들어 중증급성호흡기증후군(SARS), 신종플루와 같은 변종 전염병이 유행할 때 가장 먼저 찾는 곳이 병원이고, 병원 내에서 이러한 신종전염병이 퍼져 나갈 수 있기 때문에 더욱 감염관리의 중요성이 강조되고 있어 의료기관 내 환자와 직원의 생명을 지킬 기본 중에 기본원칙이 되고 있다.

감염관리를 효과적으로 실천하기 위해서는 해당기관 기관장과 행정수뇌부의 환자 보호차원의 감염관리에 대한 의지가 가장 중요하다. 또한 감염관리실과 같은 전담부서의 의료관련감염 발생 여부의 정기적 모니터링과 자료 분석을 통한 문제점 발견, 효과적 감염관리를 위한 노력이 필요하다. 이 책은 감염관리를 전공한 간호사뿐 아니라 의료기관 내 일선에서 근무하는 대상자에게 감염으로부터 안전한 의료서비스를 제공하기 위해 감염관리의 기본지식과 원칙을 쉽게 습득하고 적용할 수 있도록 엮었다.

이 책 순서는 감염관리의 개요로서 미생물의 이해, 인체방어기전, 감염, 면역반응, 그리고 항생제 내성의 개요, 감염관리 프로그램과 관리방안, 격리주의지침, 손위생과 무균술, 개인보호구의 사용, 삽입기구관리, 수술부위 감염관리, 세척·소독·멸균, 환경관리, 직원감염관리 등 감염관리 측면에서 주요한 부분을 최신 업데이트하여 구성하였다.

저자들은 국내의 대표적인 의료기관에서 감염관리 실무를 주도적으로 수행하면서 관련 전문 분야를 지속적으로 발전시켜 왔고, 또한 감염관리의 기본 원리를 알아 원칙을 세우고 실무에 적용하며 감염관리 교과서를 저술한 바 있는 전문가들이다.

모쪼록 이 책이 감염관리에 관심을 가진 모든 분들의 필요한 지식을 채워드릴 수 있기를 바라며 책의 구성과 발간까지 애써주신 정호용 차장님과 항상 감염관리 분야의 중요성을 인식하고 지지하고 계시는 오래출판사 황인욱 사장님께 감사를 드리고, 흔쾌히 함께 참여해 주신 집필진께도 깊은 감사를 드린다.

저자를 대표하여　윤성원 씀

차례

1장 감염관리의 이해

2장 감염관리 프로그램과 관리방안

5장 개인보호구의 사용

6장 수술부위감염 관리

7장 삽입기구 감염관리

8장 세척, 소독, 멸균

9장 환경관리

10장 직원감염관리

1장

감염관리의 이해

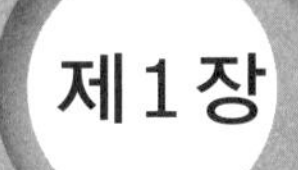

제1장 감염관리의 이해

I 〉 감염관리의 개요

의료기관 내에서 의료인이나 직원, 환자, 방문객 등에게 특정 감염질환이 확산되어 퍼져 나가지 않도록 하는 것이 의료기관 내 감염관리의 목적이다.

의료기관 내 감염관리를 위해 먼저 미생물의 세계를 이해하고 미생물이 어떤 특성을 가지며 치명적인 질환을 일으키는 감염균의 전파경로가 어떠한지를 알아 그 차단방법을 적용하는 것이 중요하다. 의료기관 내에서 감염관리를 적용해야 하는 분야는 여러 분야이다. 그 중 중요한 부분은 국가적으로 신종감염병이 유행할 때 의료기관 내 감염유행을 차단하는 것이다. 이러한 감염균의 전파경로와 차단방법은 먼저 세계보건기구(World Health Orgnization: WHO)나 미국 질병관리센터(Centers for Disease Control and Prevention: 이하 CDC) 등 세계적인 기구가 중심이 되어 제시하고 있다. 이를 의료기관은 즉각적으로 따를 수 있어야 한다. 예를 들면, 신종인플루엔자가 유행하는 경우라면 시시각각 발표되는 신종인플루엔자의 특성, 전파경로, 주의법과 예방법을 적용하여 환자를 격리하고 개인보호구를 착용하여 감염 전파를 최대한 막아내야 한다.

두 번째 영역으로는 각 의료기관별로 발생이 많은 의료관련감염((Healthcare Associated Infection: HAI))을 예방하고 차단하는 영역이다. 예를 들어,

외과적인 수술이 많은 의료기관에서 특정 수술 후 창상감염이 특정기간에 증가하고 있다면 감염관리전문가를 중심으로 외과의사, 간호사와 보조인력의 손위생 점검, 수술기구멸균, 소독제 사용법, 드레싱 방법, 수술실 환경뿐 아니라 환자 특성에 이르기까지 상세한 유행조사를 실시하여 원인을 분석하여 기본적인 무균술을 재정비함으로써 유행적으로 발생하는 수술 후 감염을 줄일 수 있다.

세 번째 영역으로는 의료기관에서 환자치료를 위해 많은 양의 항균제가 사용되고 있고 다제내성균(multi-drug resistant bacteria) 감염환자가 생겨나는 경우 다제내성균이 의료기관 내에 퍼져 토착화되지 않도록 내성균 감염관리법이 필요하다. 이는 면역력이 저하된 환자가 치료받는 동안 감염으로부터 보호하는 중요한 감염관리 방법이기 때문이다.

이렇게 여러 목적에 따라 의료기관 내에서 감염관리가 실제로 환자와 다른 환자, 주변 환경, 방문객, 직원, 간병인 등 모든 사람에게 적용되므로서 의료기관 내 모든 사람을 감염으로부터 보호하는 것이 감염관리의 목적이라 할 수 있다.

이 장에서는 인체감염 미생물을 이해하고 감염과 질병전파 예방과 의료기관 내 인력과 환자, 보호자를 안전하게 보호하기 위한 감염관리의 기본 핵심이 되는 미생물에 관련된 내용을 다룬다. 즉, 인체감염 미생물을 이해하고, 감염질환의 발생과 인체의 방어체계, 면역기전, 항생제 사용, 인체 건강과 감염의 상관관계에 대해 알아보고자 한다. 의료기관의 감염관리 기본원리 등을 알아본다.

Ⅱ 〉 미생물과 감염

1. 미생물(Microorganisms)의 세계

모든 생명체는 생명유지를 위해 생존(survival)과 증식(reproduction)을 한다. 이러한 원리는 인간뿐만 아니라, 동물, 식물 그리고 이에 기생하는 생명체 즉 세균, 바이러스, 진균, 원생동물과 같은 미생물의 세계에도 동등하게 적용된다. 미생물은 환경으로부터 생존과 증식에 필요한 영양분을 추출해 살아간다. 하지만 미생물 중 인체 내에서 질병을 일으키는 인체병원균의 경우는 이러한 생명유지와 증식을 인간과 상관관계를 가지고 생존해 나간다. 이들이 인체 내에서 생존하며 발생시키는 독소나 악영향으로 인간이 정상적인 생활을 할 수 없을 때 우리는 이들 미생물을 질병을 일으키는 인체 내의 병원균으로 간주한다. 보통 인간과 미생물의 접촉은 인간이 미생물에 둘러쌓여 있다고 봐야 한다. 이 중 인간에게 질병을 일으키는 미생물과의 만남은 우연히 발생한다. 그러나 어떤 환경이나 상황 속에서 이런 질병을 일으키는 미생물과 접촉이 많아지는 경우 질병에 감염되고 생명까지 위협받는 상황까지 갈 수가 있다. 이렇게 미생물로 인해 질병 증상을 나타내고 심지어 인간을 사망에까지 이르게 할 경우 이를 감염질환이라 한다. 감염질환을 치료하는 학문이 감염내과학이며 감염질환이 사람과 사람 사이에 전파되어 유행하며, 그 유행이 지역사회를 넘어 국가간, 대륙간 번져나가는 것을 막는 학문이 감염역학(Epidemiology)이라 할 수 있다. 여기에서는 미생물 중 인체에 유해한 감염 미생물을 중심으로 감염관리에 관한 이해를 넓혀 가도록 한다.

2. 미생물의 구분

우리는 질병에 감염이 되면 그 감염체가 어떤 미생물에 의한 것인지를 무의식적으로 찾아내게 된다. 고대에는 미아스마(나쁜 공기 때문이라고 하거나)나 신의 섭리라 하여 알지 못하는 세계에 대한 두려움으로 전염병 때문에 고통을 겪었다. 하지만 이러한 질병과 죽음을 이기고 인류는 살아남아 왔다. 중세기 르네상스 이후 과학적인 발전과 연구를 통해 미생물의 세계에서 인간의 관심을 집중시킨 것은 인체에 질병을 일으키는 인체관련 감염질환 미생물의 발견이다.

인체 내 미생물의 세계에 대한 기본적 이해를 위해 먼저 지구상에 있는 모든 동물, 식물과 같은 생명체 속에 함께 공존하는 미생물이 차지하는 위치와 범위를 아는 것이 중요하다. 19세기 이후 많은 미생물학자들이 온 세상의 생물체를 여러 방법으로 분류하였는데 가장 일반적인 분류법으로 1969년 휘태커(R. H. Whittacker)가 미생물의 형태와 생식방법을 기준으로 5단계 분류법을 만들었다. 휘태커 박사는 지구상의 생명체를 ① 모네라계(Monera 또는 Procaryota)라는 단세포 생물계, ② 원생생물계(Protista), ③ 진균계(Fungi), ④ 식물계(Plantae), ⑤ 동물계(Animalia)의 다섯 가지로 분류하였다. 그는 단세포 생물체인 진정세균을 모든 생명체의 근원으로 간주하고 모형도를 그려 설명하였다. 이러한 생물체의 분류에서 가장 기본이 되는 세포, 세균을 처음 육안으로 보려고 노력한 사람은 1665년 영국의 로버트 후크(R. Hooke)였다. 그는 코르크나무의 구조를 두 개의 렌즈로 관찰하면서 모든 생명체가 세포(cell)와 같은 일정한 구조로 나열되어 있음을 발견하였다. 그 후 네덜란드의 레벤후크가 광학현미경을 개발하여 단일 세포에 대한 연구를 활발히 전개하면서 미생물의 놀라운 세계를 발견하기 시작했다. 1941년 이후 전자현미경이 개발되고 수많은 미세 생명체가 발견되었다. 생명체가 다세포 또는 단세포로 이루어진 것을 알게 되면서 눈으로는 볼 수 없는 미생물의 세계에 대한 연구가 진행되었다. 이러한 미생물학 분야 중 가장 중요한 연구는 바로 인체에 질병을 일으키는 병원균에 대한 연구라 할 수 있다. 20세기에 들어오면서 질병에 관한 연구 그리고 인체의 방어기전 연구, 면역, 항생제의 발견 등 생명과학의 발전으로 인류는 치명적인 전염성 질병을 극복하는 발전을 이루었다. 그러나 최근에는 인체에 질환을 일으키는 병원체가 생태유전학적인 변이를 일으키고, 약제 내성이 강해져 질환치료에 문제를 일으키고 있어 또다른 방향으로 인간의 건강에 위협이 되고 있다.

3. 미생물(Microorganisms 또는 Microbes)의 종류

미생물의 정의는 일반적으로 광학현미경이나 전자현미경으로 확대하지 않으면 육안으로는 관찰하기 힘든 크기가 아주 작은 미시적인(microscopic) 생물을 총체적으로 일컫는 말이다. 그 크기를 비교하자면 전자현미경으로 10만 배 이상 확대해야 볼 수 있는 15~20nm 크기 바이러스로부터 광학현미경으로 볼 수 있는 100nm~1,000nm 크기 세균, 곰팡이, 조류, 원충, 기생충 등이 있다. 미생물을 편의상 크기별로 나누는 것이 가장 합리적이기 때문에 미생물학자들은 미생물을 크기에 따라 그룹을 나누어 연구하였다. 미생물 그룹은 생명체인지 아닌지조차 구별이 어려운 경우도 발견했다. 광우병(CJD)을 일으키는 프리온은 전자현미경으로도 관찰이 힘들다. 세균과 바이러스, 원생동물 등을 비교할 때 그 특징은 비교가 어렵다. 예를 들어, 크기로 보면 바이러스의 수백 배에 달하는 세균, 세균의 수백 배에 달하여 육안으로도 볼 수 있는 기생충에 이르기까지 그 특징이 매우 다르다.

- **주요 미생물 그룹은 다음과 같다.**
  - 프리온(prion)

- **바이러스**(viruses, 단수: virus)
- **세균**(bacteria, 단수: bacterium)
- **진균**(곰팡이균류 fungi, 단수: fungus)
- **원생동물**(원충류 protozoa, 단수: protozoan)
- **조류**(algae, 단수: alga)
- **기생충**(helminth, 또는 parasitic worms)

4. 미생물의 크기 비교

인체에 질병을 일으키는 병원균이 바이러스와 박테리아, 원충류, 진균, 기생충 등의 형태로 다양하게 존재함에도 불구하고 많은 의료인들은 이들 미생물들 사이에 매우 다른 성격이 있음을 잘 이해하지 못하는 경우가 많다. 미

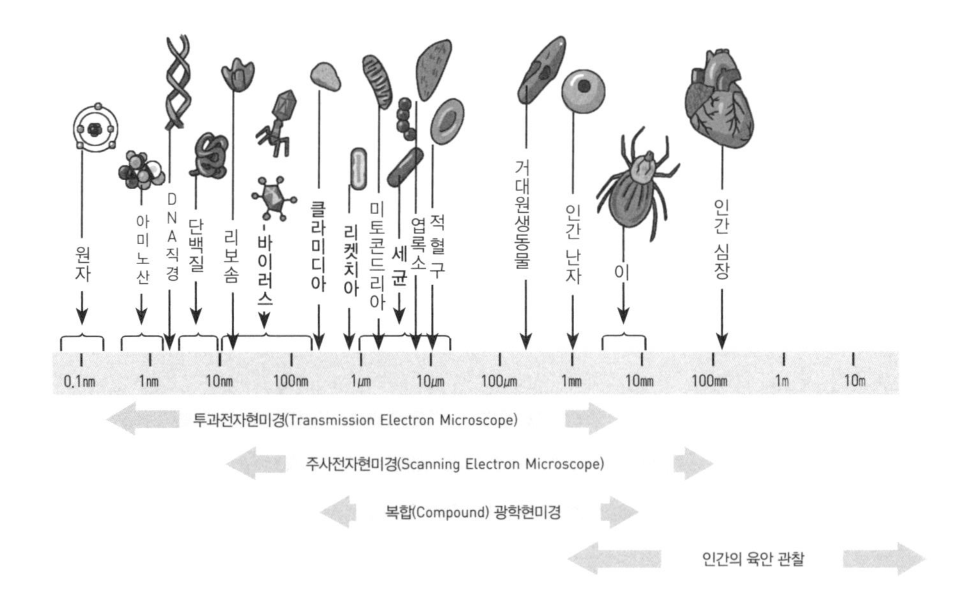

[그림 1-1] 미생물의 크기 비교

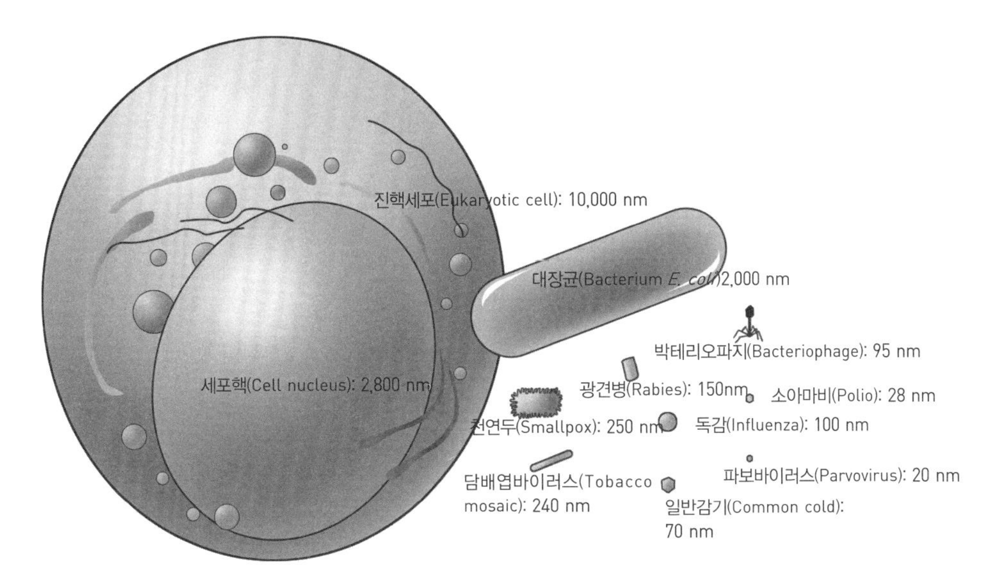

[그림 1-2] 세균(박테리아)과 바이러스의 크기 비교

생물은 그 크기와 모양, 종류 간에 기본적인 구조와 특징에서 서로 큰 차이가 있다. 이들 미생물을 구분하여 특성의 차이를 이해하고 아는 것이 인체에 질병을 일으키는 병원균을 이해하고 감염의 전파를 예방하는 데 필수적이라 하겠다. 먼저 크기에 있어 세균(박테리아의 다른 말)과 바이러스는 엄청난 차이가 있다. [그림 1-2]에 나타난 바와 같이 대장균 하나는 파보바이러스(parvovirus)에 비해 크기가 500배 이상 큰 생명체이고, 파보바이러스가 대장균 안에 침입해 들어가면 수백, 수천 개의 같은 모양의 수많은 바이러스들이 세균 속에서 복제될 수 있는 크기이다.

5. 인체 내 미생물의 특성

각종 미생물(세균, 바이러스, 진균, 기생충 등)들의 기본적인 특성을 인체에 질병을 일으키는 미생물을 중심으로 살펴보겠다.

인체에는 약 100조 개 이상의 미생물(인체 세포 수의 10배)이 같이 살고 있다. 그러므로 인체 자체가 균덩어리라 해도 과언이 아니다. 하지만 대부분 인체 상주 미생물은 정상적으로 인체에 상주하는 정상균무리(normal flora)들이다. 인체의 정상균무리는 인체와 함께 생명을 유지하고 있고, 이들이 없이는 인체가 생장, 발달, 생식할 수 없다. 인체의 탄생부터 사망 후 부패에 이르기까지 박테리아(세균)의 역할 수행은 필수적이다. 즉 음식물의 소화, 부패, 발효할 때 인체 내 미생물들이 생명유지에 중요한 역할을 담당하고 대부분 무해하게 공존하고 있는 경우가 많다. 인체 내에서 미생물의 먹이 사슬이 생명유지의 출발점임을 감안할 때 인체 내의 미생물은 모든 생물과 무생물의 영양공급자, 분해자(decomposer), 오염 정수처리, 폐기물(쓰레기, 하수구) 분해, 발효, 합성 등 작용에 관여하고 있다. 즉 인체 내 생명순환 과정인 질소, 산소, 탄소, 유황, 인 등의 생명분자 순환과정에서 미생물은 중요한 역할을 담당하고 있는 것이다. 이들 중 특정 미생물이 인체에 침입하여 인체의 건강을 위협하고 질병을 유발하는 경우 이들을 병원체라고 분류한다. 또 이를 연구하고 질병 퇴치와 치료를 위해 노력하는 학문을 감염내과학(Infectious disease medicine)이라 한다.

우리들의 손에는 수많은 균이 관찰되는 데 피부 깊숙이 모공 등에 박혀 우리와 항상 살아가고 있는 정상 상재균(resident flora)이 있고, 오염된 물건을 만졌을 때 우리 손으로 옮겨오는 일시적 장착균(transient flora)이 있다. 이 두 종류의 균이 우리 몸에 끼치는 영향은 매우 다르다. 정상 상재균은 정상적인 면역체계를 갖춘 우리에게 아무런 해를 일으키지 않는다. 다만 일시적 장착균 중 인체 내에서 설사나 복통 등 감염 증상이나 질환을 일으키는 병원균이 손을 통해 인체의 특정 부위에서 들어가서 크게 증식할 경우 인체는 질병에 감염되었다고 말할 수 있다. 이때 감염미생물의 성질이 어떠한지, 어디에서 증식하는지 그리고 인체에 어떤 영향을 미치는지, 어떻게 전파되는지 등에 따라 인체 미생물을 다룰 필요가 있다. 감염관리는 인체에 감염성 질환을 일으키는 병원균이 전파되는 것을 예방하여 감염이 확산되는 것을 막고 그 피해를 최소화 하기 위한 노력이라고 볼 수 있다.

1) 세균(박테리아)

(1) 세균의 특성

세균은 단세포 생물로서 우리 몸을 구성하고 있는 세포인 진핵세포(핵막이 있는 세포)와는 달리 세포 내 핵막이 없는 원핵세포(prokaryon)이다. 세균은 세포벽의 구조 모양, 섬모 유무 등에 따라 그 성질이 달라진다. 생장발달은 인체세포와는 달리 이분법으로 분열(binary fission)을 하며, 영양조건과 외부조건이 충족되면 대사가 활발해져서 1개의 세균이 성장하여 2개, 4개, 8개, 64개, 4,096개, 16,666,624개로 급속한 증식이 진행된다. 성장속도는 세대시간으로 나타내는 데 세균의 세대시간인 계대배양시간은 세균의 총수가 두 배로 증가하는 데 소요되는 시간을 말한다. 이 세대시간은 미생물마다 다른데 예를 들어 최적의 영양조건에서 대장균은 23~30분마다 분열 증식하지만, 결핵균은 10~15시간마다 한번 분열하기 때문에 그 성장속도가 세균 간에 큰 차이가 있다.

>>> 사례 1

소변 미생물 검사를 위해 소변 검체를 채취하는 경우 혹시 환자의 중간뇨를 받아서 실온에 4시간을 방치해 두었다고 가정하자. 대장균에 오염이 일어난 경우 한 개 대장균이 분열되고 증식되는 속도와 세대시간수 계산을 하면 3시간 후에는 16,666,624개로 증식되게 되므로 정확한 소변배양검사를 시행했다고 볼 수 없다.

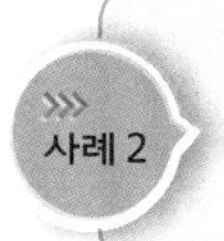

혈액배양검사에서 환자의 피부를 잘 소독하지 않았거나, 배양검사 용기 뚜껑을 제대로 소독하지 않고 혈액을 채취해 검체 채취 용기에 넣은 경우 1개의 오염된 세균으로 말미암아 혈액배양검사결과가 양성으로 변하여 치료방법이 달라질 수 있어 환자가 불이익을 당할 수 있다.

미생물 검체 채취시 주의해야 할 점 요약!

1) 검체 채취 원칙

(1) 모든 검체는 항생제 투여 전에 채취한다.

(2) 검체의 종류에 따라 적절한 채취 용기를 사용한다.

(3) 검체가 오염되지 않도록 검체 채취시 무균술을 준수한다.

(4) 채취한 검체는 즉시 검사실로 보낸다.

(5) 채취 직후 검사실로 보내지 못할 경우 적절한 보관 방법을 준수한다.

2) 검체 채취시 주의점

(1) 혈액

① 피부 소독용 소독제인 아이오다인(iodine)이 완전히 마를 때까지 기다린 후 무균적으로 10㎖ 채혈하여 배지에 5㎖ 씩 주입한다.

② 최소한 30분 간격으로 다른 부위에서 3회 채혈한다.

(2) 임상적으로 중요한 세균의 구분

세균은 다양한 환경구조에서 살아가며 독립적으로 번식하는 경우와 인체에 침입 후 번식하여 인체에 기생하면서 질환을 일으키는 경우로 나누어 연구되고 있다. 인체 내에서 질환을 일으키는 병원성 세균들은 그동안 개발한 항생제로 치료할 수 있다. 이 항생제는 바이러스에는 효과가 없음을 알아야 한다. 세균의 종류를 염색법을 통해 분류한 사람은 크리스챤 그람(Christan Gram)이라는 학자이고 그가 개발한 그람염색법은 세균을 분류하는 데 널리 쓰이고 있다. 즉 세균을 그람염색하여 그 색깔, 모양 등의 차이에 따라 그람양성알균, 그람양성막대균, 그람음성알균, 그람음성막대균 등으로 나눈다. 이는 세균의 세포벽을 이루고 있는 펩티도글리칸층이 그람염색에 반응하는 특징에 따라 염색된 색이 달라지는 것을 이용한 것이다. 즉, 세포벽의 펩티도글리칸층이 두꺼워 그람염색에서 진한 자주색을 띠는 경우 그람양성균이라 한다. 이와 반대로 펩티도글리칸층이 얇고, 지질 다당류와 복잡한 외부구조를 가지고 있어 붉은색으로 염색되는 경우를 그람음성균으로 간주한다. 또한 세균의 크기, 모양 등에 따라 둥근 모양의 세균을 알균(coccus)이라 하고, 길쭉한 모양의 세균은 간균 또는 막대균(bacillus)으로 지칭하여 그 성질과 형태를 구별하고 있다. 그람염색법에 의한 세균의 구분 이외에도 세균이 일으키는 질병의 특징, 외막(outer membrane)유무, 세균이 소멸될 때 분출하는 내독소(endotoxcin), 외독소(exotoxin) 등에 따라 세균의 종류를 구분한다. 세균의 독성과 특성, 질환 양상을 구분하여 이에 대처할 방법으로 항생제가 개발되어 있다.

(A) 그람염색법에 의한 균주 분류법

대표적인 그람양성균과 그람음성균은 다음과 같은 것이 있다.

- 그람양성알균: Staphylococci, Streptococci, Enterococci
- 그람음성알균: Meningococci, Gonococci
- 그람양성막대균: Bacilli, Clostridiuma
- 그람음성막대균: Enterobacteriaceae, *Pseudomonas*

(B) 그 이외의 세균(submicroscopic bateria)

그람염색법으로 분류가 되지 않는 경우는 특수한 염색법에 의해 구분할 수도 있고, 스피로헤타와 같이 균은 꼬불거리는 모양의 세균은 나선균으로 명명하기도 한다. 그람염색법으로 잘 염색이 되지 않는 균 중에는 다음과 같은 종류의 균들이 있다.

- 항산성 세균(Acid-fast bacteria): *Mycobacterium tuberculosis*
- 스피로헤타(Spirochetes)
- 클라미디아(Chlamydiae)
- 리켓치아(Rickettsiae)
- 마이코플라스마(Mycoplasma)

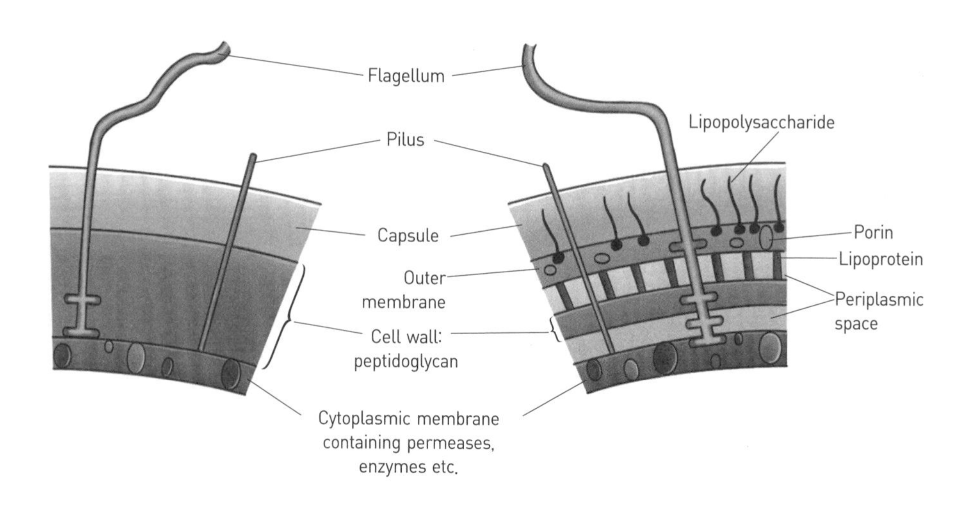

[그림 1-3] 그람양성균(a)과 그람음성균(b)의 세포벽 구조차이

항산성 세균으로는 결핵균이 대표적이며, 결핵균은 그람염색이 불가능한 지질세포벽으로 둘러쌓여 있기 때문에 그람 염색을 통해서는 균을 발견할 수가 없다. 결핵균은 항산성 염색법(acid-fast test)를 통해 균을 분리해 낼 수 있어 항산성균이라고 한다.

리켓치아(Rickettsiae), 클라미디아(Chlamydiae), 마이코플라즈마(Mycoplasmas) 등은 세균과 바이러스의 특성을 어느 정도 함께 가지고 있는 중간적인 특징을 보유한다. 이들은 이분열법으로 복제되지만 기본적인 구성요소가 결핍되어 있어서 복제할 때 바이러스의 특징과 동일하게 살아 있는 세포를 반드시 필요로 한다. 또한 항생제에는 감수성이 있으나 특정 구조(예, 마이코플라즈마는 세포벽이 없음)나 대사 능력(예, 클라미디아는 ATP 합성을 못함)에 결함이 있는 미생물들도 있다.

(3) 인체와 세균의 공생 관계(인체 부위별 정상균무리)

인간의 건강, 질병, 죽음과 미생물 간의 상호작용은 매우 복잡하며 인체

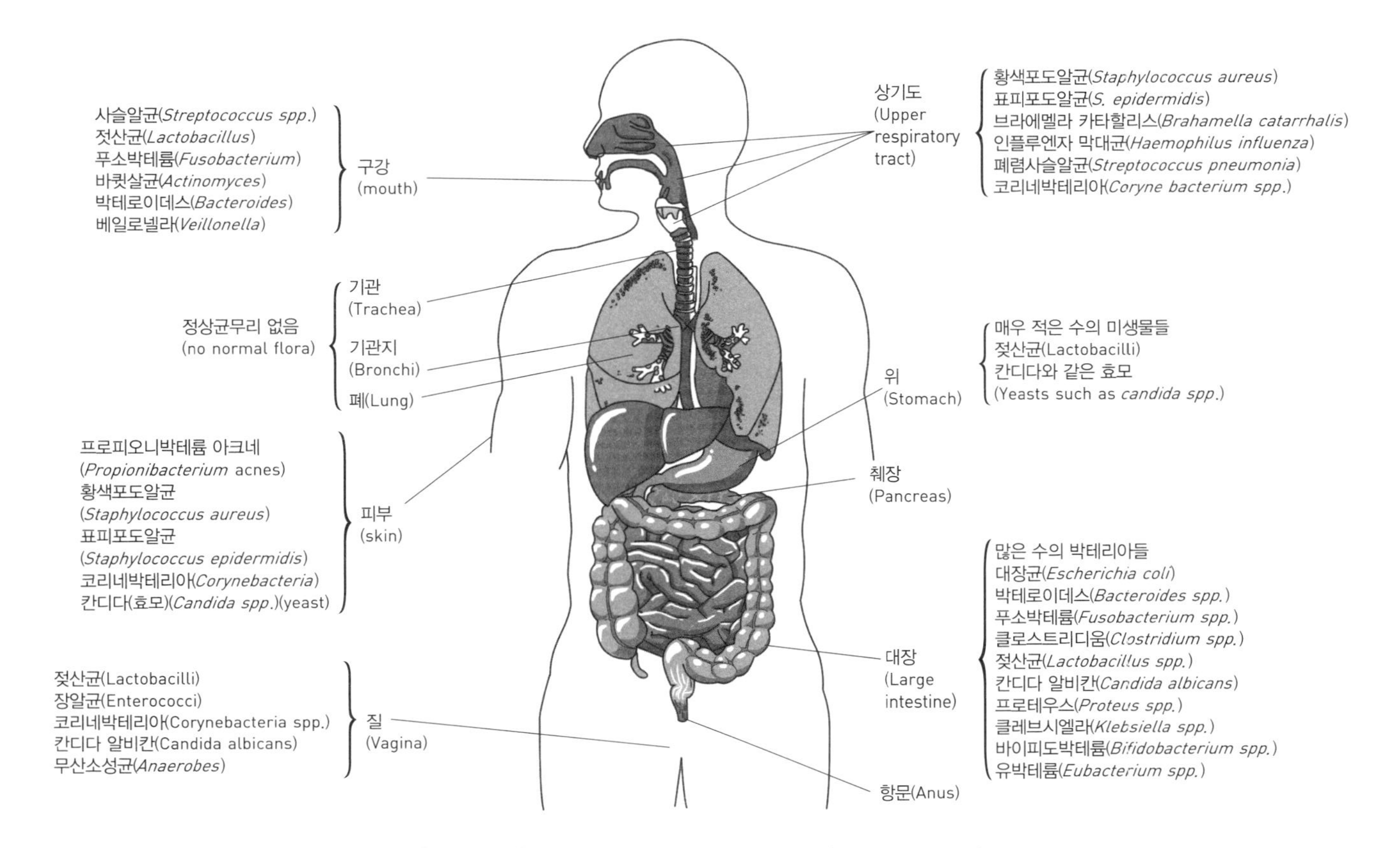

[그림 1-4] 인체 내의 정상 상주균무리(Normal flora)

의 감수성, 질병 노출 정도 그리고 병원균의 전파 방법 등에 의해 질병발생 유무가 결정된다. 또한 병원체의 독성이나 인체 방어력도 질병 유발과 직접적인 관련이 있다.

[그림 1-4]와 같이 인체 부위별로 정상균무리가 다르게 나타난다. 즉 정상균무리는 태아가 무균 환경인 자궁 속에서 태어날 때는 발견되지 않으나, 출생 후 몇 시간 혹은 며칠 이내에 정상균무리가 광범위하게 신생아의 표면에 서식하기 시작한다. 이 정상균무리는 아기가 접하는 직접적인 환경, 즉 모체의 산도, 유아를 돌보는 사람의 손, 환경으로부터 전파되어 아기에게 서식을 시작하며 일생 동안 그와 함께 공생하게 된다. 정상균무리 중에는 피부와 상기도 점막, 구강, 위장계 생식기계에 영구적으로 상생하는 균이 있고 반대로 다른 사람으로부터 전파를 받았으나, 영구적으로 상주하지 않고 일정한 시간이 지나면 떨어져 나가는 일시적 상재균이 있다. 이들 일시적 상재균은 한사람에게서 다른 사람에게로, 다른 물체로 손이나 피부, 점막 표면을 통해 이동하고 옮겨진다. 이들은 손씻기나 손소독제 사용과 같은 물리, 화학적인 방법으로 쉽게 제거된다. 인체에 상주하던 정상균무리는 숙주인 인체의 면역력이 현저히 떨어질 경우 기회감염(opportunistic infection)을 일으키기도 한다. 예를 들면, 대장에 상주하는 대장균이 요도를 오염시켜 방광까지 들어갔을 때 면역이 저하된 경우라면 자신의 대장 상재균 때문에 방광염이 걸릴 수 있는데 이를 기회감염이라 한다.

(4) 항균제와 항생제

미생물 즉 세균, 진균, 바이러스 감염에 의한 인체의 질병을 치료하거나 완화, 예방하기 위해 화학물질(약제)을 사용하는 것을 항균제 화학요법(antimicrobial chemotherapy)이라 한다. 또 여기에 사용되는 모든 약제를 항균제(antimicrobial agent)라고 부른다. 항균제 중에서 특히 미생물의 자연적인 물질대사 과정에서 생성된 생약물질로서 다른 미생물의 생장을 억제하거나 죽이는 약제를 항생제(antibiotics)라고 한다. 그러니 항생제와 항균제의 의미를 전문가가 아닌 이상 섞어서 사용하는 것은 당연하다. 왜냐하면 항균제 중 생약성분이 있는 것을 항생제라고 말하기 때문이다. 일반인이 사용하는 항생제라는 의미는 대부분 항균제(antibacterial agent)이고 이는 세균성 질환 치료에 사용된다. 항균제 중 실험실에서 화학반응을 이용하여 합성하는 약제를 합성약제(synthetic drug)라고 한다. 자연적인 물질로부터 효과가 있는 물질을 분리해 실험실에서 화학적으로 변형한 항균제는 반(半)합성 약제(semisynthetic drug)라고 부른다. 세균성 질환을 치료하기 위한 약제를 항생제라 부르는 것처럼 진균성 질환과 바이러스성 질환을 치료하기 위한 약제는 각각 항진균제(antifungal agent)와 항바이러스제(antiviral agent)라고 부른다. 즉 항균제는 항생제의 의미를 포함하는 포괄적인 세균을 손상시키는 약제를 말한다.

(5) 항균제 내성

현대적 의미의 항생제 출현은 1928년 영국의 세균학자인 알렉산더 플레밍이 포도상구균 배지에서 인플루엔자 바이러스에 관한 연구를 하던 중 우연히 푸른곰팡이(Penicillium notatum)가 포도알균(Staphylococcus)의 증식을 저해하는 것을 발견하여 항생제인 페니실린(Penicillin)을 개발하게 된 것으로부터 시작되었다. 그 뒤 제2차 세계대전 중에 생화학자인 하워드 플로리와 언스트 체인이 페니실린을 정제한 이 생화학적 물질이 여러 세균감염의 치료에 효과적임을 알았다. 1942년 미국 제약회사에서는 사람들이 사용하기에 충분한 페니실린을 산업적으로 대량생산하기 시작하였고 이 항생제는 제2차 세계대전에서 그 진가를 발휘하였다. 즉 페니실린의 대량생산은 외상을 입은 군인을 비롯한 수많은 인명을 살리는 진정한 의미의 ‘기적의 약제’로 출발하였다. 그 뒤를 이어 베타락탐계열의 항생제와 반코마이신 등의 약제가 개발되면서 염증을 일으키는 세균에 대해 약효가 뛰어난 다양한 항생제들이 속속 개발되었다. 하지만 이들 약제들이 사용되고 얼마 지나지 않아 이들 항생제가 듣지 않는 항생제 내성균이 발견되기 시작하였다. 과학자들이 새로운 항생제를 개발하면 또 그 항생제에 대한 약제내성이 생기고, 이렇게 거듭되는 세균과의 전쟁은 오랫동안 계속되었다. 1980대에 세팔로스포린(Cefalosporin) 계통의 1차, 2차, 3차의 항생제가 개발되었고 1990년대 이후에는 4세대 항생제까지 개발되어 인간이 병원성 세균을 정복하는 듯하였으나, 시대가 바뀜에 따라 사용하는 항생제에 내성이 생겨나 세균감염의 치료가 어려워지기 시작했다. 즉 메치실린에 내성을 가진 포도알균(Methicillin resistant *Staphylococcus aureus*: MRSA), 반코마이신에 내성을 가진 장구균(Vancomycin resistant Enterococci: VRE), 카바페넴에 내성을 가진 장내세균(Carbapenem resistant enterobacteriaceae: CRE) 등 수많은 내성균이 감염성 질환 치료에 커다란 걸림돌이 되었다. 이렇게 감염질환을 통제하고 극복할 수 있게 하고 건강과 수명 연장을 가져다 준 항생제(항균제)가 근래에 와서는 항생제 내성균 때문에 감염질환의 치료가 어려워지고 저해된 것은 커다란 위험 적신호가 아닐 수 없다. 항생제 내성의 발현은 기존에 감염질환을 효과적으로 치료하였던 약제가 특정 세균의 치료에 무용지물이 됨을 의미한다. 이러한 현상은 감염으로부터 인간의 건강을 지켜오던 항생제가 효과가 없어진다는 의미로서 인류의 건강에 커다란 위협이 되고 있다. 이런 현상을 이해하기 위해서 먼저 항생제 작용기전을 살펴보기로 한다.

(6) 항생제 작용기전(Mechanism)

항생제는 약제를 사용하여 감염환자를 치료하는 작용기전을 가지고 있다. 즉 인체에는 유해하지 않으면서 감염원인 세균의 생장을 저해하거나 파괴하는 것이다. 즉 항생제는 인체세포에는 존재하지 않는 세균만이 갖고 있는 세

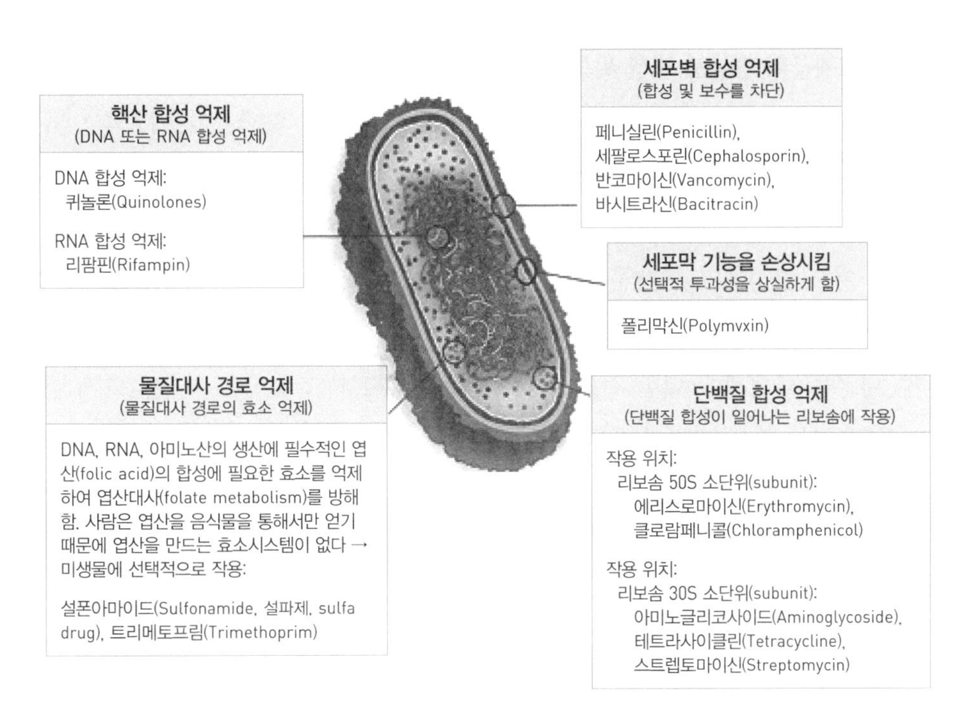

[그림 1-5] 항생제의 작용기전(주요 공격목표)

균구조(세포벽, 세포막), 또는 물질대사(metabolism) 프로세스를 파괴하거나 방해할 수 있어야 한다.

[그림 1-5]는 항생제의 일반적인 다섯 가지 작용기전과 그에 따른 항생제 종류를 나타낸다.

대표적인 항생제의 세균 내 작용기전은 다음과 같다.

1. 세균의 세포벽 합성을 억제한다.
2. 세균의 세포막 기능을 손상시킨다.
3. 세균의 단백질 합성을 억제한다.
4. 세균의 핵산 합성을 억제한다.
5. 세균 물질대사 경로에 필요한 효소 생성을 억제한다.

(7) 세균의 항생제 내성 획득 기전

일부 세균은 특정한 항생제에 대해 자연적 내성을 갖고 있는데, 그 이유는 항생제가 효과적으로 작용하는 세균구조(예: 세포벽)를 갖고 있지 않기 때문이다. 또는 어떤 세균은 항생제가 통과하기 어려운 세포벽이나 세포막을 갖고 있어서 항생제가 미생물 내의 특정한 장소(예: 리보솜)로 이동할 수 없기 때문에 자연적으로 특정한 항생제에 대하여 내성을 갖는다. 이런 종류의 항생제 내성을 항생제에 대한 선천적 내성이라고 부른다. 그러나 근래에 크게 문제되고 있는 것은 이런 선천적 내성보다는 특정 항생제에 죽거나 약해져야 할 세균이 항생제에 노출된 후에도 저항력을 갖고 살아남는 경우이다. 이런 항생제 내성을 획득 내성 또는 후천적 내성이라고 부른다. 특히 우리나라는 2010년도 항생제 소비량이 31.4DDD(일일 상용량, 성인 1,000명이 하루에 31.4명분의 항생제를 복용)로서 OECD 국가 중 1위를 기록했다. 이는 우리나라가 다른 어느 국가보다 항생제 내성균의 발생 확률이 높고, 그에 따른 국민건강 위

| 표 1-1 | 세균의 항생제 내성 획득 기전과 영향

내성·기전	영 향
인체 내의 세균이 염색체 돌연변이를 일으켜 항생제가 부착하는 부위의 구조를 바꿈으로써 살아남음	항생제가 세균의 구조변화 때문에 세균에 부착하지 못하여 작용하지 못함
세균이 염색체 돌연변이를 일으켜 세포막의 투과성을 바꿈으로써 살아남음	항생제가 세포막을 통과할 수 없으므로 세균 안으로 들어갈 수 없기에 작용할 수 없음
세균이 자신의 유전자를 재조합하거나 항생제를 파괴하거나, 불활성화시키는 효소를 만들어 냄으로써 살아남음	세균이 생성한 효소에 의해 항생제가 세균을 파괴하지 못해 약효를 나타내지 못함
유전자 재조합을 통해 세균이 다약제내성(MDR: multidrug resistance) 펌프(pump)를 만들어 냄	항생제가 세균을 죽이거나 손상을 가하기 전에 오히려 세균이 항생제를 세포 밖으로 배출해 퍼내어 버림

협이 크다고 볼 수 있다. 미국의 여러 연구에서는 의료관련감염(healthcare-associated infection: HAI)의 약 70%가 항생제 내성 세균감염과 관련이 있다고 알려져 있다.

대부분 세균은 항생제에 대해 [표 1-1]과 같은 네 가지 기전을 통해서 내성을 획득한다.

주요한 의료관련감염의 항생제 내성균으로는 다음과 같은 것들이 있다.

- MRSA(Meticillin-resistant *Staphylococcus aureus*)
- VRE(Vancomycin-resistant *Enterococcus* spp.)
- CRE(Carbapenem-resistant Enterobacteriae)
- IRAB(Imipenem-resistant *Acinetobacter baumannii*)
- CRKP(Carbapenem-resistant *Klebsiella pneumoniae*)
- MRPA(Multi resistance *Pseudomonas aeruginosa*)

사례 3

항생제 내성균이 병원의 외래환자보다 입원환자에게서 더 자주 발견되는 이유는 무엇일까? 이에 대한 대답은 병원환경과 입원환자를 살펴보면 알 수 있다. 첫째로 위생적인 환경을 유지하려는 병원의 노력에도 불구하고, 병원 내에서 환자들이 서로 근접해서 생활하고 또한 병원 안에는 수많은 병원균이 존재하고 쉽게 전파될 수 있는 환경이기 때문이다. 둘째로 일반적으로 입원환자는 외래환자보다 질환이 더 심하고 허약해서 감염에 대한 저항이 취약하다. 셋째로 병원은 환자 치료를 위해 다양한 항생제를 집중적으로 사용하기 때문이다. 즉, 병원에서는 다양한 감염질환을 치료하기 위해 다양한 항생제들이 사용되기 때문에 항생제 내성을 가진 내성균이 출현할 가능성이 높다. 한 가지 항생제를 사용할 때의 효과보다 두 가지 이상의 항생제를 사용할 때 그 효과가 더 좋은 경우를 상승작용(synergism)이라고 한다. 그 반대의 경우는 길항작용(antagonism)이라고 하는데, 여러 항생제를 오용하거나 남용하는 경우에는 길항작용으로 치료 대신에 오히려 항생제 내성균을 키울 수도 있기 때문이다.

(8) 항생제 내성의 출현을 방지하기 위한 방안

항생제 내성균의 출현을 방지하기 위해서는 다음과 같은 일곱 가지 원칙을 지켜야 한다.

첫째, 의료종사자 및 환자에게 항생제 내성이 인체에 미치는 심각한 영향에 대한 직원교육을 정기적으로 행하는 것이 필수적이다.

둘째, 환자와 그 가족은 항생제 처방을 의사에게 강요하지 말아야 한다. 예를 들면, 대부분 감기증상으로 인후염이나 호흡기 감염의 원인은 바이러스이므로 세균의 증식을 막거나 사멸시키는 항생제를 사용한다고 바이러스성 질환을 치료할 수 있는 것은 아니다. 그러므로 바이러스 감염인 경우는 항생제 사용을 금해야 한다.

셋째, 의사의 처방은 환자에게서 검출한 병원균을 근거로 해서 항생제를 처방해야 한다. 광범위 항생제를 자주 사용하게 되면 이들 항생제에 내성을 가진 세균이 속속 생겨나기 때문에 협범위 약제(narrow-spectrum drug)를 사용하도록 한다.

넷째, 의사는 감염을 완치할 수 있는 적절한 양의 항생제를 처방하고, 환자는 반드시 그 처방대로 항생제를 끝까지 사용해야 한다. 즉 환자는 처방된 양을 모두 복용해야 하고, 단지 증상이 좀 완화되거나 기분이 좋아졌다는 이유로 중간에 복용을 중단하지 않도록 명심해야 한다. 그 이유는 약한 세균은 죽었다고 해도, 강한 변종 내성균은 살아남아 증식할 수 있기 때문이다.

다섯째, 의사는 '예방' 목적으로 항생제를 남용하지 말아야 한다.

여섯째, 환자는 사용하고 남은 항생제를 보관하지 않고 폐기해야 한다.

일곱째, 의료종사자는 반드시 감염 예방 및 관리의 지침과 절차를 준수해야 한다.

계속 새로운 항생제가 개발되지 않는 이상 우리 인류는 더 이상 항생제 내성균에 대항하여 병원성 세균을 이길 수 없다. 그러므로 개발된 항생제의 효용성을 높이기 위해 항생제 내성균을 관리해야 한다.

이상과 같은 규칙들을 지속적으로 환자와 의료인에게 교육하는 길이 항생제 내성균을 줄일 수 있는 방법이 될 것이다.

2) 바이러스(Viruses)

(1) 바이러스의 특징

최근 전 세계적으로 유행된(pandemic) 사스(SARS), 조류독감, 신종인플루엔자 등은 호흡기 질환을 일으키는 감기나 독감바이러스의 변형체에 의한 감염이다.

바이러스는 미생물 중 가장 작은 감염원으로 살아 있는 세포 등 생명체(living organism) 내에 있는 세포에 자신의 유전자를 침입시켜 증식하는 '무세포 미생물' 또는 '감염체(infectious particles)'이다. 즉 바이러스는 대사능력과 분자 합성에 필요한 대부분의 효소가 부족하므로 생명체로 보기 어려울 정도이다. 그래서 살아 있는 세포 속에서 숙주세포의 대사기전을 이용하여 복제가 가능하기 때문에 "세포 내 기생체(obligate intercellular parasites)"라 부른다. 크기가 아주 작은 프레온은 단백질 조각으로서 전자현미경으로 보기도 힘들다. 소아마비를 일으키는 폴리오바이러스의 경우 직경이 20nm이고 직경이 큰 폭스바이러스는 직경이 400nm까지 간다고 하나, 가장 작은 세균(1,000~2,000nm)의 크기보다 훨씬 작은 크기이다. 이에 바이러스는 광학현미경으로는 관찰할 수 없고 고배율의 전자현미경으로 그 구조를 볼 수 있다. 병원성 바이러스는 복제가 일어나는 동안 숙주세포인 사람의 세포에 손상을 주기 때문에 인체에 들어온 병원성 바이러스로 말미암아 인체 내 감염질환의 증세가 나타난다.

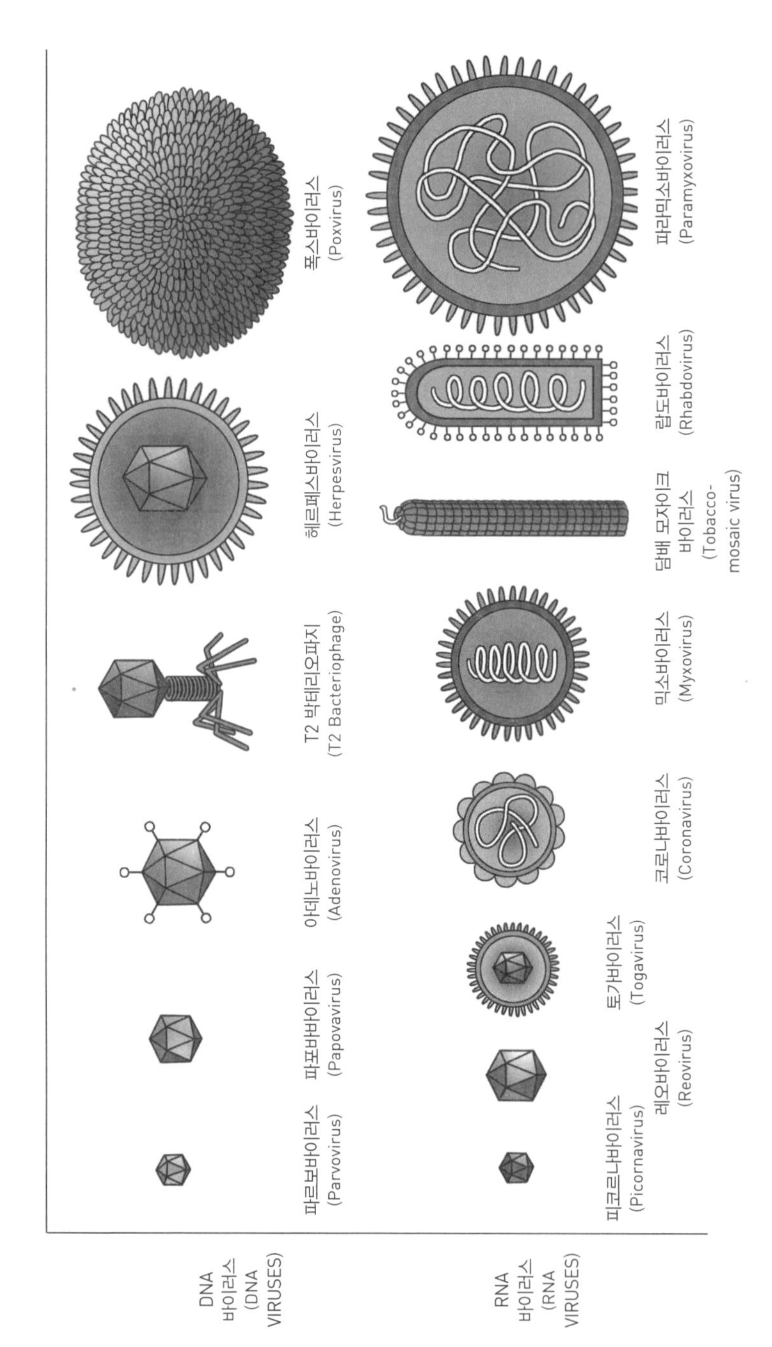

[그림 1-6] 바이러스의 종류와 모양

(2) 바이러스의 구조

바이러스 구조는 캡시드(capsid)라고 하는 단백질 외각으로 둘러싸인 한 종류의 핵산(DNA 또는 RNA)으로 구성된 단순한 단백질 구조이다. 캡시드 단백질은 항원-항체 반응을 자극하여 특징적인 구조를 가진 항체를 생산해 내기도 하고, 인체세포 표면에 부착하여 바이러스가 숙주세포의 속으로 들어가도록 돕는 역할도 한다. 핵산의 종류에 따라 DNA 바이러스 또는 RNA 바이러스로 나누고 면역학과 분자생물학의 정보에 따라 핵산, 모양, 복제방법에 기초하여 주요 바이러스 집단을 분류한다.

또한 뉴클레오캡시드를 싸고 있는 외피(envelope)를 갖고 있는 바이러스를 외피보유 바이러스(enveloped virus)라고 하고, 외피가 없는 바이러스는 외피 비보유(non-enveloped 또는 naked) 바이러스라고 한다. 이런 외피 비보유 바이러스들은 환경에 대한 저항성이 높아 화학물질, 산도(pH), 온도에 쉽게 상하지 않는다. 그러므로 일반적인 살균제에 살균되지 않는 경향이 있다. 외피를 가진 외피보유 바이러스는 바이러스가 인체의 특정 부위에 부착하는 것을 돕는다. 예를 들면, 인플루엔자바이러스의 돌기는 호흡기 상피세포의 표면 수용체에 부착할 수 있고 적혈구 세포의 수용체와 유사하여 유착을 유도한다. 바이러스 핵산을 싸고 있는 캡시드와 기질 단백질(matrix protein)의 배열 모양에 따라 입방대칭(cubic symmetry), 나선대칭(helical symmetry) 및 복합구조(complex structure)의 3군으로 나눈다. 모든 바이러스는 DNA 또는 RNA 중 하나의 핵산만을 가지고 있고 핵산에 바이러스 증식에 필요한 유전 정보를 담고 있다. 바이러스 핵산의 물리적 형태(physical type)는 단일가닥(single-stranded) 또는 이중가닥(double-stranded)으로 환형(circular) 또는 선형(linear), 분절(segmented) 또는 비분절(non-segmented) 중 한 가지 형태를 취한다. 핵산의 성분, 가닥성과 크기는 바이러스를 분류하는 데 중요한 지표로 이용된다. 바이러스는 유전자의 성상, 핵산의 가닥성, 역전사효소 유무, 유전자의 극성 등을 기준으로 분류하고 있다.

바이러스 종류는 폭스바이러스과, 헤르페스바이러스과, 파르보바이러스과, 파라믹소바이러스과 등 현재 24과의 바이러스들이 사람과 동물에게 감염질환을 일으킨다.

(3) 바이러스의 인체 내 증식

바이러스는 일반 세균이나 진균과는 달리 살아 있는 세포 내에서만 증식하므로 배양하고자 하는 바이러스에 감수성이 있는 생물체나 세포에 바이러스를 주입하여 배양해야 한다. 주로 부화란이나 배양세포를 이용하여 배양하게 된다. 바이러스가 증식하면 숙주세포에 여러 가지 병리적 현상이 관찰되는데, 이를 세포병변효과(cytopathic effec: CPE)라고 한다. 세포병변 형태는 바이러스마다 다르다. 바이러스가 인체에 침입하여 증식하는 과정이 바이러스 복제가 일어나는 과정이다.

바이러스 복제의 주요 단계는 대부분의 바이러스 종류가 비슷하다. 인체세포는 바이러스 유전체의 복제와 바이러스 단백질의 합성을 위한 물질과 에너지 및 기구를 제공하는 바이러스 생산 공장의 역할을 한다. 인체세포가 제공하지 않는 과정을 위한 유전자는 바이러스가 보유하여야 한다. 따라서 각각의 바이러스들이 고유한 복제 단계를 수행하고 또한 숙주세포의 생화학적 제한을 극복하는 방식은 바이러스 유전체의 구조뿐만 아니라 외피보유 여부와 같은 비리온 구조에 의해서 결정이 된다.

바이러스의 증식을 크게 몇 단계로 나누어 보면, 감염 초기에는 표적세포의 인식, 세포에 부착, 세포질막의 투과, 유전체의 세포질로의 탈외피와 함께 필요시 유전체의 핵내 운반과정이 이루어진다. 후기는 유전체의 복제로 시작하여 바이러스에 필요한 거대분자의 합성과 입자의 조립 및 배출과정이다.

박테리오파지(바이러스의 일종)는 박테리아를 감염시키는 바이러스라고 하며, 박테리아를 먹이로 삼고 성장 번식한다. 이 바이러스는 단백질로서 먼저 숙주세균의 세포벽에 흡착하여, 침투한 후에 자신의 핵산을 숙주세포 내에 주입하여 증식하고, 단백질 외피는 숙주세포 바깥에 남겨둔다. 박테리오파지에 의해 파괴된 숙주세포 주위에 새로운 숙주세포를 감염시킬 수 있는 많은 비리온(virion, 세포 외 바이러스 형태)은 이미 침투한 박테리오파지의 빈 머리(empty heads)로서 세포 주변에 존재한다.

3) 진균(곰팡이균)

진균은 세균이나 바이러스와는 다른 종류로 일반인에게는 곰팡이란 이름으로 동물, 식물, 인간, 음식 등 모든 곳에서 발견된다. 다양한 진균의 생장은 치즈, 과일, 빵에서 쉽게 관찰할 수 있다. 먹을 수 있는 버섯들도 진균에 속한다. 자연계에는 약 10만 종의 진균이 서식하고 있는 것으로 확인되었으며, 이 중 약 150여 종이 사람과 동물에 피부질환 등 질병을 일으킬 수 있다고 알려져 있다. 질병을 일으키는 진균을 진정병원균(true pathogen; classic pathogen)이라 하고 인체에 함께 거주하다 질병을 일으키는 경우를 기회 감염균(opportunistic pathogen)이라 한다.

(1) 진균의 구조

진균은 인체의 세포조직과 동일한 진핵세포이며, 크기, 세포의 화학적 성분 및 구성요소들이 세균과는 다르게 진균들만 가지고 있는 특성이 있다. 진균세포는 단단한 두 층의 세포벽(cell wall)과 원형질막(plasma membrane)으로 구성되어 있다. 원형질막은 다른 생물과 비슷하지만, 에르고스테롤(ergosterol)이 주된 스테롤(sterol)이며, 항진균제들은 주로 에르고스테롤의 합성을 억제하는 것들이 많다. 세포질 내 소기관들, 핵과 핵막은 다른 진핵세포와 유사하다.

(2) 진균의 형태

진균에 의한 감염은 단일세포인 효모(yeasts)나 복합세포인 몰드(molds)에 의해 발생한다. 진균은 진핵세포(eukaryotic)로 분류되고 하나 혹은 체인처럼 연결된 세포로 구성되어 다양한 형태를 지닌다. 진균은 균사와 포자로 구성되어 있다. 균사(hyphae)는 포자가 성장하면서 관(tube) 모양으로 늘어져 가늘고 긴 실 모양으로 발육하면서 분지하고, 서로 엉켜 망상의 균사체(mycelium)를 형성한다. 진균은 출아법, 균사의 연장, 혹은 다양한 종류의 아포를 형성함으로써 번식한다. 아포는 공기를 통해 쉽게 퍼질 수 있고 온도변화와 화학물질에 대하여 저항성이 있다.

진균 집락을 육안적으로 관찰하고 현미경으로 관찰하므로서 형태적 특징을 확인하는 것은 진균 동정에 중요하다. 육안으로 관찰되는 집락의 형태에 따라 크림 형태의 집락을 보이는 효모균(yeast)과 균사가 풍부한 사상균(mold)으로 분류한다. 효모균은 공 모양 또는 타원형의 단세포로 구성되어 있고, 생활의 대부분을 효모균의 형태로 지내며 발아법(budding)으로 번식한다. 사상균은 균사를 형성하여 분지하며 성장한다. 사상균 집락은 성장하면서 많은 균사를 형성하고 서로 엉켜 있어서 마치 실 뭉치와 유사한 균사체를 이룬다. 균사의 가장 끝은 성장부분으로 대사가 가장 활발하게 이루어진다. 균사는 발육하면서 일정한 간격으로 격벽이 생기며, 격벽의 유무는 진균의 동정과 분류에서 중요하다.

여러 가지 중요한 병원균은 감염숙주 조직 또는 37℃ 배양에서 집락의 모양이 효모형을 나타내며, 실온 또는 25℃에서 배양할 경우 균사체형의 집락을 형성하는 진균이 있다. 이와 같이 한 균종의 진균이 배양조건에 따라 두 가지 성장형태를 가지는 것을 두 형태 진균(dimorphic fungus)이라 부른다.

(3) 진균에 의한 감염

대부분 진균은 인간의 삶에 부패, 발효 등으로 유익한 경우가 많은데 몇 가지 진균만이 병원성이 있어서 피부나 점막을 감염시킨다. 발피부곰팡이증(tinea pedis, athlet's foot, 무좀)과 같은 감염은 피부의 표피층에 진균이 침입하여 발생한다. 발이나 손에 있는 무좀은 공중목욕탕이나 체육관에서 전염되기도 한다.

칸디다(*Candida*)감염은 피부에 정상적으로 존재하는 진균이므로 해롭지 않다. 그러나 신생아나 면역저하 환자에게는 종종 아구창(thrush)이라고도 불리는 구강감염을 일으킬 수 있고, 질감염의 흔한 원인이 된다. 특히 면역결핍인 사람에서 칸디다는 종종 기회감염의 원인이 되어서 광범위한 만성감염을 일으키고 전파되어 심각한 전신감염증을 발생시킬 수 있다. 히스토플라스마(*Histoplasma*), 아스퍼질루스(*Aspergillus*) 등은 면역 억제가 일어난 환자의 몸속 특히 폐에서 퍼져 폐감염을 일으키기도 하는 진균이다. 이 감염은 면역저하 환자의 생명을 위협하는 질환이며 오염된 먼지나 토양의 작은 입자를 흡입함으로써 전파된다.

4) 바이러스 증식과 항바이러스제제

병원성 바이러스가 증식되면 인체는 질환을 앓게 된다. 바이러스는 세균 즉 박테리아 감염을 치료하는 항생제로는 전혀 치료할 수 없는 인체 질환이다. 그러므로 인플루엔자 바이러스 감염에 항생제를 사용하는 일은 참으로 무모한 일이라 할 수 있겠다. 바이러스 감염질환은 대표적으로 소아마비, 홍역, 수두, 인플루엔자, A, B, C, D형 간염, HIV바이러스, 감기 등 수없이 많다. 바이러스성 질환은 세균성 질환과는 달리 특정 치료약이 별로 없고 인체의 면역상태와 관련이 크다. 예방접종이나 면역글로불린 주입을 통해(인체 방어기전 참조) 인체에 면역을 길러줌으로써 인체가 스스로 바이러스를 이기고 질환을 극복하게 하는 방법이 대부분이다. 예를 들어 감기는 코로나바이러스(corona virus)가 인체의 코와 목, 호흡기계에 침투하여 일으키는 질환이다. 감기에 걸리면 몸이 건강한 상태에서는 증상을 완화시키는 감기약(통증완화, 기침, 객담, 콧물완화제 등)을 복용하고 며칠간 쉬면 감기 증상이 사라지고 질환을 극복하고 정상적인 생활을 할 수 있도록 증세가 나아지지만 면역에 이상이 있고 면역질환을 앓고 있는 경우에는 감기바이러스에 의한 감염이 생명을 위협하는 질환이 되기도 한다.

(1) 인체 내 기생충

인체 내 기생하는 기생충은 크기와 복잡성에서 다양하다. 단세포 원생동물(protozoa)부터 3m의 크기가 넘는 촌충까지 존재한다. 의학적으로 의미있는 모든 미생물이 인체에 기생하는 생명체이지만, 기생충학은 사람을 감염시키는 원생동물, 윤충, 절지동물을 주로 다룬다.

원생동물은 진핵세포이거나 더 복잡한 생물체이다. 이들은 단일세포로 이동이 가능하고 세포벽은 결핍되어 있지만 모양이 불규칙적이고 때때로 형태가 변한다. 많은 원생동물은 독립적으로 생활하고, 일부는 죽은 유기물에서 생존하고, 또 일부는 기생한다(살아 있는 다른 숙주 안에서 산다). 다른 미생물 분류에서와 같이 원생동물도 몇 개의 하위범주로 나뉜다. 보통 기생체가 병원성을 가진다. 원생동물 감염에 의해 일어나는 질병은 트리코모나스증(trichomoniasis), 말라리아(malaria), 아메바성 이질(amebic dysentery)을 포함한다.

질편모충(*Trichomonas vaginalis*)은 편모에 의해 구별된다. 이는 남성과 여성의 생식기관 감염을 일으키고, 점막에 달라붙어 염증을 일으킨다. 말라리아의 원인체인 말라리아 병원충(*Plasmodium*)은 이동성이 없는 원생동물인 포자충(sporozoa)에 속한다. 삼일열원충(*Plasmodium viviax*)은 미국과 같이 온대의 기후에서 발견된다. 이 미생물들은 적혈구 속에서 발견되는데, 이 곳에서 삶의 주기의 여러 단계를 거친다. 적혈구는 커지고 결국 터지며 혈액으로 새로운 미생물과 독소를 방출하는데, 이는 급성 질병을 일으킨다. 미생물은 암컷 말라리아모기(*Anopheles mosquito*)와 같은 흡혈 곤충에 의해 전파된다.

아메바(amebas)는 이동력이 있는 원생동물로, 세포질의 일부를 앞쪽으로 뻗어 흘러가면서 움직인다(아메바 운동). 또한 이와 같은 방식으로 양분을 삼킨다. 이들 아메바 그룹에서 중요한 병원균은 이질아메바(*Entamoeba histolitica*)로, 인체 내 위장기관에 장착되어 심한 설사를 일으킨다. 즉 아메바성 이질을 일으키고 간의 농양을 일으킬 수도 있다. 이들은 두 가지 형태로 존재한다. 첫째, 활동적이고 번식할 수 있는 상태 즉 영양형(trophozoite)으로 인체의 위장과 소장 등 소화기 장의 점막에 부착할 수 있고, 단백질을 분해하는 효소를 방출하여 심한 궤양과 설사를 일으킨다. 이들은 혈액에 침투하여 더 멀리 퍼질 수도 있다. 이들은 식작용에 저항성을 갖는다. 이질아메바 감염은 구강-분변(oral-fecal) 경로로 전파 확산되어 퍼진다. 이 미생물은 아메바의 두 번째 형태인 포낭(cysts)을 형성하는데, 포낭은 환경에 저항성이 있고 대변을 통해 배출된다. 감염은 열대 국가에서 더 흔하게 일어나지만, 여행자들은 오염된 음식 혹은 물 속의 포낭을 구강으로 섭취함으로써 감염될 수 있다.

윤충(Helminths) 혹은 기생충은 미생물이라 하기에는 너무 커서 종종 미생물에 포함되지 않기도 하는데 이들 기생충이 인체 내에 기생을 하면서 인체의 영양소를 이용하고 있고 전 세계 여러 장소의 사람들에게 감염을 일으키기 때문에 인체 내 미생물로 간주한다. 기생충은 크게 선충(nematodes), 흡충(trematodes), 촌충(cestodes)으로 나누어진다. 이들은 아주 작거나, 간신히 보이거나, 혹은 매우 크다. 이 기생충의 생활사는 알, 유충, 성충의 세 단계로 이루어져 있다. 알 혹은 유충은 오염된 음식 또는 물과 함께 섭취되거나 피부를 통해 들어오거나 감염된 곤충에 의해 전염될 수 있다. 이들은 장, 때로는 혈액이나 다른 조직에서 발견되기도 한다. 기생충은 보통 대변 샘플 속의 알을 관찰하는 것으로 진단한다. 검체는 수집 후 가능한 한 즉시 검사실로 보내야만 한다. 인체 내 기생충은 다양한 생주기를 변화시키므로 한번에 여러 개의 견본을 채취해야 할 필요가 있을 수도 있다. 진단이 어려운 경우 혈청학적 검사가 사용된다. 많은 기생충이 장기간 동안 인체 내에 존재하면서 항체를 만들어 내기도 한다. 선충감염 환자는 IgE와 호산구가 증가한다.

Ⅲ 〉 인체감염의 이해

1. 현성 감염과 불현성 감염

감염은 미생물과 인체 사이의 복잡한 상호작용으로 발생하며, 인체는 미생물의 감염으로부터 자신을 보호한다. 감염은 미생물이 인체조직으로 침입하여 전이, 증식하여 조직을 손상시키거나 기능장애를 일으키는 일련의 과정을 말한다. 미생물은 각각의 특성에 따라 다양한 방식으로 감염을 일으키지만, 감염이 발생하려면 병원체가 인체의 방어기전을 극복해 내야 한다.

미생물에 대한 인체의 방어기전 반응은 선천면역과 후천면역이 작동하여 미생물에 대한 방어가 이루어진다. 인체 내에서 병원성 미생물에 대한 후천면역반응은 미생물을 제거하는 작동세포와 이후 감염으로부터 개체를 보호하는 기억세포를 유도할 뿐만 아니라 선천면역의 방어기전을 강화시킨다. 수많은 감염이 미생물 자체의 독성과 미생물에 대한 인체의 방어 반응과 그 부산물로 인한 조직손상으로 질병 증상이 나타난다. 감염시 감염 증세를 나타내며 질병을 일으키는 경우(현성 감염)와 증상이 없이 인체에 감염이 생겼다가 면역반응을 일으키고 항원 항체형성에 기여한 후 사라지는 경우(불현성 감염)가 있다. 예를 들면, 일본뇌염바이러스가 인체에 침입하여 체내에서 증식하면 어떤 소아에게는 고열·두통·의식장애·경련 등의 증세가 일어나는 현성 감염이 생기지만, 대부분 어른의 경우는 체내에 수많은 일본뇌염바이러스가 증식하더라도 질병 증세도 없으며, 질병에 걸렸는지를 확인할 사이도 없이 인체 내에 항체가 형성될 수 있다. 이러한 감염을 불현성 감염이라 한다.

1) 감염과 관련된 용어

(1) 정상균무리(Normal flora), 공생(Commensalism)

인체에는 정상적으로, 인체에 피해를 주지 않으면서 서식하는 다양한 종류의 미생물들이 존재하는데, 이를 통칭하여 정상균무리라 부른다. 정상균무리들은 인체로부터 영양소와 거주지를 제공받고 있으나 인체가 이로 인하여 나쁜 영향을 받지는 않는다. 이와 같이 성공적인 숙주-기생관계를 공생이라 한다. 이보다 발전한 것으로 숙주와 기생체 양쪽 모두에게 이득이 되는 경우는 장내세균에 의한 비타민 K 합성이 그 예이다.

(2) 균장착(Colonization), 감염(Infection)

균장착은 인체 표면에서의 미생물 증식을 말하는데, 인체 조직과의 면역반응이 일어나지 않는 상태이다. 인체 표면에 집락을 이룬 미생물이 면역반응을 일으켰을 때 감염이 발생할 수 있다. 어떤 세균은 특별한 조건하에서만 인체에 해를 끼칠 수도 있다. 예를 들어, 대장균은 정상 장내세균의 한 종류로 일반적으로 무해하다. 그러나 요도를 통과하는 카테터를 가지고 있을 때, 대장균이 방광으로 유입되었다면 방광염이나 신장염을 일으키는 병원균이 될 수도 있다.

(3) 기회감염(Opportunistic infection)

인체의 방어기전이 저하되어 있는 경우 비병원성으로 간주되어지는 세균에 의해서 감염될 수도 있다. 숙주의 방어력이 손상되었을 때 감염을 일으키는 기회주의적 특성을 가지므로 기회감염이라 한다. 주폐포자충(*Pneumocystis carnii*)은 건강한 사람에게는 거의 감염을 일으키지 않는 미생물이지만 후천성면역결핍증(AIDS)환자에게는 폐렴을 일으키는 독력이 있게 된다.

(4) 감염질환의 명명

모든 병원성 미생물이 인체에 침입해 질환을 일으킬 수 있는 것은 아니다. 특정 인체 부위와 관련된 조직의 이름에 -itis라는 접미사를 붙여서 감염질환을 지칭하는데 예를 들면, 병원성 미생물이 인체의 뇌조직에 감염을 일으킨 경우 뇌염(encephalitis)이라고 하고, 심장에 감염을 일으킨 경우는 심장염(carditis)이라고 한다. 이들은 감염성 및 비감염성 원인에 의한 염증에 모두 똑같이 사용된다. 접미사 -emia는 혈액 속에 존재하는 어떤 물질을 지칭하는 데 사용된다. 즉 균혈증(bacteremia), 바이러스혈증(viremia), 진균혈증(fungemia)은 혈류 속에 이러한 감염원이 있음을 나타낸다. 패혈증(sepsis, septicemia)은 혈액 속에 독성 미생물이 생장 번식하고 있음을 나타낸다.

2) 병원성 미생물의 인체 내 질병유발

인체에 지속적으로 서식하는 미생물은 정상균무리이다. 그러나 건강과 질병 사이의 차이는 상주 미생물이 병원성을 띠거나, 인체의 면역력 간의 균형이 깨어져 질병을 일으킬 수 있다는 것이다. 또한 인체를 침입한 병원균, 즉 외부환경에서 유입되는 균에 의해 질병이 발생할 수 있다. 병원균들은 인체에 특정 부위에 친화성이 있고 이렇게 질병을 일으킬 수 있는 부분에 균정착을 기다렸다가 그 곳에 다다르면 증식하고 증상을 나타내기 시작한다. 그리고 인체의 방어체계를 통과하여 조직에 침입하여 증식함으로써 감염을 일으킨다. 감염이 진행되어 병원성 미생물이 인체 내에서 질병 증세를 유발할 확률은 침입한 미생물의 병원성 정도와 인체의 저항성 강도, 즉 면역력의 정도에 따라 달라진다. 즉 소화기에 질환을 일으키는 병원성 미생물이 호흡기에 도달할 경우 그 독성은 다른 형태로 나타날 수 있다. 미생물의 독소뿐 아니라 균의 신진

대사 부산물도 질병의 증세를 유발하는 데 이러한 감염을 일으키는 병원성 미생물은 다음과 같이 내인성 감염이나 외인성 감염을 일으킨다.

(1) 내인성 감염

인체에 늘 상주하던 정상균무리에 의한 감염으로써 기회감염(opportunistic infection)이라고 한다. 이는 인체가 어떤 원인에서건 면역력이 현저히 저하되었을 때 자신이 가지고 있던 정상균무리에 의해 폐렴이나 방광염, 상처 감염, 전신 감염증 등을 일으키는 경우를 말한다. 보통 건강인에게는 흔치 않은 감염이며, 대부분 면역저하 환자 등 신체의 방어기전 및 면역체계에 이상이 생긴 경우 발생하는 감염이다.

(2) 외인성 감염

인체의 외부로부터 병원균이 침입하여 감염을 일으키는 경우로 오염된 손, 기침, 재채기, 환자의 분비물, 오염된 환경, 개인용품 등에 의해 병원성

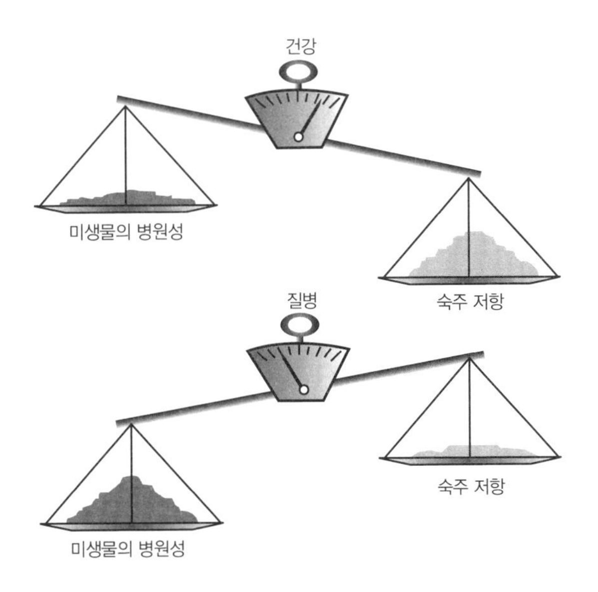

[그림 1-7] 미생물의 병원성과 인체 저항성의 균형

세균이 인체로 들어와 감염성 질환을 일으키거나 파리나 모기 등 해충에 의해 감염을 일으키는 경우를 말한다. 이때 인체의 저항성이 강하면 건강을 유지하지만 미생물의 병원성과 인체 저항력의 균형이 깨어지면 인체는 건강상태에서 질병상태로 바뀐다([그림 1-7]).

3) 인체감염의 위험인자(Risk factor)

정상인에게 여러 가지 감염이 발생할 수 있는 주요 위험인자로는 인체 내 영양상태, 스트레스 정도, 나이와 철분 농도, 사용하는 약물의 종류와 여러 유전적 결함 등이 있다. 또한 암과 같은 기저질환 유무와 항암화학요법이나 면역저하약물을 사용하고 있는지 여부, AIDS와 같은 면역저하를 일으키는 질병을 가진 경우 등은 감염발생에 매우 취약하다. 이러한 감염에 취약한 사람들

| 표 1-2 | 감염의 주요 위험인자

감염의 주요 위험인자	원인
영양	영양실조는 감염에 대한 저항의 약화를 수반하여 감염의 원인이 된다.
스트레스	스트레스를 많이 받고 생활할수록 감염에 취약해진다.
나이	유아의 면역시스템은 아직 충분히 발달되지 못하였다. 또한 나이가 50세 이후에는 면역시스템과 다른 방어시스템의 효율이 떨어진다.
철분(Fe) 농도	인체 내의 높은 철분 농도는 세균의 성장에 필요한 철분을 쉽게 제공한다. 높은 철분 농도는 식세포(phagocyte)의 주화성과 포식활동을 저하시켜 감염에 취약하게 한다.
약물 사용	항미생물제, 스테로이드, 알코올의 오·남용시 감염에 취약해진다.
여러 유전적 결함	예) B림프구(B세포)와 T림프구(T세포)의 결함으로 감염에 취약해질 수 있다.
암과 항암화학요법	항암화학요법제는 암세포와 함께 건강한 세포를 죽일 수 있다.
AIDS	AIDS 환자의 '보조T세포'(T helper cell)의 파괴는 다른 병원체에 대한 항체 생성 능력을 저하시킨다.

이 있는 의료기관에서는 이들의 상태에 따라 감염을 예방할 수 있는 적극적인 감염관리가 이루어져야 하며, 의료기관에 종사하는 의료인들은 의료기관에서 감염이 유행하지 않도록 감염예방과 감염관리 절차를 교육받고 이를 준수해야 한다.

4) 감염과정

병원성 미생물이 감염을 일으킬 수 있는 능력을 가지는 것은 미생물 종류, 특성에 관련이 있다. 또한 병원성의 차이는 미생물의 독력(virulence)이나 균의 질병증상 강도와 연관이 있다. 예를 들면, 폐렴 사슬알균 중 협막에 쌓여 있는 변종은 협막이 없는 종류보다 독성이 매우 강하고 백혈구의 식균작용을 잘 피할 수 있어 인체에 손상을 입힌다. 병원성 미생물이 인체 내에서 감염을 일으키기까지 다음과 같은 과정을 거친다.

① 인체로 유입될 수 있어야 한다.

② 인체 조직에 장착이 되어 번식이 가능해야 한다.

③ 인체의 방어기전인 면역체계를 빠져나가야 한다.

④ 인체 조직의 손상 및 감염 증세 유발이 가능해야 한다.

⑤ 다른 사람에게 질병을 일으키기 위해 인체의 통로(portal of exit)를 통해 빠져 나간다.

Ⅳ 〉 인체의 방어기전(Defense mechanism)

병원성 미생물이 침입했을 때 이를 저지할 수 있는 인체의 능력을 방어기전과 면역이라 한다. 인체는 외부인자나 미생물에 대처하는 1, 2, 3차의 방어능력을 가지고 있다. 우선 대처능력 중 가장 중요한 것이 1차 방어기전인데 이는 미생물이 신체 내에 침입하는 것을 막아주는 해부학적·생리적 장벽으로 구성된 표면방어(표면보호)력이다. 즉 정상피부나 점막에 의한 기계적인 장벽이다. 인체는 세균, 진균, 기생충 및 바이러스에 항상 노출되어 있으며, 피부와 소화기의 산성(acid) 환경/담즙 및 점막계의 물리적 장벽과 같은 방어기전들이 외부물질의 침입을 차단한다. 2차 방어기전은 감염균(infectious agent)이 표면방어기전을 통과하는 즉시 작동하는 세포차원의 화학적 방어시스템이다. 마지막 3차 방어기전은 특수화된 백혈구의 활동을 통해서 각각의 미생물에 대해 특이적으로 개발되는 특이적 숙주방어(specific host defense)능력이다. 이런 인체방어능력의 형태로는 면역(immunity)기전이 있고 이 면역기전은 각각의 특정 병원체(pathogen)에 대해 특정한(specific) 대응능력과 면역적 기억기전이 개발되는 것이다. 1차 방어기전과 2차 방어기전은 모든 사람이 일정하게 가지고 있는 비특이적(비특정적) 방어기전이다. 즉 인체 내에 어떠한 종류의 병원체(외래 물질)가 침입하든지 간에 똑같은 메커니즘으로 작동하는 방어기전이므로 그 역할이 모두 동일하다. 반면에 3차 방어기전은 그 기전이 작동하는 범위가 침입하는 병원체에 따라 각각 다르게 작동하는 특이적(특정적) 방어능력이라 할 수 있다.

1. 인체방어기전의 종류

1) 1차 인체 방어기전

1차 인체방어기전(선천성 면역)은 미생물이 인체로 침입하여 들어오기 이전에 이미 존재하고 있다. 즉 침입하는 미생물에 대한 인체의 초기반응 작용뿐만 아니라 후천성 면역(적응면역) 때에도 작용한다. 항상 작동하는 인체 방어기전은 피부와 점막계이며, 평소에는 비활성 상태로 있다가 미생물에 노출되면 1차 방어기전이 작동한다. 이러한 인체의 최전선 방어기전인 피부와 점막, 상피세포의 1차 방어기전은 기계적 방어기전과 화학적 방어기전으로 나

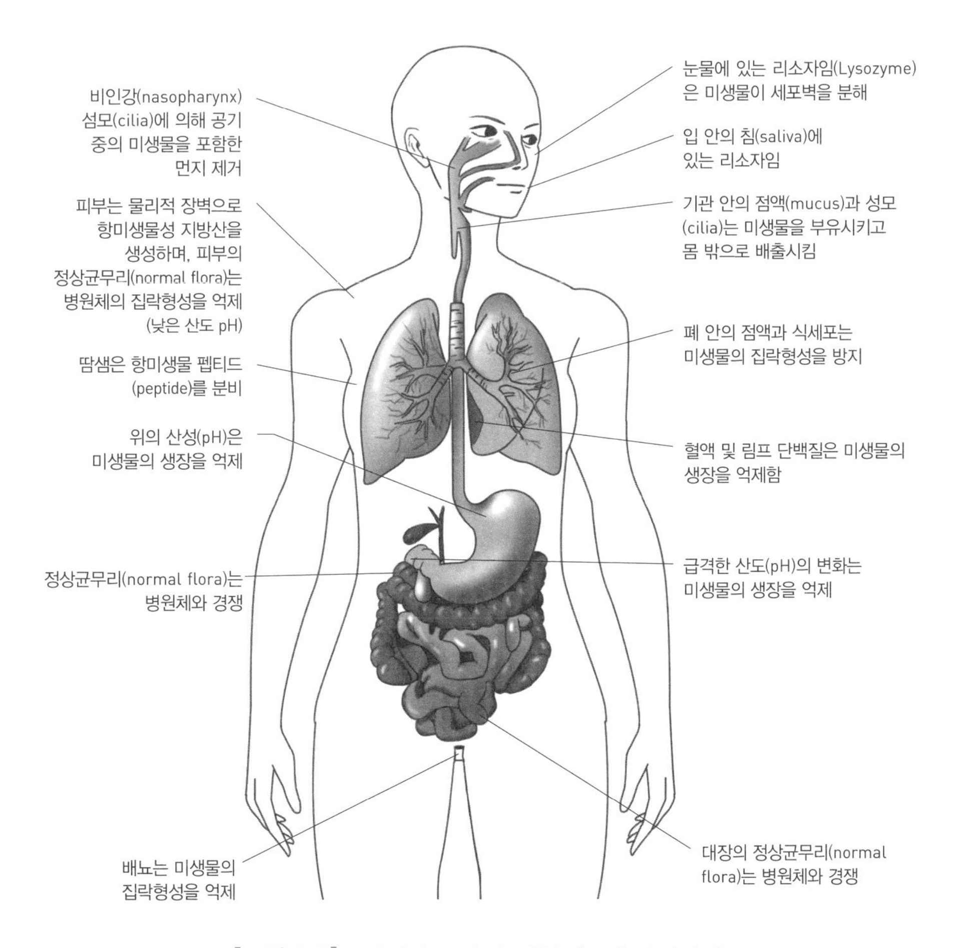

[그림 1-8] 인체의 물리적·화학적 1차 방어기전

눌 수 있다. 기계적으로는 피부세포들 간의 치밀 이음부(tight junction), 점막 사이로 공기나 액체의 흐름, 섬모운동 등이 피부나 점막으로 병원균이나 이물질이 침범하지 못하도록 역할을 한다. 화학적 방어로는 지방산, 효소(리소자임, 펩신), 산성, 항균펩티드 등이 있다. 또한 정상균무리는 미생물학적인 방어체계를 제공한다. 점막의 침, 눈물, 점액분비물은 병원미생물을 씻어내는 물리적 작용과 항미생물 성분(defensin 등), 효소(리소자임(lysozyme), 소화효소), 표면활성제 등은 침입한 세균을 억제하거나 포식작용을 용이하게 한다. 즉 우리가 생각할 수 있는 모든 피부조직, 비인강, 기관지 내의 점막과 섬모, 폐 안의 점액, 정상 장내세균, 위액 산성, 소장과 대장의 정상균무리, 편도선이나 각종 임파선은 모두 병원균이나 이물질이 인체에 침입할 때 그 종류와 상관없이 침입체를 막고 억제하기 위해 방어기전을 작동하고 화학효소 등을 내어 놓는다. 피부 및 점막은 인체의 가장 중요한 천연 보호막으로, 산성 pH, 37℃ 이하 체온은 세균 성장을 억제하고 표피 탈락에 의해 병원균을 제거한다. 정상균무리에 의해 피부와 점막에 이상 세균 즉 질병을 일으키는 세균의 집락화를 억제하고, 독성 지질, 항균 화학물질 등에 의한 살균작용 등을 수행한다. 피부의 방어기전은 연령에 따라 다르며, 소아는 백선 등의 감염에 감수성이 높고 사춘기에는 피지분비물 중 포화지방산이 증가하여 진균감염에 대한 저항력이 증가한다. 점막은 점막세포가 분비하는 점액으로 덮여 병원균 부착을 억제하며, 락토페린(lactoferrin), 라이소자임 등을 함유하고 있다. 점막세포는 분열을 쉽게 하는 세포의 하나로 끊임없이 탈락되면서 부착된 세균을 제거하고 신속히 교체된다. 점막관련 림프조직(mucosa-associated lymphoid tissue)은 분비형 IgA를 생산하며 점막에 세균 부착을 억제하고 세균독소 중화작용을 담당한다. 그 외 생리학적 1차 방어기전으로 체온, 수용성 물질 등이 포함된다. 바이러스 감염세포에서 생산되는 인터페론은 항바이러스 작용으로 인접세포의 감염을 막는다.

2) 인체 2차 방어기전

1차 방어기전을 뚫고 침입한 미생물을 물리치기 위해 혈액 내에 있던 백혈구가 조직 내로 빠져나와 식균작용(phagocytosis)을 하는 것이 2차 방어기전의 예이다. 즉 호중성 백혈구가 혈관 내벽에 붙은 다음 혈관 내피세포 사이에 위족을 뻗어서 혈관벽을 통과한 후 침입부위로 이동하고, 그 다음에 단핵세포와 큰포식세포가 모여든다. 이러한 포식세포의 이동과 식균작용을 통해 인체 내로 침입한 많은 병원균이 사멸된다. 이는 여러 가지 병원균에 대해 인체가 비특이적으로 반응하는 2차 방어기전이다. 호중성 백혈구, 단핵세포, 큰포식세포와 같이 세균을 포식하고 죽일 수 있는 세포를 전문포식세포라 한다. 단핵세포는 큰포식세포보다 포식능력이 약하며 혈류 내에서 순환하다가 조직내로 이동하면 큰포식세포로 분화되어 정착한다. 특히 큰포식세포는 비장 및 림프절(큰포식세포), 폐(폐포 큰포식세포), 간(쿠퍼세포) 등에 많이 존재한다. 단핵세포와 큰포식세포의 수명은 수주일인데 비해 호중성 백혈구의 수명은 하루 이내이다. 그러나 호중성 백혈구는 단핵세포나 큰포식세포보다 혈액 및 조직 내에서 훨씬 많이 존재하기 때문에 침입한 세균과 먼저 반응하는 포식세포라 할 수 있다.

■ 인체 내 호중성 백혈구(다형핵 백혈구)

호중성 백혈구(호중구)는 전체 혈액 속에 있는 백혈구(WBC)의 50~70%를 차지한다. 기능은 세균감염이 있을 때 일차적으로 포식을 통해 방어능력을 발휘한다. 호중구는 케모카인이나 기타 세포의 화학 물질을 따라 감염부위로 이동한다. 감염기간 동안 혈액 내 호중구의 수가 증가하여 세균을 포식하면 이들 세균들은 항세균 물질과 효소에 노출된다. 호산성 백혈구는 포식작용을 하고 운동성이 있으며 주로 기생충에 대한 방어를 담당한다. 호염기성 백혈구는 포식작용이 없으며 과립을 분비하여 제1형 알레르기 반응을 유발한다. 우리는 혈액검사에서 백혈구수의 증가를 통해 감염이 인체에서 진행되고 있는지 여부를 확인할 수 있다.

■ 단핵세포(단핵포식계)

단핵포식계는 골수모양 세포계로 혈액과 조직의 단핵세포가 이에 속한다. 단핵세포는 말초혈액 백혈구의 3~8%를 차지한다. 조직에 따라 생성하는 사이토카인이 다르고 환경도 다르기 때문에 골수모양 세포나 단핵세포는 다양한 큰포식세포나 수지상세포로 분화한다. 분화가 다 된 세포는 각 조직에 따라 기능과 세포막 표지가 다양하다. 큰포식세포는 항체와 결합한 항원, 세균 또는 바이러스의 포식작용을 돕는다.

■ 수지상세포

수지상세포는 골수모양 세포나 림프모양 세포에서 유래된 문어모양 세포로서 전문적인 항원 제공세포로서 사이토카인을 생성한다.

■ 림프구

림프구는 T림프구 및 B림프구로 나눈다. 이들 림프구는 모양으로는 구별할 수 없으나 기능과 세포막 표지는 완전히 다르다. B림프구의 기능은 항체를 생성하는 것이지만 항원을 세포 내로 끌어당겨서 항원을 분해하여 T림프구에 항원을 전달하는 기능도 있다. B림프구는 항원 수용체 역할을 하는 세포막 면역글로불린, 제2형 MHC 분자, 그리고 보체(C3b, C3d) 수용체를 가진다. 태아시기에는 B림프구가 비장과 간에서 분화한다. 활성화된 B림프구 중 일부는 기억 B림프구로 분화하거나 항체를 다량 생산하는 형질세포로 분화한다.

T림프구는 사이토카인을 생성하여 면역반응을 조절하며 바이러스 감염된 세포나 이식한 세포로 종양세포를 파괴한다. T림프구는 말초혈액 림프구의 60~80%를 차지한다.

■ 보체계

정상적으로 보체계는 불활성 상태로 존재하나 세균 표면분자에 의한 대체경로(alternative pathway), 또는 항체의 세균결합에 의한 고전경로로서 활성화된다. 이 활성화 과정에서 유리되는 활성성분에 의한 식세포의 이동 및 활성화, 그람음성균의 살균작용을 한다.

■ 인터페론(Interferon: IFN)

IFN은 바이러스 감염에 대한 일차적 방어기전인 동시에 감염에 대한 초기 경고 신호의 역할을 수행한다. IFN은 NK세포의 분화를 촉진하며, 큰포식세포를 활성화시켜 더 많은 IFN과 다른 면역반응 조절 물질을 생산하도록 한다. 그리고 모든 IFN은 T림프구에 항원 제시를 더욱 효율적으로 하도록 한다.

2. 감염에 의한 인체반응

감염증상(symptoms)이나 징후(sign)는 인체 세포나 조직에 병적인 변성을 나타낸다. 감염은 유형에 따라 매우 독특한 특징을 나타내고 있어 이를 질병 진단에 이용한다. 징후라 함은 환자의 체액량 변화 혹은 검사 결과치의 변화를 의미하며, 발열·부종·발진 구토·설사 등을 포함한다. 증상은 환자가 느끼거나 호소하는 통증·두통·구역질 등 질병의 느낌과 변화를 의미하여 이 두 가지가 겹쳐 복합적으로 나타나기도 한다. 대표적인 인체의 감염증상으로는 피로·권태·고열 또는 미열·만성 피부감염·기침·해소·천식·식욕상실·의욕상실·체중감소 등이 있다. 염증반응은 세균감염의 확산을 방지하고 3차 방어기전인 특이적 면역반응을 일으키도록 신호를 전달하는 초기 2차 방어기전이다. 염증반응은 세균의 확산을 막는다는 점에서 유익하지만 동시에 조직의 손상을 초래하며, 감염증상을 일으키기도 한다.

이러한 급성염증이 일어나는데는 (1) 모세혈관의 확장 및 이에 따른 혈류의 증가, (2) 모세혈관 벽의 투과성의 증가, (3) 백혈구의 투과 및 국소조직에의 축적 등 세 가지 주요 현상이 일어나게 된다.

- 감염으로 인한 급성 염증반응

급진적인 염증증상을 말하며 조직 손상의 정도, 미생물의 독력과 수, 침범 부위, 숙주인 인체의 면역기전 정도에 의하여 반응 정도가 결정된다.

• 만성적 소모성 감염질환 반응

결핵, 기관지염, 폐렴, 대상포진 등 장시간을 두고 지속적으로 만성적인 감염증상이 나타나는 경우이다.

1) 발열(Fever)

발열은 대부분 감염에 동반되는 감염의 가장 중요한 경고이며, 징후 중 하나이다. 다른 증상이 나타나기 전부터 감염이 진행중임을 경고하는 중요한 인체반응이 바로 발열이라 할 수 있다. 발열은 염증반응의 가장 중요한 전신성 증상이며 감염질환의 바로메터로서 인체가 경고시스템을 가동하는 것이기 때문에 장기적이고 인위적인 열내림(해열제 사용 등)은 인체의 위험경고를 무시하는 것이다. 즉 경고시스템을 가동하지 못하도록 해열제를 사용한 인위적 열내림은 감염질환의 진행을 막지 못한다. 발열 유발물질로는 그람음성균의 내독소(LPS)와 단핵세포와 큰포식세포에서 분비하는 물질(IL-1)이 있다. 체온이 올라가면 항체 생산 및 T림프구 증식, 포식세포의 포식능력이 증가한다고 알려져 있다. 체온은 시상하부 내 온도 조절센터에 의해 유지된다. 체온증가는 발열물질인 화학물질이 시상하부에 작용하여 자동온도조절장치의 온도를 높은 온도로 재설정함에 따라 열이 발생하는 것이다. 내인성 발열원은 백혈구, 단핵세포, 대식세포들에 의한 면역반응에 의해 열 발생이다. 외인성 발열원은 내독소(endotoxcin)인데 그람음성균이 사멸하면서 내놓는 독성 물질이다. 환자에게 투여되는 수액에 종종 "발열원 없음(pyrogen-free)"이라고 표시되어 있는데 이는 수액 내에 죽은 미생물의 파편과 같은 열을 생산하는 내독소 물질이 함유되지 않았기 때문에 안전하다는 뜻이다.

시상하부에서 체온이 높게 설정될 경우 인체는 열 손실을 방지하기 위해 불수의적인 근육 수축과 혈관 수축을 통해 혈관 표면을 좁힘으로써 체온을 높이며, 이때 환자는 창백하고 추위를 느끼거나 덜덜 떨리는 오한을 느낀다. 즉 정상체온으로 회복하기 위한 인체반응인 발한, 혈관 표면 확장, 발적 등으로 체온을 낮춘다.

2) 염증(Inflammation)반응

인체의 2차 방어기전으로 염증반응은 상처나 감염이 있는 부위에 생기

염증반응 단계

① 상처가 응고될 때까지 혈관이 수축되고 상처부위로 화학매개자가 분비된다 .

② 화학매개자 일종인 히스타민(histamine)의 효과로 혈관이 확장되고 혈류(blood flow)가 증가한다. 혈관 투과성이 증가하고 혈장(plasma)이 혈관으로부터 조직(tissue) 내로 삼출물 형성한다.

③ 부종/ 발열(edema/swelling, fever) 상처부위로 호중구(neutrophils)가 유입되고 고름이 형성된다.

④ 대식세포가 식균작용을 하고 남은 찌꺼기는 림프구가 수선 보수(repair)한다. 감염 방어의 형태는 정상상태로 완전 치유되거나 또는 흉터를 남기고 기능손실을 초래할 수 있다.

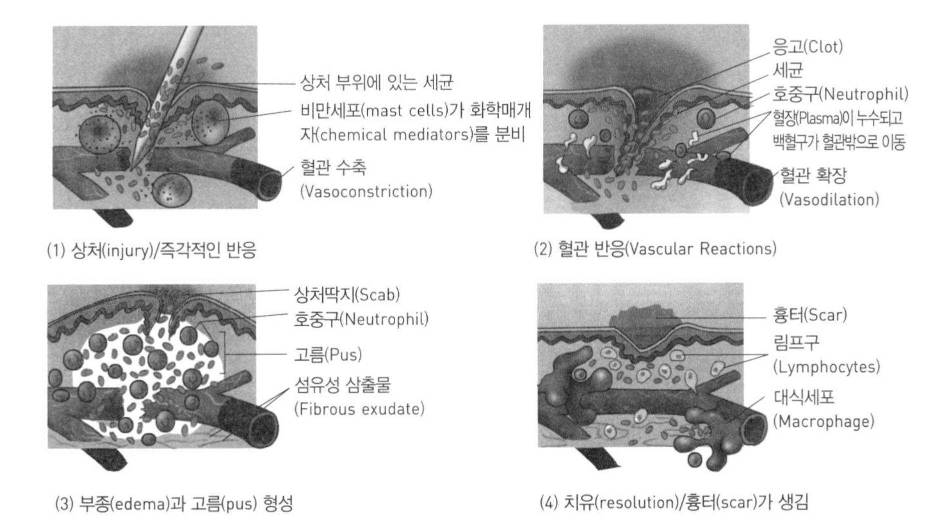

[그림 1-9] 염증(inflammation)반응 단계

는 비특이적 면역반응이다. 인체조직이 손상되면 초기반응으로 손상된 세포와 면역계 세포들로부터 방출된 화학물질에 의해 염증반응이 활성화된다. 대표적인 화학물질이 히스타민이다. 염증반응은 혈관확장을 초래하여 발적, 체온상승, 모세혈관 투과성의 증가 등을 일으킴으로써 삼출액이 축적되어 부기가 생기고 조직손상부위에 세포들이 모여들게 한다. 일단 세포들이 손상부위에 들어가면 화학물질을 배출해 추가적으로 세포들을 끌어들이며 손상된 곳에서 국소적인 활성화를 유도한다. 체액과 백혈구는 조직 내로 이동하며, 손상된 세포에 의해 방출된 화학물질은 식세포인 백혈구에 달라붙어 소화된다. 이때 인체는 시상하부에 작용하는 인터루킨과 같은 발열물질을 방출하여 체온을 증가시킨다. 감염부위에 생기는 농은 죽은 미생물 세포나 백혈구의 혼합물이다.

3) 피부징후(Skin signs)

피부의 발진은 종종 비특이적이지만 특징적인 형태를 띄고 있어 감염진단에 중요한 단서를 제공한다. 예를 들어 농포성 병소는 수두의 대표적인 피부징후이다.

4) 인체 미생물의 종류별 감염징후와 증세의 특징

- 세균, 바이러스, 미코플라즈마 감염 : 고열 또는 미열, 전신 통증, 국소적 림프절 종대, 부위별 증상(예, 기침, 이통, 인후통 등)
- 진균감염 : 가려움/피부 발적, 손톱 비후, 아구창, 질 분비물(희고 탁한 분비물)
- 원충과 기생충 감염 : 가려움과 발진(피부 감염), 설사, 고열(말라리아)
- 리켓치아 감염 : 피부 발진, 근육통, 고열과 오한, 두통

V 〉 인체의 면역반응

인체의 면역반응은 특이적(특정)인 방어기전으로 면역체계를 인체의 3차 방어기전이라 한다. 즉 주저항(인체 방어력)이 미생물의 병원성보다 클 때, 인체는 감염되지 않은 건강한 상태를 유지한다. 인체의 저항력(방어력)이 미생물의 병원성보다 작을 때, 인체는 감염성 질병에 걸리게 된다. 이러한 시소게임을 끊임없이 하면서 인체는 건강을 유지하고 있다. 면역반응은 감염 여부에 대한 지표로 이용된다. 면역체계가 자극되고 가동되면 림프절과 림프선의 활동을 증가시켜 림프절에 먼저 질병증상을 유발한다. 백혈구 수의 변화는 감염에 대한 전형적인 신체반응이다. 즉 어떤 질병을 인지하는 지표를 제시한다. 특정 면역반응은 감염을 일으키는 미생물에 대한 항체 형성에 관여한다. 항체는 혈액 속에서 감지되며, 항체의 수와 종류는 그 환자가 어떤 질병을 앓았는지를 나타낸다. 혈청 속의 IgM 항체는 최근에 앓은 감염을 의미하며, IgG 항체는 오래된 감염의 경험을 의미한다.

즉 1차, 2차 방어기전인 선천면역계의 물리적 방어기전이 무너지면 그와 동시에 3차 방어기전인 면역반응이 작용하여 미생물의 침입을 억제하나 이들 방어기전은 동시 다발적으로 작용하게 된다. 선천면역 방어기전의 경고신호인 보체, 케모카인 등이 인체로 침입한 병변부위의 혈관을 열어 백혈구, 보체 등이 병변부위에 쉽게 다다르게 한다. 이후 이들 방어기전과 함께 후천면역계인 항원 특이적인 면역반응(항체 및 T림프구)이 활성화된다. 또한 침입하는 미생물의 특성(항원)을 파악하고 인체에 이전에 침입한 미생물과 동일한 미생물이 다시 침입하면 빠르고 효율적으로 면역반응(기억세포 생성)을 일으킬 수 있도록 학습시킨다. 면역체계의 구성 요소가 서로 반응하는 과정에 수용성 물질이 이용되기도 하고 때로는 세포 간 직접적인 접촉도 작용한다. 이런 상호반응은 면역체계를 활성화한다.

1. 면역의 활성인자와 자극인자

면역세포는 직접적인 세포 간의 접촉이나 미생물에서 유래되는 수용성 분자(지질다당질, 세포벽 구성성분, 세균 및 바이러스 핵산)와 숙주의 손상된 세포에서 유래한 물질들을 인지하여 선천면역계가 활성화된다. 면역세포는 사이토카인, 인터페론 및 케모카인 등을 생성한다. 사이토카인은 면역반응을 조절하는 단백질로 림프구뿐 아니라 다른 세포에서도 생성된다. 인터페론은 바이러스 감염때 생성되며 면역반응을 자극한다. 케모카인은 감염부위로 포식세포와 염증세포를 모이게 한다.

2. 조혈 면역세포의 분화

모든 면역세포는 여러 종류의 세포로 분화되는 능력을 가지는 동일한 줄기세포(pluripotent stem cell)에서 유래된다. 줄기세포에서 면역세포가 분화하는 과정은 태아시기부터 시작하여 평생 지속된다. 이 줄기세포는 집락 형성세포(colony forming unit로 측정가능)시기를 거쳐 림프모양 세포계, 골수모양세포계, 적혈구계 및 거대핵세포계 등 각 혈액세포 계열로 분화한다. 줄기세포는 주로 골수에 존재하고 탯줄혈액에서도 분리된다.

골수와 가슴샘은 인체의 1차 림프기관이며 여기에서 림프구의 분화가 일어난다. 림프절, 비장, 점막연관림프조직이 2차 림프기관이다. 이들은 T림프구와 B림프구로 존재하다가 항원을 만나면 반응한다. 림프절은 직경 2~10mm의 콩팥 모양이고, 림프계로 들어온 체액을 거르는 곳이다. 림프절은 항원제공세포(수지상 세포, 큰포식세포)가 림프구와 만나서 면역반응을 일으키는 곳으로 B림프구와 대식세포가 무리(cluster)로 존재하여 소포(follicle)을 형성하는 바깥 겉질(cortex), 수지상세포가 있는 부위로 T림프구에 항원을 전달하여 면역반응이 시작되는 속겉질(paracortex), B림프구, T림프구와 항체를 생성하는 형질세포가 존재하는 속질(medulla) 등으로 구분된다. 비장은 큰 림프절과 유사하며 혈액 속의 항원, 세균, 바이러스를 포식하고 또한 노화된 혈액세포나 혈소판을 제거하는 작용을 한다.

3. 면역반응의 종류

항원에 특이적인 후천면역 반응으로 병원체가 인체조직으로 들어오면 면역계는 이를 감지하여 면역반응이 적절하게 일어나도록 한다. 수지상세포는 모든 말초조직에 미성숙 상태로 존재하며 감염부위에서 미생물을 감지하여 처리하는 과정에서 성숙된다. 2차 림프기관으로 이동하여 펩티드항원을 T림프구에 제공하며, T림프구의 분화는 물론 B림프구의 분화와 항체 클래스전환(isotype switching)을 유도한다. 미성숙 수지상세포는 분자양상 인지수용체를 매개로 미생물을 직접 감지할 수 있다.

1) 체액성 면역반응

체액성 면역반응(humoral immune response)이란 혈장, 림프, 조직액과 같은 체액에 들어 있는 항체 및 기타 단백질의 면역반응을 말한다. 항체는 B림프구가 분화한 형질세포(plasma cells) 분비 당단백질로서, 숙주세포 외부에 있는 미생물이 다시 침입하는 것과 혈액을 통해 전파되는 것을 막고, 침입한 미생물의 제거를 촉진하여 인체를 보호한다. 항체는 이물질과 특이적으로 결합할 뿐만 아니라, 인체의 다른 방어체계 및 세포들과 밀접하게 상호작용할 수 있어 항원 제거를 촉진하고 면역반응을 활성화시킨다. 항체는 IgG, IgM과 IgA가 주된 항체이며, IgD와 IgE는 전체 항체의 1% 미만으로 존재한다. 항체는 Y자 형태의 분자로 항원결합부(antigen-binding site)는 항원을 식별하고 특이적으로 결합한다. 세포 표면에 다양한 IgM과 IgD 항체를 발현하는 성숙 B림프구가 생겨난다. 세포 표면항체는 신호전달체계가 세포막에 존재하다가 항원과 결합되면 활성화 신호전달을 개시한다. 체액성 면역반응의 일차반응은 IgM이 초기에 생산되는 것이 특징이며, 반응이 진행되면서 IgG 항체의 양이 증가한다. 새로운 면역원이 유입되면 지체기(lag phase)를 지나 3일에서 2주 내에 IgM 항체가 혈액에 나타난다. 지체기 후에 항체의 면역역가(immunopotency)는 대수적으로 증가하여 고조기에 이르다가 서서히 감소한다. 동일한 면역원에 재차 노출되면 훨씬 강력한 이차 항체반응이 유발된다(기억반응, anamnestic response).

2) 세포매개성 면역반응

세포매개성 면역반응에서 수지상세포는 골수계(myeloid) 세포 또는 림프계 세포(lymphoid; plasmacytoid DC)로부터 분화된다. 이들은 손가락 모양(수지상, dendrites)을 하고 있다. 사이토카인을 생산하고, 제1형 및 제2형 MHC 분자를 사용하여 항원을 제공한다. 수지상세포의 전구세포와 단핵구는 혈액내를 순환하다가 조직 안에서 미성숙 수지상세포로 분화한다. 미성숙 수지상세포는 미생물이나 조직 손상이 있으면 활성화되어 국소적으로 사이토카인 경보를 발한 후 림프절로 이동하여 T림프구를 활성화한다.

4. 감염에 대한 면역반응

1) 세균감염에 대한 면역반응

세균에 대한 선천면역으로 보체활성화, 포식작용 그리고 염증반응이 주요 역할을 한다. 그람양성세균의 세포벽에 있는 펩티도글리칸과 그람음성세균의 세포벽에 있는 지질다당류(lipopolysaccharide: LPS)는 보체의 대체경로를 활성화시키며, 특정 세균은 보체를 활성화시킨다. 보체가 활성화되면 옵소닌화가 일어나 세균포식 작용이 진행된다. 또한 보체활성화 자체로 세균을 직접 용해시킬 수 있으며, 보체활성화에 따른 부산물들이 염증반응에 관여한다.

세포 내 세균에 대한 방어기전에는 포식세포와 자연살해세포(natural killer cell: NK)가 주요 역할을 한다. 세포 내 세균이 직접적으로 큰포식세포를 자극함으로써 면역세포인 NK세포를 강력하게 활성화시킨다.

강력한 면역세포인 NK세포는 후천면역이 확립되기 전에 큰포식세포를 활성화시켜 미생물을 포식하여 죽일 수 있도록 유도한다.

세포 밖에서 증식하는 세균에 대한 주요 방어면역은 미생물을 제거하고 독소를 중화시키는 체액면역반응이 있다. 항체의 중화, 옵소닌화에 따른 포식작용 그리고 고전경로에 의한 보체활성화로 그 효과를 나타낸다. 세포외 세균의 단백항원에 의해 보조 T세포 등의 표면에 있는 항원(에이즈바이러스 항원의 수용체로서 기능함)인 CD4 세포와 T림프구 세포가 활성화되기도 하는데, 이때 생산된 사이토카인이 항체생산을 자극하고, 국소염증을 유발하며, 큰포식세포에 의한 포식 및 살균작용을 촉진한다. 세포외 세균에 대한 숙주반응으로 인한 해로운 결과로 염증이나 패혈쇼크가 발생하는데, 이는 주로 활성화된 큰포식세포가 만들어낸 사이토카인 때문이다. 세포매개면역 반응은 두 가지 형태의 반응으로 이루어지는데, 하나는 T림프구를 매개로 큰포식세포를 활성화시켜 포식된 세균을 죽이는 것이며, 다른 하나는 세포독성 T림프구(cytotaxic T lymphocyte: CTL)가 감염세포를 죽이는 것이다. 포식된 세균이 포식소체를 탈출하여 감염된 세포의 세포질로 들어가면, CTL이 감염된 세포와 세균을 죽임으로써 감염을 해결한다.

다당질이 풍부한 피막이 있는 세균은 포식작용에 저항하여 발병하는 능력이 훨씬 커진다. 세균의 피막에 있는 시알산(sialic acid)은 보체활성화를 억제한다. 세균은 유전적으로 표면항원을 변화시켜 숙주면역을 피해낼 수 있다. 세포 내 세균도 균종에 따라 서로 다른 전략으로 포식세포에 대항한다.

2) 바이러스 감염에 대한 면역반응

바이러스는 세포 내 기생 미생물로, 숙주의 핵산, 단백합성을 이용하기도 하며 세포 안에서 증식한다. 바이러스에 대한 면역반응이 세균감염에 대한 면역반응과 다른 점은 바이러스뿐 아니라 바이러스에 감염된 세포까지 제거해야 한다는 것이다.

바이러스에 대한 선천면역에서는 I형 인터페론(interferon: IFN)과 자연세포독성세포인 NK세포가 주요 역할을 한다. 전자는 감염을 억제하며 후자는 바이러스에 감염된 세포를 죽인다. 바이러스에 감염되면 감염된 세포에서 I형 IFN이 생산된다. I형 IFN은 감염된 세포나 정상세포를 바이러스에 저항하는 상태로 유도함으로써 바이러스가 이들 세포에서 증식하지 못하도록 한다. IFN은 단백합성을 저지하거나 바이러스 RNA를 파괴하는 효소를 활성화시킬 수 있는 여러 가지 단백질을 발현시킨다. 또한 주조직 적합복합체인 MHC분자의 발현을 증가시켜 후천면역반응의 효율을 항진시키고, 큰포식세포와 NK세포를 활성화시켜 항바이러스 활성을 촉진시킨다. NK세포가 바이러스에 감염된 세포를 어떻게 인식하는지는 아직 밝혀지지 않았다.

바이러스 감염에 대한 후천면역에서 항체와 세포독성 T림프구가 주요 역할을 하는데, 전자는 바이러스가 숙주세포에 부착하고 들어가는 것을 차단하며 후자는 감염된 세포를 죽여 감염을 제거한다.

바이러스 항체는 주로 중화항체로 작용하여, 바이러스가 부착하지 못하게 하고 숙주세포로 들어가지 못하게 한다. 분비형 IgA 항체가 호흡기 점막과 장점막을 경유하여 들어오는 바이러스를 중화시키는 역할을 한다. 또한 항체는 보체를 활성화시켜 옵소닌화, 감염된 세포의 용해, NK세포에 의한 항체의존세포매개세포독성(antibody dependent cell cytotoxicity: ADCC)을 매개하는 등의 역할도 한다. 세포독성 T림프구인 사이토톡신(cytotoxic T lymphocyte;CTL)이 바이러스에 감염된 세포를 죽임으로써 세포 안에 있는 바이러스가 제거된다. 바이러스에 특이적 림프구인 CTL은 CD8+T림프구이다. CTL의 바이러스에 대한 작용은 감염된 세포를 용해시키는 것이지만, 감염된 세포 안의 핵산분해효소를 활성화시켜 바이러스 유전체를 분해시키도록 하거나 사이토카인을 분비하는 것에도 관여한다.

3) 진균감염에 대한 면역반응

진균감염에 대한 면역기전은 잘 밝혀져 있지 않다. 그러나 진균이 사람의 세포외 조직과 포식세포의 내부에서 생존할 수 있으므로, 진균에 대한 면역은 세균에 대한 방어기전과 유사할 것으로 생각되고 있다. 진균에 대한 선천면역에서 호중성 백혈구와 큰포식세포가 주요 역할을 한다. 호중성 백혈구 감소증 환자는 기회감염 진균에 쉽게 감염될 수 있다. 호중성 백혈구가 디펜신, 반응산소중간물, 산화질소 및 용해소체의 효소 등을 만들어 진균을 죽임으로써 진균에 대한 방어에 관여한다는 증거들이 있다.

진균에 대한 후천면역에서 세포매개면역이 중요한 역할을 한다. 보조 T림프구가 분비하는 사이토카인에 의하여 활성화된 큰포식세포가 진균을 파괴하는 것으로 추정되고 있다. 통성 세포 내 진균인 *Histoplasma capsulatum*은 큰포식세포 안에 기생하는데, 이 진균은 세포 내 세균에 대한 방어와 흡사한 세포매개면역반응에 의하여 제거된다. *Cryptococcus neoformans*는 CD4+T림프구와 CD8+T림프구가 협조하여 이 진균의 균사를 제거한다. 칸디다 감염은 세포매개면역이 이 진균의 조직 내 확산을 억제하는 것으로 추정된다. 이

5. 면역과 백신

1) 수동면역(Passive immunity)

동물이나 사람의 항혈청 및 면역글로불린 그리고 단일 클론항체를 사용하여 인체 내에 미생물의 방어력을 획득하는 방법이다. 태아가 태반을 통하여 모체로부터 항체를 전달받는 것이 자연적 수동면역의 대표적인 예이다. 이때 태아는 모체가 가지고 있는 모든 질병에 대한 항체를 받아 면역력을 획득하고, 태어난 후에도 모유를 통해 계속적으로 항체를 공급받아 면역력을 획득하게 된다. 그러나 이 경우 항체는 그 수명이 매우 짧아 스스로 면역력을 얻기 시작하는 생후 6개월경이 되면 소실된다. 또한 질병에 걸린 후 회복된 사람의 혈청이나 인공적으로 항원을 말·돼지 등에 면역시킨 후 특이항체가 획득되면 이들의 항혈청을 주사하는 것이 인공적 수동면역이다. 예를 들면 B형간염 항원 양성 환자의 주사바늘에 찔린 경우 수동면역을 얻기 위해 B형간염 항체인 면역글로불린(hepatitis B immunoglobulin: HBIG)을 직접 근육 주사하는 방법이 있다. 이 방법은 주사와 동시에 면역의 효과를 즉시 얻을 수 있는 장점이 있지만 일반적으로 능동면역에 의해 획득한 면역력보다 지속기간이 짧고 효과도 제한적이다. 특정 질병에 걸릴 가능성이 높거나 장기이식 등으로 면역력이 급격히 저하된 상황에서 이런 수동면역 예방접종을 한다.

면역글로불린을 생산하는 방법은 크게 세 가지로 사람 면역혈청글로불린(human immune serum globulin: ISG)과 과면역혈청글로불린(hyperimmune serum globulin) 및 동물혈청제제 등이 있다.

2) 능동면역(Active immunity)

수동면역과 달리 외부에서 체내로 들어간 항원에 의해 숙주인 인체가 면역반응을 유도하여 얻어지는 면역력을 말한다. 자연적으로 감염질환에 걸린 후 생긴 면역력을 자연면역이라고 한다. 인공면역은 각종 전염병에 해당하는 예방접종을 통해 획득하는 인공적인 면역력을 말한다. 장티푸스 예방접종과 같이 약독화된 장티프스균을 예방접종하여 얻을 수 있는 것이 능동면역이다. 이렇게 능동면역을 얻기 위해 살아 있는 균이나, 죽거나 약독화된 균을 예방접종으로 체내에 투여하는데 이때 투입하는 항원을 백신(vaccine)이라 한다. 백신은 주요 성분과 성상에 따라 생백신과 사백신으로 나뉜다.

생백신(live vaccine)은 홍역, 수두, 풍진바이러스 등 살아 있는 균을 사용하여 능동적 백신을 만들어 예방접종하는 것이다. 특히 생백신은 발육란이나 조직세포에 바이러스를 감염시켜 낮은 온도에서 여러 번 계대배양을 통해서 병원체의 독성을 약화시켜 만든 백신으로, 체내에서 증식은 가능하지만 질병

| 표 1-3 | 인체면역의 종류

<table>
<tr><th colspan="4">후천적 획득면역(acquired immunity): 특이방어기전</th></tr>
<tr><td colspan="2">능동면역(active immunity)
항원(antigen)을 받은 사람이 자신의 몸 안에서 항체(antibody)와 같은 면역물질을 만들어 내는 현상이다.
특징:
(1) 동일한 질병에 재노출될 경우, 빠른 반응을 위해 항원을 기억한다.
(2) 면역획득에 수일 또는 수주가 걸린다.
(3) 비교적 장기간 지속된다.</td><td colspan="2">수동면역(passive immunity)
다른 사람이나 동물이 만든 항체를 받은 사람이 수동적으로 얻게 되는 면역이다.
특징:
(1) 원래의 항원에 대한 기억이 없다.
(2) 해당 질병에 대한 새 항체 생성을 못한다.
(3) 이런 항체는 단기간 동안만 지속된다.</td></tr>
<tr><td>자연 능동면역
특정한 질병에 감염된 사람이 특정한 병원체에 대해 얻게 되는 면역이다.</td><td>인공 능동면역
사람이 백신을 맞은 경우에 얻게 되는 면역이다.</td><td>자연 수동면역
태아가 자궁에서 어머니로부터 항체를 받거나, 아기가 초유(colostrum)나 모유에 들어 있는 어머니의 항체를 받는 경우에 얻게 되는 면역이다.</td><td>인공 수동면역
사람이 항혈청(anti-sera)이나 제조된 감마글로불린(gamma globulin)을 받은 경우에 얻게 되는 면역이다.</td></tr>
</table>

을 일으키지 못하도록 독성이 감소된 형태의 약독변이주를 생산하고 이를 동결 건조하여 분말상 또는 부유액 형태로 사용한다.

생백신은 자연적인 감염에 대한 인체면역반응과 유사한 방어면역을 유도한다. 드물게 약독화된 상태에서 다시 맹독성 상태로 역변이를 일으킬 위험이 존재한다. 소아병원에서 근무하는 간호사의 경우는 생백신을 이용한 예방접종 후에는 반드시 일정기간 동안 근무를 제한하는 것이 필요하다. 사백신(killed vaccine)은 질병을 일으키는 원인 병원체 전체를 열처리하거나 포르말린, 페놀, 마조닌 등의 화학약품 또는 자외선의 조사 등을 이용해 불활성화시키고 적당한 농도의 부유액으로 만들어 방부제를 첨가하여 제조한 후 이를 항원으로 직접 사용하는 백신이다. 사백신을 주사할 때는 항원보강제(adjuvant)와 같이 투여하는 데 항원보강제는 면역반응을 항진시키는 물질로서 alum, 세균세포벽 성분, 합성중합체, 리포솜 약독화된 콜레라 독소 등을 이용한다.

사백신은 사멸된 균 전체를 항원으로 사용하는 형태와 병원체가 생성하는 독소를 없애거나 독을 약화시켜 만든 톡소이드(toxoid)가 있다. 톡소이드란 독소에 여러 가지 조작을 가하여 항원성을 손상하지 않고 독성만 없앤 것이다. 병원체 전체를 사용하지 않고 방어면역을 유도하는 성분을 분리 정제하여 만든 아단위 백신(subunit vaccine)도 사백신의 일종이다. 바이러스의 구성성분 가운에 아단위 특이단백으로 만든 백신은 생(生) 혹은 사멸(死滅) 바이러스 백신보다 부작용의 위험이 적다. 예컨대 사백신의 경우, 불활성화된 병원체가 체내에서 증식할 수 없기 때문에 생백신에 비해 안전하고 부작용도 상대적으로 적다. 하지만 사백신은 주로 체액성 면역만 유도 가능하고, 한 번의 접종으로는 면역성이 생기지 않아 추가접종이 필요하다.

■ 생백신의 종류

경구용 폴리오(Sabin vaccine), 홍역, 볼거리, 풍진, 수두, 일본뇌염, 결핵

예방백신(BCG), 경구용 장티푸스 백신(strain Ty 21)

■ 사백신의 종류

일본뇌염, 백일해, 콜레라, 장티푸스, 탄저병, 폴리오(Salk vaccine), 인플루엔자, 광견병, 일본뇌염, A형, B형 간염 등

Ⅵ 〉 결론

이 장에서는 감염관리의 기본이 되는 인체감염 미생물의 이해를 돕기 위해 미생물의 구분과 특징 등을 먼저 살펴보았다. 또한 인체 내에서 감염을 일으키는 인체감염 미생물과 인체의 방어기전간의 상호작용과 인체의 면역반응에 대해 방대한 내용을 개요적 의미로 짚어나갔다. 본래 미생물의 세계는 방대하고 그 미생물을 연구하는 학문이 세분화되어 있다(표 1-4). 오늘날 미생물에 관한 연구는 대부분 인체에 질환을 일으키는 미생물에 대해, 질병의 극복을 위해 집중적인 수많은 연구가 이루어지고 있다. 인체에 영향을 미치는 감염 미생물을 연구하는 감염미생물학 감염내과학, 면역학, 역학(epidemiology) 등이 점점 세부적으로 발전되고, 각종 감염질환에 대한 새로운 학설과 이론들이 발전되어 오고 있으며 감염관리에 대한 체계적인 연구가 이루어지고 있다. 이 장에서 살펴본 기본적인 지식들은 미생물과 감염에 관한 지식 중 빙산의 일각에 지나지 않는다. 또한 시간이 흐름에 따라 학문의 증가량이 증폭되기 때문에 의료현장에서 업무에 전념하고 있는 의료인과 직원은 미생물 관련 학문의 폭과 깊이가 어떠한지, 중요한 내용들을 어떻게 따라잡고 가늠해 나가야 할지 실은 여간 어렵지 않다고 본다. 이 장에 소개한 내용들을 중심으로 미생물 전체 속에서 인체에 질병을 일으키는 미생물에 관해 지식을 획득하여 인체 내 감염, 면역반응 등의 커다란 맥을 찾아가기 바란다. 특히 인체감

| 표 1-4 | 미생물과 관련된 여러 연구분야

분야	연구영역
세균학(Bacteriology)	세균(박테리아)
바이러스학(Virology)	바이러스
진균학(Mycology)	진균류(예:곰팡이, 효모)
조류학(Phycology)	조류(예: 해초)
원생동물학(Protozoology)	원생동물
기생충학(Parasitology)	기생충
미생물대사학(Microbial Metabolism)	미생물에서 발생하는 대사의 화학반응
미생물생태학(Microbial Ecology)	미생물 사이 또는 미생물과 주위환경과의 관계
미생물유전학(Microbial Genetics)	미생물에서 유전정보의 전달과 기능

보건관련 분야	연구영역
면역학(Immunology)	미생물 감염에 대한 숙주(host organism)의 방어 방법
역학(Epidemiology)	질병의 빈도(frequency)와 분포(distribution)
병인학(Etiology)	질병의 원인 규명
감염관리학(Infection Control)	병원에서의 감염의 관리 및 예방
화학요법학(Chemotherapy)	질병 치료를 위한 화학물질의 개발 및 사용

다른 응용 분야	연구영역
식품 기술학 (Food Technology)	식품에서 질병을 유발하는 미생물로부터 인간의 보호
환경미생물학 (Environmental Microbiology)	마시는 물의 안전유지, 폐수 처리, 환경오염 관리
산업미생물학 (Industrial Microbiology)	미생물의 발효산물 및 다른 산물을 생산하기 위한 미생물학 지식의 이용
유전공학 (Genetic Engineering)	인간에게 유용한 물질을 생산하기 위한 미생물의 이용
제약미생물학 (Pharmaceutical Microbiology)	항생제, 백신 등의 보건제품을 생산하는 방법

염질환 중 의료기관 내에서 생기는 의료관련감염(health care associated infection)은 감염관련 전문가들도 자세히 관찰해야 구별할 수 있고, 주의하여 보지 않으면 찾아낼 수 없는 것이 사실이다. 따라서 병원이나 의료기관에서 근무하는 의료인과 직원들은 기본적인 감염관리 수칙을 알기 전에 먼저 인체에 질환을 일으키는 미생물에 대해 알고 이들이 일으키는 질환이 전파되는 것을 막기 위한 여러 감염관리 지침을 지킴으로써 의료관련감염 예방을 위해 최선을 다해야 할 것이다.

참고문헌

간호협회 보수교육교재, 병원평가, 감염관리와 안전관리중심, 2011.

대한감염관리간호사회, 감염관리학, 현문사, 2015.

대한의료관련감염관리학회, 의료기관에서의 감염관리지침, 한미의학, 2017.

배직현, 김미나, 정재심(편저), 감염관리를 위한 임상미생물학. 도서출판 한미의학. 2007.

보건복지부, 의료기관 평가 인증위원회, 의료기관 인증지침서, 2011.

신기수, 윤성원, 정재심, 김옥선 등, 미생물과 감염관리, 계축문화사. 2009.

윤성원 외, 환자안전의 핵심 감염관리, 오래출판사, 2014.

정연준, 김혜령, 홍승진, 윤성원외, 미생물과 감염관리, 엘스비어코리아, 2017.

APIC, APIC text of Infection Control and Epidemiology, 3rd ed. 2016.

질병관리본부, 의료관련감염 표준예방지침, 2017.

Brock Biology of Microorganisms, 12th ed. Michael Madigan, et al. Benjamin Cummings. 2008.

Foundations in Microbiology, 6th ed. Kathleen Park Talaro. McGraw-Hill. 2008.

Microbiology: Principles and Explorations, 8th ed. Jacquelyn Black. Wiley 2012.

Prescott's Microbiology, 8th ed. Joanne Willey, Linda Sherwood, and Chris Woolverton. McGraw-Hill. 2010.

World Health Organization, Quality of care: Patient Safety(Resolution WHA55.18). May 2012.

World Health Organization, Report of Burden of Endemic Healthcare-Associated Infection Worldwide. 2011.

2장

감염관리 프로그램과 관리방안

제2장 감염관리 프로그램과 관리방안

의료관련감염(Healthcare-associated infection)은 의료기관에서 시행하는 여러 가지 시술이나 치료과정에서 발생하는 감염이다. 과거에 비해 의료기관에서 시행하는 침습적 수기 또는 검사가 증가하고 있고 각종 항생제에 대한 내성균도 증가하고 있어, 의료관련감염의 예방이 더욱 중요한 문제로 부각되고 있다. 의료관련감염은 병원 내 사망의 주요 원인이며, 적절한 감염관리를 통해서 효율적으로 대처하여 그 위험성을 감소시킬 수 있는 분야이다.

의료행위가 이루어지는 곳에서는 의료관련감염의 발생 가능성이 있다. 종합병원, 병원, 가정간호, 재활병원, 의원 등 모든 곳에서 발생이 가능하다. 감염성 질환은 전파가 가능하므로 환자뿐만 아니라 환자를 돌보는 의료종사자, 보호자, 간병인, 방문객 등에게도 발생할 수 있다. 그러나 대부분은 환자에게 발생하는 경우이고, 특히 의료관련 시술, 수술, 각종 삽입기구 사용과 관련하여 많이 발생한다. 따라서 의료행위 중 철저히 관리한다면 상당 부분 예방이 가능하다.

의료관련감염을 예방하고 관리하기 위해서는 의료관련감염의 발생현황, 발생원인, 발생으로 인한 영향과 손실을 분석해야 하고, 관련 규정이나 법이 정비되어 있어야 한다. 또한 의료행위가 이루어지는 곳에서 실제로 감염관리를 하기 위한 조직이 있어야 하고, 실무가 수행되어야 한다.

I 의료관련감염의 발생

1. 의료관련감염(병원감염)이란 무엇인가?

병원감염은 영어로는 "hospital-acquired infection" 또는 "nosocomial infection"이라고 부른다. 그러나 병원감염이라는 말 자체가 병원에서만 발생하는 감염이라고 오해할 소지가 있고, 병원감염 자체가 의료행위가 이루어지는 곳이면 병원 이외의 장소, 즉 가정간호, 요양병원 등 어디에서나 발생할 수 있기 때문에 최근에는 의료관련감염(Healthcare-associated infection)이라는 용어를 주로 사용한다.

의료관련감염은 환자가 입원 당시에 잠복기 상태에 있거나 이미 보유하고 있는 감염이 아닌 감염이 입원이나 치료과정과 관련하여 발생하는 경우를 말한다. 보통 입원이나 치료 후 세균의 잠복기인 48시간 이후에 발생하는 경우가 많으나 절대적인 것은 아니다. 수술부위감염의 경우에는 수술 후 30일까지 또는 일부 수술의 경우 수술 후 90일까지 발생하는 것을 수술과 관련된 감염으로 간주한다. 원인 미생물의 잠복기에 따라 의료관련감염을 판정하는 기준이 달라지기도 한다. 레지오넬라 감염증은 잠복기가 10일 내외이므로 레지오넬라균에 의한 의료관련감염은 입원한 지 10일 후에 발생한 감염이어야 의료관련감염이라고 추정할 수 있다.

의료관련감염도 다른 모든 감염과 마찬가지로 인체 어느 부위에나 발생이 가능하다. 그러나 입원이나 치료와 관련하여 발생하는 감염, 즉 정맥주사관련 균혈증, 유치도뇨관관련 요로감염, 수술 후 창상감염, 호흡기 치료관련 폐렴 등이 많이 발생하는 것이 특징이다. 의료관련감염은 병원 내에 상재하는 세균에 의하여 발생이 많이 되므로 대부분 항생제에 대하여 많은 내성을 가지고 있어서 치료가 어렵고 항생제 선택이 제한되며 고가의 항생제를 사용하게 되어 치료비용이 크게 증가하게 된다.

사례 1

85세 여자인 이씨는 퇴행성관절염으로 척추 마취하에 대학병원에서 오른쪽 무릎에 대한 인공관절 수술을 받았다. 수술 후 요추부위 통증과 전신적인 발열이 발생하였다. 진통제를 1주일간 맞고 퇴원하였으나, 집에서도 요통이 더욱 심해졌다. 다시 입원하여 검사한 결과 요추 경막 외 농양이 확인되어 농양제거 수술을 받았다. 미생물배양검사 결과 항생제에 내성인 황색포도알균(methciliin-resistant *Staphylococcus aureus*)이 검출되었다. 이후 약 2개월간 치료 후 증상이 호전되었다.

이 사례는 수술부위감염이 발생한 것으로 이러한 감염을 예방하기 위하여 수술 시 마취부위에 대한 무균술이 중요하며, 항생제 내성 황색포도알균으로 인한 감염을 감소시키기 위한 병원 전체의 노력(격리, 소독과 멸균, 손위생 등)이 중요하다. 환자 퇴원 시 감염과 관련된 합병증이 없는지 철저한 확인도 필요하였다.

사례 2

13세 중학생 김양은 심한 부비동염으로 동내 의원에서 항생제 치료를 받았다. 항생제는 정맥주사로 투여되었는데, 주사를 맞은 후 3일이 지나면서 주사부위에 통증이 있고 발적이 생겼으며, 상처 부위에서 노란색의 화농성 분비물이 배출되었다. 진단 결과 주사부위에 농양(피부감염)이 발생한 것으로 확인되었다.

이러한 의료관련감염을 예방하기 위해서는 정맥주사 투여 시 주사부위 피부 소독, 주사기와 바늘의 일회사용, 주사 시 무균술, 의료인의 손위생 등의 감염관리 준수가 필수적이다.

2. 의료관련감염의 위험요인과 발생빈도

1) 의료관련감염 발생의 위험요인

일반적으로 의료관련감염은 입원환자의 5～10%에서 발생하는 것으로 알려져 있다. 의료관련감염은 중환자, 검사나 처치를 받은 환자, 면역기능이 저하된 환자, 인체 내 삽입기구를 가지고 있는 환자, 고령이거나 영양상태가 불량한 환자에게서 더 많이 발생한다. 따라서 종합병원이나 대학병원, 중환자가 많은 병원, 면역기능 저하와 관련된 장기이식이나 항암제 치료를 많이 실시하는 병원에서는 감염발생률이 더 높아진다. 치료기술의 발달에 따라 감염발생 가능성이 높아진 환자들이 의료기관 내에 더욱 많은 비중을 차지하게 되고 고난도의 치료기술과 더불어 감염관리도 필수적인 요소의 하나로 중요하게 간

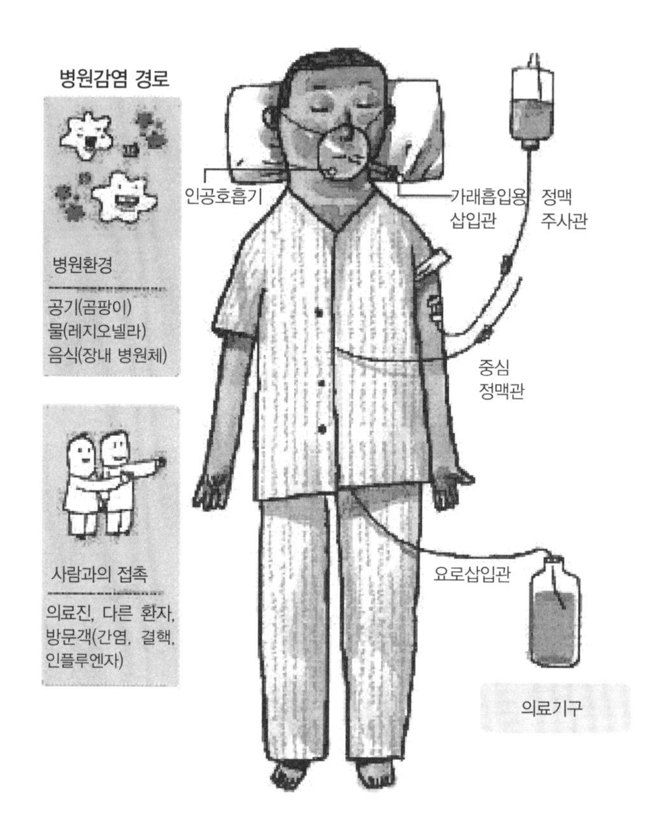

[그림 2-1] 주요 의료관련감염의 발생경로, 증세와 예방

출처: 조선일보(2007.2.3 최현묵 기자)
http://news.chosun.com/site/data/html_dir/2007/02/03/ 2007020300017.html

주된다.

의료관련감염은 내인성 감염과 외인성 감염으로 나눌 수 있다. 내인성 감염은 환자 자신의 구강, 장관 등에 정상적으로 상재하고 있는 정상상재균이 원인인 감염이다. 이러한 상재균들은 건강한 사람에게는 별 문제가 되지 않지만 의식불명 혹은 수술환자의 흡인성 폐렴, 백혈병 환자나 항암요법 환자 등 면역기전이 저하된 환자에게는 감염의 원인이 될 수 있다. 이러한 감염은 환

자 자신의 감염에 대한 저항력이 낮아져서 발생하는 것으로 감염관리를 통하여 예방하는 것이 상대적으로 어렵다.

외인성 감염은 외부에서 미생물이 들어와서 발생하는 감염이며, 의료인, 다른 환자, 오염된 의료기기, 병원 내 환경 등이 직접 혹은 간접적인 원인이 된다. 외인성 감염의 발생원인은 병원직원의 불충분한 손위생으로 인한 것이 가장 크며, 이외에 의료기구의 부적절한 소독, 환경관리 미비 등이 해당된다. 따라서 외인성 감염은 병원직원의 철저한 손위생과 감염관리 실무 적용을 통하여 대부분 예방이 가능하다.

의료관련감염 발생원은 다양하기 때문에 의료관련감염이 전혀 일어나지 않도록 하는 것은 불가능하다. 감염관리를 효율적으로 실시하여 의료관련감염의 발생률을 줄이는 것이 최선이다.

2) 의료관련감염의 감시체계와 발생빈도

(1) 의료관련감염 감시체계

의료관련감염이 얼마나 발생하는지 모니터하기 위하여 많은 국가들에서 국가적인 감시체계를 운영한다. 이러한 감시체계는 대부분 국가기관에서 운영하며, 표준화된 지침에 따라 동일한 방법으로 의료관련감염의 발생 여부를 판단하고 분석하여 발생률을 제시한다.

우리나라에서는 1995년까지는 산발적으로 소수의 환자에 대한 의료관련감염에 대한 실태가 보고되다가 1996년 대한의료관련감염관리학회가 전국 13개 대학병원과 2개 종합병원의 모든 환자를 대상으로 조사한 결과 병원감염률이 3.7%(입·퇴원자 100명당 감염 건수)인 것으로 나타났다.

본격적으로 의료관련감염 실태를 파악하기 시작한 것은 2004년 질병관리본부 학술용역과제로 전국 400병상 이상의 16개 종합병원 중환자실에 대한 의료관련감염을 조사하면서부터이다. 우리나라의 감시체계는 전국의료관

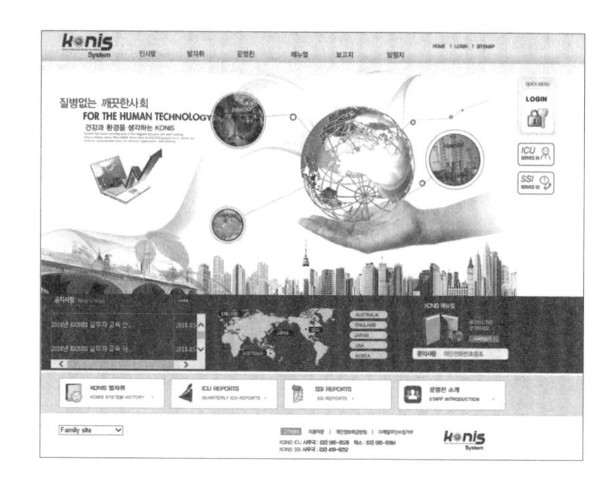

[그림 2-2] KONIS 웹사이트(KONIS WRAP)

련감염감시체계(Korean National Healthcare-associated Infections Surveillance System: KONIS)라는 이름하에 운영된다. KONIS는 전국의 종합병원 및 대학병원이 자발적으로 참여하는 감시체계이다. 참여병원은 KONIS 매뉴얼에 정의된 기준과 방법에 따라 정기적인 의료관련감염 감시를 수행하고, 감시자료를 인터넷 기반의 전산프로그램인 KONIS WRAP(Web-based Report and Analysis Program)에 정기적으로 등록한다. KONIS는 매년 감시결과에 관한 연간 보고서를 발표하여 전국 의료기관에게 의료관련감염 관리를 위한 기본자료를 제공한다.

(2) 중환자실 의료관련감염 발생률

감염발생률은 중환자실 재원일수 1,000일당 의료관련감염건수로 산출되는데, 2004년 의료관련감염률 11.95에서 2009년에는 7.56으로 감소되는 양상을 나타냈으며 연도별 감시결과는 [표 2-1]과 같다.

(3) 중환자실 삽입기구관련 의료관련감염

중환자실을 대상으로 조사할 경우 중환자실에서 가장 많이 사용하는 삽

| 표 2-1 | 중환자실 의료관련감염률 현황(2004~2010)

구분	2004	2005	2006	2008	2009	2010
참여병원수	16개	16개	44개	56개	57개	63개
환자 재원일수	42,255	82,053	173,559	367,352	435,035	518,620
의료관련감염발생건수	505	791	1,343	2,637	3,287	3,965
의료관련감염률(환자 재원일수 1,000일당)	11.95	9.64	7.74	7.18	7.56	7.65

* 중환자실 의료관련감염률(환자 재원일수 1,000일당)
= (중환자실에서 발생한 의료관련감염건수/중환자실의 환자 재원일수)×1,000

출처: 질병관리본부. 병원감염감시 http://cdc.go.kr/CDC/contents/CdcKrContentView.jsp?cid=14720&menuIds=HOME001-MNU1132-MNU1138-MNU0113

입기구와 관련된 의료관련감염 발생률을 조사한다. 주로 중심정맥관, 유치도뇨관, 인공호흡기관련 감염이 대상이 된다. 이러한 삽입기구관련 감염은 삽입기구의 보유기간이 증가할수록 감염발생률도 높아지므로 삽입기간을 보정한 1,000삽입기구일당 감염발생률로 계산하여 비교한다. 우리나라와 미국, 개발도상국 간의 삽입기구관련 의료관련감염 발생률을 비교하여 보면 우리나라는 미국보다는 약간 더 많이 발생하지만, 개발도상국들과 비교해 보면 현저히 낮은 발생률을 나타내고 있다. 의료관련감염의 발생에는 의료기술, 투여된 예산, 의료인력, 의료 환경 등 다양한 요소들이 관여한다. 앞으로 더욱 많은 투

| 표 2-2 | 국가별 중환자실 삽입기구관련 의료관련감염 발생률(1,000삽입기구일당 감염발생건수)

내외과 중환자실	개발도상국(INICC)	미국(NHSN)	한국(KONIS)
중심정맥관관련 균혈증(CLABSI)	8.9건	2.4건	3.3건
유치도뇨관관련 요로감염(CAUTI)	6.6건	3.4건	4.8건
인공호흡기관련 폐렴(VAP)	19.8건	3.6건	1.9건

| 표 2-3 | 수술부위감염률 현황(2006~2010)

연도			2006	2007	2008	2009	2010
참여병원 수			4개	7개	24개	28개	43개
대상감염부위	인공관절 치환술	고관절	1.32 (3/227건)	1.75 (6/342건)	1.33 (11/824건)	1.93 (23/1,190건)	0.88 (18/2,037건)
		슬관절	1.44 (3/209건)	1.10 (5/453건)	1.63 (13/799건)	2.63 (30/1,139건)	0.96 (26/2,712건)
	위수술		–	4.41 (22/499건)	2.84 (45/1,582건)	4.25 (75/1,763건)	3.50 (115/3,286건)
	개두술		–	–	3.04 (31/1,020건)	3.68 (43/1,169건)	3.12 (51/1,635건)
	뇌실단락술		–	–	5.24 (10/191건)	5.96 (14/235건)	3.78 (14/370건)
	대장수술		–	–	–	3.37 (22/653건)	4.41 (60/1,361건)
	직장수술		–	–	–	5.83 (27/463건)	4.49 (34/757건)
	담낭수술		–	–	–	–	0.62 (10/1,612건)
	척추후궁절제술		–	–	–	–	0.93(7/750건)
	제왕절개술		–	–	–	–	0.63 (7/1,113건)
	배자궁적출술		–	–	–	–	1.25 (13/1,041건)
	질자궁적출술		–	–	–	–	0.54(2/369건)
	척추고정술		–	–	–	–	1.31(8/613건)
	심장동맥우회술		–	–	–	–	3.23 (19/589건)
	심장수술		–	–	–	–	2.20(8/364건)

* 수술부위감염률 = (수술부위감염이 발생한 건수/전체 수술 건수) × 100
* '06~'07년은 감시대상수가 적으므로 참고자료로만 활용

출처: 질병관리본부. 병원감염감시 http://cdc.go.kr/CDC/contents/CdcKrContentView.jsp?cid=14720&menuIds=HOME001-MNU1132-MNU1138-MNU0113

자가 이루어져서 미국을 비롯한 선진국들보다 더 발생률이 낮아져야 하겠지만, 감염관리가 시작된 지 얼마 되지 않은 우리나라에서도 상당한 성과가 나타나고 있는 것으로 해석할 수 있다.

(4) 수술부위감염

수술부위감염은 2006년부터 감시체계를 구축하여 매년 대상을 확대 운영하고 있다. 28개 병원이 참여한 '08~'09년의 경우 수술부위감염률(수술 100건당)은 고관절술 1.93(23/1,190건), 슬관절술 2.63(30/1,139건), 위절제술 4.25(75/1,763건), 뇌실단락술 5.96(14/235건), 대장수술 3.37(22/653)이었다.

Ⅱ 〉 감염관리의 역사

감염관리는 제1차 세계대전 중 나이팅게일이 환자의 건강을 위하여 병원환경의 위생적인 관리를 주장한 것으로부터 유래한다. 그 후 감염관리의 효과를 과학적으로 증명한 최초의 시도는 1840년대의 오스트리아 산부인과 의사인 Semmelweis에 의해서이다. 그는 분만 개조 시 손을 소독제로 씻고 실시하는 경우 산욕열로 인한 사망률을 18.3%에서 2.9%까지 감소시킬 수 있음을 증명하였다.

이후 선진국에서는 1960년대 초반부터 감염관리의 필요성을 인식하고 병원 내에 감염관리 전문가를 채용하기 시작하였다. 초창기에는 환경위생에 집중하여 병원의 환경에 대한 배양검사 등을 주로 실시하였으나, 점차로 환경위생에 대한 관리보다는 "감염감시(surveillance)"를 중심으로 하는 감염관리활동으로 변화되었다. 환경위생만 관리하는 것만으로는 의료관련감염을 예방하는 데 부족하다는 것이 밝혀지면서, 환자에게 직접 행해지는 처치나 의료종사자에 의한 요인이 더욱 중요한 것으로 알려졌기 때문이다. 감염발생률을 조사하면서 동시에 감염을 예방하기 위한 관리방법을 적용하고 다시 이의 효과를

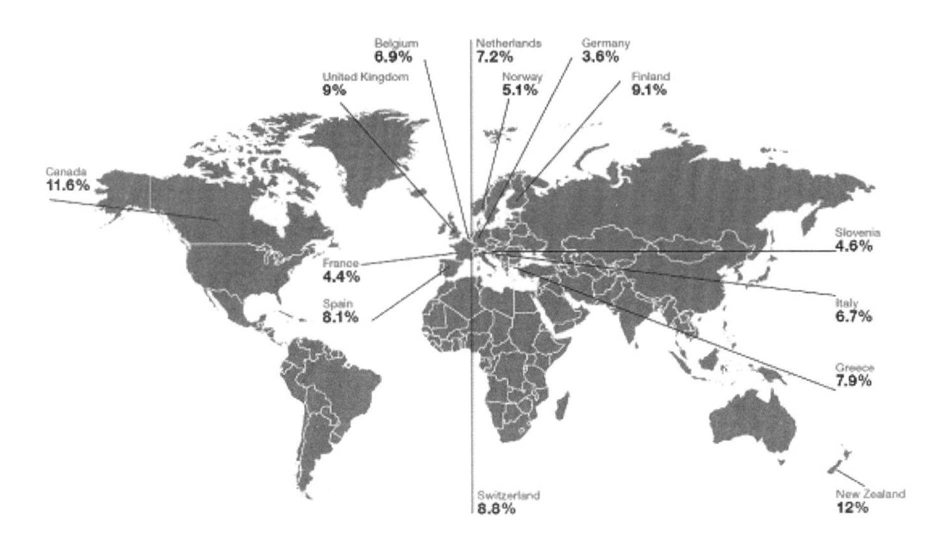

[그림 2-3] 주요 선진국의 의료관련감염병 유병률(prevalence), 1995~2010(WHO)

출처: 한국보건의료연구원, 오명돈 외, 의료관련감염병 및 항생제 내성 극복을 위한 국가 보건의료 관리 체계 개선방안 거시연구, 2011.12.31.

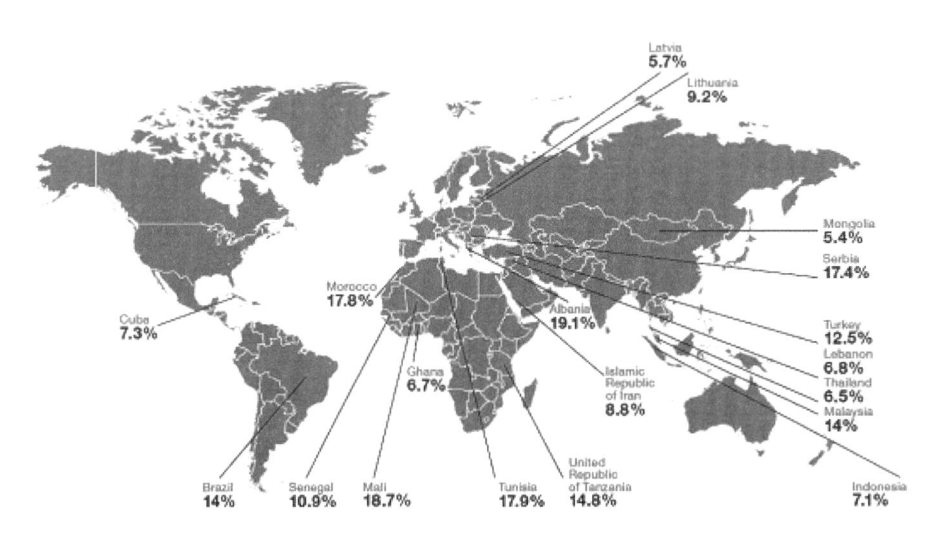

[그림 2-4] 주요 중 · 저소득 국가의 의료관련감염병 유병률(prevalence), 1995~2010(WHO)

출처: 한국보건의료연구원, 오명돈 외, 의료관련감염병 및 항생제 내성 극복을 위한 국가 보건의료 관리 체계 개선방안 거시연구, 2011.12.31.

확인하기 위한 감염감시를 실시하는 업무가 가장 핵심적인 것으로 여겨진다.

1. 국내 감염관리 발전

1) 감염예방 활동 강화

1992년 초에 처음으로 국내 2개 대학병원에 전담 감염관리간호사가 채용되면서 감염관리업무가 정착되기 시작하였다. 1992년에 보건복지부에서 80병상 이상의 종합병원을 대상으로 "병원감염관리준칙"을 발표하였고, 1995년 12월부터 실시된 "의료기관평가"시범사업에 감염관리 항목이 평가대상으로 포함되었다. 2002년에는 의료법에 '병원감염의 예방' 조문을 신설하여 300병상 이상 종합병원의 감염관리위원회 및 감염관리실 운영 의무를 규정하는 등 의료기관의 기본적인 감염관리 시스템의 구축 근거를 마련하였다. 2012년에는 200병상 이상 중환자실을 운영하는 의료기관에 대해 의무적으로 감염관리위원회 및 감염관리실을 설치 · 운영하고 전담인력을 배치하도록 개정하였다. 2015년 메르스 유행은 감염 예방행위 실천 미숙, 다인실 병실구조, 공조설비, 간병·면회 문화 등 국내 의료기관의 취약한 감염관리 환경이 확산의 주 요인으로 지적되어 방역체계 개편의 일환으로 의료기관의 감염관리 대책을 마련하고 분야별로 추진중이다.

2) 의료관련감염병 감시

2000년 1월 지정전염병 등의 종류 고시(개정)로 '반코마이신내성 황색포도상구균(VRSA)감염증'을 지정하였으며, 2009년 12월 병원감염을 감염병군의 하나로 지정하여 감시체계의 근거를 규정하는 '의료관련감염병'을 신설하는 전염병예방법을 개정하였다. 2010년 10월 지정전염병 등의 종류 고시(개정)로 NDM-1 생성 CRE 감염증을 추가하였으며, 2010년 12월「감염병의 예방 및 관리에 관한 법률」시행에 따라 6종의 다제내성균에 대하여 법정감염병으로 지정하여 관리를 하게 되었다. 의료관련감염병 표본감시에 포함되는 6종의 다제내성균 감염증은 다음과 같다.

① 반코마이신내성 황색포도알균(VRSA) 감염증

② 반코마이신내성 장알균(VRE) 감염증

③ 메티실린내성 황색포도알균(MRSA) 감염증

④ 다제내성 녹농균(MRPA) 감염증

⑤ 다제내성 아시네토박터 바우마니균(MRAB) 감염증

⑥ 카바페넴 내성 장내세균속균종(CRE) 감염증

의료관련감염병(다제내성균 6종) 표본감시체계 운영은 2011년 1월부터 44개 상급종합병원을 대상으로 다제내성균 6종 표본감시체계를 구축 운영하였으며, 표본감시기관을 2011년 7월 100개 소, 2016년 115개 소로 확대 지정하였다. 2012년 9월에는 의료관련감염병 관련 고시 개정을 통해 환자와 병원체 보유자 정의 개정 및 산출지표 제정을 하였으며, VRE와 MRSA의 신고대상 검체를 혈액에서 혈액 외 검체까지 확대하였다. 관련자료는 질병보건통합관리시스템(http://is.cdc.go.kr)에서 확인할 수 있다.

의료관련감염병 중 VRSA, CRE(CPE) 발생신고 사항에 대해 사례별 역학조사를 수행하고, 집단발생 사례를 모니터링하고 있다. 해당 의료기관에 대해서는 발생원인 조사 및 병원 내 전반적인 감염관리 실태를 조사하여, 감염원 발견 및 확산 방지를 위한 각종 감염관리 권고사항을 수행하도록 하고 있다.

3) 감염예방관리료 지급

2015년의 메르스 사태를 계기로 의료기관의 감염관리를 지원하기 위하여 보험심사평가원에서 2016년 9월 1일부터 감염예방·관리료 수가를 신설했다. 수가는 병원 종별과 등급에 따라 차등 지급하는데, 입원환자 1인당 1일 2,870원에서 1,950원이다. 감염예방·관리료는 병원 내 감염관리실과 감염관리위원회를 설치·운영하고, 허가병상당 전담인력을 배치한 경우 입원환자 입원 1일당 1회 등급별로 받을 수 있다. 이와 함께 해당 수가를 받기 위해서는 의료법 제58조에 따라 의료기관평가인증원에서 실시하는 의료기관인증을 받아야 한다. 감염예방·관리료를 산정하려는 의료기관은 통합신고포털(www.hurb.or.kr)에서 보건의료자원 인력, 시설 등 현황신고를 해야 한다.

제43조【감염관리위원회 및 감염관리실의 설치 등】 ① 법 제47조 제1항에 따라 병원(병상이 200개 이상인 경우만 해당한다) 및 종합병원으로서 중환자실을 운영하는 의료기관의 장은 병원감염 예방을 위하여 감염관리위원회(이하 "위원회" 라 한다)와 감염관리실을 설치 · 운영하여야 한다.〈개정 2012.8.2〉

② 위원회는 다음 각 호의 업무를 심의한다.〈개정 2009.4.29, 2010.12.30〉

1. 병원감염에 대한 대책, 연간 감염예방계획의 수립 및 시행에 관한 사항
2. 감염관리요원의 선정 및 배치에 관한 사항
3. 「감염병의 예방 및 관리에 관한 법률」에 따른 감염병환자, 감염병의사환자 또는 병원체보유자의 처리에 관한 사항
4. 병원의 전반적인 위생관리에 관한 사항
5. 병원감염관리에 관한 자체 규정의 제정 및 개정에 관한 사항
6. 삭제〈2012.8.2〉
7. 삭제〈2012.8.2〉
8. 삭제〈2012.8.2〉
9. 그 밖에 병원감염관리에 관한 중요한 사항

③ 감염관리실은 다음 각 호의 업무를 수행한다.〈신설 2012.8.2〉

1. 병원감염의 발생 감시
2. 병원감염관리 실적의 분석 및 평가
3. 직원의 감염관리교육 및 감염과 관련된 직원의 건강관리에 관한 사항

4. 그 밖에 감염 관리에 필요한 사항

[제목개정 2012.8.2]

제44조【위원회의 구성】 ① 위원회는 위원장 1명을 포함한 7명 이상 15명 이하의 위원으로 구성한다.

② 위원장은 해당 의료기관의 장으로 하고, 부위원장은 위원 중에서 위원장이 지명한다.〈개정 2012.8.2〉

③ 위원은 다음 각 호의 어느 하나에 해당하는 사람과 해당 의료기관의 장이 위촉하는 외부 전문가로 한다.〈개정 2012.8.2〉

1. 감염관리실장
2. 진료부서의 장
3. 간호부서의 장
4. 진단검사부서의 장
5. 감염 관련 의사 및 해당 의료기관의 장이 필요하다고 인정하는 사람

④ 제3항 각 호에 해당하는 자는 당연직 위원으로 하되 그 임기는 해당 부서의 재직기간으로 하고, 위촉하는 위원의 임기는 2년으로 한다.

제45조【위원회의 운영】 ① 위원회는 정기회의와 임시회의로 운영한다.

② 정기회의는 연 2회 개최하고, 임시회의는 위원장이 필요하다고 인정하는 때 또는 위원 과반수가 소집을 요구할 때에 개최할 수 있다.

③ 회의는 재적위원 과반수의 출석과 출석위원 과반수의 찬성으로 의결한다.

④ 위원장은 위원회를 대표하며 업무를 총괄한다.

⑤ 위원회는 회의록을 작성하여 참석자의 확인을 받은 후 비치하여야 한다.

⑥ 그 밖에 위원회의 운영에 필요한 사항은 위원장이 정한다.

제46조【감염관리실의 운영 등】 ① 법 제47조제1항에 따라 감염관리실에는 다음 각 호의 어느 하나에 해당하는 사람을 각각 1명 이상 두어야 한다.

1. 감염 관리에 경험과 지식이 있는 의사
2. 감염 관리에 경험과 지식이 있는 간호사
3. 감염 관리에 경험과 지식이 있는 사람으로서 해당 의료기관의 장이 인정하는 사람

② 제1항에 따라 감염관리실에 두는 인력 중 1명 이상은 감염관리실에서 전담에서 전담 근무하는 사람은 별표 8의2에서 정한 교육기준에 따라 교육을 받아야 한다.

[전문개정 2012.8.2]

감염관리실 전담 인력의 교육기준【제46조 제3항 관련】

1. 교육 내용: 감염관리업무 개요 및 담당 인력의 역할, 감염관리 지침, 감시자료 수집 및 분석, 의료관련감염진단, 미생물학, 소독 및 멸균, 환경관리, 병원체별 감염관리, 분야별 감염관리, 역학통계, 임상미생물학, 유행조사, 감염감소 중재전략, 격리, 감염관리사업 기획 · 평가 등 감염관리와 관련된 내용
2. 교육 이수 시간: 매년 16시간 이상
3. 교육 기관: 다음 각 목의 어느 하나에 해당하는 기관
   가. 국가나 지방자치단체
   나.「의료법」 제28조에 따른 의사회 또는 간호사회
   다.「한국보건복지인력개발원법」에 따른 한국보건복지인력개발원
   라. 그 밖에 감염관리 관련 전문 학회 또는 단체

※ 비고: 감염관리실 전담 인력(감염관리 경력 3년 이상인 사람으로 한정한다)이 감염관리 관련 전문 학회에서 주관하는 학술대회 또는 워크숍에 매년 16시간 이상 참석한 경우에는 제1호부터 제3호까지의 규정에 따라 교육을 받은 것으로 본다.

2. 미국의 감염관리

미국에서는 1963년에 스탠포드 대학병원에 첫 번째 감염관리간호사(Kathryn Wenzel)가 채용되었고, 1972년에는 감염관리전문가협회(Association for Professionals in Infection Control: APIC)가 창립되어 10,000명 이상의 회원(간호사가 약 90%)이 가입되어 있으며, 자격인증시험(Certified in Infection Control: CIC)을 1984년부터 실시하고, 학회지(American Journal of Infection Control: AJIC) 발간, 연수과정 운영(기본, 고급, 연간 4차례 이상), 매년 학회 개최 등의 활발한 활동이 이루어지고 있다.

또한 감염관리학회(The Society for Healthcare Epidemiology of America: SHEA)가 1981년 감염관리와 관련이 있는 의사들을 중심으로 창립되어 1989년 이후 매년 학회와 연수과정을 개최하고, 1988년 이후부터 학회지(Infection Control and Hospital Epidemiology: ICHE)를 발간하고 있다.

미국에서는 1976년 이후 거의 모든 병원에서 정규직 또는 임시직으로 감염관리사를 채용하고 있으며, 미국 의료기관신임위원회(The Joint Commission on Accreditation of Healthcare Organization)에서는 250입원병상당 1명 이상의 채용을 권장하였다. 그러나 1999년에 285개 미국 병원을 대상으로 조사한 자료에서는 평균 115입원병상당(범위 21병상~382병상) 1명의 감염관리실무자를 채용하고 있는 것으로 나타나 이전과 비교하여 현저히 많은 인력이 채용되어 있음을 알 수 있다.

3. 영국의 감염관리

1959년에 첫 번째 감염관리간호사가 채용되었으며, 1970년에 영국 감염관리간호사협회(Infection Control Nurses Association: ICNA)가 창립되었고, 1980년에는 감염관리관련 의사들을 중심으로 감염관리학회(Hospital Infections Society: HIS)가 창립되었다.

4. 아시아 각국의 감염관리

1998년에 아시아태평양 감염관리학회(Asia-Pacific Society of Infection Control: APSIC)가 창립되었으며 1999년 홍콩에서 첫 번째 학술대회를 개최하였고, 2004년에는 싱가포르에서 두 번째 학술대회가 개최되었으며 그 이후 2년 주기로 학술대회가 개최되고 있다. 또한 한국, 일본, 중국이 공동으로 참여하는 동아시아감염관리학회가 2002년에 창립되어 매년 국가별로 교대로 학회를 개최하여 오고 있다.

Ⅲ 감염관리의 필요성

1. 윤리적, 법적 측면

의료관련감염과 관련하여 한국 소비자보호원에 접수된 의료관련감염 피해구제 건수가 매년 증가하고 있으며, 감염경로별로는 수술부위감염이 69.2%로 대다수를 차지하고 있다.

의료, 간호 그리고 의료기관의 존재 이유는 환자의 이득을 추구하는 데 있다. 예를 들면, 히포크라테스의 선서에서 의사는 '아픈 사람의 이익을 위해서' 그리고 '그의 능력과 판단에 따라 아픈 사람의 이익을 위한 방법'을 찾아낼 것을 서약한다. 간호사도 나이팅게일 선서를 통하여 "환자에게 해가 되는 일을 하지 않을 것"을 맹세한다.

이와 같이 다른 동기가 무엇이던 의료의 기본적인 목표는 환자들에게 이

| 표 2-4 | 소비자보호원 연도별 병원감염 피해구제 접수건수

연도	2001년	2002년	2003년	2004년	2005년	2006년 1~6월	합계
건수	28건	30건	33건	52건	51건	20건	214건

출처: 한국소비자 보호원 병원감염관리 의료분쟁 실태조사 요약보고서, 2006.12.

| 표 2-5 | 감염경로별 병원감염 현황

감염 경로	수술 상처	주사 부위	침습적 시술 부위	구강	유치 카테터	침·부황 치료부위 (한방)	수혈	분만	기타	합계
건수	148 (69.2)	13 (6.1)	9 (4.2)	9 (4.2)	6 (2.8)	6 (2.8)	1 (0.5)	1 (0.5)	21 (9.8)	214 (100.0)

출처: 한국소비자 보호원 병원감염관리 의료분쟁 실태조사 요약보고서, 2006.12.

득을 주자는 데 있다. 그러나 불행하게도 의료행위에서 위해에 대한 부담이 없이 이익만을 제공할 수 있는 경우는 매우 드물다. 예를 들면 중심정맥관을 삽입할 때 약물의 원활한 투여가 가능해지지만 폐혈증 발생의 위험이 증가하는 것이다. 따라서 의료행위에서는 이익과 위해의 평형을 잘 맞추어 최소의 위해와 최대의 이익이 되도록 조정하는 것이 필요하다.

모 정형외과의원이 주사기 관리를 허술하게 한 탓에 세균감염으로 인해 환자가 사망하는 사고를 초래했다. 이로 인해 해당 의원 원장도 민형사상 책임에서 자유로울 수 없었다. 서울중앙지방법원 제18민사부(부장판사 조휴옥)는 최근 서울의 모정형외과의원 F원장의 의료과실을 인정해 유족들에게 2천여 만원을 배상하라고 판결했다.

사망한 G(66) 씨는 2007년 12월 F정형외과 원장으로부터 엉덩이에 스테로이드 주사를 2대 맞았다. 당시 G씨는 엉덩이 통증을 호소했고, F원장은 좌골 신경통으로 진단한 후 엉덩이 부위에 주사를 놓았다. 하지만 주사를 맞은 후 왼쪽 엉덩이 부위가 붉게 부어오르며 통증이 발생하자 대학병원에 입원했고, 혈액 검사 결과 메티실린 내성 황색포도상구균(MRSA)이 발견됐다.

MRSA는 페니실린 계통의 항생제에 내성을 갖는 것을 의미하며, 병원 감염의 가장 중요한 원인균으로 알려져 있다. 해당 대학병원은 환자가 쇼크 및 괴사 증상을 일으키자 MRSA 감염으로 인한 급성 괴사성 근막염으로 진단하고, 다른 대학병원으로 전원시켰지만 결국 G씨는 패혈성 쇼크로 사망했다.

이 사건으로 인해 F원장은 벌금 500만원 형사처벌을 받았다.

소독해 재사용하는 유리 재질의 주사기에 주사액을 혼합해 주사하는 과정에서 세균감염을 방지해야 할 주의의무를 게을리한 과실이 있다는 것이다. F정형외과는 소독기에서 소독을 마친 주사기에 일회용 주사바늘을 끼우고 약을 주입해 외부 공기에 노출된 선반에 올려놓는 방법으로 주사기를 관리했고, 이로 인해 MRSA 감염을 초래했다는 게 검찰의 판단이다.

그러자 유족들은 민사소송을 제기했고, 재판부는 F원장에게 30%의 책임이 있다고 결론 내렸다. 재판부는 "피고가 주사기 등을 청결히 관리하지 않은 과실로 인해 환자가 주사를 맞는 과정에서 MRSA에 감염돼 사망에 이르렀다고 보는 게 타당하다" 고 밝혔다.

[그림 2-5] 의료관련감염의 소송사례

출처: MedicalTimes 2013.4.19. http://www.medicaltimes.com/Users3/News/newsView.html?ID=1082495&nSection=1&nStart=&subMenu=news&subNum=1

의료관련감염 환자에 대한 진료로 인한 비용의 낭비뿐 아니라 이로 인한 환자들의 고통, 나아가서는 사망에까지 이르는 심각한 문제를 부주의, 또는 태만으로 모른 척 내버려둔다는 것은 의료인의 윤리에 어긋나는 일이다.

법적 측면에서 본 의료부정(medical malpractice)은 태만, 또는 부주의의 형태이다. 의료관련감염도 이러한 일반적 의료부정 범주에 속한다. 병원에는 각종 미생물에 의한 감염위험성이 있으므로 감염예방의 의무가 있으며 이 의무를 이행하지 않은 태만에 의해 발생한 감염에 대해서 책임을 묻게 되는 것이다. 그 책임은 대체로 법적 책임, 행정적 책임 그리고 사회적 책임으로 구분된다. 즉 의료관련감염에 대한 의료기관이나 의료인의 법적으로 본 책임 여부와 책임의 경중은 이들에게 주어진 의무를 이행하지 않음으로써 예방 가능했던 의료관련감염을 발생하게 한 태만이며 이로 인한 환자의 손상이 관건이 된다.

의료관련감염이 의료기관이나 의료인의 부주의 또는 태만에 의해 발생했는지를 결정하는 데 있어서 가장 중요한 것은 그 감염이 의료인이 충분히 노력했더라면 예방가능하여 발생하지 않을 수도 있다는 것을 증명하는 것이다.

2. 비용효과적 측면

의료관련감염에 발생하면 상당한 비용이 발생하게 되므로 의료관련감염을 사전에 예방하고 관리하는 것은 매우 비용효과적이다.

1) 의료관련감염의 비용

의료관련감염의 비용은 감염의 발생으로 인한 직접비용(검사비, 항생제 치료비, 입원비 등)과 돈으로 환산하기 어려운 간접비용(감염발생으로 인한 정신적인 피해, 불구나 손상 등)으로 구분된다.

| 표 2-6 | 의료관련감염부위별 추가 재원일수 및 추가 진료비

비용 \ 감염부위		요로감염	폐렴	수술부위감염	균혈증
증례수		83	40	39	91
추가 재원일수 / 환자		15.3	5	20.4	7.5
추가 진료비/환자	최소추정치*	65만원	296만원	332만원	174만원
	최대추정치*	203만원	636만원	395만원	293만원

* 최소추정치: 추가 진료비 중 병원감염으로 인한 것이 확실한 경우만 포함.
최대추정치: 기저질환인지 병원감염으로 인한 것인지 모르는 진료비 모두 포함.
출처: 송재훈 등, 병원감염관리가 의료비용 절감에 미치는 영향에 대한 연구, 대한의료관련감염관리학회, 1999 Jan. 4(2), 157~165.

(1) 국내 의료관련감염의 비용과 재원일수 증가

국내에서 의료관련감염발생 시 추가 재원일수와 비용증가에 대하여 분석한 연구결과에 의하면 의료관련감염 1건당 평균 12일의 재원일수가 증가하는 것으로 나타났으며 감염종류에 따라 다양하였다. 수술부위감염발생시에 20.4일이 증가하여 가장 많이 증가하는 것으로 나타났다. 의료관련감염 1건당 추가진료비는 최소 65만원에서 최대 636만원이 증가하였다.

(2) 국내 황색포도알균 균혈증에 의한 사망과 비용

2011년 6월부터 9월까지 4개월 간 국내 500병상 이상의 22개 병원을 대상으로 오명돈 등이 연구한 결과에 의하면 황색포도알균 균혈증은 총 652건이 발생하였고 이 중에서 의료관련감염에 해당하는 황색포도알균 균혈증은 341건이었다. MRSA에 의한 경우가 256건, MSSA에 의한 경우는 85건이었다. 의료관련감염으로 인해 황색포도알균 균혈증이 발생한 환자 중 27.4%인 93명이 균혈증과 관련하여 사망하였으며 원인균이 MRSA인 경우가 MSSA인 경우보다 유의하게 균혈증관련 사망률이 높았다(31.8% vs 14.1%, $P=0.002$). 수집된 자료를 바탕으로 1,000patient-day당 황색포도알균 균혈증 발생률을 산출한 결과 MRSA 균혈증은 0.12명, MSSA 균혈증은 0.04명의 발생률을 보였다. 이를 통해 1년 간 국내 500병상 이상의 의료기관에서 총 3,916명의 의료관련 황색포도알균 균혈증이 발생함을 추정할 수 있으며 이 중 2,940명은 MRSA, 976명은 MSSA에 의한 균혈증이다. 의료관련감염에 의한 황색포도알균 균혈증으로 인해 사망한 사람은 총 1,068명으로 추계되었다.

의료관련감염으로 MRSA 균혈증이 발생할 경우 감염이 발생하지 않은 경우에 비해 재원기간이 약 15일 가량 연장되며($P<0.001$), 모든 원인의 사망도 4.29배 증가하였다($P<0.001$). 또한 전체 의료비용은 1인당 평균 11,449,192원, 본인 부담금은 3,068,202원 증가하였다. 의료관련감염으로 MSSA 균혈증이 발생한 경우에도 감염이 발생하지 않은 경우에 비해 재원기간이 약 13일 가량 연장되며($P<0.001$), 모든 원인의 사망도 4.37배 증가하였다($P=0.002$). 의료비용은 1인당 평균 4,674,500원, 본인 부담금은 1,013,895원 증가하였다. 의료관련감염으로 발생한 MRSA 균혈증군과 MSSA 균혈증군을 연령, 성별, 진료과, 기저 질환 개수로 짝짓기 하여 환자–대조군 분석을 시행해 본 결과, MRSA에 의한 균혈증 환자군에서 유의하게 더 높은 사망률을 보였으며(44.1% vs 14.7%, O.R. 4.58) 의료비용도 MRSA 균혈증군에서 6,774,692원 증가하였다.

2) 수가지불제도와 의료관련감염의 비용

우리나라와 같이 행위별 수가제(fee for service)의 지불제도하에서는 의료관련감염으로 인한 비용발생이 각 병원의 부담이 아니라 환자와 보험지불자의 부담이 된다. 따라서 국가 전체로 보면 감염관리 부재로 인한 불필요한 의료비 지출이 막대하며, 병원측에 대하여도 재원일수의 증가나 항균제 내성균의 증가, 병원이미지 손상 등의 부정적인 영향이 상당하다.

포괄수가제(Diagnosis-related groups: DRG) 체계하에서는 의료관련감염으로 인하여 병원에 큰 손실이 발생할 수 있다. 미국에서 DRG 실시 후에 병

| 표 2-7 | DRG 체계하에서의 의료관련감염 비용과 병원손실 비용

감염부위	의료관련감염 사례수(건)	의료관련감염 진료비($)/건	DRG 체계에서의 상환증가분($)		병원손실 비용($)
			최고	최저	
요로감염	3,825	600	81	17	583
수술부위감염	1,609	2,700	233	51	2,649
폐렴	770	4,900	90	14	4,886
균혈증	167	3,100	38	17	3,038
여러 부위 복합감염	3,052	–	38	13	–
평균	9,423	1,800	93	21	1,779

출처: R. W. Haley et al., The financial incentive for hospitals to prevent nosocomial infections under the prospective payment system, JAMA 1987, 257, 1611~1614 .

원측의 비용손실을 연구한 자료에 의하면 의료관련감염으로 인하여 병원에서 사용한 비용의 약 5%만 보험으로 청구가 가능하였고 나머지 95%는 병원측의 손실로 남게 되었다. 결국 병원에서는 의료관련감염 한 건 발생 시 적게는 $583에서 많게는 $4,886까지의 손실을 입게 된다. 이러한 손실이 발생하는 이유는 합병증(병원감염)발생 시 재분류되어 수가가 인상될 수 있지만 의료관련감염의 치료에 소요되는 비용과 비교하여 훨씬 적다. 뿐만 아니라 다른 합병증이 있거나 고령 환자인 경우(미국의 경우, 우리나라의 분류는 조금 다르나 결과는 같음)에는 이미 고위험그룹(higher-paying group)으로 분류되므로 이후에 발생하는 의료관련감염(이러한 환자에게는 발생 가능성이 더 높아짐)에 대하여는 수가 인상의 요인이 없어지기 때문이다.

3) 감염관리 프로그램의 효과

감염관리 프로그램의 효과를 가장 처음으로 체계적으로 규명한 연구는 미국에서 1985년도에 발표한 병원감염관리 효과연구(Study on the Efficacy of Nosocomial Infection Control: SENIC)이다. 연구의 결과에 의하면 감염관리의 필수요소는 다음과 같다.

① 체계적인 감염감시: 의료관련감염 발생률과 위험요인 조사
② 의료관련감염률 환류 프로그램 시행: 수술 외과의사 및 관련된 의료인
③ 전담 감염관리간호사: 250병상 적어도 1명
④ 감염관리 의사

SENIC보고서는 네 가지 감염관리 구성요소가 갖춰진 병원에서는 의료관련감염 발생률이 32% 감소하였으나, 효과적인 감염관리 프로그램이 없었던 병원에서는 의료관련감염 발생률이 18% 증가하였다고 밝혔다. 당초 전담 감

| 표 2-8 | 감염관리의 효과(Study on the Efficacy of Infection Surveillance and Control Program; SENIC project)

감염종류	효과적인 감염관리 방법	감염감소율 (%)
창상감염	- 집중적인 감시활동과 관리 - 집도의에게 감염을 보고 - 감염관리 의사가 활동	35
균혈증	- 집중적인 감시활동과 관리 - 250병상당 1명의 감염관리간호사 - 감염관리의사	35
요로감염	- 집중적인 감시활동 1년 이상 지속 - 250병상당 1명의 감염관리간호사	38
폐렴(수술환자)	- 집중적인 감시활동과 관리 - 250병상당 1명의 감염관리간호사	27
폐렴(내과환자)	- 집중적인 감시활동과 관리	13
병원감염 전체	- 집중적인 감시활동과 관리	32

출처: R.W. Haley et al., The efficacy of infection surveillance and control programs in preventing nosocomial infections in U.S. hospitals. Am. J Epidemiol. 1984, 121, 182.

염관리간호사의 수를 250병상당 최소한 1명으로 권장하였으나, 최근 델파이 분석에 의하면 전담 감염관리간호사는 100병상 내지 125병상당 최소한 1명이 필요한 것으로 보고되었다. 이 기준은 미국의 사정에 맞춘 것으로 우리는 우리나라의 현재 상황에 맞는 기준을 마련해야 한다.

감염관리의 궁극적인 목적은 의료관련감염의 감소이다. 미국에서 국가 전체의 감염발생률 조사 프로그램(National Nosocomial Infections Surveillance: NNIS)이 1970년대 이후부터 미국 질병관리센터(Centers for Disease Control and Prevention: CDC)의 주도하에 시행되고 있다. 1999년에 42개 주의 총 285개 병원이 참여하였으며, 미국 전역의 병원감염 발생률과 위험요인을 파악하여 병원감염 발생의 감소가 목적이었다. 이 조사는 1990년에 2000년까지 수술부위감염과 중환자실의 감염을 최소한 10% 감소시킨다는 목표하에 수행되었는데 2001년 보고에 의하면 중환자실 종류별로 균혈증이 31%에서 44%까지 감소하여 목표를 상회하는 것으로 나타났다.

4) 감염관리 프로그램의 비용절감효과

감염관리 프로그램의 비용절감효과를 확인하기 위하여 감염이 발생하여 치료에 소요되는 비용과 감염을 관리하기 위하여 프로그램 운영에 소요되는 비용을 비교분석하였다. 250개의 입원병상을 가지고 있는 병원을 가정하여 분석해보면 1985년 자료에서 비용 자체가 적게 추산된 점을 감안하더라도, 의료관련감염을 6%만 감소시켜도 감염관리 프로그램에 소요되는 비용이 모두 보전되는 것으로 나타났다. 의료관련감염을 32%, 50%를 감소시킬 수 있다면 감염관리 프로그램으로 전체 의료비가 현저히 감소하므로 큰 이득이 됨을 알 수 있다.

최근에 미국에서 의료관련감염(healthcare-associated infections: HAIs)을 치료하는 데 소요되는 비용을 추정한 자료를 발표하였는데, 이 결과도 의료

| 표 2-9 | 감염관리 프로그램의 연간 소요비용과 비용절감효과: 250병상의 병원을 가정하여 계산된 것(미국 병원의 경우)

감소비율 종류	병원감염 감소율		
	6%	32%	50%
병원감염이 예방되는 환자수(명)	42	168	262
감소 가능한 추가 재원일수(일)	160	640	1,000
절약되는 병원감염 진료비($)*	60,000	320,000	500,000
감염관리 프로그램에 소요되는 비용($)*	60,000	60,000	60,000
병원에서 절감되는 총비용($)*	0	260,000	440,000

* 1985 dollars

관련감염의 관리로 인한 이득이 매우 큼을 보고하고 있다. 미국 병원들에서 의료관련감염을 치료하는 데 연간 소요되는 직접비용(direct medical costs)은 2007년 미국 달러로 $28.4 billion(약 31조원)에서 $33.8 billion(약 38조원)으로 추정되었다. 감염관리 중재로 예방이 가능한 정도를 중재효과의 차이를 보정하여 산정한 결과, 예방으로 인한 이득(benefits)은 작게는 $5.7(약 6조원)에서 $6.9 billion(약 8조원)(20%의 의료관련감염이 예방가능하다고 가정할 경우)이었고, 크게는 $25.0 billion(약 28조원)에서 $31.5 billion(약 35조원)(70%의 의료관련감염이 예방가능하다고 가정할 경우)로 나타났다.

국내에서는 최근에 분석된 결과가 없어서 직접 비교는 어렵지만, 미국의 결과와 큰 차이가 없을 것으로 추측된다. 국가 전체 의료비 지출의 절감을 위해서는 보다 확대된 감염관리 프로그램 적용이 필요할 것이다.

5) 국내에서의 감염관리 비용

감염관리 프로그램을 각 병원에서 운영하려면 비용이 많이 소요된다. 예를 들면 감염질환이 있는 환자의 격리실 출입 시 사용하는 가운과 장갑, 환자에게 사용하는 소독제, 감염관리 인력에 대한 인건비와 사무실 운영비 등이다.

이러한 비용을 실제로 얼마나 되는지 산출해 보기 위하여 2007년에 박은숙 등의 연구자가 서울 및 경기지역의 감염관리실이 운영되고 있는 대학병원에서 2004년 1년 간 감염관리를 위해 지불한 비용을 조사하였다. 조사내용은 표준주의지침을 위한 보호구 및 손위생관련 물품의 구입비용, 직원의 감염노출 예방 및 관리를 위한 비용, 환경 및 시설관리를 위한 물품 구입비용, 감염관리실 운영비였다. 감염관리를 위해 병원이 사용한 비용은 병상당 785,115원으로 조사되었다. 격리실 사용으로 인한 상급병실료 차액이 310,458원으로 가장 많았으며 소독제 125,533원, 손위생제품 99,007원, 환경관리비용 90,773원, 감염관리실 운영비 65,811, 개인보호구 58,099, 직원의 감염관리 35,434원의 순이었다. 이 연구결과를 기준으로 할 때 100병상규모의 병원에서 감염관리를 위해 연간 소요되는 비용은 78,511,500원으로 추정되었다. 즉, 감염관리를 위해 소요하는 최소한의 비용으로서 매일 1병상당 2,151원의 최소기본비용이 필요하다.

우리나라에서 2016년에 신설된 감염예방·관리료 수가는 병원 종별과 등급에 따라 차등 지급하는데, 입원환자 1인당 1일 2,870원에서 1,950원이다. 감염예방·관리료는 병원 내 감염관리실과 감염관리위원회를 설치·운영하고, 허가병상당 전담인력을 배치한 경우 입원환자 입원 1일당 1회 등급별로 받을 수 있다.

구체적인 세부인정사항을 보면 1등급의 경우 ▲감염관리 전담간호사를 분기별 평균 병상수 대비 150:1 이하 ▲감염관리 전담간호사 중 감염관리 자격증 보유자 또는 감염관리실 근무경력 3년 이상 중 하나를 충족하는 간호사가 평균 병상수 대비 500:1 이하(단, 2019년 9월 14일까지는 병상수와 상관없이 최소 1명 이상) ▲감염관리의사는 분기별 평균 병상수 대비 300:1 이하(다만, 감염관리의사를 전담의사로 둘 경우에는 감염관리의사가 2인 있는 것으로 산정). 2등급은 ▲감염관리 전담간호사 분기별 평균 병상수 대비 200:1 이하 ▲감염관리 전담간호사 중 감염관리 자격증 보유자 또는 감염관리실 근무경력 3년 이상 중 하나를 충족하는 간호사 수가 평균 병상수 대비 600:1 이하(단, 2019년 9월 14일까지는 병상수와 상관없이 최소 1명 이상) ▲감염관리의사는 분기별 평균 병상수 대비 300:1 이하(다만, 감염관리의사를 전담의사로 둘 경우에는 감염관리의사가 2인 있는 것으로 산정함)

IV 〉 감염관리조직체계 및 운영

1. 감염관리조직체계의 목적 및 구성

변화되는 의료관련감염의 양상 및 의료기관 인증평가에 대응하여 병원은 변화되는 의료관련감염의 양상 및 의료기관 인증평가에 대응하여 병원은 효과적인 감염관리체계를 구성하여 운영하여야 한다. 병원 내 감염관리체계는 환자와 병원 직원의 감염위험을 찾아내어 감소시키는 것이 주목적이다.

국내에서 병원 내 감염관리체계는 1990년 이후 대학병원을 중심으로 자발적으로 의료관련감염의 예방 및 관리를 위해 감염관리실이나 감염관리담당이라는 조직이 생겼으며, 1992년부터 전담 감염관리간호사가 채용되기 시작하였다. 그러나 법이나 규정에 의하여 강제하지 못한 실태여서 전담인력의 증가는 완만하였다.

그러다가 2002년에 의료법이 개정되면서 300병상 이상의 종합병원에 감염대책위원회와 감염관리실을 설치하고 감염관리 전문인력을 두도록 명시하면서 활성화되기 시작하였다. 2000년대에 들어 대부분의 종합병원에서 적어도 1명 이상의 감염관리간호사가 활동하면서 감염관리전담조직이 활성화되고 있다. 특히 2016년에 감염예방관리료 수가가 신설되고 수가를 받기 위한 감염관리 인력기준이 제시되면서 의료기관 내에 감염관리 전담인력의 수가 크게 증가하였다.

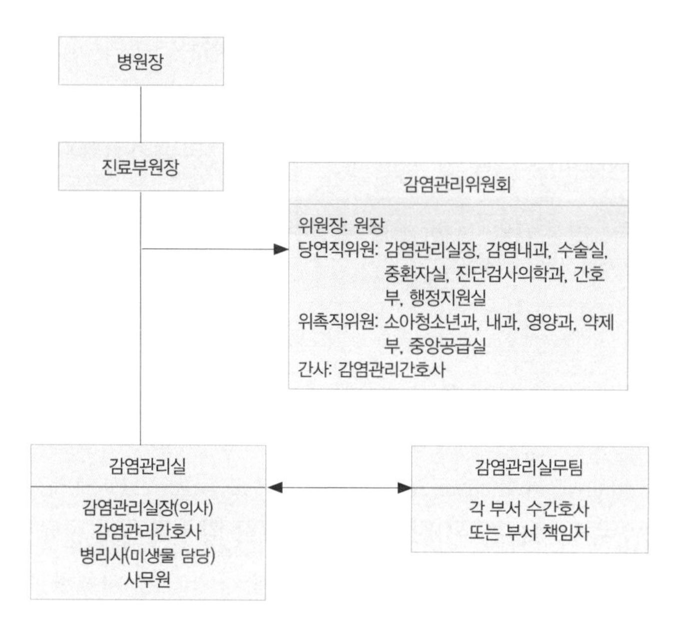

[그림 2-6] 감염관리체계의 조직도(예)

출처: 대한의료관련감염관리학회, 감염관리체계와 운영, 의료기관의 감염관리, 제4판, 서울: 도서출판 한미의학, 2011, 9~15.

2. 감염관리조직과 인력

감염관리사업을 체계적이고 효율적으로 시행하기 위해서는 이를 총괄하고 지원하는 체제와 감염관리업무에 종사하는 전담요원이 필요하다. 따라서 감염관리조직은 감염관리위원회, 감염관리실무자, 감염관리실무의 세 가지 요소로 이루어진다.

1) 감염관리위원회(Infection Control Committee)

의료관련감염의 효율적 관리를 위한 최고의사결정기구이며, 의료관련감염 프로그램을 총괄한다. 감염관리실의 실무자로부터 감염발생, 관리대책에 대한 보고를 받고 정책과 규정을 심의한다. 병원 내 감염관리관련 정책을 조정·심의하고 결정된 정책이 원내 각 부서에 잘 전달되고, 시행되도록 지원하는 것이 주요 임무이다.

(1) 설치 기준

2002년 개정된 의료법에서 300병상 이상의 종합병원에서는 체계적인 감염관리를 위해서 감염대책위원회(감염관리위원회의 국내 의료법 명칭)를 설치·운영하도록 규정하였으며, 2012년 8월에는 의료법이 다시 한번 개정되면서 감염관리위원회 및 감염관리실 설치 대상이 종합병원 및 병원(병상 200개 이상)으로서 중환자실을 운영하는 의료기관으로 확대되었다.

(2) 구성인력

국내 의료법 제44조에서 감염관리위원회는 7~15명의 위원으로 구성하고, 위원장을 원장이 맡도록 하여 심의 및 결정사항이 권위를 갖도록 하였다. 감염관리위원으로는 감염관리실장, 진료부서의 장, 간호부서의 장, 진단검사부서의 장과 해당 의료기관의 장이 위촉하는 외부전문가를 포함하도록 하고 있다. 그 외 감염관리의사 및 해당 의료기관의 장이 필요하다고 인정하는 내과, 외과, 소아청소년과, 수술실, 중환자실 등 진료 부서와 행정부, 간호부, 약제부, 중앙공급실, 시설부 등의 대표가 위촉직 위원에 포함될 수 있다. 위촉직 위원은 사안의 성격에 따라 회의에 참석하도록 융통성 있게 운용하는 것이 좋다. 가능하면 그 부서에서 권위가 인정되는 위치에 있고, 설득력과 덕망이 있는 사람을 선정하는 것이 결정된 사항을 집행하기에 효과적이다.

(3) 주요 기능

주요 기능은 감염감시 및 발생(특히 유행적) 결과를 보고받고, 그에 대한 대책을 심의 결정하며, 감염관리실에서 제안한 정책이나 개선안을 심의하고,

병원 각 부서에 의결 사항을 전달 및 협조토록 하며, 감염관리실의 활동을 재정적 · 행정적으로 지원하는 것이다.

의료법 시행규칙 제43조(2012.8.2 개정)에 따른 감염관리위원회의 심의 업무는 다음과 같다.

가) 병원감염에 대한 대책, 연간 감염예방 계획의 수립 및 시행에 관한 사항
나) 감염관리요원의 선정 및 배치에 관한 사항
다) 「감염병의 예방 및 관리에 관한 법률」에 따른 감염병환자 또는 병원체 보유자의 처리에 관한 사항
라) 병원의 전반적인 위생관리에 관한 사항
마) 병원감염관리에 관한 자체규정의 제정 및 개정에 관한 사항
바) 그 밖에 병원감염관리에 관한 중요한 사항

(4) 감염관리위원회의 운영

의료기관마다 차이가 있지만 감염관리위원회는 보통 분기별 또는 주기적으로 정기회의를 개최하며 사안이 발생하면 임시회의를 위원장이 결정하여 개최할 수 있다. 감염관리간호사는 위원회 간사로서 역할을 담당하는 것이 보통이다. 감염관리실에서 실시한 감염감시자료, 유행조사보고서, 기타관련 안건과 자료를 준비하여 보고하고 심의한다. 간사는 감염관리위원회에서 다루어진 안건에 대해 결과를 해당관련 부서에 통보하고 회의 결과를 회의록으로 작성 보관한다. 회의결과 중 전체 부서가 알아야 할 공지사항은 원장이나 부원장의 결재를 얻어 각 부서장 및 부서에 알린다.

2) 감염관리실무자

감염관리사업을 효과적으로 실시하기 위해서는 반드시 실제 업무를 수행하는 실무자가 필요하다. 실무자는 감염관리간호사와 감염관리전문가인 감염

관리의사(infection control doctor)나 병원역학자(hospital epidemiologist, 혹은 infection control officer)로 구성된다.

(1) 병원역학자 또는 감염관리의사

병원역학자 또는 감염관리의사는 감염병, 미생물학, 역학, 통계학 등 감염관리에 필수적인 전문 지식과 경험이 있는 의사가 담당하는 경우가 대부분이다. 감염내과 의사, 감염소아과 의사, 진단검사의학과 의사, 내과 의사 등이 담당하는 것이 보통이며, 미국의 경우 대학병원에서는 감염관리를 전담하는 별도의 감염관리 전문의사인 병원역학자(hospital epidemiologist)를 두기도 한다. 미국에서는 질병통제센터(CDC), 병원협회(AHA), 의료역학회(SHEA) 등에서 감염관리에 대한 훈련과정을 개설하여 감염관리전문가 교육을 시행하고 있다. 우리나라에서는 대한의료관련감염관리학회(KOSHIC)에서 매년 실시하는 단기 연수과정(기본, 심화과정)이나 일부 병원에서 시행하는 감염관리 연수과정에서 교육을 받을 수 있다.

(2) 감염관리간호사

감염관리간호사는 병원 내에서 실제적인 감염관리 업무를 전담하는 역할을 하게 된다. 감염관리조정자(infection control coordinator), 감염관리사(infection control officer), 감염관리전문가(infection control professional) 또는 간호역학자(nurse epidemiologist) 등 여러 명칭이 혼용되고 있으나 최근 미국 감염관리사협회에서 감염예방가(infection preventionist)로 통일하자는 의견을 제시하고 현재 국제적으로는 이 용어가 주로 사용되고 있다.

감염관리실무자의 주요 임무는 감염발생 감시와 질관리 및 향상, 상담과 자문, 위원회활동과 참여, 교육 등을 통하여 이러한 목표를 달성하는데 있다. 감염발생의 감시는 효과적인 감염관리의 핵심이며, 감염관리 프로그램의 성패를 좌우한다. 감염감시를 통하여 의료관련감염의 문제점을 파악하여 대책을 세우고, 관리정책과 교육의 결과를 추적함으로써 궁극적으로 감염률을 줄일 수 있게 된다.

(3) 감염관리실무자 인정제도

감염관리업무를 담당하기 위해서는 별도의 훈련과 교육이 필요하므로 이를 확인하기 위한 인정제도를 대부분의 국가에서 운영하고 있다.

① 미국과 캐나다

미국에서는 2년 이상 감염관리 실무경험자가 감염병, 감염감시와 역학조사, 감염전파경로, 관리 및 의사소통, 교육 등에 관한 내용의 시험을 통해 감염관리인정(certified in infection control: CIC, 5년마다 재인증)을 획득하고 실무를 담당하는 경우가 많다. 캐나다도 미국과 유사하게 CHICA(Community and Hospital Infection Control Association in Canada)에서 인정제를 실시하고 있으며 자격 및 인증기준은 미국과 비슷하여 미국 CIC 자격도 인증한다.

| 표 2-10 | 미국 감염관리간호사의 자격요건

1. 필수적인 교육과 경험
1) 정규 간호사(RN): 3년제 졸업자나 학사학위 소지자, 3년 임상경력
2) 의료기사(MT): 학사학위, American Society of Clinical Pathologist나 이와 동등한 기구의 회원: 면허가 있고 3년의 임상경험
3) 의료관련 분야의 학사: 관련 분야에서 3년 경력
2. 추가로 요구되는 경력
1) 감염관리 또는 병원역학 분야 경험 2년
2) 감염관리연수과정 수료(CDC, APIC)
3. 특별히 필요한 사항
1) 간호학, 미생물학, 의학용어, 통계학 기초, 감염관리 전략에 대한 이해와 감염관리 실무에 미치는 정책과 규정을 따를 수 있는 능력.
2) 병원 정책과 규정, 교육에 대한 지식, 강력한 조직 능력, 의사소통 능력, 서술 및 구술에 대한 기술
4. 업무 조직
병원 행정부에 직접 보고: 병원역학자 및 감염관리위원회의 지시를 받고 업무 수행

② 영국

영국에서는 직역에 따라 다른 인정제도를 운영한다. 감염관리간호사는 CHPL(Central Public Health Laboratory)에서 1년 과정 통계학, 감염병, 미생물학 등 160시간 강의와 임상실습을 수강해야 한다. 감염관리의사에 대하여는 Dip-HIC(Diploma in Hospital Infection Control) 제도를 Hospital Infection Society(학회), London School of Hygiene and Tropical Medicine(학교), Health Protection Agency(행정기관)가 공동으로 1997년에 창설한 감염관리 교육 프로그램(2년 과정)을 운영하고 있다. 감염관리에 대한 지식, 감염관리관련 연구활동, 위생, 소독 및 살균 등 세 가지 구성단위로 이루어진 교육과정을 이수한 후 시험을 통과해야 한다. 기존의 감염관리 전문인력에 대해 APL(Accreditation in Previous Experimental Learning)에서 감염관리 지식, 임상수기, 감염관리 실무경력, 기존 학위 및 연구활동 등의 개인적 사항 등을 고려하여 응시자격을 주고 있으며, 재인정 시에도 유사한 항목을 적용하고 있다.

③ 일본

일본감염학회와 일본환경감염학회가 주관이 되어 연수과정을 실시하고 직역별로 의사, 간호사, 임상병리사, 약사에 대한 연수과정과 인정제를 실시하고 있다. 2006년부터 임상미생물학회에서 감염관리 임상병리사 인정 후 후생성 인증을 주고 있다. 감염관리의사의 경우 연 2회(1월, 7월) 수백 명씩 인정·갱신이 이루어지고 있으며, 2000년 이후부터 인정자는 총 4,000명 이상으로 많다.

④ 우리나라

우리나라에서는 2003년 10월에 개정된 의료법에서 감염관리전문간호사 제도가 도입이 되었다. 3년 이상의 실무자가 인정기관에서 전문간호사 교육(석사)과정을 이수하고 대한간호협회에서 주관하는 임상전문간호사(13개 분야 중 감염관리전문) 자격시험에 응시하여 합격하면 보건복지부에서 자격증(accreditation)을 부여한다. 2017년까지 334명이 인증을 받았다. 이외에 대한감염관리간호사회에서 자격시험은 아니지만 경력과 교육 이수, 활동 정도를 심사하여 인증자격을 부여하고 있다. 감염관리의사에 대한 자격 인정제도는 아직 민·관·학 등에서 도입되어 있지 않다.

V 〉 감염관리실무

의료관련감염의 발생 감시를 비롯하여 감염관리에 관련된 모든 업무를 담당한다. 감염관리 실무 목록은 다음과 같다.

- 감염관리위원회의 위원으로서 핵심적 역할
- 주요 미생물과 의료관련감염 발생에 대한 월별 보고 및 분석
- 감염감시(원내 및 원외): 보고, 격리, 감염관리의 적정시행 여부를 확인

| 표 2-11 | 감염관리간호사의 업무

구분	업무
감염감시보고	포괄적 감시, 폐렴, 유행의 관리, 병원별 감염률
일상적 모니터링	투석액, 식이, 호흡기, 생물학적 지표, 격리, 주의, 건설/개조, 감염관리 등
질관리	감염관리회진, 정책 검토, 항생제 사용, 청사진 검토
특별 프로젝트	HIV, central line, vancomycin 사용
자문	책자 간행, 신제품 검토
위원회 활동	감염관리위원회, 직원건강 및 환경안전위원회
정책과 규정	손씻기, 소독, 격리, 카테터 관리 등에 관한 규정 마련
규제 순응	정부기관(CDC, FDA, OSHA, EPA), 민간기관(JCAHO): 의료기관인증평가
교육	소식지, 현장교육, 매체제작, 병원 직원 상대

출처: 대한의료관련감염관리학회, 감염관리체계와 운영, 의료기관의 감염관리, 제4판, 서울: 도서출판 한미의학, 2011, 9~15.

하기 위한 병동 순회, 의무기록 검토, 미생물 결과 분석
- 감염관리에 관한 현장 교육: 예방지침의 준수 여부 확인
- 감염관리에 관한 각 부서별 정책과 규정의 검토와 수정에 협조
- 해당 부서에 감염발생 감시와 관리에 관한 적절한 자료 배포
- 감염 예방관리에 관한 직원교육 프로그램 개발
- 직원의 감염 및 감염 노출 위험의 조사
- 감염 유행의 조사
- 새로운 기구나 물품의 감염 예방 효과 조사 협조
- 법정감염병 기타 신고 대상 감염증의 보고 독려
- 감염관리관련 의료의 질 향상, 위험관리, 물품 소독과 관련한 협조
- 유관 위원회 참여: 안전 및 의료기구, 업무표준위원회 등에서 감염관리 관련 사항 심의
- 의료 및 보건관련 기관에 감염관리와 관련된 정보 제공
- 뉴스레터 등을 통한 의료관련 감염관련 정보 제공: 항생제 내성 현황,

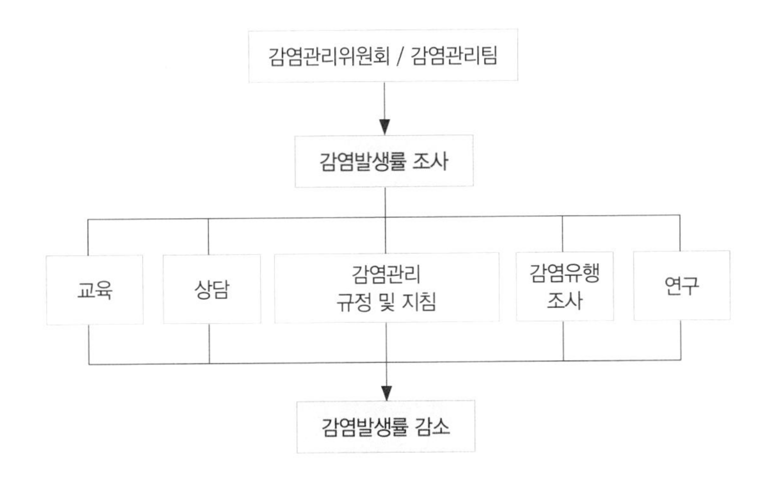

[그림 2-7] 감염관리업무 흐름도

내성균의 분리 추세, 소독제 및 항생제 사용 현황 등에 관한 정보

감염관리실무 중 가장 핵심이 되면서 다른 직종의 업무와 차별되는 두 가지 업무인 의료관련감염 발생조사와 유행조사에 대하여 좀 더 구체적으로 살펴보고자 한다.

1. 의료관련감염 발생의 조사

감염관리업무의 가장 핵심이 되는 업무이다. 흔히 '감염감시'라고 부른다. 감염감시는 병원 내에서 감염된 환자를 찾아내고 감염부위를 확인하고 의료관련감염을 일으킨 위험요인을 찾아내기 위해 기본자료를 수집하는 과정이다. 이에 감염감시와 보고는 감염관리사업의 시발점이고 중추라 할 수 있다. 각 병원에서는 감염감시를 정기적으로 수행하여 병원이 고유하게 가지고 있는 감염관리 문제점을 정확히 파악하고 이를 해결하기 위한 사업을 수행해야 한다. 또한 지속적인 감염감시 활동을 통해서 감염에 관한 문제점에 대한 대책과 교육의 결과를 모니터링하여 효율적인 감염관리가 가능하도록 해야 한다. 감염감시체계가 잘 세워져 있는 병원일수록 감염률이 낮은 것으로 알려져 있다.

1) 감염감시의 정의

감염감시(surveillance)는 병원 내 감염의 발생과 분포, 발생 위험이 증감요인이 되는 조건이나 상황을 체계적으로 계속 관찰하는 것을 말한다. 미국 감염관리 및 역학전문가 단체인 APIC(Association for Professional in Infection Control and Epidemiology) 교과서에는 "감염감시의 정의는 주어진 질환이나 사건의 결정요소나 분포에 관련하여 자료를 수집하고 통합하고 분석하는 체

계적인 과정과 함께 그 결과를 보다 나은 방향으로 향상시킬 수 있도록 영향력 있는 사람에게 그 결과를 알리는 일이다"로 정의하고 있다. 이는 정기적으로 의료관련감염의 정의에 따라 수집된 자료를 종합 분석하여 감염발생 문제해결에 적절한 행동을 취할 수 있는 사람에게 보고하는 과정까지가 모두 포함됨을 의미한다. 이러한 과정이 잘 수행되기 위하여 의료관련감염 발생 감시는 다음과 같은 요소가 필수적으로 갖추어져야 한다.

- 조사하려는 상황(event)이 상세하게, 구체적으로 정의되어(define) 있어야 한다.
- 관련 자료가 체계적인 방법으로 수집된다(collect).
- 자료가 평가하기에 적절한 방식으로 정리되고 표로 종합되어(consolidate) 만들어져야 한다.
- 자료를 분석하고(analysis) 설명한다.
- 감염감시의 자료를 보고한다(report).

2) 감염감시의 목적

(1) 의료관련감염의 발생률을 감소시킨다

감시체계를 통해 정기적으로 감염발생을 감시함으로써 발생 가능한 감염의 발생률을 실제적으로 줄여나갈 수 있다. 이 목적을 달성하기 위해 감염감시를 하여 수집된 자료를 어떻게 활용하는지에 대한 목표가 설정되어 있어야 하며, 이 목표는 결과 중심일 수도 있고 과정 중심으로 설정할 수 있다. 목표는 구체적이어야 하며 감염위험을 줄이고 비용을 절감하며 환자를 다루는 의료인들에게 분석된 자료가 피드백되어야 한다.

(2) 병원에서 통상적으로 발생하는 감염(endemic)의 수준(baseline)을 규명한다

의료관련감염은 발생이 전혀 없을 수는 없으므로 의료기관 내에서 일상적으로 발생하는 감염의 수준을 모니터해야 한다. 일상적인 유행의 수준을 넘어서면 의료관련감염의 유행이 있음을 인지할 수 있다.

(3) 의료관련감염의 유행 발생을 발견한다

평상시와 다른 감염률을 보이는 특정 감염에 대해 집단감염 여부를 확인하고 이를 적극적으로 중재할 수 있는 기회를 갖게 된다. 통상적으로 5～10%의 의료관련감염이 감염의 유행에 의하여 발생한다.

(4) 의료종사자에게 감염관리 방법을 적용토록 확신을 준다

감염관리전문가에게 가장 어려운 업무 중의 하나가 의료종사자들이 감염관리 규정과 권고를 지켜가면서 환자를 돌보게 하는 것이다. 감염감시 결과는 의료종사자에게 강력한 주의를 전달할 수 있는 효과적인 자료가 될 수 있다. 감시 결과에 따라 감염위험을 줄일 수 있는 적절한 방법을 안내함으로써 감염예방 실무의 이행도를 높일 수 있다.

(5) 감염관리실무를 평가한다

감염관리실무가 실제로 감염률을 줄이는 데 공헌을 했는지를 평가할 수 있다. 즉, 감염감시 결과에 따라 실무를 적용한 이후 감염률의 변화 추이를 관찰함으로써 관리방법이 효과적이었는지를 확인할 수 있다.

(6) 의료기관 인증평가 기준에 부합된다

국내외 대부분의 의료기관 인증평가나 신임평가에 감염감시에 대한 내용이 포함되어 있다. 이러한 평가기준에 부합되도록 감염감시를 실시하는 것이 필요하다.

(7) 법적 소송에 대비한다

환자들이 감염으로 인한 손해를 소송을 통해 보상받고자 소송을 제기하는 경우 감염관리위원회에 정기적으로 보고되는 의료관련감염 발생률 자료가 법정에서 유리한 자료로 사용될 수 있다. 이는 병원이 의료관련감염 발생률을 줄이기 위해 투여한 노력의 정도를 나타내는 자료가 되므로 법적 소송에 대한 방어수단으로 제시할 수 있는 유일한 조건이 될 수 있다. 그러나 감염관리위원회의 회의록은 법정에 공개하지 않아도 된다.

(8) 의료기관 간 의료관련감염 발생률을 비교할 수 있다

병원 전체의 감염감시(hospital-wide surveillance) 결과를 비교하는 것은 적절하지 않으며 감염감시 자료의 단순한 비교는 위험하다. 의료관련감염 발생의 위험요인이 잘 보정된 자료에 한하여 의료기관 간의 감염발생률 비교가 가능하다.

3) 감염감시 방법

(1) 감염감시의 계획과 단계

우선 감염감시의 규모와 범위를 파악하여 감염감시의 종류와 범위를 결정하는데 이를 위하여 감시하고자 하는 모집단에 대한 이해가 필수적이다. 일반적으로 감염위험이 높은 부서나 대상자(예: 중환자실, 삽입기구 보유환자, 수술환자 등)를 선정하고 부서나 대상자는 매년 감염관리위원회에서 논의하여 결정할 수 있다. 감염감시의 대상이 선정되면 감염의 정의, 위험요인, 기타 조사 항목결정, 조사양식지를 개발한다. 감염감시의 계획서를 작성하고 조사자료의 배부 범위와 활용 계획을 수립한다. 감염감시에 소요되는 시간과 인력을 계산하여 적절한 인력이 배치되도록 조정한다. 감염감시자료는 정규적으로 수집되어야 한다. 조사된 감염감시자료를 정리하여 보고서로 작성하며 비교 가능한 자료와 통계검증을 실시하고, 가능하면 위험요인도 분석한다. 분기별 또는 월별로 해당 부서장과 감염관리위원회에 보고한다.

국가적인 감시체계가 운영되는 경우가 많으므로 많은 의료기관들은 이러한 국가적 감시체계에 참여하여 동일한 방법으로 감염감시를 실시하는 경우가 많다.

(2) 의료관련감염의 정의

감염감시에 필수적인 요소는 먼저 의료관련감염에 대한 정의를 수립하는 것이다. 국내에서는 미국 질병통제센터에서 실시하는 국가적 감시체계에서 제공하는 의료관련감염의 정의를 적용한다. 동일한 정의를 적용하므로 의료기관 간, 국가 간 감염발생률 비교도 가능해진다.

(3) 감염감시 자료수집

자료수집은 대상자의 특성과 상황에 따라 일부 내용이 다를 수 있으나 환자의 일반적인 특성, 감염과 관련된 자료, 검사자료, 위험요인 등이 포함되어야 하며, 추후 연구나 자료 이용을 위해 중요하다고 판단되는 모든 자료들을 정확하게 수집하도록 한다. 또한 자료분석을 위한 분모로서 재원일수, 퇴원/입원환자수, 기구(device) 사용일수 등에 대한 자료도 수집한다.

감시자료를 수집할 때, 환자담당 의사나 간호사가 자료를 수집하고 보고하는 경우에는 민감도가 매우 낮아지므로 감염관리실무자가 능동적으로 찾아내는 방법을 권장한다. 능동적인 자료의 민감도는 0.85~1.0인 데 반해 수동적인 방법의 경우는 0.14~3.4의 낮은 민감도를 보이기 때문에 비교가 불가능하다.

감시자료를 미생물검사결과 중심으로 모으거나 감염관리실무자가 직접 병동을 순환하면서 환자를 관찰하고 의무기록을 검토해서 감염감시를 할 수도 있다. 환자기준의 조사방법을 택할 경우 감염발생감시 결과를 바로 평가하고 감염관리 측면에서 조정을 할 수 있다. 즉 적절한 진료가 시행되는지 확인이 가능하며 감염관리실무자가 병동을 자주 방문함으로써 전시효과가 증대된다. 또한 의료진에게 적절한 시기에 평가결과를 제공할 수 있는 것이 장점이다.

환자가 퇴원한 이후에 의무기록을 통하여 의료관련감염 발생 여부를 판단하는 후향적 감시체계는 환자가 입원하고 있는 동안에 감시하는 전향적 감시체계와 비교하여 민감도에는 큰 차이가 나지 않는다. 그러나 미생물검사결과 중심 감시체계와 마찬가지로 감염관리실무자가 병동을 방문하면서 문제점을 관찰하고 이를 해결해 나가면서 감염감시를 열심히 하고 있음을 보여 주는 전시효과가 제한되므로 가능하면 전향적 감시체계가 바람직하다.

최근에는 전자의무기록의 발달로 감염관리실무자가 직접 병동을 다니면서 감염감시를 수행하는 빈도가 감소하고 있다. 이는 감염관리실무자의 시간을 절약하고 자료수집이 더 정확하고 효율적으로 된다는 장점이 있기는 하나, 감염관리 실제 현장 방문에서 얻어질 수 있는 효과가 감소하므로 이를 보완할 수 있는 방법이 필요하다.

(4) 감염감시의 종류

감염관리 프로그램의 범위에 따라 병원 전체의 모든 환자를 대상으로 모든 의료관련감염을 조사하거나(병원전체 감염감시), 또는 조사목적을 정하고, 중요도의 우선순위에 따라 실시하는 방법(목적별 감염감시), 제한된 또는 집중적인 조사방법(표적 감염감시) 등을 선택할 수 있다.

(5) 감염감시 자료분석

감염감시의 자료는 발생률, 유병률, 발생밀도, 발병률 등의 자료로 분석하여 보고서를 작성하게 된다. 기간별 또는 타기관과의 발생률을 비교하기 위해서는 통계검증이 필요할 수도 있다, 국내에서는 대부분의 경우 미국(NHSN)이나 우리나라(KONIS) 국가전체 감시체계의 자료와 비교하여 각 의료기관의 의료관련감염 발생률이 높은지 낮은지 판단하는 경우가 대부분이다.

2. 감염유행조사

1) 감염유행

유행(outbreak)은 어떤 질병이나 합병증이 기본적인 발생률을 상회하여 발생하는 것을 말한다. 유행은 아주 드문 질환이 한 예만 발생하는 경우(예를 들면 A군 연쇄알균 감염)에 의한 수술부위감염이나 의료관련 레지오넬라 감염증, 항균제 내성균(예: MRSA)에 의한 수술부위감염 여러 건 발생하는 경우가 모두 포함된다. 의료기관에서의 유행발생은 드물게 발생하더라도 심각한 문제가 될 수 있으며 경제적인 손실과 시간의 소모를 가져올 수 있다. 일부 연구자들에 의하면 의료관련감염의 5% 미만이 유행에 의하여 발생한다고 하기도 한다.

미국의 질병통제센터에서 감염관리를 담당하는 의료질관리국은 병원이나 지역 보건국에서 요청 시 유행조사를 도와주는 역할을 하고 있다. 의료질관리국에서 보고한 자료에 의하면 1990년 1월부터 1999년 12월까지 114건의 유행조사가 이루어졌다. 매년 6~16건의 유행이 미국 전역의 39개 주에서 발생하였으며, 이 중에서 병원의 입원환자에게 발생한 것이 81건(71%), 인공신장센터 15건(31%), 외래 6건(5%), 장기요양원 6건(5%), 양로원 5건(4%)이었다. 46%의 유행이 침습적 기구나 삽입과 관련하여 발생하였으며, 이 중 가장 빈도가 높은 기구는 투석기(10건)나 주사침 없는 주입기(7건)이었으며, 가장 흔한 시술은 수술(21건), 투석(16건)이었으며, 20건(18%)은 오염된 의료품과 관련이 있었다. 그러나 이렇게 보고되고 조사된 유행은 빙산의 일각일 뿐이며 많은 수의 유행이 발견되지 않거나 병원 자체의 노력으로 해결되고 있을 것이다.

2) 유행조사의 단계와 방법

(1) 초기 단계의 조사

유행 발생을 확인하고 조사범위를 결정하는 단계로 가장 먼저 수행된다. 유행 발생의 확인은 다양한 방법으로 이루어질 수 있다. 감염감시가 지속적으로 시행되고 있다면 발생률의 차이를 통하여 발견이 가능하다. 감염감시가 이루어지지 않는 환자나 구역에서 유행이 발생하였을 경우에는 환자담당 간호사나 의사가 미생물검사 결과나 격리 환자수와 같은 다른 기록을 통해서 동일한 미생물이 다수 발견되었음을 알게 되기도 한다. 또는 검사실 직원이 항생제 내성이 동일한 미생물이 특정 지역이나 진료과에 지속적으로 분리되는 것을 보고 유행을 감지하기도 한다. 일부에서는 통계적인 관리도(statistical control chart)를 이용하여 유행이나 군집(clusters)을 발견하기도 한다.

유행 발생이 확인되면 원인을 파악할 것인지, 아니면 단순히 감염관리 방법을 강화하는 수준으로 해결할 것인지 결정한다. 이러한 결정을 하는 단계에서는 다음과 같은 사항들을 고려한다. (a) 관련된 환자수와 이들의 사망률과 이환율, (b) 드문 사례나 심한 증상이나 질환인 경우, (c) 동일한 요인(common source)이 추정될 경우, (d) 조사자료가 필요한 경우, (e) 공중보건상 중요하거나 관련된 경우 등이 있다. 어떤 경우에는 감염관리 권장사항에 대한 병원직원들의 인식을 효과적으로 증진시키기 위하여 조사자료가 필요한 경우가 있다.

(2) 사례 정의와 확인

일단 유행이나 군집(cluster)이 확인되었고 조사를 하는 것으로 결정이 되었으면 의심되는 사례들에 대한 자료검토(의무기록 등)가 이루어진다. 검토를 통하여 사례 정의가 작성된다. 사례 정의에 대한 좋은 예는 미국 질병통제센터에서 조사한 탄저균에 대한 것이다. 탄저의 사례를 구분하여 확인된 사례는 (a) 임상 증세로 보아 확실한 피부, 흡인, 장관계 질환으로 감염된 조직이나 장기에서 *Bacillus anthracis*가 분리된 사례, 또는 (b) 최소한 두 가지 이상의 다른 검사 결과에 근거하여 *B. anthracis* 감염의 증거가 있는 경우이다. 이때 탄저를 진단하기 위한 검사 방법의 목록도 함께 제시되었다.

의심되는 사례의 정의는 임상 증세가 있으면서 *B. antharacis*가 분리되나, 다른 진단적 검사는 없으면서, 확진 사례나 환경과의 역학적 관련성이 있고 검사상 확실한 감염의 증거가 없는 경우이다.

사례 정의에는 세 가지 요소가 반드시 포함되어야 한다. 관련된 환자가 누구인지(사람), 사례가 발생한 간격은 얼마나 되는지(시간) 그리고 장소나 환경은 어디인지(장소)이다.

사례 정의가 수립되면 사례 확인이 이어져야 한다. 추가 사례는 미생물, 병리, 중환자실/병동, 방사선과, 약국, 감염관리 기록 등을 통해서 수집이 가능하다.

(3) 유행 발생을 확인하기 위한 추가방법: 발생률 비교, 사례 나열, 역학적인 산포도 작성

유행조사를 본격적으로 시작하기 이전에 유행이 실제로 발생한 것인지 확인하기 위하여 유행 이전과 이후의 사례와 다른 합병증 발생률을 산출하여 비교해야 한다.

다음 단계는 사례 리스트(line listing form)을 만들어야 한다. 리스트는 환자의 이름, 발생일자, 환자 입원실, 인구학적 특성과 노출관련 자료, 즉 성별, 기저 질환, 침습적 시술과 기구, 진료과 등에 대한 내용을 포함한다. 이 리스트를 통하여 공통된 노출원을 찾을 수 있으며, 전파 경로에 대한 가설을 생성하는 것도 가능하다.

(4) 관련 문헌 및 규정 고찰

유행과 관련된 미생물이나 가설, 전파경로를 확인하기 위하여 문헌 고찰은 필수적이다. 문헌 고찰을 통하여 유행조사 설문지에 포함시켜야 할 추가 항목을 발견할 수도 있고, 이전의 사례를 통하여 원인균이나 전파경로에 대한 지식을 얻을 수 있게 된다.

(5) 관리방법 초기 적용과 보고

유행조사에는 두 가지 중요한 목적이 있는데, 한 가지는 유행의 원인을 발견하는 것이고, 다른 하나는 원인과 위험요인을 발견하는 것과 동시에 유행을 종결시키는 것이다. 관련된 환자나 의료종사자의 격리나 코호트는 유행을 관리하기 위하여 필요하고 원인을 찾는 것만큼 중요하다. 초기에 적용하는 관리방법은 손씻기 증진, 격리술기의 철저한 준수, 특정 기구나 약품의 폐기와 같은 감염관리방법의 강화를 포함한다. 정확한 원인이나 전파 경로를 찾지 못하였음에도 이러한 감염관리 증진만으로 유행이 종식되는 경우가 흔하다.

유행 발생을 보고하도록 되어 있는 법이나 규정이 있으면 모든 조사자는 이를 준수해야 한다. 유행과 관련된 의료용품을 찾아내고, 조사방법을 안내하고 조사에 필요한 인력을 제공해 주므로 유용하게 활용할 수 있다.

(6) 추가 조사방법

필요하다면 역학적인 조사방법을 적용하여 원인을 규명하고 발생을 중지시킬 수 있다.

이러한 역학적 조사방법에는 사례-대조군 조사(case-control study), 코호트 연구(cohort study) 등이 주로 적용된다.

(7) 미생물검사실의 협조와 분자생물학적 검사

유행조사에서 미생물검사실은 미생물의 분리, 종류 규명, 항생제 내성검사 그리고 phenotyping 또는 genotyping 방법에 의한 유사성(clonality)을 찾는 것이다. 미생물검사실은 배양검사방법, 검체 종류, 혈청검사나 에세이 방법을 결정하는 데도 중요한 역할을 한다. 역학자들이 유행 발생의 원인에 대한 가설을 설정하면 검사실에서는 이를 뒷받침하기 위한 적절한 배양검사방법을 결정하게 되는데, 유행을 확인하기 위한 환자, 직원, 환경에 대한 배양검사는 특수한 배지나 검사방법을 필요로 하는 경우가 많으므로 검사실의 협조가 필요하다. 예를 들면 손배양검사를 하는 경우 다양한 방법으로 시행될 수 있고, 손소독제나 비누의 효과를 중화하기 위하여 triosulfate나 Tween80과 같은 제제가 사용된다.

(8) 가성 유행(Pseudo-outbreaks)

의료기관에서 발생하는 가성 유행은 임상적인 결과와는 일치하지 않는 배양검사 양성이 발생하는 경우이다. 감염감시체계(새로운 정의 적용)의 변경이나 새로운 검사방법을 적용하였을 경우와 관련이 있을 수도 있다. 1970년대와 1980년대에는 가성유행이 흔히 오염된 상품, 제조공정의 이상, 기구 결함에 의하여 주로 발생하였으나, 1990년대에는 자동화 검사나 소독기구와 관련하여 발생하는 경우가 많이 증가하였다. 가성 유행 시 흔히 관련되는 검체는 이전에는 혈액, 호흡기 검체, 위장관 검체였으나, 1990년대 이후에는 호흡기 검체, 심부 체액, 혈액의 순서이다.

(9) 추후 활동

유행을 종식시킨 후 적용된 중재에 대하여 감염감시와 추후 조사가 시행되어야 한다. 이는 유행이 종식된 것뿐만 아니라 중재방법의 효과까지 확인할 수 있기 때문이다. 새로운 기준치가 설정되어서 추후 발생 가능한 유행이나 문제에 대한 비교자료로 사용된다. 이러한 평가에는 조사과정, 관리방법, 비용, 이행도, 중재방법의 수용도까지 포함되어야 한다.

유행은 의료관련감염 발생의 일부분을 차지하지만 관련된 환자들에게는 재원기간, 유병률과 사망률 증가와 같은 중대한 후유증을 남길 수 있다. 또한 의료기관의 자원을 낭비하게 하고 일상적인 활동에 지장을 초래하며 병원직원이나 지역에 불안감을 증대시킬 수 있다. 가장 좋은 방법은 유행이 발생하지 않도록 사전에 예방하는 것이며 이에는 손위생과 같이 기본적인 감염관리 규정을 준수하는 것이 포함된다.

| 표 2-12 | 국내 의료기관의 감염유행조사 사례

사례 1 종합병원 신생아중환자실의 유행성 각결막염 관리	1996년 4월 말에서 5월 말에 걸쳐 S대 병원 신생아중환자실에서 직원과 환아를 포함하여 총 17명에서 유행성각결막염으로 추정되는 증상의 유행이 있어 이에 대한 유행조사를 실시하였다. 임상적 증상에 근거하여 사례(환례)를 정의한 후 사례-대조군 연구방법으로 가능한 위험요인을 조사하였다. 가족방문으로부터 첫 사례가 감염된 후 이 환아와 접촉 가능성이 있는 의료진과 직원에 의해 다른 환아에게로 접촉 전파된 것으로 추정되며 발생 환아와 비발생 환아 간에는 유의한 차이를 보이는 특성이 없었고, 발생 간호사와 비발생 간호사에서는 총 근무기간(2년 기준), 신생아 중환자실에서의 근무시간(2년 기준)에 따라 유의한 차이가 있었다. 접촉주의지침에 근거하여 발병 환아에 대한 코호트 격리와 담당의료인의 철저한 손씻기와 무균술, 발병 직원의 병가처리 등으로 유행 조사 후 얼마 지나지 않아 완전히 유행이 종결되었다.
사례2 종합병원 내 세균성 이질의 집단발생 관리	서울시내 1개 대학병원의 직원에서 12월 3일부터 12월 30일까지 586명의 증상의심 및 노출직원의 진료가 행해졌으며, 86명의 세균성이질 확진환자와 81명의 의사환자가 발생하였다. 86명의 대변배양에서 *Shigella sonnei*가 분리확진되었다. 원인은 외부업체에서 공급하던 도시락과 김밥의 오염이었던 것으로 확인되었다. 세균성 이질 집단발생의 감염관리를 위해 진료부원장을 팀장으로 한 비상대책팀이 운영되었다. 역학조사 및 감염원 제거, 치료 및 격리, 교육 및 외부언론 접촉, 환경 관리, 통계자료 관리, 보건소와 보고 및 협조체계 구축 등이었다. 특히 치료 및 격리를 위해서는 직원 전용 외래 및 입원병동 운영, 무증상 병원체 보유자 발견을 위한 전 직원의 대변배양검사, 의대생 실습중지 등이 이루어졌고 이를 위해 공가 발생, 진료비용 전액 병원부담과 같은 비용 및 행정지원이 강화되었다. 세균성 이질에 의한 집단발생은 효과적인 비상대책팀의 구성 및 운영으로 종결되었다. 보다 효과적인 감염관리가 진행되기 위해서

	세균성 이질에 의한 집단 발생은 효과적인 비상대책팀의 구성 및 운영으로 종결되었다. 보다 효과적인 감염관리가 진행되기 위해서는 조기인지를 위한 신고체계의 확립과 지역사회의료체계와의 자원과 정보 및 기술의 공유, 업무분담이 요구된다고 보고하였다.
사례 3 종합병원 내 홍역의 감염유행 관리	홍역에 감염된 소아가 입원한 이후에 원내에서 의료인 및 입원 환자에서 홍역이 집단 발생하여 역학조사 및 감염관리 활동이 수행되었다. 유행기간 중 입원 환아 11명 및 병원 근무자 3명에게서 홍역이 발생하였으며, 발생한 환아 및 병원 근무자에 대하여 입원력, 노출력, 홍역 IgM 항체 검사를 시행하였다. 병원 근무자의 항체 양성률을 파악하기 위하여, 소아청소년과 병동 근무자 26명을 대상으로 홍역 IgG 항체 양성률을 검사하였다. 공기매개 감염 격리 지침에 따라 환아 및 병원 근무자들을 조치하였다. 소아청소년과 병동에서의 유행 중 발생한 소아청소년과 간호사 및 내과의사에서의 홍역 감염으로 인하여 소아청소년과, 응급실, 내과병동 근무 직원에 대한 MMR 접종을 시행하였다. 백신은 홍역, 볼거리, 풍진(Measles, Mumps, Rubella; MMR) 생백신을 사용하였다. 유행기간은 4월 21일부터 마지막 환아가 퇴원한 6월 4일까지 총 45일 간이었고, 11명의 환아와 3명의 의료인에서 발생하였다. 공기매개 감염 격리 지침에 따라 초발환자의 진단 후 홍역 의심 환자의 격리 또는 코호트를 실시하여 환자 간 전파를 차단하였다. 홍역이 발생한 직원은 병가 조치하여, 피부 병변 발생을 기준으로 일주일간 병원 출근을 제한하였다. 유행기간 소아청소년과 입원 후 퇴원한 환아의 보호자에게 문자메시지를 보내어, 발열 및 발진이 발생할 경우 병원에 내원하도록 조치하였다. 소아청소년과 근무자 및 응급실 근무자 등을 대상으로 MMR 예방접종을 실시하였다. 이후 추가로 발생한 사례는 없어서 유행이 종결되었다.

출처: 정인숙 · 이영희 · 오향순 · 최강원, 일개 대학병원 신생아중환자실의 유행성 각결막염 유행조사, 대한의료관련감염관리학회, 2000 Jan. 5(2), 99～111; 박은숙 · 김조자 · 유지수 · 이태화 · 안미정 · 장문숙 · 허애정 · 염준섭 · 최준용 · 장경희 · 오희철 · 김준명, 의료기관에서 집단발생한 세균성이질의 감염관리, 대한의료관련감염관리학회, 2004 Jan. 9(1), 37～48; 이재갑 · 송준영 · 서유빈 · 김성란 · 정희진 · 김우주, 삼차 병원에서 발생한 홍역의 원내 유행 및 감염 관리 활동, 대한의료관련감염관리학회, 2008 Jan. 13(1), 24～31.

Ⅵ 결론

의료관련감염으로 인한 법적인 분쟁, 윤리적인 문제 그리고 의료비용의 손실 등은 환자 안전과 의료체계에 미치는 영향이 상당히 크다. 환자안전과 의료의 질적 향상을 위하여서는 적절하고 효율적인 감염관리 프로그램이 모든 의료행위가 수행되는 곳에 적용되어야 한다. 국내에서는 1990년대부터 시작된 감염관리가 많이 발전하여 상당한 효과를 산출하고 있기는 하지만, 인력구성과 조직체계, 의료수가, 실제 이행도의 측면에서는 개선할 부분이 많으므로 앞으로 더욱 발전하기를 기대해본다.

참고문헌

국가법령정보센터, 의료법 시행규칙, available at http://www.law.go.kr/lsInfoP.do?lsiSeq=106850#0000

대한감염관리간호사회, 감염관리학, 서울; 현문사, 2012.

대한의료관련감염관리학회, 의료기관의 감염관리, 제 5판, 서울: 도서출판 한미의학. 2017.

박은숙, 김조자, 유지수, 이태화, 안미정, 장문숙, 허애정, 염준섭, 최준용, 장경희, 오희철, 김준명, 의료기관에서 집단발생한 세균성이질의 감염관리, 병원감염관리, 2004 Jan; 9(1):37-48.

박은숙, 정재심, 김경미, 김옥선, 진혜영 외, 병원감염관리 비용조사연구, 병원감염관리, 2007;12(1):50-57.

송재훈, 김성민, 김경미, 최선주, 오향순, 박은숙, 정재심 외, 병원감염관리가 의료비용 절감에 미치는 영향에 대한 연구, 병원감염관리, 1999 Jan; 4(2):157-165.

의료관련감염의 소송사례, MedicalTimes 2013. 4. 19. available at http://www.medicaltimes.com/Users3/News/newsView.html?ID=1082495&nSection=1&nStart=&subMenu=news&subNum=1

이재갑, 송준영, 서유빈, 김성란, 정희진, 김우주, 삼차 병원에서 발생한 홍역의 원내 유행 및 감염 관리 활동, 병원감염관리, 2008 Jan; 13(1):24-31.

정인숙, 이영희, 오향순, 최강원, 일개 대학병원 신생아중환자실의 유행성 각결막염 유행조사, 병원감염관리, 2000 Jan; 5(2):99-111.

조선일보(2007.02.03 최현묵 기자), Available at http://news.chosun.com/site/data/html_dir/2007/02/03/2007020300017.html

질병관리본부. 병원감염감시, available at http://cdc.go.kr/CDC/contents/CdcKrContentView.jsp?cid=14720&menuIds=HOME001-MNU1132-MNU1138-MNU0113

질병관리본부. 이미숙 등, 감염관리 인정제도 마련, 질병관리본부 2011년 학술연구 용역사업 결과보고서. 2011. 8.

한국보건의료연구원. 오명돈 외, 의료관련감염병 및 항생제 내성 극복을 위한 국가 보건의료 관리 체계 개선 방안 거시 연구, 2011.12.31.
한국소비자 보호원 병원감염관리 의료분쟁 실태조사 요약보고서, 2006.12.
보험심사평가원, 감염예방·관리료 신설로 의료기관 감염관리 개선(보도자료 2016. 8. 31), Availabel at http://www.hira.or.kr/bbsDummy.do?pgmid=HIRAA020041000100&brdScnBltNo=4&brdBltNo=9213
질병관리본부, 대한의료관련감염관리학회, 의료관련감염 표준예방지침, 2017.
Haley RW, et al. The efficacy of infection surveillance and control programs in preventing nosocomial infections in U.S. hospitals, Am. J Epidemiol. 1984;121:182.
Haley RW, et al. The financial incentive for hospitals to prevent nosocomial infections under the prospective payment system, JAMA, 1987;257:1611-1614.
Healthcare-associated infections (HAI), available at http://www.cdc.gov/ncidod/dhqp/nnis_pubs.html
R. Douglas Scott II, Division of Healthcare Quality Promotion National Center for Preparedness, Detection, and Control of Infectious Diseases Coordinating Center for Infectious Diseases Centers for Disease Control and Prevention March 2009. The direct medical costs of healthcare-associated infections in U.S. hospitals and the benefits of prevention. available at http://www.cdc.gov/HAI/pdfs/hai/Scott_CostPaper.pdf

3장

격리주의지침

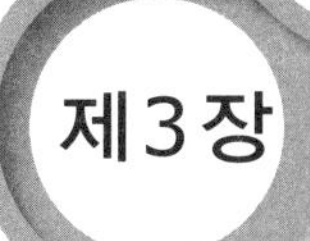

격리주의지침

감염이 성립하기 위해서는 미생물, 감염원(보균소), 탈출구, 침입구, 숙주, 전파경로 등 여섯 가지 전파고리가 있어야 한다. 미생물이 전파에 영향을 주는 요소 중에서 감염원, 감수성이 있는 숙주요인, 전파경로에 대해서 알아보기로 한다. 격리주의지침(isolation precautions)은 미생물의 전파되는 것을 예방하기 위한 것이다. 본 장에서는 우선 감염전파에 영향을 주는 주요 요인 중에 감염원과 숙주, 전파수단을 중심으로 살펴보고 미생물의 전파경로에 따른 격리주의지침을 설명하고자 한다.

I 〉 감염전파요소

1. 감염원(Source)

1) 인간(Human source)

의료기관 내 감염을 일으키는 미생물의 인간 감염원(human source)은 환자, 직원, 방문객 등이 있으며, 다음과 같은 경우도 포함된다.

① 급성 질환자, 외형상의 질병은 없으나 감염원을 가진 집락화된(colonized) 사람, 질병의 잠복기에 있는 사람, 감염원의 만성적인 보균자

② 환자 자신이 갖고 있는 내인성 정상 상주균(관리가 어려움)

2) 기타 오염된 무생물환경

사람이 아닌 기구나 약물 등도 감염원의 역할을 할 수 있다.

2. 숙주(Host)

병원성 미생물에 대한 저항성은 사람에 따라 매우 다양하다. 감염에 면역성을 가지고 있거나 감염원에 의한 집락화(colonization)가 잘 안되는 사람이 있는가 하면, 동일한 원인균에 노출된 다른 사람은 감염 미생물에 의한 무증상 보균자가 될 수도 있고, 또 다른 사람은 질병이 발생할 수 있다.

감염에 대한 숙주의 감수성에 영향을 미치는 요인은 연령, 기저 질환, 치료방법(항생제 치료, 스테로이드(corticosteroid) 치료, 기타 면역 억제제, 방사선 치료), 수술·마취·유치 도뇨관 삽입 등이 1차방어기전을 파괴하므로 숙주의 감수성에 영향을 줄 수 있다.

3. 전파(Transmission)

미생물의 전파에는 여러 가지 경로가 있으며 동일한 미생물이라도 한 가지 이상의 경로로 전파될 수 있다. 주요 전파경로는 접촉(contact), 비말(droplet), 공기(airborne), 일상매개(common vehicle), 생물매개(vector-borne) 등이 있다. 일상매개(common vehicle), 생물매개(vector-borne) 방법은 의료기관 내에서 감염전파에 중요한 역할을 차지하지 않으므로 본 격리지침에서 제외한다.

1) 접촉전파(Contact transmission)

의료기관 내 감염전파 유형 중 가장 중요하고 빈번한 전파로 직접접촉전파(direct-contact transmission)와 간접접촉전파(indirect-contact transmission)가 있다.

(1) 직접접촉전파(Direct-contact transmission)

감수성 있는 숙주와 감염된 또는 집락화된(colonized) 사람과 신체 표면과 신체 표면의 직접적인 접촉과 미생물의 물리적인 전파에 의한 감염을 말한다(예, 환자의 체위를 바꾸거나, 환자를 목욕시키거나, 기타 환자와의 직접적인 접촉이 요구되는 환자를 진료나 간호할 때).

또는 2명의 환자 사이에서도 직접 접촉에 의한 전파는 가능하며 한 명은 감염성 미생물을 가지는 감염원으로 다른 한쪽은 감수성이 있는 숙주로 기능할 수 있다.

(2) 간접접촉전파(Indirect-contact transmission)

감수성이 있는 숙주가 오염된 매개물, 주로 무생물환경과 접촉하는 경우이다(예, 오염된 기구, 바늘, 드레싱, 씻지 않은 오염된 손과 다른 환자에게 사용한 오염된 장갑).

2) 비말전파(Droplet transmission)

이론적으로는 접촉전파의 한 형태이나, 숙주까지 병원성 균이 전파되는 기전에 다소 차이가 있어서 구별하며, 비말은 감염원인 사람이 재채기, 콧물, 이야기, 흡인, 기관지경 검사와 같은 시술을 할 때 생성된다. 생성된 비말(droplet)이 공기를 통과해 단거리를 이동하여 숙주의 결막, 비점막, 구강에 정착할 때 전파가 일어난다. 비말(droplet)은 공기중에서 부유된 상태로 있지 않기 때문에 특별한 공기조절(air handling)이나 환기시설(ventilation)은 필요치 않다. 이러한 점이 공기전파와 다른 점이다.

3) 공기전파(Airborne transmission)

공기매개비말핵(airborne droplet nuclei; 장기간 공기중에 부유된 상태로 있으며, 미생물을 포함하는 droplet의 작은(5㎛ 이하) particle residue) 또는 감염원을 포함하는 분진(dust particle)의 분산에 의해 전파된다. 이런 방식으로 전달된 미생물은 공기의 흐름에 의해 쉽게 흩어지고 같은 방 또는 환경요인에 따라 감염원 환자로부터 먼거리에 있는 감수성 환자에게 흡입될 수 있다. 따라서 특별한 공기조절(air handling)과 환기시설(ventilation)이 요구된다. 공기전파를 보이는 미생물로는 결핵균(*Mycobacterium tuberculosis*), 홍역(rubeola), 수두(varicella viruses) 등이 있다.

4) 공통매개전파(Common vehicle transmission)

오염된 음식, 물, 약, 기구나 장비에 의해 미생물이 전파된다.

5) 생물매개전파(Vector - borne transmission)

모기, 파리, 쥐, 기타 해충 등에 의해 미생물이 전파된다.

Ⅱ 〉 격리주의지침의 기본사항

1. 손위생과 장갑 사용

1) 손위생

손위생(Hand hygiene)는 흔히 한 사람에서 다른 사람으로, 또는 동일한 사람의 한 부위에서 다른 부위로 미생물 전파 위험성을 감소시키는 가장 중요한 방법이다. 손위생의 과학적 근거, 적응증, 방법 등에 대해서는 손위생 지침을 참조한다.

반드시 손위생를 해야 하는 경우는 한 환자와 다른 환자의 접촉 사이, 혈액·체액·분비물·배설물 및 이들에 오염된 장비와의 접촉 후에 즉각적이고 철저하게 손위생을 하는 것은 감염관리와 격리주의지침(isolation precautions)의 가장 중요한 요소이다.

2) 장갑 사용

손위생와 함께 장갑도 미생물의 전파 위험성을 감소시키는 데 중요한 역할을 한다. 병원에서 장갑 착용이 중요한 세 가지 이유로는

1) 보호막(protective barrier)을 제공할 뿐만 아니라, 혈액·체액·분비물·배설물·점막·손상된 피부(nonintact skin)와 접촉 시 손의 오염을 막기 위해
2) 직원의 손에 있는 미생물이 침습성 시술 또는 환자의 점막이나 손상된 피부(nonintact skin)와 접촉할 수 있는 시술을 할 때 환자에게 전파될 가능성을 줄이기 위해
3) 환자나 매개물(fomite)의 미생물에 오염된 직원의 손에 의해 다른 환자에게 전파될 가능성을 줄이기 위해서 사용하며, 이런 상황에서는 환자 접촉 사이에는 장갑을 교환하고 장갑을 벗은 후에는 손위생을 수행한다.

다음과 같은 이유로 장갑을 착용하는 것이 손위생의 필요성을 대신할 수 없는데, 그 이유는 다음과 같다.

1) 장갑은 사용중 찢어지거나, 보이지 않는 작은 결함(defect)이 있을 수 있기 때문에

2) 장갑을 벗는 동안에 손이 오염될 수 있으므로,

다른 환자 접촉 사이에 장갑을 바꿔 끼지 않는 것은 감염관리의 위험요인이 될 수 있다.

2. 환자배치

적절한 환자 배치는 격리주의지침(isolation precautions)의 중요한 요소이다.

1) 1인용 격리(독방)

미생물을 가지고 있는 감염원 환자가 위생습관이 불량하거나, 환경을 오염시키거나, 미생물 전파를 제한하기 위한 감염관리 예방조치를 유지하는 데 도움이 되지 못할 때는(예, 영아, 유아, 의식 상태에 장애가 있는 환자) 독방을 사용하는 것이 직접·간접 접촉 감염의 전파를 예방하는 데 중요하다. 매우 전파성이 강하거나 역학적으로 중요한 미생물을 가진 환자는 세면대, 화장실을 갖춘 독방을 사용하도록 하여 미생물의 전파 기회를 줄인다.

2) 코호트(Cohort)

독방 사용이 여의치 않을 때는, 감염된 환자는 적당한 다른 환자(roommate)와 함께 배치한다. 동일한 미생물에 의해 감염된 환자는 다음과 같은 조건하에서는 흔히 한 방을 공유할 수 있다.

1) 잠재적으로 전파가능한 다른 미생물에 감염되지 않은 경우
2) 동일한 미생물에 의한 재감염의 가능성이 미약한 경우

유행 발생 시, 또는 독방이 부족한 경우에 사용할 수 있다.

3) 독방사용이나 코호트가 어려운 경우

독방을 사용하기 어렵고, 코호트가 어려운 경우 감염성 병원성균의 역학적 특성과 전파 유형, 그리고 치료받고 있는 환자 집단에 대해 고려를 해야 하므로, 환자 배치 전에 감염관리전문가와 상담한다. 또한 감염된 환자와 감염되지 않은 환자가 한 방을 쓸 때는, 환자, 직원, 방문객이 적절한 주의(precautions)를 하여 감염의 확산을 예방하고, 같은 방을 사용하는 환자(roommate)를 주의 깊게 선정하는 것이 또한 중요하다.

4) 기타

적절한 공기 처리와 환기(시설)를 갖춘 독방은 특히 미생물이 공기 매개 전파를 하는 경우에 감염원 환자에서 감수성이 있는 다른 환자와 병원 내 다른 사람에게 미생물이 전파되는 위험을 줄이는 데 매우 중요하다.

3. 감염된 환자의 이동

독력이 강하고 역학적으로 중요한 미생물에 감염된 환자로 격리를 요하는 환자는 움직임과 이송을 제한하고, 특별한 목적이 있는 경우에만 그 방을 떠나도록 함으로써 병원 내 미생물의 전파 기회를 줄일 수 있다. 환자 이송을 할 때에는

1) 다른 환자, 직원, 방문객에게 지속적으로 미생물이 전파되는 기회를 줄이고 환경오염을 감소시키기 위하여 환자에게 적절한 보호장비(barriers; 예, 마스크, 불투과성 드레싱)를 사용한다.
2) 환자가 이송되어 오는 곳의 직원은 환자의 도착에 대해 확인하고, 감염성 미생물의 전파 위험을 감소시키기 위해 사용되어질 예방지침

(precautions)에 대해 알아 둔다.

3) 환자의 감염성 미생물이 타인에게 전파되는 것을 예방하는 데 도움이 될 수 있는 방법을 환자에게 알려준다.

4. 마스크, 호흡보호장비, 눈보호장비, 안면보호장비

다양한 형태의 마스크, 보안경, 안면보호대(face shields)를 단독 또는 함께 사용하여 차단보호(barrier protections) 효과를 가질 수 있다. 혈액·체액·분비물·배설물이 튈 수 있는 시술중에는 코, 입을 모두 덮는 마스크, 보안경 또는 얼굴 가리개를 사용하여 병원성균의 접촉 전파로부터 눈·코·입의 점막의 감염을 예방할 수 있다. 혈액을 통하여 전파되는 병원균의 노출 위험성을 줄이기 위해 특별한 상황에서 마스크, 보안경, 안면보호대의 착용은 반드시 해야 한다.

수술용 마스크(surgical mask)는 일반적으로 감염환자의 기침이나 재채기로 밀접한 접촉이나 가까운 거리에서 전파되는 감염성이 있는 비교적 큰 비말(large-particle droplet)이 생성되므로 이를 예방하기 위해서 사용된다.

결핵 전파 예방을 위한 호흡보호장비로 수술용 마스크는 비말(droplet nuclei)의 흡입 예방에 효과적이지 못하므로 일회용 호흡기 마스크(disposable particulate respirator)를 사용하도록 권장한다. 현재 N95(95% 효율성에 있는 N 범주) 마스크가 결핵 전파 예방을 위한 마스크로 사용되고 있다(미국의 CDC, NIOSH 기준 부합, 우리나라 질병관리본부 기준 부합).

5. 가운과 기타 보호장비

미생물에 의한 차단보호(barrier protections) 효과를 제공하고, 미생물 전파 기회를 감소시키기 위해 다양한 형태의 가운과 보호복을 입는다. 가운은 의복의 오염을 예방하고 직원의 피부가 혈액이나 체액에 노출되는 것을 막기 위해서 착용한다. 가운은 액체가 투과하지 못하고, 다리 덮개, 부츠와 신발덮개 등은 다량의 감염성 물질이 튈 것으로 예상될 때 피부를 더 많이 보호하기 위해 사용된다. 특히 혈액으로 전파되는 미생물에 의한 오염을 예방하기 위해서는 반드시 사용한다.

가운은 역학적으로 중요한 미생물에 감염된 환자를 간호하는 동안 환자나 환경 내 오염물품으로부터 다른 환자 또는 환경으로 미생물이 전파될 기회를 줄이기 위해 입기도 한다. 이런 목적으로 가운을 입을 때 환자의 환경을 떠나기 전에 가운을 벗고 손을 씻는다.

6. 환자사용기구

환자에게 사용된 환자 치료장비와 물품을 특별하게 취급 및 처리해야 되는 것에 관한 지침이다. 날카로운 기구에 베이거나 찔리거나(cut, stick), 또는 상해를 초래할 가능성(바늘, 기타 뾰족한 기구들), 관련 질환의 심각성, 병원균(pathogens)의 환경안전성 등과 관련되어 있다. 환자에게 사용된 물품은 환자, 직원, 방문객에게 우연히 노출되는 것을 막고, 환경이 오염되지 않도록 하기 위해 통이나 봉지에 밀봉한다. 특히 이미 환자에게 사용된 예리한 물건(sharps)은 뚫리지 않는 통(puncture-resistant containers), 주사바늘통에 별도로 담아둔다. 그 외의 물품은 봉지에 담는다. 봉지가 튼튼하고, 봉지 바깥면이 오염되지 않게 물품을 봉지 속에 넣을 수 있다면 봉지 한 개로도 충분하지만, 그렇지 못하다면 2개의 봉지가 필요하다.

환자에게 사용된 기구의 오염제거, 소독과 멸균 등에 대해서는 소독과 멸균 지침을 참조한다. 고위험(critical) 의료기구(예, 정상적으로는 멸균 상태인

조직이나 혈액을 통과하여 삽입하는 장비)나 또는 준위험(semicritical) 의료장비(예, 점막과 접촉하는 도구)는 미생물이 다른 환자에게 전파될 가능성을 줄이도록 사용 후에 반드시 높은 수준의 소독이나 멸균을 해야 한다. 소독과 멸균 시에는 물건의 종류, 사용용도, 제조자의 권고사항, 감염관리지침에 따른다.

7. 린넨이나 환의 등 세탁물 관리

더럽혀진 린넨은 병원성 미생물로 오염될 수도 있지만, 미생물이 환자, 직원, 환경에 전파되지 않는 방법으로 처리, 이송 및 세탁되면 질병 전파 위험은 무시할 수 있다. 엄격한 규칙이나 규정보다 깨끗한 린넨과 더럽혀진 린넨을 구별하여 위생적이고 상식적으로 보관, 처리하는 것이 권장된다. 오염된 린넨은 깨끗한 지역을 오염시키지 않도록 새지 않는 별도의 비닐봉투에 넣어서 햄퍼에 넣고 풀어지지 않도록 입구를 잘 봉한다. 더럽혀진 린넨을 다루고 이송하고 세척하는 방법은 린넨처리규칙에 따른다.

8. 그릇, 컵, 식기 등

그릇, 컵, 식기 등에 대해서는 특별한 주의(precautions)가 필요치 않다. 격리주의(Isolation precautions)상태에 있는 환자에게는 1회용이나 재사용이 가능한 그릇 및 식기를 이용할 수 있다. 병원에서 그릇 세척 시 사용되는 더운 물이나 세제만으로도 그릇, 컵 및 식기의 오염을 제거하는 데 충분하며, 식품위생 규정에 따라 처리한다.

9. 일상적인 청소 및 퇴원 후 청소

감염성 미생물과 환경오염 정도가 특별한 세척을 필요로 하지 않는 정도라면 전파경로에 근거하여 방 또는 침실과 침대 옆의 환자기구도 표준주의(standard precautions)에서와 같은 방법으로 세척한다. 침대 옆 장비와 환경표면(예, 침대난간, 침대 옆 탁자, 이동용 carts, 변기, 방문, 수도꼭지 등)의 경우 철저한 세척과 함께 오랫동안 무생물환경에서 살 수 있는 특정 병원성균, 특히 장구균(enterococci) 등이 의심되는 경우 적절히 소독한다. 이전에 특정 병원성균에 감염 또는 집락화된 환자가 쓰던 방에 입원한 환자는 방이 충분히 세척, 소독하지 않은 상태에서는 오염된 환경 표면과 침대 옆 장비에 의한 감염 위험성이 증가될 수 있다.

Ⅲ 〉 격리주의지침

의료기관의 격리주의지침에는 모든 환자를 접촉할 때 지켜야 하는 기본적인 표준주의지침(standard precautions)을 기본으로 하며, 전파경로에 따른 격리지침, 즉 접촉격리지침, 비말격리지침, 공기격리지침이 있다. 질병별 전파경로 방법에 따라서 표준지침을 기본으로 준수해야 하고 추가로 전파경로에 따른 격리주의지침을 준수하는 것이 중요하다.

1. 일반관리

1) 환자, 직원, 방문객 등에게 격리주의지침에 대한 교육과 격리주의지침을 준수할 의무를 알려 주어야 한다
2) 주기적으로 격리주의지침의 수행을 평가해야 하며 향상시켜야 한다.

2. 표준주의지침

1) 손위생

(1) 장갑 사용 여부와 관계없이 혈액, 체액, 분비물, 배설물, 오염된 기구를 만진 후에는 반드시 손위생을 수행한다. 다른 환자나 환경에 미생물의 전파를 예방하기 위한 경우나 환자와 다른 환자의 접촉 사이에, 사용한 장갑을 벗은 후에는 즉시 손위생을 수행한다. 신체 다른 부위의 접촉오염(cross-contamination)을 예방하기 위해 같은 환자에서 행해지는 의료행위(task and procedure) 사이에 손위생을 하는 것이 필요한 경우도 있다.

(2) 일상적인 손위생을 할 때는 항균제가 포함되지 않은 일반비누를 이용한다.

(3) 격리주의지침에 의한 특별한 환경(예, 유행적 발생이나 고도로 토착화된 감염발생인 경우)인 경우에는 항균제품이나 물을 사용하지 않는 소독제를 이용하여 손위생을 수행한다.

(4) 손에 혈액, 체액, 등 유기물이 묻은 경우나 아포를 형성하는 균주와 접촉한 경우에는 반드시 물과 소독제를 이용해서 손위생을 수행한다. 육안으로 보았을 때 손의 유기물로 오염되지 않은 경우는 알코올이 함유된 물을 사용하지 않는 손소독제로 마찰하여 손위생을 수행한다.

2) 장갑 사용

혈액, 체액, 분비물, 배설물, 오염된 물품을 접촉할 때는 장갑(깨끗한 비멸균장갑)을 착용해야 한다. 점막과 손상된 피부를 만지기 전에는 깨끗한 장갑을 착용해야 한다. 고농도의 미생물에 오염된 경우에는 각 진료행위나 시술 사이에 같은 환자인 경우에도 장갑을 교환해야 한다. 사용한 직후, 오염되지 않은 물품과 환경을 만지기 전에, 다른 환자에게 가기 전에는 다른 환자나 환경에 미생물의 전파를 막기 위해서 반드시 장갑을 벗고 즉시 손을 씻어야 한다.

3) 마스크, 눈보호장비의 사용

혈액, 체액, 분비물, 배설물이 튀거나 분사될 가능성이 있는 시술이나 진료를 하는 동안에는 눈, 코, 입의 점막을 보호하기 위해 마스크와 보호안경 또는 안면 보호대를 사용해야 한다.

4) 가운 사용

혈액, 체액, 분비물, 배설물이 튀거나 분사될 가능성이 있거나 옷이 더러워질 가능성이 있는 시술이나 처치를 수행할 때는 옷이 더러워지거나 피부가 오염되는 것을 예방하기 위하여 가운(깨끗한 비멸균 가운)을 입는다. 가운은 활동이나 접촉할 가능성이 있는 액체의 양에 따라서 적절한 것을 선택한다. 오염된 가운은 다른 환경이나 다른 환자에게 미생물의 전파를 예방하기 위하여 가능한 빨리 즉시 벗고 손을 씻어야 한다.

5) 환자 사용기구

혈액, 체액, 분비물, 배설물로 오염된 기구는 피부나 점막의 노출이나 옷이 오염되거나 다른 환자나 환경으로 전파되는 것을 예방하기 위한 방법으로 다루어야 한다. 재사용 물품은 다른 환자에게 사용하기 전에 반드시 적절하게 세척되고 소독멸균과정을 거쳐야 하며, 일회용 물품은 완전하게 폐기해야 한다.

6) 환경관리

병원은 환경 표면이나 침대, 침대 side rail, 침상기구 등 빈번하게 접촉하는 환경 표면에 대한 적절한 일상적인 관리, 세척, 소독, 멸균에 대한 적절한 절차를 가져야 한다.

7) 린넨과 세탁물 관리

혈액, 체액, 분비물, 배설물로 오염된 린넨은 피부나 점막에 노출이나 옷의 오염, 다른 환자나 환경으로 전파되는 것을 예방하기 위한 방법으로 다루고 이동하고 다루어져야 한다.

8) 직원건강 및 혈행성 감염 예방

(1) 주사바늘이나 외과용 메스(scalpel) 등 다른 날카로운 기구를 다룰 때(즉 시술 후 날카로운 기구를 다룰 때, 사용한 주사바늘을 버릴 때)는 주의를 기울여야 한다. 사용한 주사바늘 뚜껑을 다시 씌우거나 양손으로 다른 조작을 하거나 바늘이 신체의 다른 부위로 향하게 하는 행위를 하지 않는다. 대신 한 손만을 이용해 주사바늘로 뚜껑을 들어올려서 끼우거나 주사바늘 뚜껑을 고정시키도록 설계된 기계장치를 이용한다. 일회용 주사기로부터 손으로 주사바늘을 분리하거나 구부리거나 자르거나 다른 손으로 하는 조작을 가하지 않는다. 사용한 일회용 주사기와 주사바늘, 외과용 메스 칼날 등 날카로운 기구들은 별도의 뚫리지 않는 통에 버려야 하며, 이 통은 사용한 장소에서 실제로 이용할 수 있도록 가까운 곳에 놓여 있어야 한다. 재사용 주사기와 바늘도 뚫리지 않는 통에 모았다가 재사용과정(세척, 소독, 멸균)을 거치는 장소로 이동해야 한다.

(2) 심폐소생술이 예견되는 장소에서는 구강 대 구강 심폐소생술의 대안으로 구강보호대(mouthpiece), 심폐소생주머니(resuscitation bag) 또는 다른 환기기구를 사용해야 한다.

9) 환자 배치

환경을 오염시킬 가능성이 있는 환자는 독방에서 적절한 위생관리를 유지하거나 환경관리를 할 수 있도록 한다. 독방이 가능하지 않은 경우에는 감염관리실과 환자의 적절한 배치나 다른 대안에 대하여 상의한다.

3. 공기주의지침

표준주의지침에 덧붙혀 공기주의지침은 5μm 또는 그 이하 크기의 비말핵으로 전파되는 미생물에 의한 전파를 예방하기 위한 지침으로, 공기 중에 널리 퍼져서 공기흐름에 의해서 같은 방이나 비교적 먼 곳까지 이동하게 되는 질환자의 격리에 해당한다.

1) 환자 병실

환자는 1인용 독방에 배치하며, 독방은 주위에 비하여 (1) 음압이 유지되어야 하며, (2) 시간당 6회에서 12회의 공기교환이 이루어져야 하며, (3) 공기가 적절하게 외부로 배출되거나 병원 내 다른 지역으로 공기가 순환되기 전에 고효율필터(high-efficiency filtration)가 적절하게 작동되는지 관찰해야 한다. 환자는 병실 내에 있어야 하며 방문은 반드시 닫아놓는다. 1인용 격리가 불가능한 경우에는 특별한 다른 사유가 없는 한 다른 감염은 없는 동일한 미생물에 의해 감염된 환자와 동일 병실에 둘 수 있다. 1인용이나 코호트가 불가능한 경우에는 감염관리실과 상의한다.

2) 호흡보호장비의 사용

결핵에 대한 감염력이 있거나 있을 것으로 의심되는 환자의 방에 들어갈 때는 호흡보호장비를 사용해야 한다. 면역력이 있는 다른 직원이 있는 경우에는 감수성이 있는 직원이 홍역이나 수두환자의 방에 들어가지 않는다. 만약 홍역이나 수두에 감수성이 있는 직원이 이 환자의 병실에 들어갈 때는 호흡보호장비를 사용해야 한다. 그러나 홍역이나 수두에 면역력이 있는 직원은 호흡보호장비를 사용할 필요가 없다.

3) 환자 이동

환자의 이동은 반드시 필요한 경우가 아니면 제한해야 한다. 만약 환자의 이동이 필요한 경우에는 환자에게 외과용 마스크를 사용해서 비말핵의 전파를 최소한으로 한다.

4) 결핵감염관리는 별도의 결핵감염관리지침을 참조한다.

4. 비말주의지침

표준주의 지침을 기본으로 준수해야 하며, 비말지침은 주로 기침이나 재채기, 말하거나 시술을 수행할 때 생성되는 5μm 이상의 비교적 큰 비말핵에 의해서 전파되는 질환의 격리지침이다.

1) 환자 병실

1인용 독방에 둔다. 그러나 1인용 독방이 불가능한 경우에는 다른 감염은 없는 동일한 병원균에 감염된 환자와 같은 방에 둘수 있다(코호트). 독방이나 코호트가 불가능한 경우에는 환자와 다른 환자 또는 방문객과의 거리를 3feet(약 1m) 이상 떨어지게 한다. 특별한 공기조절이 필요하지 않으며 방문을 열어두는 것도 가능한다.

2) 마스크

표준격리에 덧붙혀 환자와 3feet 이내에 접촉할 때는 마스크를 사용한다.

3) 환자이동

반드시 필요한 경우가 아니라면 환자의 이동은 제한한다. 만약 환자의 이동이 필요한 경우에는 마스크를 환자에게 사용하여 비말의 전파를 최소한으로 한다.

5. 접촉주의지침

직접 접촉이나 간접 접촉에 의해서 전파되는 질환에 표준주의지침에 덧붙혀 접촉주의지침이 적용된다.

1) 환자 배치

환자는 독방에 둔다. 그러나 1인용 독방이 가능하지 않은 경우에는 다른 감염이 없는 동일한 병원균에 감염된 다른 환자와 같은 방에 둘 수 있다(코호트). 독방이나 코호트가 가능하지 않은 경우에는 감염관리실에 상의한다.

2) 장갑 사용과 손위생

표준주의지침에서 언급된 내용에 추가하여 환자의 방에 들어갈 때는 장갑(청결한 비멸균 장갑)을 사용한다. 환자에게 처치를 수행하는 동안 미생물에 고도로 오염된(대변, 창상배액 등) 감염물질을 접촉한 후에는 교환한다. 환자의 환경에서 벗어나기 전에 장갑을 벗고 항균제가 포함된 제품이나 물을 사용하지 않는 소독제로 즉시 손을 씻는다. 장갑을 벗고 손을 씻은 후에는 다른 환자나 환경으로 미생물의 전파를 예방하기 위하여 환자의 방안의 오염가능성이 있는 환경 표면이나 기구를 접촉하지 않도록 주의한다.

3) 가운

표준주의지침에 언급된 가운을 입어야 하는 상황에 덧붙여서 다음을 준수한다. 환자의 방에 들어갈 때 환자와 접촉하거나, 환경표면, 환자 방에 있는 물건 등과 접촉하거나, 환자가 실금을 하거나 설사를 하거나 장루(ileostomy, colostomy)를 갖고 있거나, 드레싱으로 포함되지 않는 창상 배액이 있는 경우와 같이 옷의 오염이 예측되는 상황에서는 반드시 가운을 입는다. 가운을 벗은 후에는 다른 환자나 환경으로 미생물의 전파를 예방하기 위하여 환자의 방안의 오염가능성이 있는 환경표면이나 기구를 접촉하지 않도록 주의한다.

4) 환자의 이동

반드시 필요한 경우가 아니라면 환자의 이동은 제한한다. 만약 환자의 이동이 필요한 경우에는 다른 환자나 환경으로 미생물이 전파되는 것을 예방하기 위하여 주의지침을 엄격히 준수한다.

5) 환자 사용기구

가능하면, 비위험기구는 환자에게 다른 환자와는 별도로 사용한다(감염된, 집락화된 환자의 코호트). 공동으로 사용하는 경우에는 다른 환자에게 사용하기 전에 반드시 적절하게 소독되어야 한다.

6. 표준주의지침

■ 표준주의지침(Standard Precautions)

표준주의지침(Standard Precautions)

손위생
환자를 진료하기 전과 진료한 후
장갑을 사용하기 전과 사용한 후
한 환자와 접촉한 후 다른 환자를 접촉하기 전

장갑
혈액, 체액, 분비물, 배설물, 오염된 기구 등과 접촉할 때
점막이나 손상된 피부와 접촉하기 전

마스크/눈보호장비
혈액이나 체액이 튀거나 분사될 가능성이 있는 처치를 수행할 때 눈, 코, 입의 점막 보호

가운
혈액이나 체액이 튀거나 분사될 가능성이 있는 처치를 수행할 때 피부나 의복을 보호

기타 주의사항
주사바늘, 칼날이나 날카로운 기구 등을 사용할 때 손상 예방
처치 후 날카로운 기구를 다룰 때
사용한 기구를 닦을 때
사용한 주사바늘을 버릴 때

대상질환
모든 환자,
모든 혈액, 체액, 분비물, 배설물, 오염된 기구

7. 전파경로별 격리주의지침

■ 접촉주의지침(Contact Precautions)

접촉주의지침(Contact Precautions)

병실 : 격리

마스크 : 필요시 사용

장갑
병실에 들어갈 때 착용
병실에서 나오기 전에 벗기

손위생
장갑을 벗은 후 소독제가 포함된 비누로 손을 씻고 씻은 후에는 손의 재오염 피하기

가운
환자나 환경에 직접 접촉이 예상되면 환자의 방에 들어갈 때 착용

환자 이동
꼭 필요한 경우를 제외하고는 환자의 이동 제한
이동중에는 병원균의 전피위험을 최소한으로 하도록 모든 주의를 엄격히 준수한다.

환자사용물품
가능한 물품은 개별 사용
공통적으로 사용하는 기구는 반드시 다른 환자에게 사용 전에 청결 및 소독

대상질환
다제내성균(MRSA, VRE, 기타 감염관리위원회에서 지정한 균주), *C.difficile*, RSV, Parainfluenza, Herpes simplex, neonatal or severe
Highly contagious skin infection(scabies, lice, impetigo)
Infant/young children(< 6세) or anyone diapered/incontinent
Enterovirus, Hepatitis A, Rotavirus, Shigella, Giardia, other gastroenteritis
표준주의지침준수

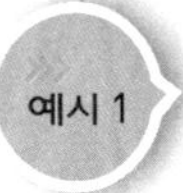

여러분이 일하고 있는 병원에서 옴 환자가 발생하였다. 준수해야 하는 격리주의지침은?
A. 옴은 접촉으로 전파되므로 접촉주의지침을 준수해야 한다. 그러므로 본 장의 접촉주의지침에 따라서 환자를 관리해야 한다.

■ 비말주의지침(Droplet Precautions)

비말주의지침(Droplet Precautions)

병실

가능한 독방에 격리

환자를 코호트하는 경우에 다른 환자와의 거리 간격: 1m

마스크

환자와의 거리가 1m 이내인 경우에는 항상 마스크 착용

환자 이동

반드시 필요한 경우를 제외하고는 이동제한

이동중에는 환자에게 수술용 마스크 사용

환자를 받는 지역에 환자의 이동을 알려주기

대상질환

Haemophilus influenza/수막염

N. Meningitis/Meningitis/Sepsis

Pharyngeal Diphteria, Mycoplasma Pneumonia, Pertusis, Influenza, Mumps, Parvovirus B19, Pneumonic Plague

Group A strep(Pharyngitis, Pneumonia, Haemophilus influenzae, Scarlet Fever, in infants and young children)

표준주의지침준수

■ 공기주의지침(Airborne Precautions)

공기주의지침(Airborne Precautions)

병실

독방에 격리

음압유지

방문은 반드시 닫기

마스크

결핵-N95 Respirator

수두, 홍역-면역이 있는 사람은 사용할 필요 없음

감수성이 있는 사람은 환자의 방에 들어가지 않음

환자 이동

반드시 필요한 경우를 제외하고는 이동제한

이동중에는 환자에게 수술용 마스크 사용

환자를 받는 지역에 환자의 이동을 알려주기

대상질환

결핵(TB) 의증/ 확진, 홍역, 수두

대상포진, disseminated

대상포진, immunocompromised

출혈열, e.g. Ebola

표준주의지침 및 접촉주의지침 기본적으로 준수

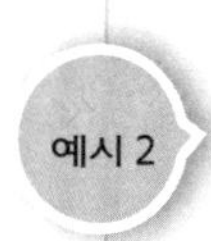

여러분이 일하고 있는 병원에서 활동성 폐결핵 환자가 발생하였다. supum AFB smear에서 2 positive 결과를 보였다. 준수해야 하는 격리주의지침은?

A. 활동성 폐결핵은 공기전파 질환이므로 공기주의지침을 준수해야 한다. 그러므로 본 장의 공기주의지침에 따라서 환자를 관리해야 한다.

■ 병실소독에 사용할 수 있는 제품 예

소독제	사용농도	기타
Sodium hypochlorite(4% 락스용액)	1:400(100ppm) 24시간 이내 사용할 경우의 희석농도 1:200(1일~30일 이상 사용할 경우의 희석농도)	최소노출시간 없음
Iodophor detergent solution	제품설명서 참조	10분(제품설명서 참조)
Quaternary ammonium germicidal detergent solution	제품설명서 참조	10분(제품설명서 참조)
Ethyl 또는 Isoprophyl alcohol	70~90%	최소노출시간 없음

* 공기전파 질환자를 격리한 경우에는 1~2시간 정도 환기를 시킨 뒤에 다른 환자를 입실시킨다.

| 표 3-1 | 경험적 예방조치가 필요한 임상적 증상 및 상태[1]

임상 증상 및 상태[2]	가능한 병원성균[3]	경험적 예방 조치 유형
설사(diarrhea) :		
(1) 실금이 있거나 기저귀 착용 환자에서 감염성 요인에 의한 것으로 보이는 급성 설사	장관계 감염 병원균[4]	접촉
(2) 최근 항생제를 투여받은 과거력이 있는 성인 환자의 설사	*Clostridium difficile*	접촉
뇌막염(meningitis)................................	*Neisseria meningitis*	비말
원인을 모르는 전신 발진 또는 exanthems......		
(1) petechial/ecchmotic with fever............	*Neisseria meningitis*	비말
(2) vesicular.......................................	Varicella	공기, 접촉
(3) maculopapular with coryza and fever....	Rubeola(measles)	공기
호흡기계 감염 :		
(1) HIV 음성이거나 감염 가능성이 낮은 환자의 기침, 열, 폐상엽의 침윤.................	*Mycobacteium tuberculosis*	공기
(2) HIV 감염자나 감염 가능성이 높은 환자의 기침, 열, 부위에 관계없는 폐침윤.........	*Mycobacteium tuberculosis*	공기
(3) Pertussis activity의 기간중 발작적 또는 심한 지속적 기침..............................	*Bordetella pertussis*	비말
(4) 유아나 소아에서의 기관지염이나 croup과 같은 호흡기계 감염..........................	Respiratory syncytial or parainfluenza virus	접촉
다약제내성균에 의한 감염가능성[5]		
(1) 다약제내성균에 의한 감염이나 균집락의 과거력이 있는 경우........................	Resistant bacteria	접촉
(2) 다약제내성균이 많은 병원이나 재활센터 등에 최근에 입원한 환자의 피부, 창상 또는 요로감염................................	Resistant bacteria	접촉
피부 또는 창상 감염 : 드레싱을 할 수 없는 농양이나 배액성 창상...	*Staphylococcus aureus*, Group A streptococcus	접촉

1. 병원사정에 따라 추가하거나 변경이 가능하다. 적절한 예방조치가 수행되기 위해서 각 병원은 입원 전, 입원 시 간호의 한 부분으로 이런 기준에 따라 환자를 평가하는 체계를 갖추도록 한다.
2. 환자에 따라서 열거된 증상이나 상태와 다른 양상을 보일 수도 있다. 예를 들면 신생아나 성인의 백일해에서 발작적이거나 심한 기침이 나타나지 않는 경우도 있다. 임상적인 판단과 지역사회의 특정 질환의 유병률에 따라 임상증상 및 상태의 기준을 정할 수 있다.
3. 가능한 병원성균에 열거된 미생물은 감염의 가능성이 있는 전체 미생물이나 진단을 포함하고 있는 것은 아니다. 그보다는 여러 가능한 미생물 중 이러한 미생물에 의한 감염이 아닌 것으로

진단이 확정되기 전까지 표준예방조치만으로는 전파를 차단할 수 없는 미생물을 주로 언급하였다.

4. 이에 포함되는 미생물에는 enterohemorrhagic *Escherchia coli* O157:H7, *Shigella*, hepatitis A 또는 rotavirus 등이 있다.
5. 내성균은 당시의 상황, 지역적·국가적 권장사항에 따라 임상적·역학적 중요성에 대해 고려하여 감염관리위원회에서 결정한다.

| 표 3-2 | 감염질환별 격리 유형과 기간

감염질환	격리	
	유형	기간
Abscess:		
Draining, major[1]	접촉	DI[*]
Draining, minor or limited[2]	표준	
Acquired immunodeficiency syndrome(AIDS)[3]	표준	
Actinomycosis	표준	
Adenovirus infection, in infants and young children	비말,	DI
Amebiasis	접촉 표준	
Anthrax:		
Cutaneous	표준	
Pulmonary	표준	
Antibiotic-associated colitis(See *Clostridium difficile*):		
Arthropodborne viral encephalitis(estern, western, Venezuelan equine encephalomyelitis; St.Louis, California encephalitis)	표준[4]	
Arthropodborne viral fevers(dengue, yellow fever, Colorado tick fever)	표준[4]	
Ascariasis	표준	
Aspergillosis	표준	
Babesiosis	표준	
Blastomycosis, North american, cutaneous or pulmonary	표준	
Botulism	표준	

1. 드레싱을 하지 않고 있거나 적절하지 못할 때
2. 드레싱이 되어 있고 적절하게 배액물을 덮고 있을 때
3. [표 3-1]에 열거되어 있는 증상 및 상태를 참고한다.
4. 유행 지역에서는 창문이나 출입문에 스크린을 설치한다.

* Duration of illness, 질병기간(창상이 있는 경우는 배액이 멎을 때까지)

감염질환	격리 유형	격리 기간
Bronchiolitis(see respiratory infections in infants and young children):	표준	
Brucellosis(undulant, Malta, Mediterranean fever)...............		
Campylobacter gastroenteritis(see gastroenteritis)		
Candidiasis, all forms including mucocutaneous..................	표준	
Cat-scratch fever(benign inoculation lymphoreticulosis)........	표준	
Cellulitis, uncontrolled drainage...................................	접촉	
Chancroid(soft chancre)	표준	
Chickenpox(varicella)	공기, 접촉	각주[5] 참조
Chlamydia trachomatis:		
Conjunctivitis...	표준	
Genital...	표준	
Respiratory...	표준	
Cholera(참고 gastroenteritis)..		
Closed-cavity infection:		
Draining, limited or minor..	표준	
Not draining...	표준	
Clostridium spp.;		
C.botulinum...	표준	
C.difficile..	접촉	질병기간
C.perfringens		
Food poisoning..	표준	
Gas gangrene...	표준	
Coccidioidomycosis(valley fever):		
Draining lesions..	표준	
Pneumonia...	표준	
Colorado tick fever..	표준	
Congenital rubella..	접촉	각주[6] 참조

5. 모든 병소(lesions)에 딱지(crusts)가 생길 때까지 격리한다. 평균 잠복기는 10~16일(범위 10~21일)이다. 바이러스에 노출 후 적당할 때 varicella zoster immune globulin(VZIG)을 접종하고, 감수성이 있는 환자는 가능하면 퇴원시킨다. 바이러스에 노출된 감수성이 있는 환자는 감염원에 노출 후 10일부터 마지막 노출 후 21일(VZIG를 맞은 환자는 28일)까지 공기 격리를 계속한다. 감수성이 있는 의료진이 있다면 격리중인 환자의 방에 출입하지 않는다.
6. 생후 3개월에 실시한 비인두와 소변 배양검사가 음성이 아닌 경우 생후 1년까지는 입원 시마다 영아를 격리한다.

감염질환	격리	
	유형	기간
Conjunctivitis:		
Acute bacterial	표준	
Chlamydia	표준	
Gonococcal	표준	
Acute viral(acute hemorrhagic)	접촉	질병기간
Coxsackie virus disease(참고 enteroviral infection):		
Creutzfeldt-Jakob disease	표준[7]	
Croup(참고 respiratory infections in infants and young children):		
Cryptococcosis	표준	
Cryptosporidiosis(참고 gastroenteritis)		
Cysticercosis	표준	
Cytomegalovirus infection, neonatal or immunosuppressed	표준	
Decubitus ulcer, infected:		
Major[1]	접촉	질병기간
Minor or limited[2]	표준	
Dengue	표준[4]	
Diarrhea, acute-infective etiology suspected(참고 gastroenteritis):		
Diptheria:		
Cutaneous	접촉	항생제 치료 후 배양검사 음성일 때까지[8]
Pharyngeal	비말	항생제 치료 후 배양검사 음성일 때까지[8]
Ebola viral hemorrhagic fever	접촉[9]	
Echinococcosis (hydatidosis)	표준	

7. 질병이 확정되었거나 의심되는 환자의 혈액, 체액, 조직, 오염된 물체 등을 취급하거나 소독시 특별한 주의가 필요하다.
8. 24시간 간격으로 실시한 두 번의 배양검사가 음성일 때까지 격리한다.
9. 1995년 자이레의 Ebola 유행 동안 임시권장사항의 제정되었다. 유행 당시의 역학적 자료와 임시권장사항을 평가하는 동안 viral hemorrhagic infection이 의심되는 환자 관리에 관한 1988년 지침이 재검토되고 수정될 것이다.

감염질환	격리	
	유형	기간
Echovirus(참고 enteroviral infection)		
Encephalitis or encephalomyelitis(참고 specific etiologic agents)		
Endometritis..		
Enterobiasis(pinworm disease, oxyuriasis).........................	표준	
Enterococcus species(참고 multidrug-resistant organisms	표준	
if epidemiologically significant or vancomycin resistant):		
Enterocolitis, *Clostridium difficile*..................................		
Enteroviral infections:	접촉	입원기간
Adults..		
Infants and young children...	표준	
Epiglottitis, caused by *Haemophilus influenzae*....................	접촉	질병기간
Epstein-Barr virus infection, including infectious mononucleosis...	비말	24시간까지
Erythema infectiosum(also 참고 Parovirus B19)..................	표준	
Escherichia coli gastroenteritis(참고 gastroenteritis)	표준	
Food poisoning:		
Botulism..		
Clostridium perfringens or *welchii*.................................	표준	
Staphylococcal...	표준	
Furunculosis-staphylococcal:	표준	
Infants and young children...		
Gangrene(Gas gangrene)..	접촉	질병기간
Gastroenteritis:	표준	
Campylobacter species...		
Cholera...	표준[10]	
Clostridium difficile...	표준[10]	
Cryptosporidium species..	접촉	DI
Escherichia coli:	표준[10]	
Enterohemorrhagic O157:H7.....................................		
Diapered or incontinent...	표준[10]	
Other species..	접촉	
Giardia lamblia..	표준[10]	
	표준[10]	

10. 기저귀를 착용하였거나 실금이 있는 6세 미만의 아동은 이환기간 동안 접촉 격리를 적용한다.

감염질환	격리	
	유형	기간
Rotavirus	표준[10]	
Diapered or incontinent	접촉	DI
Salmonella species(including *S.typhi*)	표준[10]	
Shigella species	표준[10]	
Diapered or incontinent	접촉	DI
Vibrio parahemolyticus	표준[10]	
Viral(if not covered elsewhere)	표준[10]	
Yersinia enterocolitica	표준[10]	
German measles(rubella)	비말	발진 발현 후 7일까지
Giardiasis(참고 gastroenteritis)		
Gonococcal ophthalmia neonatorum(gonorrheal ophthalmia, acute conjunctivitis of newborn)	표준	
Gonorrhea	표준	
Granuloma inguinale(donovaniasis, granuloma venereum)	표준	
Guillain-Barre syndrome	표준	
Hand, foot, and mouth disease(참고 enteroviral infection)	표준	
Hanta virus pulmonary syndrome	표준	
Hemorrhagic fevers(for example, Lassa fever)[13]	접촉[9]	DI
Hepatitis, viral:		
Type A	표준	
Diapered or incontinent patients	접촉	각주[11] 참고
Type B-HBsAg positive	표준	
Type C and other unspecified non-A, non-B	표준	
Type E	표준	
Herpangina(참고 enteroviral infection)		
Herpes simplex(Herpesvirus hominis):		
Encephalitis	표준	
Neonatal exposure[12]	접촉	DI
Mucocutaneous, disseminated or primary, severe	접촉	DI
Mucocutaneous, recurrent(skin, oral, genital)	표준	

11. 3세 미만의 아동은 입원기간 동안 격리를 계속한다. 3~14세 연령의 아동은 증상 발현 후 2주간 15세 이상은 1주간 격리한다.
12. 산모가 현재 감염이 있고 양막이 터져 4~6시간 이상 지난 경우로 질식이나 제왕절개로 분만된 영아

감염질환	격리	
	유형	기간
Herpes zoster(varicella-zoster):		
Localized in immunocompromised patient, or disseminated	공기, 접촉	DI[13]
Localized in normal patient	표준[13]	
Histoplasmosis	표준	
HIV(참고 human immunodeficiency virus)	표준	
Hookworm disease(ancylostomiasis, uncinariasis)	표준	
Human immunodeficiency virus (HIV) infection[3]	표준	
Impetigo	접촉	적절한 항생제 치료 후 24시간
Infectious mononucleosis	표준	
Influenza	비말[14]	DI
Kawasaki syndrome	표준	
Lassa fever	접촉[9]	DI
Legionnaires' disease[1]	표준	
Leprosy	표준	
Leptospirosis	표준	
Lice(pediculosis)	표준	
Listeriosis	접촉	
Lyme disease	표준	
Lymphocytic choriomeningitis	표준	
Lymphogranuloma venereum	표준	
Malaria	표준[4]	
Marburg virus disease	접촉[9]	
Measles(rubeola), all presentations	공기	DI(immune compromised)
Meliodiosis, all forms	표준	

13. Varicella에 감수성이 있는 사람은 herpes zoster 병변이 있는 환자에 노출될 때 varicella가 생길 수 있으므로 가능한 환자방에 들어가지 않는다.
14. 지역사회에서의 인플루엔자의 유행으로 다수의 환자가 동시에 입원할 경우 1인실이 충분하지 않으면 같은 질환을 가진 환자끼리 같은 방에 입원(cohorting)시키거나 적어도 고위험군과는 같은 방에 입원하지 않도록 한다. Guideline for Prevention of Nosocomial Pneumonia에서는 인플루엔자가 의심되거나 진단된 환자에 대해 감시, 예방접종, 항바이러스제의 사용, 음압이 유지되는 1인실 사용을 권장한다.

감염질환	격리	
	유형	기간
Meningitis:		
Aseptic(nonbacterial or viral meningitis) (참고 entero viral infection)	표준	
Bacterial, gram-negative enteric, in neonates	표준	
Fungal	표준	
Haemophilus influenzae, known or suspected	비말	적절한 항생제 치료 後 24시간
Listeria monocytogenes	표준	
Neisseria meningitidis(meningococcal)known or suspected	비말	적절한 항생제 치료 後 24시간
Pneumococcal	표준	적절한 항생제 치료 後 24시간
Tuberculosis[15]	표준	
Other diagnosed bacterial	표준	
Meningococcal pneumonia	비말	항생제 치료 후 배양검사 음성
Meningococcemia(meningococcal sepsis)	비말	항생제 치료 후 배양검사 음성
Molluscum contagiosum	표준	
Mucormycosis	표준	
Multidrug-resistantorganisms, infection or colonization:[16]		
Gastrointestinal	접촉	
Respiratory	접촉	항생제 치료 후 배양검사 음성
Pneumococcal	표준	
Skin, wound, or burn	접촉	
Mumps(infectious parotitis)	비말	부종발생 후 9일
Mycobacteria, nontuberculosis(atypical):		
Pulmonary	표준	
Wound	표준	

15. 환자가 활동성 폐결핵을 앓고 있는지 검진해야 하며, 활동성이면 추가로 결핵 격리지침도 적용한다.
16. 내성균은 당시의 상황, 지역적, 국가적 권장사항에 따라 임상적, 역학적 중요성에 대해 고려하여 감염관리위원회에서 결정한다.

감염질환	격리	
	유형	기간
Mycoplasma pneumonia	비말	DI
Necrotizing enterocolitis	표준	
Nocardiosis, draining lesions or other presentations	표준	
Norwalk agent gastroenteritis(참고 viral gastroenteritis)		
Orf	표준	
Parainfluenza virus infection, respiratory in infants and young children	접촉	DI
Parovirus B19	비말	각주* 참고
Pediculosis(lice)	접촉	적절한 항생제 치료 후 24시간
Pertussis(whooping cough)	비말	효과적 치료 후 5일간
Pinworm infection	표준	
Plague:		
Bubonic	표준	
Pneumonic	비말	적절한 항생제 치료 후 48시간
Pleurodynia(참고 enteroviral infection)		
Pneumonia:		
Adenovirus	비말, 접촉	DI
Bacterial not listed elsewhere(including gram-negative bacterial)	표준	
호흡기 균집락을 포함하는 CF 환자의 *Burkholderia cepacia*	표준[17]	
Chlamydia	표준	
Fungal	표준	
Haemophilus influenzae:		
Adults	표준	
Infants and children(any age)	비말	효과적 항생제 치료 후 24시간

17. B. cepacia에 의한 감염이나 균집락이 없는 CF 환자와는 같은 방에 입원(또는 코호트)시키지 않는다.
18. B. cepacia에 감염되거나 균집락이 없는 방문객 또는 의료진으로 CF인 경우 환자 또는 균집락자와 약 90cm 이내에 있을 때는 마스크를 착용한다.

* 면역기전이 저하된 환자에게 만성질환이 발생한 경우 입원기간 동안, 그리고 임시적 aplastic crisis나 적혈구 crisis인 경우 7일 동안 격리한다.

감염질환	격리	
	유형	기간
Legionella	표준	
Meningococcal	비말	효과적 항생제 치료 후 24시간
Multidrug-resistant bacterial(참고 multidrug-resistant organisms)		
Mycoplasma(Primary atypical pneumonia)	비말	DI
Pneumococcal	표준	
Multidrug-reisistant(참고 multidrug-resistant organism)		
Pneumocystis carinii	표준[18]	
Pseudomonas cepacia(참고Burkholderia cepacia	접촉[17]	입원기간
Staphylococcus aureus	표준	
Streptococcus, Group A:		
Adults	표준	효과적 항생제
Infants and children	비말	치료 후 24시간
Viral:		
Adults	표준	
Infants and young children(참고 respiratory infectious. disease, acute		
Poliomyelitis	접촉	DI
Psittacosis(ornithosis)	표준	
Q fever	표준	
Rabies	표준	
Rat-bite fever(Streptobacillus moniliformis disease, Spiri-llum minus disease)	표준	
Relapsing fever	표준	
Resistant bacterial infection or colonization(참고 multi-drug-resistant organisms)		
Respiratory infectious disease, acute(if not covered else-where):		
Adults		
Infants and young children[3]	표준	
Respiratory syncytial virus infection, in infants and young children, and immunocompromised adults	접축 접촉	DI

감염질환	격리	
	유형	기간
Reye's syndrome	표준	
Rheumatic fever	표준	
Rickettsial fevers, tickborne(Rocky Mountain spotted fever, tickborne typhus fever)	표준	
Rickettsialpox(vesicular rickettsiosis)	표준	
Ringworm(dermatophytosis, dermatomycosis, tinea)	표준	
Ritter's disease(staphylococcal scalded skin syndrome)	표준	
Rocky Mountain spotted fever	표준	
Roseola infantum(exanthum subitum)	표준	
Rotavirus infection(참고 gastroenteritis)		
Rubella(German measles)(also 참고 congenital rubella)	비말	발진발현 후 7일
Salmonellosis(참고 gastroenteritis)		
Scabies	접촉	적절한 항생제 치료 후 24시간
Scalded skin syndrome, staphylococcal(Ritter's disease)	접촉	DI
Schistosomiasis(bilharziasis)	표준	
Shigellosis(참고 gastroenteritis)		
Sporotrichosis	표준	
Spirillium minus disease(rat-bite fever)	표준	
Staphylococcal disease(*S.aureus*):		
Skin, wound, or burn:		
Major[1]	접촉	DI
Minor or limited[2]	표준	
Enterocolitis	표준[10]	
Multidrug-resistant(참고 multidrug-resistant organisms)	표준	
Pneumonia		
Scalded skin syndrome	접촉	DI
Toxic shock syndrome	표준	
Streptobacillus moniliformis disease(rat-bite fever)	표준	
Streptococcal disease(group A streptococcus):		
Skin, wound, or burn:		
Major[1]	공기, 접촉	적절한 항생제 치료 후 24시간
Minor or limited[2]	표준	
Endometritis(puerperal sepsis)	표준	

감염질환	격리	
	유형	기간
Pharyngitis in infants and young children	비말	적절한 항생제 치료 후 24시간
Pneumonia in infants and young children	비말	적절한 항생제 치료 후 24시간
Scarlet fever in infants and young children	비말	적절한 항생제 치료 후 24시간
Streptococcal disease(group B streptococcus), neonatal	표준	
Streptococcal disease(not group A or B) unless covered else where	표준	
Multidrug-resistant(참고 multidrug-resistant organisms) Strongyloidiasis	표준	
Syphilis:		
Skin and mucous membrane, including congenital, primary secondary	표준	
Latent(tertiary) and seropositivity without lesions	표준	
Tapeworm disease:		
Hymenolepis nana	표준	
Taenia solium(pork)	표준	
Other	표준	
Tetanus	표준	
Tinea(fungus infection dermatophytosis, dermatomycosis, ringworm)	표준	
Toxoplasmosis	표준	
Toxic shock syndrome(staphylococcal disease)	표준	
Trachoma, acute	표준	
Trench mouth(Vincent's angina)	표준	
Trichinosis	표준	
Trichomoniasis	표준	
Trichuriasis(whipworm disease)	표준	
Tuberculosis:		
Extrapulmonary, draining lesion(including scrofula)	공기, 접촉	
Extrapulmonary, meningitis[15]	표준	각주* 참고
Pulmonary, confirmed or suspected or laryngeal disease	공기	

* 효과적인 치료를 받고 있는 임상적으로 호전되고 서로 다른 날 받은 3번의 연속적인 객담배양에서 음성인 결핵 환자에서만 격리를 해제한다.

감염질환	격리	
	유형	기간
Skin-test positive with no evidence of current pulmonary disease	표준	
Tularemia:		
Draining lesion	표준	
Pulmonary	표준	
Typhoid(Salmonella typhi) fever(참고 gastroenteritis) Typhus, endemic and epidemic	표준	
Urinary tract infection(including pyelonephritis), with or without urinary catheter	표준	
Varicella(chickenpox)	공기, 접촉	각주[5] 참고
Vibrio parahaemolyticus(참고 gastroenteritis)		
Vincent's angina(trench mouth)	표준	
Viral diseases		
Respiratory(if not covered elsewhere):		
Adults	표준	
Infants and young children(참고 respiratory infe-ctious disease, acute)		
Whooping cough(pertussis)	비말	효과적 치료 후 5일
Viral Hemorrhagic fever(Lassa, Ebola, Marburg, Crimean-Congo fever viruses)	표준, 비말, 접촉	DI
Wound infections	접촉	DI
Major[1]	표준	
Minor or limited[2]		
Yersinia enterocolitica gastroenteritis(참고 gastroenteritis)		
Zoster(varicella-zoster):		
Localized in immunocompromised patient, disseminated	공기, 접촉	각주[13] 참고
Localized in normal patient	표준[13]	
Zygomycosis(phycomycosis, mucormycosis)	표준	

참고문헌

CDC. Isolation Precautions, https://www.cdc.gov/infectioncontrol/guidelines/isolation/index.html

Elaine L. Larson, APIC guideline for handwashing and hand antisepsis in health care settings. AJIC 1995;23:251-69.

Jane D. Siegel, MD; Emily Rhinehart, RN MPH CIC; Marguerite Jackson, PhD ; Linda Chiarello, RN MS; the Healthcare Infection Control Practices Advisory Committee, 2007 Guideline for Isolation Precautions: Preventing Transmission of Infectious Agents in Healthcare Settings. http://www.cdc.gov/hicpac/2007IP/2007isolationPrecautions.html

Julia S., Garner and the hospital infection control practice advisory committee, Guideline for isolation precautions in hospitals, AJIC 1996;24:24-52.

4 장

손위생 및 무균술

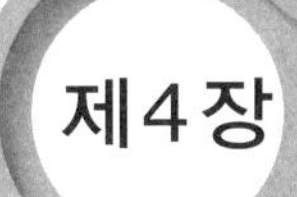

제4장 손위생 및 무균술

의료기관에서 병원체의 전파와 이로 인한 감염의 위험은 중요한 문제이다. 의료기관의 병원체는 다른 환자, 병원 직원들, 혹은 병원 환경에 의해 전파될 수 있다. 이러한 병원체 전파로 인한 감염 위험요인은 환자의 면역 상태, 병원체의 유병률, 감염관리실무 그리고 입원해서 받은 항균제 치료 등과 관련이 있으며,이러한 위험요인에 따라 다양하게 영향을 받는다. 전 세계적으로 매년 수백만의 환자가 의료관련감염으로 고통을 받게 되지만, 의료관련감염은 상당 부분 예방이 가능하고, 손위생을 철저하게 지키는 것이 일차적인 예방법이므로 손위생실천은 매우 중요하다. 또한 의료기관에서 행하여지는 모든 술기와 절차에는 무균술의 적용이 필수적이며 가장 기본이 되는 개념이다.

Ⅰ 손위생(Hand Hygiene)

1. 의료종사자의 손을 통한 병원체의 전파

미생물이 환자의 피부에 존재하거나 환자를 둘러싸고 있는 물품 등에 묻어서 전파될 수 있다. 이러한 미생물은 의료종사자의 손을 통해서도 전파될 수 있다. 일시적 오염균 중의 일부는 의료종자사의 손에 수 분 혹은 수 시간 살아 남을 수 있다. 의료종사자가 물과 비누를 사용하여 손씻기를 하지 않거나, 지침에서 권장하는 적절한 방법으로 손위생을 실천하지 않은 경우에 의료종사자의 손을 통해 다른 사람이나 물체로 다시 전파될 수 있다.

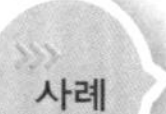

의료종사자 손의 세균오염도 관련 연구의 예

의료종사자 손의 세균 오염도가 심각해지는 사례에 대한 연구를 한 Pessoa-Silva 등(2004)의 연구에서는 장갑을 사용한 경우라도 의료종사자의 손을 세균오염으로부터 충분히 보호하지는 못한다고 보고하였다. 그리고 환자를 직접 접촉하는 경우에는 장갑의 오염상태가 장갑을 끼지 않은 손의 오염 상태만큼이나 높았으며, 이외에도 기저귀나 유아용 턱받이 등을 교환하거나 호흡기 간호를 할 때에도 의료종사자의 손에서 검출되는 박테리아 CFU/mm^3가 50% 정도 증가하였음을 보고하였다.

2. 의료종사자의 손의 오염균과 정상상재균

의료종사자의 손에 존재하는 미생물의 수는 약 $3.9 \times 10^4 \sim 4.6 \times 10^6$cfu/$mm^3$ 정도이다. 손에 존재하는 미생물은 일시적 오염균(transient skin flora, *Escherichia coli, Serratia marcescens* 등)과 정상상재균(resident flora)으로 분류할 수 있다.

일시적 오염균은 일시적으로 피부의 표면층에 집락을 이루고 있는 미생물로, 피부에 장시간 생존하지는 않으나 잠재적인 감염 발생의 위험이 있는 병원성 세균이 대부분이다. 의료종사자가 환자와 직접 접촉하거나 환자 주변의 오염된 환경에 접촉할 때 이러한 일시적 오염균에 노출된다. 일시적 오염균 중 상당 수가 의료관련감염이나 항생제 내성균인 경우가 많으므로 일시적 오염균을 제거하기 위한 손위생 실천은 즉 의료관련감염예방에 매우 중요하다. 일시적 오염균은 피부의 표면에 부착해 있기 때문에 정해진 규칙대로 손위생을 실천함으로써 제거할 수 있다.

정상상재균의 90% 정도는 coagulase-negative *Staphylococci* (CNS)이며 이외에 *Corynebacterium* species, *Micrococcus* species 등이 있을 수 있다. 정상

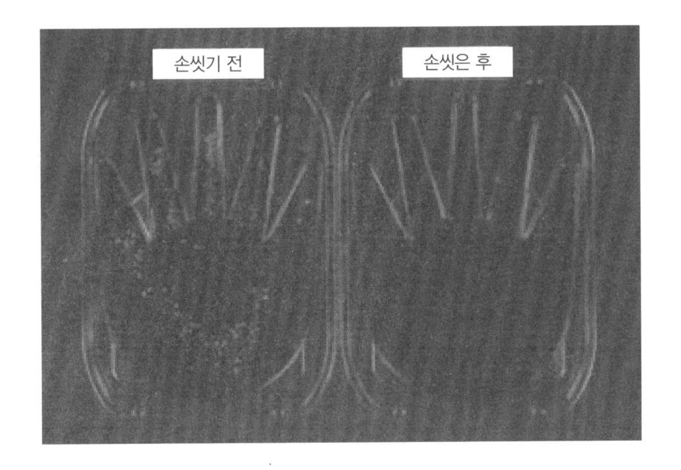

[그림 4-1] 손위생 후 일시적 오염균의 감소 효과

출처: 대한의료관련감염관리학회, p.95.

상재균은 피부의 깊은 층에 부착되어 있으므로 일반적인 손위생 방법으로 제거하기 어렵다. 정상상재균은 병원체와 경쟁해서 감염으로부터 인체를 보호하지만, 치료 및 진단적 술기를 수행하는 과정에서 인체 내부로 삽입하는 기구 등을 통하여 정상상재균이 유입될 경우 감염 발생의 가능성이 있다. 그러나 일반적으로 정상상재균의 병원성은 다른 미생물에 비하여 낮은 것으로 알려져 있다. 수술 전 피부 소독은 정상상재균을 가능한 한 감소시키기 위한 방법이지만, 그럼에도 불구하고 정상상재균을 완전하게 제거할 수는 없다.

3. 의료기관에서의 손위생의 정의

의료기관에서 의료종사자가 수행해야 하는 손위생 방법은 미생물을 제거하는 정도와 손위생이 필요한 상황에 따라 다양하게 적용될 수 있다. 일반적으로 물과 비누를 사용하는 손씻기, 물없이 적용하는 알코올 제제 등을 사용하는 손마찰 손소독, 정상상재균까지 제거하는 것이 목적인 외과적 손위생의 방법으로 구분할 수 있다. 세계보건기구(World Health Organization) 에서 발표한 2009년의 손위생지침에서는 다양한 방법으로 손위생을 정의하고 있으나, 이 책에서는 2017년에 우리나라 질병관리본부와 대한의료관련감염관리학회에서 개발한『의료관련감염 표준예방지침』에서 제시한 손위생 정의를 이용하여 구분하고자 한다.

(1) 손위생(hand hygiene)

손씻기, 물 없이 적용하는 손소독, 수술 전 손소독을 포함하는 일반적인 용어이다.

(2) 손씻기(hand washing)

일반비누나 항균비누와 물을 이용하여 손을 씻는 것을 말한다.

(3) 물 없이 적용하는 손소독(antiseptic hand rubbing)

물 없이 손을 문지르는 피부소독제를 적용하여 미생물을 감소시키거나 성장을 억제하는 방법이며, 물 없이 적용하는 손소독 후에 손을 씻거나 타올을 이용한 건조 등의 방법이 필요하지 않다.

(4) 외과적 손위생(surgical hand antisepsis 혹은 surgical hand preparation)

피부 상재균을 감소시키고 일시적 오염균을 제거하기 위하여 수술이나 시술 전 피부소독제를 이용한 손씻기나 물 없이 적용하는 손소독을 말한다.

4. 손위생의 필요성

WHO(2009)에서는 손위생의 필요에 대하여 “의료기관에서 위생적인 돌봄(clean care)을 제공함에 있어 안전한 돌봄(safer care)을 제공하기 위함” 으로 설명한다. 손위생은 간단하게 수행할 수 있으면서 필수적으로 요구되는 감염예방 방법으로 의료종사자들이 지속적으로 실천하지 않을 경우 문제를 발생시킨다. 손은 병원체를 옮기는 매개체의 역할을 하기도 하고, 감염의 원인이 되기도 한다. 손위생은 의료관련감염을 줄이기 위한 중요한 방법이지만 의료종사자가 적합하게 손위생을 실천하는 비율은 대부분의 의료기관에서 낮은 것으로 보고하고 있다. 손위생이 감염관리를 위한 유일한 방법은 아니지만, 손위생을 함으로써 감염성 병원체를 감소시키는 손위생의 중요성을 간과하지 않아야 한다. 손위생은 환자를 안전하게 하고 감염의 위험을 줄이는 가장 중요한 행위이다. 환자와 의료종사자를 보호하기 위해 손위생은 필수적이며, 성공적인 감염관리를 위해 첫 번째로 권장하는 중재법이다.

5. 의료종사자 손위생 권고 지침

의료기관에 적용할 손위생 지침이 1985년 미국 질병통제예방센터(Centers for Disease Control and Prevention)에서 개발되었고, 이후 세계보건기구(World Health Organization)를 포함한 여러 국가와 단체에서 지속적으로 이루어지고

등급 범주	기준
I A	강력하게 수행하도록 권장하는 수준임. 연구설계가 잘 된 실험연구와 임상연구 및 역학연구의 결과가 뒷받침하는 근거임
I B	강력하게 수행을 권장하는 수준임. 몇몇 실험연구, 임상연구 및 역학연구 결과 그리고 강력한 이론적인 근거가 뒷받침하는 근거임
I C	수행을 권장하는 수준의 지침임. 국가 및 자치 단위에서 위임한 규정이나 표준지침임
Ⅱ	수행을 권장하는 수준임. 하나의 임상연구나 역학연구에서 제시하는 수준의 연구결과가 뒷받침됨. 혹은 전문가 패널의 결정 등으로 뒷받침됨

있다. 국내에서는 국가 차원의 손위생 지침을 2014년 질병관리본부에서 개발하였고, 2017년에 수정하여 발표되었다. 이 책에서는 이러한 지침들을 종합하여 전반적인 권장내용을 소개하고자 한다.

1) 손위생이 필요한 상황

환자의 피부에 직접 접촉을 한 경우에 즉 맥박을 측정하거나 혈압을 재거나 환자를 이동시킨 이후에는 손위생을 이행하도록 한다. 체액이나 분비물, 점막, 피부의 상처와 접촉하거나, 상처 드레싱을 접촉하게 되면 손위생을 강력하게 권장한다. 환자 간호를 하는 동안 오염된 신체 부위에서 깨끗한 신체 부위로 손을 이동할 때에도 손위생이 필요하나, 다른 경우보다는 약하게 권장한다. 환자 인근에 위치하는 환자사용 의료기구나 물품 등의 환경과 접촉한 후에도 손위생을 실천할 것을 권장한다. 장갑을 벗은 후에도 손위생이 필요한데 장갑 자체가 완전한 보호구가 될 수 없으며 장갑을 벗는 과정에서 손이 재오염될 수 있기 때문이다. 식사 전 그리고 화장실을 사용한 후에도 손위생이 필요하다.

영국 국가건강조직병원(National Health System Hospital: NHS Hospital)에서 제시하는 손위생 지침에서는 손위생이 필요한 경우를 환자와 직접 접촉하기 바로 직전에, 그리고 직접 접촉을 한 후 곧바로, 장갑을 벗은 직후 곧바로, 체액, 점막, 상처가 있는 피부 접촉 후에 곧바로 손위생을 수행할 것을 권장한다. 미국이나 WHO 지침과의 차이점은 곧바로(immediately)라는 내용을 추가한 점이며, 의료행위 직전이나 직후에 곧바로 손위생을 수행할 것을 강조하고 있다.

이외에 기침 혹은 호흡기 분비물이 있는 환자 혹은 의료종사자는 호흡기 위생/기침 에티켓을 실천하도록 한다. 즉 기침을 할 때 코와 입을 휴지를 사용해서 막아야 하고 기침을 할 때 사용한 휴지는 바로 버려야만 하는데, 자신

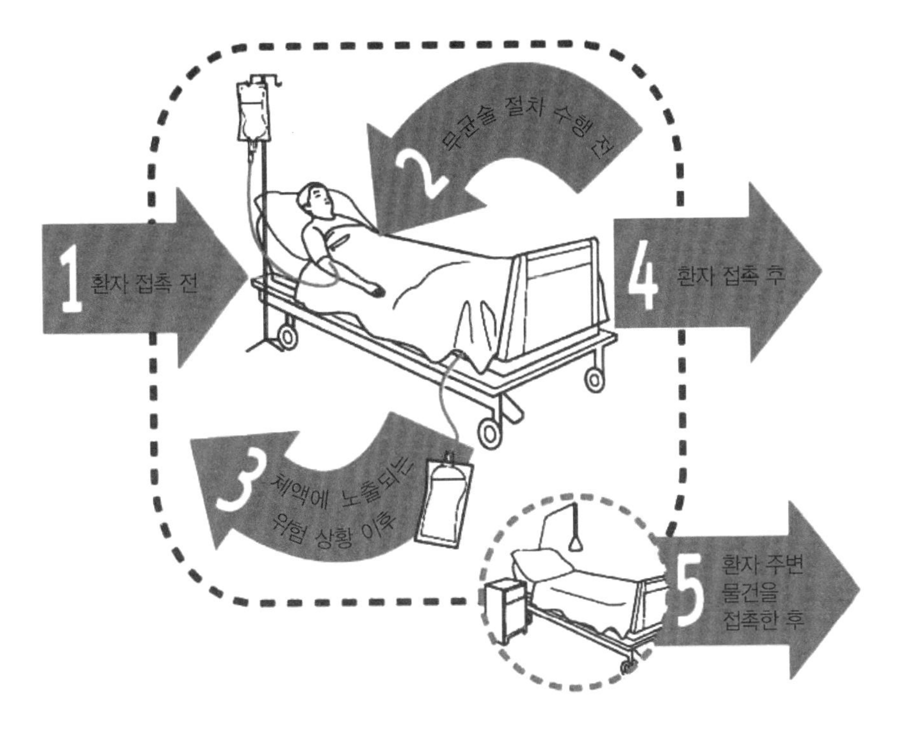

[그림 4-2] 손위생을 수행해야 하는 임상상황

의 호흡기 분비물을 접촉한 경우에도 손위생을 반드시 실시하여야 한다.

① 환자를 접촉하기 전과 접촉한 후에 손위생을 수행할 것을 강력하게 권장함(I B)
② 환자 진료를 위한 삽입기구를 다루기 전에 손위생을 수행하며, 이때 장갑을 착용하고 하더라도 손위생 수행을 강력하게 권장함(I B)
③ 체액, 배설물, 점막, 손상이 있는 피부, 창상 드레싱 접촉 후 손위생 수행을 할 것을 매우 강력하게 권장함(I A)
④ 한 환자 간호시 오염된 인체 부위에서 다른 부위로 이동해야 하는 경우 손위생 수행을 강력하게 권장함(I B)
⑤ 환자 인근의 표면이나 물체(의료기구 포함)와 접촉한 후 손위생 수행하도록 강력하게 권장함(I B)
⑥ 멸균 장갑 및 비멸균 장갑을 제거한 후에 손위생 수행하도록 강력하게 권장함(I B)

2) 손위생 방법

의료종사자의 손위생을 위한 지침에서 우선적으로 권장하는 방법은 물없이 사용하는 알코올 제제를 이용한 손소독(alcohol-based handrubs) 방법이다. 알코올 손소독 방법은 물과 비누를 사용하는 손씻기보다 일반적으로 피부의 오염균 제거에 효율적이며 간편하고 손의 피부를 보호하는데 효과적이다.

그러나 Norovirus나 *C. difficile* 감염, 혹은 감염이 의심되는 환자를 접촉한 후에는 반드시 비누와 물로 손씻기를 실시해야 한다. 알코올이 아포를 사멸시키지 못하므로 아포를 생성하는 세균(예, *Clostridium difficile* 또는 *Bacillus anthracis*)에 대하여는 물과 비누를 이용한 물리적인 마찰로 아포를 제거해야 하기 때문이다.

손에 오염물이 묻은 것이 보이거나, 단백질성 물질 또는 혈액이나 체액으로 오염이 된 경우에는 비누(항균비누 포함)와 물로 손씻기를 하는 것을 권장한다. 투약이나 음식물 취급 전에는 알코올 제제 손소독이나 일반 비누(또는 항 균비누)와 물을 이용한 손소독 두 가지를 모두 권장하지만 비누와 물을 이용한 손씻기와 알코올 제제 기반의 손소독을 동시에 수행하는 것은 권장하지 않는다. 영국의 지침에서도 손에 눈에 보이는 오염이 있거나 혹은 손에 체액이 묻었거나 환자에게 구토, 설사 등의 질환이 있을 때는 장갑 사용 유무와는 상관없이 물과 비누를 이용한 손위생을 강조하고 있다.

- 물없이 적용하는 알코올 제제 손소독 방법

물 없이 사용하는 알코올 제제 손소독을 할 때는 마른 손에 알코올 제제를 양 손의 모든 표면을 다 덮을 수 있는 양만큼 손바닥과 손가락에 적용하고 적어도 20~30초간 손이 마를 때까지 문지른다(그림 4-3 참조). 권장 사용량은 제조업체의 상품설명서 권장 내용을 따르도록 한다.

알코올 제제를 1g을 사용하였을 때보다 3g 사용한 경우에 더욱 효과적이었음을 보고하는 연구 결과도 있다. 지난 15년 간 다양한 세팅에서 알코올 이외의 다른 피부소독제나 비누와 물을 이용한 손씻기와 알코올 제제 손소독의 효과를 비교하는 무작위임상실험과 유사실험연구를 해 왔으며, 대체적으로 알코올 제제 손소독 방법이 다른 방법에 비하여 손위생의 효과가 우수함을 보고하고 있다.

– 비누와 물을 사용하는 손씻기 방법

비누와 물을 사용하는 손위생을 수행할 때 손을 물로 적신 후 손과 손가락 표면을 모두 덮을 수 있는 양의 비누를 적용하여 적어도 15초간 열심히 양 손을 문지른다. 그리고 물로 세척하고 일회용 종이 타월로 완전히 건조시키는데 비누를 사용하여 문지르고, 세척하고 건조시키는 손위생에 총 40~60초간에 걸쳐 실시한다. 사용한 타월을 사용하여 수도는 잠그도록 한다. 항상 흐르는 깨끗한 물을 이용한다. 뜨거운 물을 반복 사용하여 씻게 되면 피부염 발생 위험이 증가하므로 피하는 것이 좋다(그림 4-4 참조).

영국의 지침에서는 준비(preparation), 씻고 헹구기(washing and rinsing) 그리고 말리기(drying) 세 단계의 효과적인 손위생 방법을 권장한다. 미지근한 흐르는 물에 손을 적시고(준비) 그리 고 손위생 제제로 손의 모든 피부 표면을 덮도록 하며 힘차게 적어도 15초를 마찰하도록 하는데 손가락 끝과 엄지 그리고 손가락 사이도 주의를 기울여서 마찰해야 함을 강조하고 있다. 그리고 충분히 손을 헹구도록 권장하고 있으며 전체적으로 40초 내지 60초에 걸쳐 물과 비누를 사용하여 손위생을 수행하도록 한다. 그리고 모든 의료기관에서는 알코올 제제 손소독을 수행할 수 있도록 준비를 철저하게 할 것도 권장하고 있다.

일회용 종이 타월을 사용하여 말릴 때는 문지르기보다는 두드려서 말리도록 한다. 드라이어를 사용해서 손을 말리게 되면, 소요 시간이 길어서 손위생

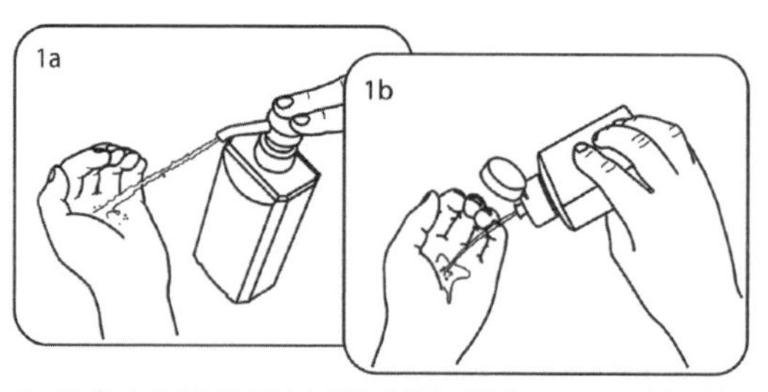

오므린 한 손바닥에 한 줌의 손위생 제제를 적용하고 모든 표면에 묻힌다.

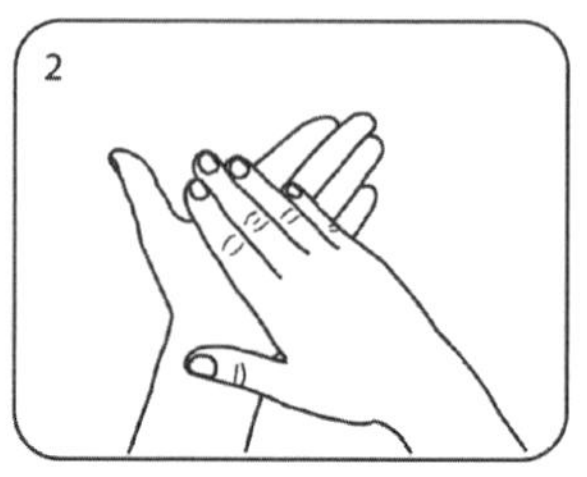

손바닥을 마주하고 문지른다.

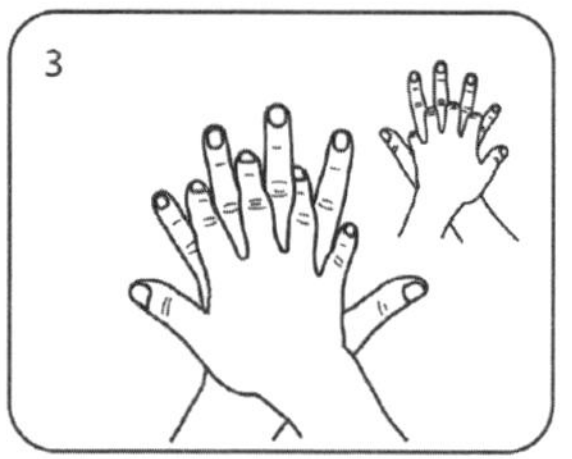

오른손 바닥을 왼손 등에 대고 양 손의 손가락을 교차시킨 상태로 문지른다. 반대로 실시한다.

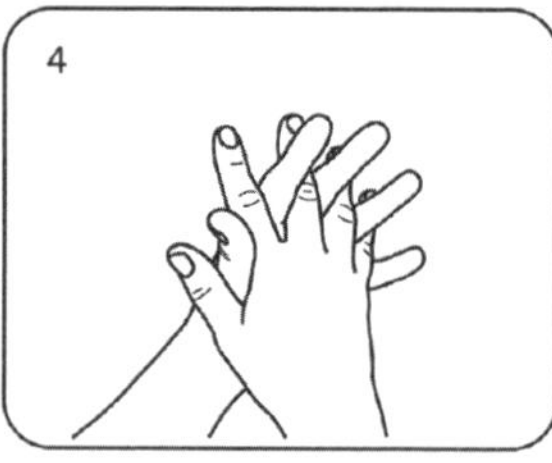

양 손의 손가락을 교차시킨 상태로 손바닥을 마주하고 문지른다.

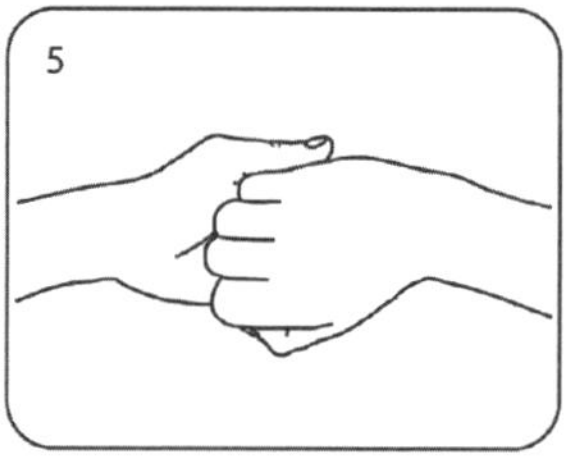

양 손가락을 서로 맞물린 후 다른 손 바닥에 대고 문지른다.

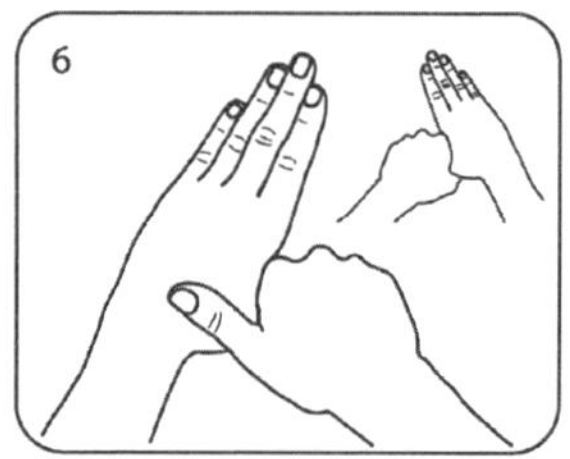

왼손의 엄지손가락을 오른 손바닥으로 감싸쥐고 문지른다. 반대로 실시한다.

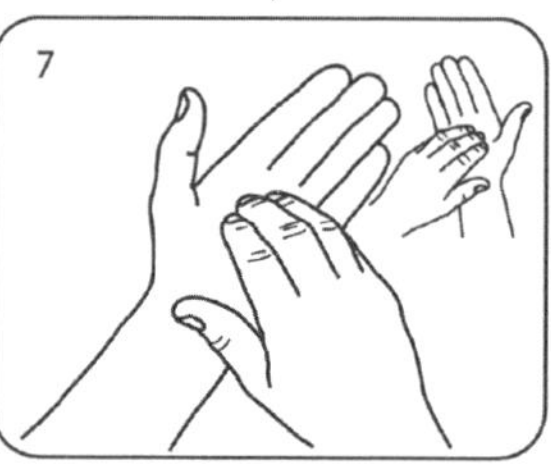

오른손의 손가락을 붙이고 왼손 바닥에 앞 뒤로 문지른다. 반대로 실시한다.

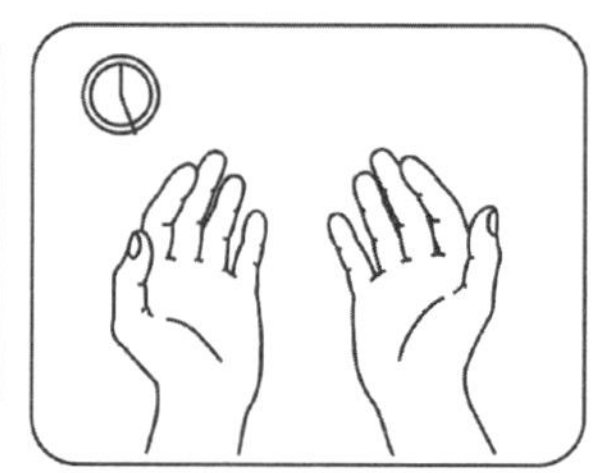

일단 마르면, 당신 손은 안전하다(전체 소요시간은 20~30초이다).

[그림 4-3] 물 없이 사용하는 알코올 젤을 이용한 손위생 방법

출처: WHO patient safety, WHO Guidelines on Hand Hygiene in Health Care, 2009.

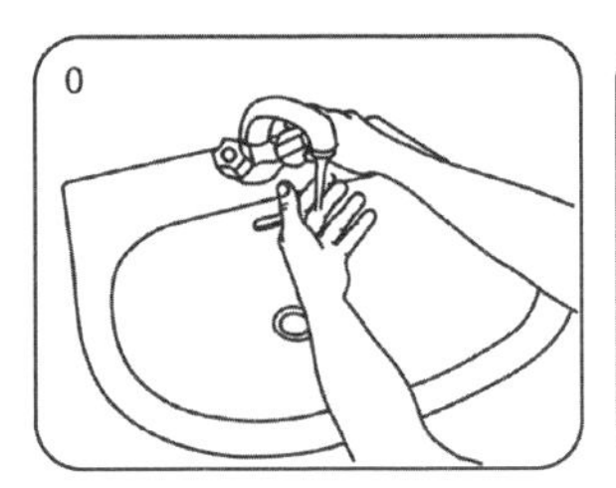

물로 손을 적신다.

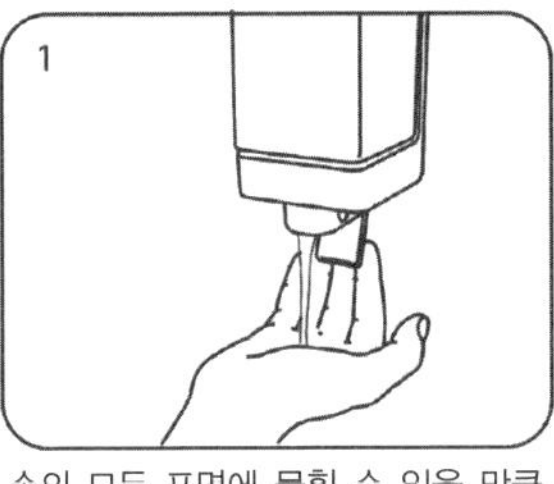

손의 모든 표면에 묻힐 수 있을 만큼 충분한 양의 비누를 적용한다.

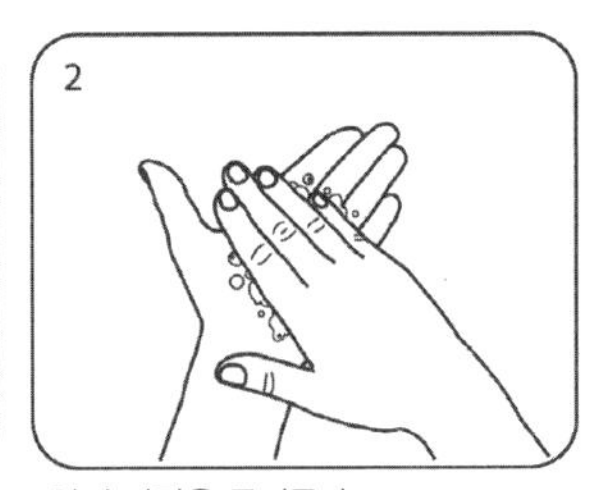

양 손비닥을 문지른다.

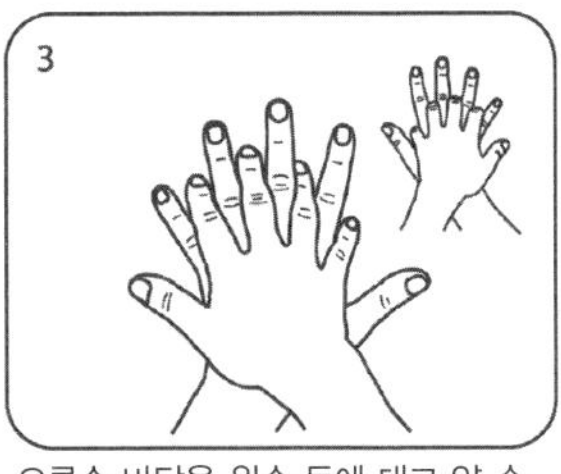

오른손 바닥을 왼손 등에 대고 양 손의 손가락을 교차시킨 상태로 문지른다. 반대로 실시한다.

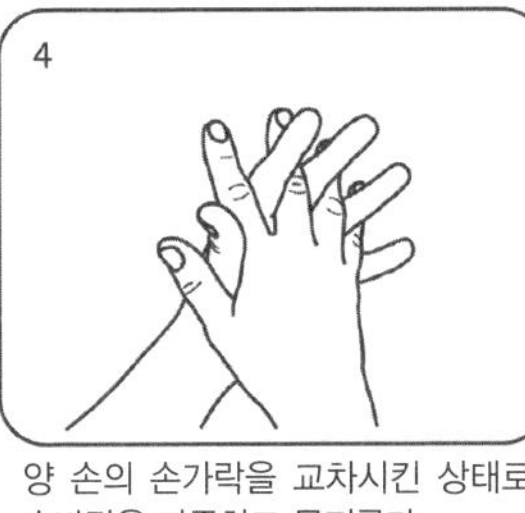

양 손의 손가락을 교차시킨 상태로 손바닥을 마주하고 문지른다.

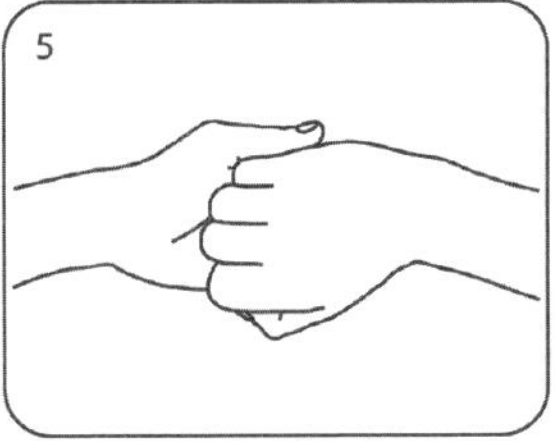

양 손가락을 서로 맞물린 후 다른 손바닥에 대고 문지른다.

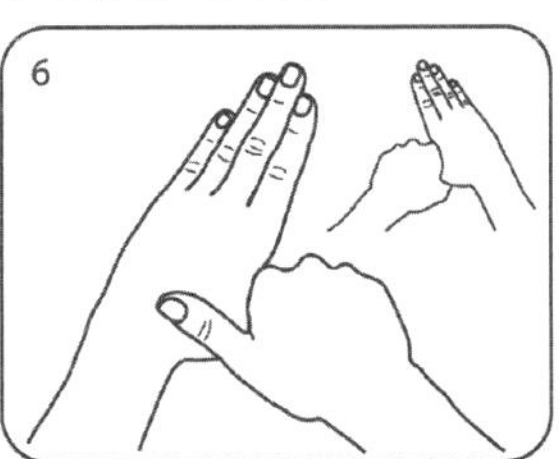

왼손의 엄지손가락을 오른 손바닥으로 감싸쥐고 문지른다. 반대로 실시한다.

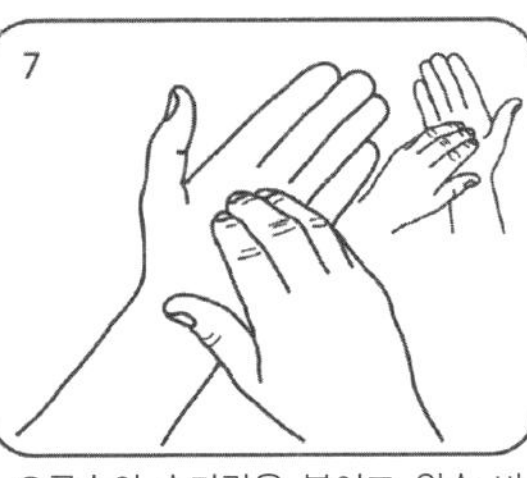

오른손의 손가락을 붙이고 왼손 바닥에 앞 뒤로 문지른다. 반대로 실시한다.

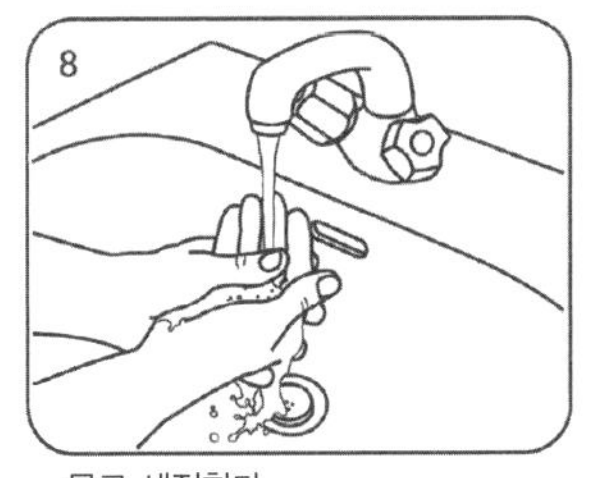

물로 세정한다.

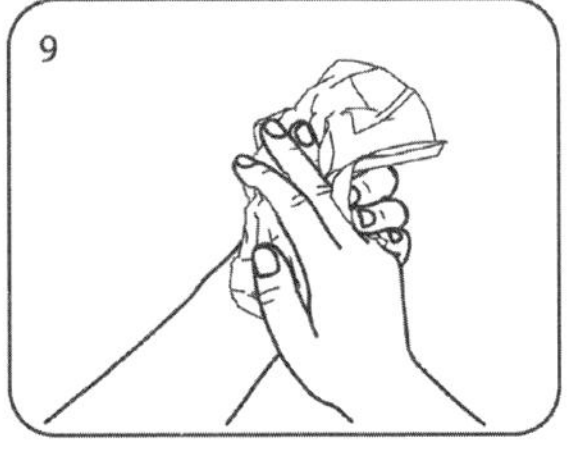

일회용 타올로 완전히 건조시킨다.

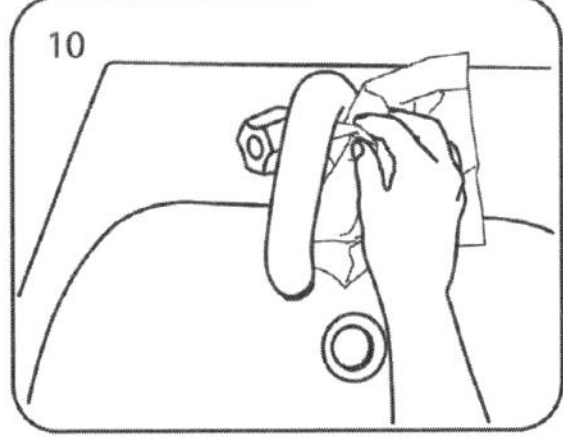

사용한 타올을 이용하여 수도꼭지를 잠근다.

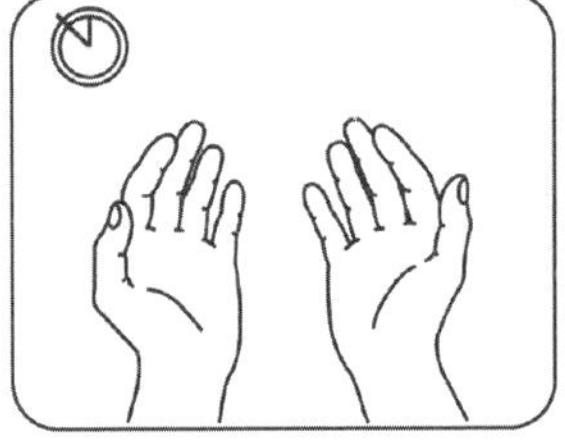
이제 당신 손은 안전하다(전 과정은 40~60초가 소요된다).

[그림 4-4] 물과 비누를 이용한 손위생 방법

출처: WHO patient safety. WHO Guidelines on Hand Hygiene in Health Care. 2009.

이행도를 낮춘다는 연구 결과도 있다. 면 타월을 사용할 경우에는 재사용하지 않아야 하며, 여러 사람이 돌아가면서 사용하지 않도록 한다.

3) 외과적 손위생 방법

손위생 전에 인공손톱, 반지, 시계, 장신구를 제거한다. 피부 손상으로 인하여 오히려 미생물 수가 증가할 가능성이 있으므로 솔을 이용한 손위생은 권고되지 않는다. 소독력이 있는 적절한 항균비누나 알코올 함유 손소독제를 이용한다. 항균비누와 물을 이용하는 외과적 손위생 시간은 소독제 제조회사의 권고사항에 따르며, 일반적으로 2~5분 정도가 추천되며, 장시간(예, 10분)의 손소독은 불필요하다. 알코올이 포함된 외과적 손소독 제품을 이용할 때는 제조사의 소독력 지속시간을 고려하여 사용하며, 손이 건조한 상태에서 손소독제를 적용한다. 알코올이 포함된 외과적 손소독 제품을 이용할 때는 외과적 손위생 방법에 따라 아래팔과 손이 젖을 정도의 충분한 양의 소독제를 사용하며, 장갑을 착용하기 전에 완전히 손과 아래팔이 마르도록 한다. 손을 씻을 때는 피부 손상을 유발할 수 있는 뜨거운 물은 피하며, 손을 씻은 후 건조시키기 위해서 사용하는 타올은 교차감염 위험이 있으므로 재사용하거나 다른 사람과 함께 사용하지 않도록 한다.

4) 손위생 제제와 용기

손위생 제제는 자극이 적으면서 효과적인 것을 선택하도록 하는데, 손위생 제제는 알코올 제제를 가장 선호하는데 피부에 자극성이 적기 때문이다. 의료종사자가 손위생 제제 사용을 잘 받아들여 손위생을 극대화하기 위하여, 의료종사자들에게 손위생 제제의 피부 내성, 느낌, 향기에 대한 의견을 구해야 한다. 가격이 선택하는 우선적인 주요한 조건이 되지 않도록 한다.

기관에서 비항균 비누 혹은 항균비누, 알코올 제제를 선택할 때, 손세정제와 피부 관리 제품, 기관에서 사용하는 다양한 종류의 장갑과의 상호 작용이 있는지에 대한 정보를 제조사에 요청하여 확인한다. 손위생 제제의 자체 오염 위험성에 대하여는 제조업자로부터 정보를 얻는다.

손위생제제 용기가 환자접점지역(point of care)에 배치 가능한지 확인해야 한다. 환자접점지역이란 환자, 의료종사자, 환자 진료의 세 가지 요소가 서로 함께 하는 지점을 말한다. 환자 진료를 수행하는 지점에서 환자가 있는 공간을 떠나지 않도록 손이 닿을 수 있는 범위 내에서 손위생 제제를 사용하는 것이 가능해야 함을 의미한다.

비누는 액상, 고형, 얇은 조각, 분말 형태를 사용할 수 있고, 비항균비누와 물을 사용할 수도 있다. 고형 비누 사용 시에는 건조를 위하여 비누 건조대를 사용하고 작은 크기를 선택하는 것이 좋다. 손위생제제 용기가 적절하고 정확하게 손위생에 필요한 적정량을 배분할 수 있게 기능하는지 확인한다. 고체는 작게 하고 pump dispenser를 사용하는 것이 좋다. 알코올 제제 손위생 제제의 경우에는 국가나 지역의 규정이나 법에 따라 용기 재질이 인화성 물질에 사용 가능함을 인증받은 것인지 확인한다. 용기에 비누나 알코올 제제가 남아 있는 상태에서 보충하지 않고 사용 후에는 반드시 폐기하고 재사용하지 않는다.

5) 피부 관리

의료종사자 교육 프로그램에 자극성 접촉성 피부염(irritant contact dermatitis)과 다른 피부 손상의 위험을 감소시킬 수 있도록 고안된 피부 관리방법에 대한 정보를 포함시킨다. 각 의료기관에서 사용하는 표준제품에 대하여 알레르기나 다른 부작용이 있는 것이 확인된 의료종사자에게는 대체할 만한 손위생 제제를 제공해야 한다. 손 피부소독이나 손세척과 관련된 자극성 접촉성 피부염 발생을 최소화하기 위하여 로션이나 크림을 제공한다. 비누와 물을 사용하는 손씻기와 알코올 제제 손소독을 동시에 적용하지는 않는다.

6) 장갑 사용

손마찰이나 손세척과 같은 손위생을 대체하기 위한 방법으로 장갑을 사용할 수는 없다. 혈액, 혹은 잠재적 감염 위험물질이나 점막에 접촉할 것으로 예상할 때, 그리고 피부에 상처가 있을 때는 장갑을 착용하도록 한다. 환자를 간호한 후에는 장갑을 버리도록 하여야 한다. 동일한 장갑을 착용한 채로 한 명 이상, 여러 명의 환자를 간호하지 않도록 한다. 환자를 간호하는 동안 오염된 신체 부위에서 깨끗한 신체 부위로 이동할 때는 장갑을 교환하도록 한다. 장갑을 씻어서 재사용하지 않는다.

7) 손위생 시 고려하여야 할 기타 사항

인조 손톱이나 손톱연장 제품은 중환자실이나 수술실에서의 감염위험 그룹 환자와 직접 접촉해야 하는 경우에는 사용하지 않는다. 손톱은 짧게 유지하도록 한다.

6. 손위생 제제 및 피부소독제의 종류 및 특성

1) 일반비누

항균제제가 포함되지 않은 비누로 고체, 액체, 1회용 얇은 잎 모양(leaflet)형 그리고 입자형 등 다양하다. 비누는 손의 오염, 더러움, 다양한 종류의 유기물질을 세정작용으로 제거한다. 일반비누는 항균작용은 거의 없으나 손에 존재하는 일시적 오염균은 제거가 가능하다. 비누와 물로 15초간 손을 씻으면 피부의 세균수가 0.6~1.1 $\log_{10}$이 감소되고, 30초간 손을 씻으면 1.8~2.8 $\log_{10}$이 감소된다. 그러나 여러 연구에서 일반비누와 물을 이용한 손세척은 병원성 미생물을 제거하는 데 실패하고 있음을 보고하고 있으며, 오히려 피부의 미생물 수가 증가한다고 한 연구도 있다. 15초 이상 손의 모든 부분을 마찰해야 한다. 그리고 충분히 손을 헹구도록 하고 일회용 종이 타월로 충분히 닦아야 하며 40~60초간에 걸쳐 손위생을 하도록 한다. 비누는 피부가 건조해지고 자극을 유발하므로 비누 선택 시에는 자극이 적은 제품을 선택하고 사용하는 사람이 가장 선호하는 것으로 즉, 피부염이나 알레르기 등이 발생하지 않으면서 비용이 저렴한 것을 택한다.

용기나 포장의 형태도 중요하므로 고체비누는 항상 건조한 상태로 보관하도록 한다. 따라서 구멍이 있는 비누통을 활용하거나 물기가 없이 건조하도록 걸어두는 것을 권장한다. 액체로 된 비누를 사용할 때에는 내용물이 남아 있는 상태로 보충하지 않아야 한다. 일회용 용기를 사용하고, 사용 후에는 재사용하지 않고 폐기하도록 한다. 일회용 용기를 사용함으로써 용기와 원액의 오염을 예방할 수 있다. 비누 자체가 오염이 될 수 있고 그람음성 간균에 의한 균의 정착으로 감염이 발생하는 경우도 있으므로 관리에 주의하여야 한다.

물 없이 적용하는 손소독제(예, 알코올, 젤 등)도 내용물이 남아 있는 상태에서 보충하지 않아야 하며 용기는 보충하여 재사용하지 않고 폐기하도록 한다.

2) 피부소독제

알코올(alcohol), 클로르헥시딘 글루코네이트(chlorhexidine gluconate), 아이오다인 제제(iodine & iodophors), 헥사클로르펜(hexachlorphene), PCMX(Parachloromeataxylenol) 그리고 Triclosan 등이 있다.

이상적인 피부소독제의 특성은 항균효과의 지속성(persistence), 효과 발현 속도가 빨라야 하고(fast acting), 효과 범위가 넓어야 하며(broad spectrum), 효력(efficacy), 자극성이 없고(non-irritating), 안전(safety)해야 한다. 사용하는 의료인의 순응도도 중요하므로 소독제 선정 시에는 비용 및 선호도,

용기의 포장형태, 냄새 등을 함께 고려하도록 한다.

(1) 알코올(Alcohol)

알코올은 탈수를 통해 미생물의 단백질을 변성시킴으로써 살균효과를 나타낸다. 안전하고 약효가 신속하게 나타나는 살균효과가 있고 광범위한 항균작용의 발현 등이 있으나 잔류효과는 없으며 알코올 제제 사용 후에는 미생물이 다시 자라는 속도가 지연된다.

항균제 내성균(MRSA, VRE 등)을 포함한 그람양성균 및 음성균, 결핵균, 기타 다양한 진균에 효과적이다. 외피 바이러스(herpes simplex virus, HIV, influenza virus, RSV, vaccinia virus)에도 알코올이 모두 효과적이다. 그러나 외피가 있는 바이러스인 B형 간염 바이러스는 알코올에 의하여 60~70% 정도만 효과적이다. C형 간염 바이러스에 대하여도 B형 간염 바이러스에서 60~70% 정도의 효과를 나타낸다. 그러나 알코올은 세균의 아포나 원충류, 일부 외피가 없는 바이러스(nonlipophilic)에는 효과적이지 못 하다. 몇몇 연구에서 60%보다는 80%가 더욱 효과적이었으며 특히 반복 적용시 더욱 효과적이었다. 이소프로필 알코올(isopropyl alcohol)과 에틸 알코올(ethyl alcohol) 등이 사용된다. 에틸 알코올이 이소프로필 알코올보다 바이러스에 대해서는 더 효과가 좋은 것으로 알려져 있다.

단점은 피부 건조로 피부손상이 생기기 쉽고 가연성을 들 수 있다.

클로르헥시딘, 4급 암모늄염 등을 알코올 제제에 첨가하여 사용하면 잔류효과가 지속되므로, 단일 제제를 각각 사용한 경우보다 효과적다.

물없이 사용하므로, 물없이 사용하는 알코올 제제는 손위생 이행도를 증진시키기 위해서도 효과적이다. 따라서 일차적으로 물없이 사용하는 핸드럽(손마찰)에 사용하는 것을 권장한다. 물없이 사용하는 알코올 제제는 미생물을 효과적으로 감소시키므로 일반비누나 항균비누보다 효과적이며, 싱크나 시설물 이용 시에 접근성이 좋고, 시간이 적게 들며, 비누와 물을 사용하는 경우보다 피부 손상이나 건조감이 적다. 세정(cleansing)효과는 약하다.

유기물이 있을 때는 물없이 사용하는 알코올 제제는 효과가 없으므로 반드시 깨끗한 피부와 손톱에 사용해야 한다. 적어도 20~30초간 마찰하는 동안 손이 젖은 상태로 유지되도록 3~4mL 정도의 충분한 양을 적용한다. 알코올 제제 적용 시에는 완전히 건조될 때까지 손을 비비는 것이 중요하다. 가연성이 있으므로 레이저를 사용하거나 전기 소작기를 사용할 때는 손에 있는 알코올을 건조시킨 후 사용하도록 한다.

알코올의 지속 효과를 높이기 위하여 클로르헥시딘, 4급 암모늄 화합물 등을 첨가하기도 하는데 단일 제제를 각각 사용한 경우보다 피부소독 효과가 향상된다.

(2) 클로르헥시딘 글루코네이트(Chlorhexidine gluconate: CHG)

미생물의 세포막을 파괴시켜 세포 내 물질이 침전되도록 함으로써 살균효과를 보인다. 항균효과 범위는 포비돈-아이오다인과 비슷하다. 알코올과 함께 사용하면 약효 발현이 빠르다. 각질층에 결합하면 잔류효과가 6시간 이상 지속되며 닦아낸 이후에도 지속될 수 있다. 유기물이 있어도 작용효과는 영향을 받지 않는다.

알코올과 마찬가지로 그람양성균, 그람음성균 그리고 외피가 있는 바이러스(HIV, HBV, 인플루엔자 등)에는 좋은 효과를 보이지만 진균에는 약한 효과가 있으며 결핵균에는 효과적이지 못하다.

눈과 귀 주위 사용 시에는 주의하여야 하는데 결막염과 각막 궤양을 초래할 수 있고 청각 독성을 초래할 수도 있다. 흔히 사용되는 제형은 4%(Hibitan)와 2% 수용액 그리고 0.5% 등이 있다. 피부 자극은 농도와 비례하여 4%의 제품에서 더 많이 나타난다. CHG에 대한 알레르기는 흔하지 않다. 오염된 CHG

| 표 4-1 | 피부소독제별 효과와 특성

구 분		Alcohol	Chlor-hexidine gluconate	Povidone-Iodine	Parachloro-metaxylenol (PCMX) (= Chloroxylenol)
효과 작용 범위	그람 양성균	+++	+++	+++	+++
	그람 음성균	+++	+++	+++	++
	결핵균	+++	+	+++	++
	외피 바이러스	+++	+++	+++	++
	진균	+++	++	+++	++
대표사용 농도		60~70%	0.5~4%	0.5~10%	3%
작용 발현 속도		매우 빠름	빠름	빠름	중간
지속 효과		단일 제제로는 효과가 최소	매우 우수함. 반복 적용시 상승효과	피부에 바르는 경우 중간 작용 혹은 최소 효과	중간 작용부터 매우 우수함(제제 형태에 따라)
주의점		가연성, 세정 효과 약함, 건조	눈 독성, 결막염, 중증의 각막 궤양, 청각 독성	신생아에 혹은 피부에 넓게 적용하는 경우 전신 독성이 있을 수 있음. 혈액, 혈장 단백질, 객담에 빠르게 효과가 없어짐.	단일 제재로는 Pseudomonas에 효과 약함

+++ = 좋음 ++ = 보통 + = 좋지않음

출처: 1. WHO patient safety, WHO Guidelines on Hand Hygiene in Health Care, 2009.
2. 질병관리본부, 대한의료관련감염관리학회, 의료관련감염 표준예방지침, 2017

에 의한 의료관련감염 유행이 드물게 보고되어 있다.

(3) 포비돈 – 아이오다인(Povidone–Iodine)

아이오다인은 비교적 안전하고 매우 빠르게 작용한다. 그람양성균, 음성균, 결핵균, 진균 및 바이러스에 모두 효과적이며 일부 세균의 아포에도 작용한다. 신생아의 경우 피하 또는 점막을 통해 흡수될 수 있고 전신 독성을 주의해야 한다. 그리고 피부자극 및 손상이 있을 수 있고, 알레르기 반응을 유발할 수 있으므로 주의가 필요하다. 손소독 사용 제품은 7.5%～10% 포비돈-아이오다인이다.

소독제 생산과정에서 그람음성 세균에 오염되어 드물게 감염유행이나 가성유행(pseudo-outbreaks)의 원인이 되기도 하였다.

7. 의료 측면의 손위생에서 중요하게 고려할 사항

세계보건기구의 손위생 지침 개발 전문가 팀에서는 손위생에서의 중요한 이슈 11가지에 대한 전문적 입장을 제시하였다(WHO, 2009).

(1) 행위변화
(2) 교육/훈련/도구
(3) 세계보건기구에서 추천하는 손 피부소독 제제
(3) 장갑 사용과 재사용
(4) 손세척시 사용하는 물의 질
(5) 환자 참여
(6) 손위생의 종교적 · 문화적 측면
(7) 손위생 이행과 모니터링 지표
(8) 손위생 규정 제정 및 인증
(9) 지지/의사소통/캠페인
(10) 손위생에 관한 국가 차원의 지침서 개발
(11) "자주 하는 질문" 에 대한 답변 개발

8. 건강관리자 교육 및 동기화 프로그램

건강관리자 손위생 교육 프로그램에서는 단순히 손위생 제제의 유형이 아니라 의료종사자의 행위에 유의하게 영향을 미치는 것으로 밝혀진 요인들에 초점을 두어야 한다. 프로그램 계획시에는 다차원적(multifaceted)이고 다양한 종류(multimodal)의 전략을 포함하여야 하고, 교육과 적용을 위하여 병원경영진의 물질적·정신적 지지가 포함되어야 한다.

손위생 교육 프로그램을 개발하는 것이 중요하다. 손위생은 교육만으로는 충분하지 않고 독창적인 교육 세션만으로 성공하는 것은 아니다. 긍정적인 효과를 보이는 교육효과가 있은 후에도 손위생 실천도가 유지되는 것은 아니었다. 건강관리자의 손위생에 대한 태도와 순응은 매우 복잡하고 다차원적인 측면이 있다.

1) 행동양식 수정전략

단순하게 교육을 시키는 프로그램이 아니라 행동양식 수정전략을 포함시켜서 교육 프로그램을 구성하도록 하여야 한다. 기관에서 공식적으로 실시하는 교육 프로그램은 손위생 이행을 성취하도록 하는 프로그램이어야 한다.

2) 손위생에 대한 지식과 정보

여러 조사연구에서 건강관리자에게 손위생에 대한 타당한 지식과 정보가 있을 때 손위생 실천에 영향을 미치게 된다는 보고가 있었다. 정확한 정보력은 감염관리에 관한 사회적 힘에 가장 크게 영향을 미치는 변수로 밝혀졌다.

손오염을 초래할 수 있는 행위들과 환자 돌보기 행위의 유형에 관하여 그리고 손을 깨끗이 하기 위하여 적용되는 다양한 방법의 장점과 단점에 대하여 교육한다.

3) 손위생 방법의 이행, 모니터링 및 수행도 피드백

건강관리자들에게 권장되는 손위생 방법에 대한 이행도를 모니터하고 수행도 피드백을 제공한다.

의료종사자의 손위생 실천은 오랫동안 어려운 도전이 되고 있다.

많은 연구에서 손위생에 대한 모니터링을 하면서 즉각적인 피드백을 제공할 때 이러한 모니터링과 피드백 방법들이 비록 비용이 들고 시간이 소요되지만 손위생 실천율을 향상시킬 수 있음을 보여주고 있다.

4) 건강관리자 간의 파트너십

손위생을 증진시키기 위하여 환자, 환자 가족, 의료종사자 간의 파트너십을 장려한다.

5) 공식적인 손위생 교육 프로그램의 반복적 실시

건강관리에서 손위생 실천 이행을 높이기 위한 방법으로 공식적 교육 프로그램에 계속 반복적으로 노출되도록 하는 것이 중요하다.

6) 손위생 지침서 (guideline) 활용

전 세계적으로 건강관리팀이 이용할 수 있는 손위생 지침서가 개발되어 있다. 이러한 지침서는 감염관리에서 효과적인 방법이라는 것이 보고되었다. 손위생 지침서는 WHO Toolkit에서 제시하고 있다.

7) 병원경영진의 물질적 · 정신적 지지

전 직원이 손위생을 실철할 수 있도록 병원 경영진은 손위생 물품을 공급하고 실천율을 높일 수 있도록 지지하고 북돋우는 손위생 증진 활동이 필요하다.

9. 손위생 지침 이행을 위한 교육 프로그램 개발

교육 대상을 고려하는 것은 교육 프로그램을 개발하고 수행할 때 중요한 요소이다. 특히 학부생을 위한 교육 프로그램을 개발할 때는 매우 중요하다. 최신 지식을 적용하는 맞춤식의 대상자의 의견을 고려한 지침을 개발하여야 한다. 자원 그리고 승인하는 목표, 강의의 제공 및 수업의 진행 등을 고려한다.

(1) 건강관리 기관의 요구를 충족시킬 수 있는 권장사항을 적용한다. 교육 실시에 앞서 지침서를 검토하는 방법에 대한 체계를 세우는 것이 중요하다. 이러한 검토를 함으로써 감염관리 팀에서는 교육 프로그램을 만들기 위한 필수 정보를 구하게 된다. 감염관리 지침에서는 적절한 환자간호실무지침 체크리스트를 열거하게 된다.

(2) 환자 교육 프로그램에서는 리스트 전체를 같은 방법으로 열거할 것이 아니라 적용을 필요로 하는 환자의 간호실무에 초점을 두도록 한다. 특히 건강관리자의 저항을 충족시키도록 하는 데 초점을 두도록 한다. 리뷰 체계를 통해 교육 요구를 예견하고 감염관리팀은 적절하게 계획을 세울 수 있다.

(3) 몇 가지 리스트는 특히 성공을 위해서 중요한 권장 사항들은 강조해야 한다. 어떤 기관에서는 관련성이 없는 것을 체크해서 배제하도록 해야 한다.

(4) 질문이 있을 때 접촉해야 하는 인력에 대해서 알리도록 한다.

10. 손위생 증진을 위한 환자의 참여

호주에서 수행한 연구 보고서에서는 손위생과 감염관리에 관한 교육을 위해 가장 좋은 전달 방법이 의료인이 손위생의 중요성을 실천해서 보여 주는 것이라고 하였다. 즉 459명 응답자 중에서 398명이 환자 앞에서 의료인이 손을 씻는 것을 보여주는 것이 매우 효과적인 교육방법이라고 응답하였다.

| 표 4-2 | 국내외 의료기관의 손위생 감염 예방 교육에 대한 연구 예

Ashraf et al.(2010) 장기요양병원의 손위생: 다기관에서의 손위생에 관한 지식, 태도, 손위생 이행 및 장애 요인에 관한 연구 사례 1.	장기요양병원 17곳에 근무하고 있는 1,143명의 직원을 대상으로 2002년 손위생 지침에 대한 지식, 태도, 손위생 이행에 대한 자가 보고 및 장애 요인을 17곳의 다기관에서 조사하였다. 52문항의 지식과 장애요인에 대한 설문조사도구를 2002년 CDC(미국 질병관리통제센터) 지침에 근거하여 개발하였으며 익명으로 보고하도록 하였다. 연구변수로 포함시킨 내용은 연령, 성, 인종, 직업 카테고리, 근무기간, 손위생 오리엔테이션 받은 횟수와 손위생 훈련 횟수 등이었다. 또한 손위생에 대한 지식, 태도, 이행도, 장애 요인 등이 주요 변수였다. 자격증이 있는 간호업무 보조자(Certified Nurse Assistants), 간호사 그리고 기타 건강관리 전문직 군간 주요 변수에 대한 차이점을 비교하고자 하였다. 응답자 83.6%가 미국의 질병관리본부 지침에 대하여 익숙하다고 하였다. 간호사는 다른 직종에 비해 손위생 지식 영역을 대부분 정확하게 알고 있었다.
Erasmus, et al. (2010) 병원에서의 손위생 지침에 관한 체계적 문헌고찰 연구의 예	병원에서 건강관리자의 손위생 지침의 이행 및 비이행시의 유병률 및 상관성을 평가하기 위한 목적으로 체계적 문헌고찰 연구를 하였다. 2009년 1월 이전 발표한 연구 논문에서의 손위생 관찰 및 자가보고 이행률에 대한 체계적 문헌고찰을 수행하였다. 의료인 그룹별 환자 접촉 전과 후에 손위생 이행률 측정결과에 대해서 발표한 논문 96편의 실험연구를 분석하였으며 전문직종간 이행률에 미치는 요인의 상관성을 조사하였다. 분석 논문에서의 이행률 중앙값(median)은 40%, 중환자실에서의 이행률은 30%~40%, 다른 세팅에서는 50~60%, 전문직종별 의사 32%, 간호사 48% 및 환자 접촉 전 21%, 접촉 후 47%였음을 보고하였다.
Allegranzi & Pittet(2009)	20개의 병원기반 연구에서 1977년에서 2008년까지의 연구논문을 분석하여 의료인의 손에 존재하는 세균과 병원 감염률은 양적인 상관관계가 있어서 의료인의 손에 세균이 많은 경우에 병원 감염률도 높았고, 활동량이 많이 요구되는 중환자실에서의 손위생 실천율이 일반병동보다 낮았다.

출처: Ashraf M. S. et al., Hand hygiene in long-term care facilities: A multicenter study of knowledge, attitudes, practices, and barriers, *Infection Control and Hospital Epidemiology*, 31(7), 2010, 758~762; Erasmus V., et al., Systematic review of studies on compliance with hand hygiene guidelines in hospital care, *Infection Control and Hospital Epidemiology*, 31(3) DOI: 10.1086/650451, 2010; Allegranzi B. & Pittet D., Role of hand hygiene in healthcare-associated infection prevention, *Journal of Hospital Infection*, 73, 2009, 305~315.

Ⅱ 〉 무균술 (Aseptic Technique)

1. 무균술 정의

의료인이 의료관련감염으로 인한 결과를 인지하고 있는 것은 중요하다.

무균(asepsis)은 병원성 미생물이 없는 상태이다. 무균술(aseptic technique)은 무균 상태를 유지하고 환자를 의료관련감염으로부터 보호하기 위해 적용하는 방법이다(Hart, 2007).

2. 무균술의 단계

무균술은 의료기관에서 시행되는 대부분의 의료행위를 할 때 가장 중요하게 실천해야 할 기본술이다. 환자를 진료하고 간호하며, 시술함에 있어 누가 감염이 된 사람인지 우리가 항상 알고 있는 것은 아니기 때문이다. 대부분 감염이 된 사람은 열, 고름 등의 증상이 있지만 간염, AIDS에 감염된 환자들은 분명하게 드러나는 임상 증상이 있는 것은 아니다.

무균술의 단계에 대해서 설명한다면 피부 조직을 침습하는 의료절차를 수행할 때는 무균술의 단계가 높아야 한다. 무균수술 절차를 진행할 때는 욕창 간호보다는 무균술의 수준이 높아야 한다. 무균술 수준을 판단하여 결정하는 것은 환자 상태를 정확하게 파악할 때 가능하게 된다.

무균술의 단계를 네 단계로 분류하면 첫 번째 단계 수준에서는 환자와 건강관리팀의 관계 수준에 대한 원칙인 미생물이 한 사람에서 다른 사람으로 옮기지 않아야 한다는 원칙을 지켜야만 한다. 이때는 환자 접촉 전후로 손위생이 필요하다. 그리고 건강관리팀은 건강한 위생 상태를 유지하여야 한다.

두 번째 단계 수준은 건강관리팀과 환자의 체액이 접촉하는 수준으로 환자 체액에 의해 미생물이 전염되지 않도록 지켜야만 한다. 접촉 전후로 손위생을 철저하게 지켜야 하며 건강관리팀은 자신의 건강 위생을 잘 지켜야 하며 청결한 장갑을 사용하여야 하고 모든 체액을 퍼지지 않도록 그릇에 담아야만 한다.

세 번째 단계 수준은 건강관리팀이 환자의 신체를 침습하는 수준이다. 예를 들면 요로 카테터와 중심정맥관 히크만 카테터 등을 삽입하는 절차 수준에서는 미생물이 한 사람에서 다른 사람으로 전파될 수 있다. 손위생을 철저하게 지키고 건강관리팀도 건강 위생을 좋은 상태로 유지하며 멸균 영역을 만들고, 멸균 장갑을 사용하여야 한다. 그리고 인체의 모든 체액은 용기에 담아서 흘러내리거나 퍼지지 않도록 하는 수준이어야 한다.

네 번째 단계 수준은 수술적 절차를 수행하는 것이다. 이때는 미생물이 전파되지 않도록 철저하게 관리해야 하며 손위생을 철저하게 지키고 건강관리팀의 건강위생이 양호한 상태여야 하며, 멸균 방어막으로서 멸균 장갑, 가운 그리고 마스크와 모자를 사용하여야 하고 멸균 방포를 덮고(drapes) 멸균 영역을 만들어야 한다. 그리고 체액은 흘러내리거나 퍼지지 않도록 용기에 담아내도록 한다.

무균술을 잘 지키려고 하는 심리적인 측면도 중요하다. 이러한 태도를 가지고 있어야만 불필요한 오염 위험이나 잊어버리는 것을 막을 수 있다. 이렇게 할 때에 환자가 오염되지 않도록 하는 책임을 다할 수 있는 것이다.

3. 내과적 무균술과 외과적(수술적) 무균술

1) 내과적 무균술(Medical Asepsis)

내과적 무균술은 미생물의 수를 조절하려는 방법이며 멸균을 목적으로 하는 것은 아니다. 의료기관 내에서 감염의 전파를 예방하려는 목적으로 환자의 환경을 오염되지 않게 하고 병원성 미생물로부터 안전하게 지키려는 노력을 총칭하여 일컫는 것이다. 내과적 무균술은 멸균을 목적으로 하는 것이 아니라 미생물의 수를 조절하는 방법이다.

불결(dirty), 청결(clean) 그리고 멸균(sterile)에 대해 구분하여 알아야 한다. 그리고 이러한 것은 분리한 상태로 오염이 되지 않도록 하여야 하고, 오염이 된다면 즉각적으로 오염을 없애야 한다.

내과적 무균술에서는 손위생이 가장 기본적으로 중요하다. 손위생은 내과적 무균술의 기본이다. 깨끗한 접시를 지저분한 접시와 분리하고 더러워진 옷을 깨끗한 옷과 분리하며, 적절한 때에 손을 씻는 엄마는 무균술에 대한 개념이 있는 것이다.

더러워진 것과 오염된 것은 같은 동의어인데 미생물 오염의 예는 다음과 같다.

① 병원직원이 환자의 체액과 직접 접촉을 하게 된 경우 손을 씻지 않았다면 미생물에 오염된 것이다.

② 또한 위생 상태가 좋지 않거나, 더러운 손톱, 혹은 더러운 옷을 입은 경우는 오염이 된 경우이다.

③ 환자가 배액이 되고 있는 피부 병변을 가지고 있는 경우이다.

④ 객담이 있는 기침이 있는 경우이다.

⑤ 열이 있는 경우이다.

⑥ 환자의 체액이 묻어 있는 경우이다.

⑦ 구강 위생이 불량한 상태 등이다.

환경적인 오염 상태는

① 환자의 체액으로 오염된 드레싱, 환자의 오염된 침상보, 환자의 체액으로 오염된 변기 시트 등은 오염된 것이다.

② 의료기관의 바닥, 과다하게 흔들면서 린넨을 다루는 경우에 공기 등이 오염된다.

청결하게 씻어냄은 내과적 무균술의 핵심이다.

- 기계적으로 청결하게 하고 소독제에 충분히 닦아내면 소독된 것이라고 할 수 있다. 기계적 청결은 오염물 그리고 미생물을 분명하게 제거하는 것이다.

내과적 무균술에서의 장갑착용은 환자와 의료진을 보호하기 위함이다.

- 내과적 장갑착용은 환자 보호라는 근거를 기반으로 하는 손위생 방법이다.

장갑착용 권장 내용은 반드시 지켜야 하는 지침으로 적절한 장갑 사용법에 대한 지식을 전파하고 장갑사용을 위한 실습훈련을 통해서 최상의 실무를 이끌 수 있으며, 자원 절약에도 도움이 된다.

① 내과적 장갑사용 지침이 양적으로 질적으로 적절하지 않으면 장갑사용의 오남용으로 인해 부적절하거나 안전하지 못한 방법으로 장갑착용을 하게 된다.

② 내과적으로 장갑을 사용하는 경우에 장갑을 재생하지 않아야 하고 일회 사용하면 버리도록 한다.

③ 장갑착용은 손위생을 보완하는 방법이면서 또한 적절한 지침에 따라 사용함으로써 효과적인 손위생 방법이 된다. 손위생 실천은 병원체의 전염과 감염을 막을 수 있는 기본적이면서 효과적인 방법이다.

④ 장갑을 사용할 수 없는 경우에는 손위생 적응증을 수정하고 손을 비누와 물을 사용해서 씻거나 혹은 알코올 제제 손마찰제를 사용하는 것으로 대체할 수 있다.

⑤ 장갑을 잘못 사용하면 병원체의 전파와 감염의 원인이 될 수 있다.

삽입하는 카테터(line)는 병원감염의 위험요인이므로 내과적 무균술을 지켜야 한다.

① 침습적 체계는 밀봉 폐쇄체계로 가능한 한 유지(maintenance)하여야

한다. 만약 밀봉 폐쇄체계 상태로 유지되지 않는다면 오염되지 않도록 지켜야 한다.

② 카테터가 삽입된 환자의 피부는 청결하게 유지하여야 한다.

③ 만약 카테터를 가지고 있는 환자가 열이 난다면 카테터가 원인일 수 있으므로 즉각적으로 배양 검사를 해야 한다.

④ 카테터는 가능한 빨리 제거하여야 한다.

2) 외과적(수술적) 무균술

Pratt(2007) 등은 수술적 무균술(surgical aseptic technique)과 무균적 비접촉 기술(Aseptic non-touch technique)은 서로 다른 과정으로 분류하는 무균술이라고 설명하였다.

수술적 무균술은 수술장에서 주요하게 적용하는 기술이고, 일반 병동에서도 침습적 절차, 즉 중심정맥 카테터 삽입을 할 때에는 수술적 무균술 절차를 지켜야 한다. 즉, 중심정맥 카테터를 조작할 때 무균술이 필요하며(Austin & Elia, 2013), 카테터 관련 패혈증(catheter related sepsis: CRS) 예방에 필수적이다.

- 외과적(수술 전) 손위생

외과적 손 스크럽은 아래팔(forearm)과 손의 일시적 오염균을 제거하기 위해 수행하는 손위생법이다.

반지, 팔찌, 손목시계는 외과적(수술 전) 손소독 전에 제거한다.

싱크는 물이 튈 위험을 감소시키도록 설계되어야 한다. 손이 눈에 띄게 오염되었으면, 수술 전 손소독 전에 일반비누와 물로 세척한다.

손톱 밑의 잔류물은 손톱 세정기를 이용하여 제거하고 가능한 흐르는 물에서 세척하여야 한다.

외과적(수술 전) 손소독 시 솔을 사용한 손위생은 권장하지 않는다.

소독력이 있는 지속효과(sustained activity)가 확인된 알코올 제제나 소독력이 있는 항균비누 중 한 가지를 이용하여 멸균장갑을 착용하기 직전에 수술 전 손소독을 실시한다.

수술실에서 손 피부소독용 물의 질을 보장할 수 없는 경우는 멸균장갑 착용 전에 알코올 제제를 이용한 수술 전 손마찰을 권장한다.

항균제 비누를 이용한 수술 전 손소독 시에는 손과 전박을 제조업체가 권장한 시간만큼 문지르며 보통 2~5분간 실시한다. 장시간(예, 10분)의 소독시간은 불필요하다.

지속효과가 있는 알코올 제제를 이용하는 경우에 적용 시간은 제조업체의 지침을 따른다. 알코올 제제는 반드시 건조한 손에만 사용하며, 수술 전 손 스크럽과 알코올을 이용한 손마찰을 이중 연속하여 수행하지 않는다.

알코올 제제를 이용할 경우 수술 전 손소독을 하는 전 과정에 걸쳐 손과 전박을 적실만큼 충분한 양을 사용해야 한다. 제조업체 권장사항대로 알코올 제제를 이용하여 손을 문지른 후에는 멸균장갑을 착용하기 전에 손과 전박을 완전히 건조시킨다.

4. 무균적 비접촉술

1) 무균적 비접촉술(Aseptic Non Touch Technique, ANTT technique)

무균적 비접촉술(ANTT)은 영국 정부기관(영국 국가건강서비스국)에서 무균술 표준으로 승인하였으며, 무균술에 대한 표준지침은 의료관련감염 감소에 효과적이었다는 연구결과를 근거로 인정받았고, NICE에서 근거로 인정하였다.

| 표 4-3 | 무균술 관련 근거의 예

S. Rowley & S. Clare(2011)	이슈: 무균술 실패는 건강관련 감염의 원인이 된다. 따라서 건강조직 및 대중에게 큰 관심사이다. 무균실에 대한 표준지침이 잘 정리되지 않고(poor standard라고 표현함) 있음으로써 용어에 대한 혼동을 악화시켰다고 주장하였다. 따라서 무균술에 대한 용어 정의를 잘내리고, 전 세계적으로 가르치고 이해할 수 있도록 하는 것이 중요하다. 프로젝트: 멸균적 비접촉술(Aseptic non touch technique: ANTT) 프로젝트를 통해 이러한 이슈를 인지하게 되었고, 무균적 수행을 위한 동시대의 독창적인 실무 틀을 개발하였다. 무균적인 실무에 대한 변수를 줄이고, 명확하고 표준화한 무균술을 수행함으로서 영국의 병원은 건강관련감염을 줄이기 위한 상관성 요인을 증명하게 되었다. 커다란 범위의 노동인력에 미치는 개념틀로써 우산 개념틀(umbrella framework)은 수술실에서 지역사회 범위까지 무균술을 표준화하는 우산 개념틀(umbrella framework)이다. 이론을 실무로 변화시키는 모델이며 네 가지 요소로 설명하고 있다: 임상실무를 위한 이론적 개념틀, 근거 기반, 동료 심사의 무균술 지침으로 실무의 핵심이다. 건강제공자의 프로그램 수행, 연구, 그리고 무균술 실무 개선을 위한 근거를 생성하는 프로그램 개발 등을 위한 개념틀이다. 결과 : ANTT는 영국의 국가보건서비스의 표준적인 무균술이다. 그리고 Epic2를 비롯, 세계적으로 받아들여지고 있다.: 영국의 국가적 건강서비스(National Health Service) 병원(Hospital)의 건강관련 감염을 예방하기 위한 국가 근거 기반 지침과 호주의 건강관리를 위한 예방 및 조절 지침으로 받아들여지고 있다.

무균적 비접촉술(ANTT technique)은 좀 더 단순하거나 경한 침습적인 절차, 즉 정맥주사를 투약하거나 상처 간호에 필요한 절차이다. ANTT는 멸균제품을 사용해야 하고, 멸균 기구(부분), 즉 예를 들면 주사기가 비멸균(non-sterile) 상태의 표면과 접촉하지 않도록 하는 기술이다. 또한 요도 카테터 삽입, 중심정맥 카테터 드레싱 장치, 상처 배농(drainage) 장치 등에 적용하는 비접촉 무균술이다.

Hart(2007)는 "감염을 줄이기 위한 무균술 적용"이라는 제목의 논문에서 손씻기가 의료관련감염을 줄이기 위해 중요한 요소이다. 무균술을 지키는 것은 감염의 위험을 차단함으로써 중요하다. 무균술에서는 모두 수술적 무균술을 요구하는 것은 아니며 무균적 비접촉술도 중요하다. 무균적 비접촉술(ANTT)은 병원과 지역사회에서 여러 절차를 수행할 때 필요한 것이라고 하였다.

Ⅲ 결론

환자 안전을 위한 간호에서 가장 중요한 이슈는 의료관련감염을 예방하는 것이다.

본 4장에서는 의료관련감염 예방을 위한 WHO 손위생 지침, 미국의 손위생지침과 영국의 손위생 지침 및 내과적 무균술과 외과적 무균술에 대해서 설명하였다. 본 장에서 설명하는 필요성, 원칙 및 방법을 숙독하고 실천함으로써 의료 종사자들의 손위생 및 무균술에 대한 이해 및 마스터를 목표로 하였고 임상 상황에서 수행 실천함으로써 의료관련 감염 빈도를 낮추도록 하는 것을 목표로 하였다.

참고문헌

질병관리본부 & 대한의료관련감염관리학회, 의료관련감염 표준예방지침, 3장 손위생, 2017.

Allegranzi B, Pittet D., Role of hand hygiene in healthcare-associated infection prevention, J of Hosp Infect 2009; 73: 305-315.

Austin P, Elia M., Improved aseptic technique can reduce variable contamination rates of ward-prepared parenteral doses, J of Hosp Infect 2013; 83: 160-163.

Centers for Disease Control and Prevention, Vital signs : central line-associated blood stream infections-United States, 2001, 2008, and 2009, MMWR Morb Mortal Wkly Rep 2011;60:243-248.

Crow S. Asepsis, the right touch - Something old is now new. 1989, The Everett company, Louisiana, USA.

Hart, S. Using an aseptic technique to reduce the risk of infection. Nurs Stand. 2007; 21(47):43-48.

Leffler D, & Lamont JT, Clostridium difficile Infection. N Engl J Med 2015; 372:1539-1548. DOI: 10.1056/NEJMra1403772.

Loveday HP, Wilson JA, Pratt RJ, Golsorkhi M, Tingle A, Bak A, et al. Epic3: national evidence-based guidelines for preventing healthcare-associated infections in NHS hospitals in England. J Hosp Infect 2014;8651:S1-S70. doi: 10.1016/S0195-6701(13)60012-2.

Matocha D, Montero M., Reaching zero central line associated infections by improving compliance to aseptic technique. Am J Infect Control 2012; 40: e171.

Pessoa-Silva CL, Dharan S, Hugonnet S, Touveneau S, Posfay-Barbe K, Pfister R et al. Dynamics of bacterial hand contamination during routine neonatal care. Infect Control Hosp Epidemiol 2004; 25(3):192-197.

Pittet D, AllegranziB, Boyce J, World Health Organization World Alliance for Patient Safety First Global Patient Safety Challenge Core Group of

Experts. The world health organization guidelines on hand hygiene in health care and their consensus recommendations. Infect Control Hosp Epidemiol 2009;30:611-622.

Rowley S, Clare S., Aseptic non touch technique (ANTT): Reducing health care associated infections (HCAI) by standardising aseptic technique with ANTT across large clinical workforces. Am J Infect Control 2011; June: E90.

Sax H, Allegranzi B, Uckay I, Larson E, Boyce J, Pittet D. My five moments for hand hygiene': a user-centred design approach to understand, train, monitor and report hand hygiene. J Hosp Infect 2007;67:9-21.

Sepkowitz K, A. Why doesn't hand hygiene work better? Lancet Infect Dis 2012; 12:96-97.

WHO Patient safety: a world alliance for safer health care. WHO guidelines on hand hygiene in health care. Geneva, Switzerland: World Health Organization; 2009.

available at http://www.who.int/csr/bioriskreduction/infection_control/publications/en/.

Yokoe D, Anderson D, Berenholtz S, Calfee D, Dubberke E, Ellingson K, et.al., A compendium of strategies to prevent healthcare-associated infections in acute care hospitals: 2014 Updates. Infect Control Hosp Epidemiol 2014; 35(8): 967-977. doi:10.1086/677216.

5장

개인보호구의 사용

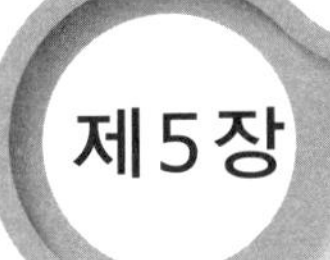

개인보호구의 사용

감염학 및 역학(epidemiology)이 지속적으로 발전함에도 불구하고 신종 감염병의 발생은 수많은 사람을 공포로 몰아넣는다. 21세기에 들어와 홍콩, 중국과 동남아시아 등을 중심으로 급성중증호흡기증후군(severe acute respiratory syndrome: 이하 SARS)이나 조류독감(avian influenza: H5N1), 중동호흡기증후군(middle east respiratory syndrome: 이하 MERS) 등이 유행할 때 환자들을 다루는 의료인이나 병원 직원들이 감염위험에 노출되었다. 사스(SARS)의 경우 이환된 환자 사망률이 18.3% 가량으로 환자를 다루던 의료인 중 상당수가 환자에게서 전파된 사스(SARS) 바이러스(변종 Corona virus)로 인해 사망하였다. 이후 2009년에 유행한 신종인플루엔자(H1N1)는 과거 스페인에서 유행했던 인플루엔자 독감균과 같은 유전자형으로 사망률은 낮았으나 전파력이 빨라 전 국민을 두려움에 떨게 했다. 2015년 5월 국내에 첫 MERS환자가 보고된 후 단기간에 급속도로 유행이 확산되어 전국이 공포에 휩싸였다. 총 186명의 확진 환자가 발생하였고 이 중 21%가 의료 종사자였으며 그 중 의사 8명, 간호사 15명이 차지하였다. 이렇게 감염병이 유행할 때마다 감염전파를 차단하고 예방하기 위해 가장 중요한 이슈가 마스크, 가운, 장갑 등 개인보호구(personal protective equipment: PPE)의 정확한 착용법과 탈의법이다. 세계보건기구에서는 감염병 환자나 보균자 또는 감염병 의심환자를 다루는 사람은 미생물이 전파되는 것을 예방하기 위해 개인보호구 사용법을 적절히 실행할 것을 권고하고 있다. 시대의 변천과 목적에 따라 개인보호구가 다양하게 바뀌고 있으나 감염성 질환의 전파경로와 그 종류에 따라 올바른 개인보호구 사용이 건강과 생명에 직결되는 문제이므로 최대 방어(maximual precautions)를 원칙으로 개인보호구를 착용해야 한다. 의료기관 내에서 환자와 환자 간, 환자와 의료인 간, 의료진과 의료진 간에 전파되는 여러 감염을 예방하기 위해 적용할 수 있는 개인보호구의 사용원칙에 대해 이 장에서 자세히 알아보고자 한다.

I 〉 개인보호구 착용 목적

감염질환을 앓는 환자로부터 감염병이 전파되는 것을 방지하기 위해 의료진이나 환자, 환자 방문객 등 환자의 주위사람이 미생물의 확산 또는 전파가 일어나지 않도록 막아야 하는 것이 기본이다. 최신 격리주의인 표준주의(standard precautions)와 전파경로별 주의(transmission based precautions)에서 반드시 사용하는 것이 개인보호구이다. 특히 접촉주의를 적용하는 다제내성균(multi-drug resistant bacteria) 감염환자 발생 시 내성균이 병원 내에 퍼져 토착화되지 않도록 하는 경우에도 개인보호구 착용이 매우 중요하며, 면역력이 저하된 환자가 치료받는 경우 이들을 감염으로부터 보호하기 위해 개인보호구를 착용하고 환자를 다루어야 한다. 이처럼 다양한 목적에 따라 개인보호구 사용을 통해 환자와 다른 환자, 주변 환경, 방문객, 직원, 간병인 등을 감염성 미생물 전파로부터 보호하는 것이 목적이다. 특히 개인보호구를 올바로 착용해야 업무중 감염성 미생물 노출을 예방할 수 있고, 올바른 방법으로 벗음으로써 오염된 환경이나 보호구 표면에 오염된 감염성 미생물에 노출을 예방하여 의료진을 보호할 수 있다.

Ⅱ 〉감염관리와 개인보호구 사용의 역사

1. 감염전파 예방의 시작

전염병 환자가 사회로부터 격리되기 시작한 것은 성경에서 나병(leper)환자를 사회로부터 격리하던 고대시대로 거슬러 올라간다. 1850년 이전 환자를 전문적으로 처치하는 병원이 만들어지기 전 서구사회에서는 환자가 귀족이거나 경제적으로 부유한 경우는 의사가 집으로 왕진해 환자를 치료했고, 가난한 사람들은 질병이 발생하면 가족들과 떨어져 수도원 등 자선기관에 격리되어 수도사나 수녀들이 이들을 돌보았다. 이러한 중세시대에 치명적으로 사망률이 높은 전염병이 유행할 때는 수많은 전염병 환자들을 한 곳에 모아 두고 치료했기 때문에 교차감염이 쉽게 일어났고, 환자 사망률은 매우 높았다. 그래서 사람들은 전염병이 유행하는 당시 병원인 수도원에 격리되는 것을 죽는 것과 동일하게 여겼다. 특히 페스트가 유행하던 중세시대에는 수도사들이 목숨을 걸고 환자들을 운반해 수도원으로 데려오기도 하고, 죽은 사체를 묻기도 했는데 당시 착용하던 보호장구는 코 부분을 길게 해 그 속에 향료를 넣어 시체의 부패 냄새를 막고, 동물의 가죽으로 외투, 장갑과 부츠를 만들어 전신을 보호하도록 하여 사용했다.

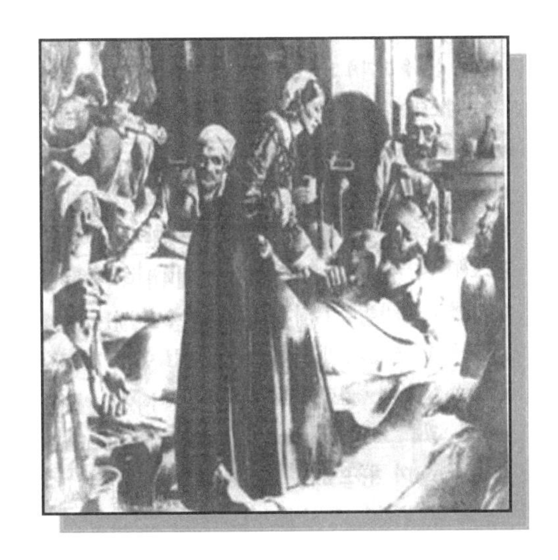

[그림 5-1] 나이팅게일(Nightingale, 1820~1910)

18세기 중반 전염병 원인으로 균의 존재를 알기 이전에 프로렌스 나이팅게일(Florence

Nightingale)은 크리미아 전쟁에서 부상 당한 병사들을 간호하면서 외상을 입은 환자 중에 감염이 발생한 환자는 병원과 떨어진 곳에 작은 임시 천막을 짓고 이들을 따로 격리하여 간호함으로써 깨끗한 공기와 청결한 환경만으로 환자 사망률을 42%에서 2%로 현저히 줄였다. 그녀는 "열 간호(fever nursing)"라 하여 더러운 환경뿐 아니라 열이 나는 환자의 분비물을 조심해서 다루는 간호가 감염을 막는 것으로 여기고 이를 실천하였다. 그 후 얀센, 로버트후크 등에 의해 개발된 현미경과 무균술의 아버지 리스터(Lister), 균 이론(germ theory)을 정립한 파스퇴르(Pasteur)와 같은 학자들이 수많은 논문을 발표하면서 감염 예방과 치료를 위한 감염학, 질병학, 감염전파 예방법 등이 발달되기 시작하였다.

2. 1900년대 초

현대로 오면서 유럽과 미국을 중심으로 병원개념이 발달하고 수술시 무균술과 소독제 사용법, 환자 격리법 등이 급속도로 발달하였다.

영국과 미국에서는 1900년 초반 전염병 환자에 대한 개인별·그룹별 격리법을 적용하고 실시하였다. 미국의 찰스 차핀(Chapin. Charles)은 개별적인 격리병동을 만들어 전염병 환자를 격리하고 환자 사망 후 소독을 강조하였으며, 훈증법이 균 전파차단에 효과가 없음을 밝혔다. 그의 이론은 감염전파가 공기를 통해 전해지는 것(miasma thory)보다 사람에 의해 균이 전파됨을 강조한 중요한 계기가 되었다.

미국 죤스홉킨스 대학병원 헬스테드(Halstead)는 자동차 타이어를 만드는 굿이어(Goodyear)란 회사에 두 벌의 수술용 고무장갑을 마련해 줄 것을 요청하여 자신과 스크럽 간호사가 각각 한 벌씩 나누어 끼고 처음으로 무균적 수술을 시도하였다. 이때 그가 수술한 수술환자의 감염률이 대폭 줄어 그후로 수술중 반드시 고무장갑을 끼고 시술을 함으로써 균의 전파로 인한 수술 후 감염을 예방할 수 있었다. 또한 그 당시 대부분 수술을 시행할 때 균 확산을 막기 위해 4~5시간의 긴 수술기간 동안 일체 말을 하지 않고 시술했는데 이런 불편함을 없애고 입에서 튀어나오는 침에 의한 수술부위감염을 막기 위해 수술용 마스크를 개발하여 불편함을 덜었다. 또한 같이 일하던 동료 의사들끼리 긴 코트를 입는 대신 흰색가운과 에이프런을 마련해 입고 수술을 하기 시작했는데 흰 에이프런과 가운이 초록색 수술복으로 변한 것은 눈의 편안함을 위함이다. 1900년부터 1950년 사이 미국이 중심이 되어 세워진 현대적 대학병원에서의 수술가운과 마스크, 장갑이 전 미국 병원들로 확산되고 정착되었고 보호용구 없는 수술은 상상할 수 없는 것으로 여기게 되고 이로부터 의료인의 손위생과 보호장구의 중요성이 강조되었다.

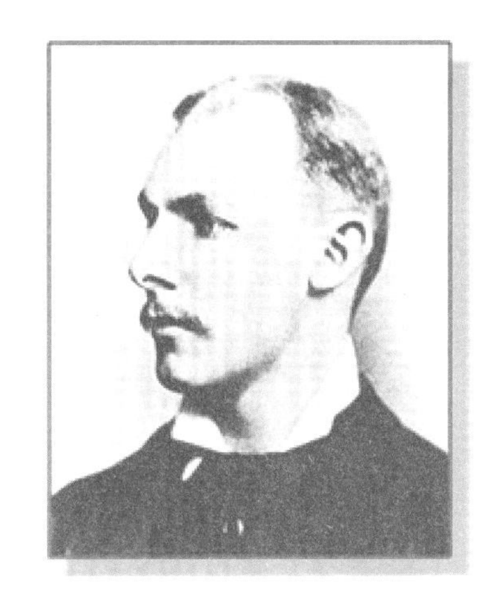

[그림 5-2] William S. Halsted

소독개념과 현대적 지혈 forceps 사용, 존스홉킨스 병원의 첫 외과교수

3. 1950년대 이후

1950년말 황색포도알균의 감염유행이 확산되면서 1975년에 CDC에서는 병원에 입원한 환자에 대한 격리조치가 이루어졌다. 이후 1970년대에는 격리권고안으로 질병전파 경로의 유사성에 따라 일곱 가지 범주로 분류한 범주별 격리(category-specific isolations)체계를 처음 발표하였다. 즉 완전 격리, 호흡기 격리, 장 격리, 창상 및 피부접촉 격리, 배액(discharge)주의, 혈액주의, 보

호적 격리 등이 이에 속한다. 이후 1983년에는 CDC에서 질환별 격리(disease-specific isolations)로 격리방법을 변화시켰다. 이때부터 완전 격리, 접촉 격리, 호흡기 격리, 결핵 격리, 장 주의, 배액 빛 분비물 주의, 혈액 및 인체 삼출물 및 분비물 주의로 엄격히 지침을 지켰다. 하지만 시대적 변화에 따라, 유행하는 전염병 종류도 달라지고, 병원에 오는 환자를 처음 대하는 직원이 어떤 주의법을 시도해야 할지 몰라 의료기관별로 일괄적으로 감염관리방법을 적용하는 데 혼선을 빚기도 했다.

4. 1980년대 이후

1980년초 캘리포니아주를 중심으로 뉴모시스티스 카르니 폐렴(*Pneumocystis carinil* pneumonia: PCP)과 관련된 동성연애자들의 사망률이 급증하면서 미국 "유병과 사망에 대한 주간보고"(morbidity and motility weekly report: MMWR)를 통해 보고되었다. 이를 통해 새로운 전염성 질환인 에이즈(acquired immune deficiency syndrome: AIDS)의 유행이 전국에 알려졌고 신종전염병에 의해 젊고 건장한 동성연애자들이 사망하는 예가 늘자 병원에서 일하는 직원들은 극도의 공포심에 휩싸였다. 이후 HIV 바이러스(human immunodeficiency virus: HIV)라 명명된 바이러스가 사람 간 성적 접촉이나 혈액이나 체액에 의해 전파된다는 사실이 확인되기까지 미국 켈리포니아 지역 병원에서 일하던 수많은 의료인들이 병원을 떠나는 공황사태까지 발생했다. 그후 HIV가 혈액이나 체액, 분비물 등에 의해서만 전파되고, 직접적인 피부접촉이나 악수, 포옹 등으로 전파되지 않는다고 하는 전파경로가 확실히 밝혀진 것은 다행한 일이었다. 이후 CDC에서는 의료기관에서는 HIV로부터 의료인을 보호할 목적으로, 병원을 방문하는 모든 환자의 분비물에 대해 감염성 질환 진단 여부와 관계없이 보편주의(universal precaution: UP)를 적용하도록 발표했다. 이 보편주

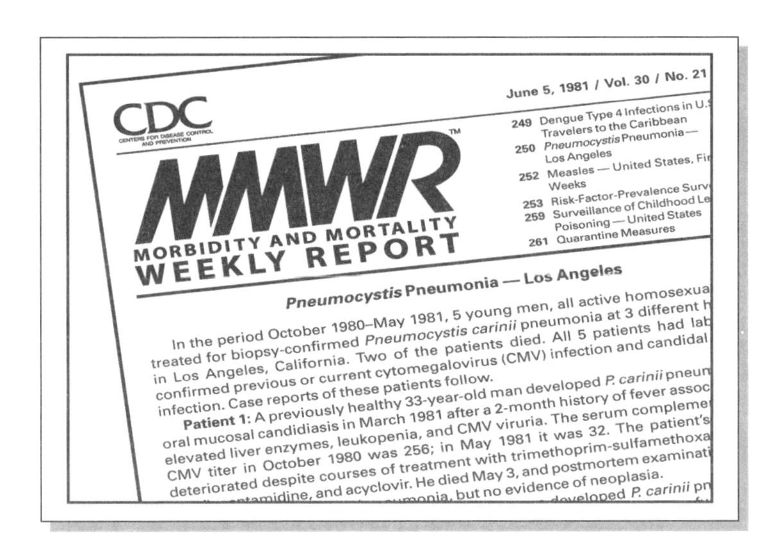
June 5, 1981 / Vol. 30 / No. 21

CDC
CENTERS FOR DISEASE CONTROL AND PREVENTION

MMWR™
MORBIDITY AND MORTALITY WEEKLY REPORT

249 Dengue Type 4 Infections in U.S
Travelers to the Caribbean
250 *Pneumocystis* Pneumonia — Los Angeles
252 Measles — United States, Fir
Weeks
253 Risk-Factor-Prevalence Surv
259 Surveillance of Childhood Le
Poisoning — United States
261 Quarantine Measures

***Pneumocystis* Pneumonia — Los Angeles**

In the period October 1980–May 1981, 5 young men, all active homosexua
treated for biopsy-confirmed *Pneumocystis carinii* pneumonia at 3 different h
in Los Angeles, California. Two of the patients died. All 5 patients had lab
confirmed previous or current cytomegalovirus (CMV) infection and candidal
infection. Case reports of these patients follow.

Patient 1: A previously healthy 33-year-old man developed *P. carinii* pneun
oral mucosal candidiasis in March 1981 after a 2-month history of fever assoc
elevated liver enzymes, leukopenia, and CMV viruria. The serum compleme
CMV titer in October 1980 was 256; in May 1981 it was 32. The patient's
deteriorated despite courses of treatment with trimethoprim-sulfamethoxa
...tamidine, and acyclovir. He died May 3, and postmortem examinati
...umonia, but no evidence of neoplasia.

[그림 5-3] MMWR를 통해 보고된 AIDS와 관련된 뉴모시스티스 카르니 폐렴(Pneumocystis carinii pneumonia)으로 인한 동성연애자들의 사망급증 사건

의법은 병원에 방문하는 환자의 진단명이 밝혀지기 이전에도 감염이 전파될 수 있으므로 모든 입원환자의 혈액 및 체액, 농, 분비물 등을 감염전파 위험 물질로 간주하고 감염위험을 최소화하기 위해 이를 접촉하는 사람은 모두 마스크, 가운, 장갑 등 보호용구(barrier precautions)를 착용하고 접촉하도록 명시한 것이다. 즉 환자 혈액, 체액, 농과 같은 신체 분비물에 있는 균의 전파를 최소화하고 균 전파발생을 최소화기 위한 방법이었다.

5. 2000년대 이후

2002년 미국질병관리센터에서는 감염관리 전문가들로 구성된 미국병원 감염관리 자문위원회(Hospital Infection Control Practices Advisory Committee: HICPAC)를 구성하여 보편주의(universal precautions)와 체액격리(body substance isolations)를 발전시켜 현재와 같은 표준주의(standard precautions)와 전파경로별 격리(transmission-based precautions)라는 새로운 주의법으로 실용화하였다. 이를 바탕으로 매년 유행하는 질환을 중심으로 의료기관에서 감염균 전파를 막기 위한 감염관리법이 학회 등을 통해 발표되고 개정되고 있다. 최근 중요한 변화는 첫째, 의료체계(병원, 의원, 보건소, 가정간호, 외래처치, 특수분야별 처치, 장기요양처치 등) 범위가 다양하게 변화됨에 따라 모든 의료기관에 적용되는 감염관리 방법이 각 의료단체별로 알맞게 적절히 변경하여 적용하도록 권고하고 있다. 병원감염(nosocomial infections)이란 단어는 다양한 의료기관에 적용하기 적절치 않기에 "의료관련감염(health care associated infections: HAIs)"으로 변경하여 사용하고 있다. 둘째, 신종 병원체(SARS Co-V 바이러스나 인체 Avian influenza 등)의 출현과 관심이 대두되는 감염균(*C.difficile*, noro viruses, 지역사회관련 MRSA[CA-MRSA]), 새로 개발된 처치(gene therapy 등) 관리, 생물테러 예방 등 과거의 감염관리 방법보다 훨씬 광범위한 관점의 지침이 확립되고 있다. 셋째, 의료기관 내에서 감염균 전파를 막는 시도로서 성공적으로 정착된 표준주의지침에 더하여 호흡기 에티켓, 안전주사(척수천자 등 오랜 동안 시술하는 위험시술에 대해 마스크 사용 방법 등) 등 새로운 지침이 포함되고 있다. 넷째, 근거 문헌을 통해 심각한 면역저하환자에게 곰팡이 감염이 치명적임을 감안하여 보호적 환경(protective environment)조성과 관련된 내용이 새로 추가되고 있다. 다섯째, 의료기관 내에서 체계적으로 감염균 전파로부터 안전한 문화 정착을 위해 감염관리 프로그램이 병원 최고행정가에 의해 강조되고, 권고되도록 하고 있다. 여섯째, 다제내성균에 의한 의료기관 감염 발생이 증가됨에 따라 이를 줄이기 위해 특별한 감염감시와 의료기관 내 감염균 전파 관리가 요구되고 있다.

이렇게 감염관리 방법은 시대 변천과 신종감염병 출현 등에 따라 의료인이 쉽게 적용할 수 있도록 점차 단순화되고 표준화되고 가고 있다. 이러한 감염관리 방법을 각 의료기관 실정에 맞게 개발하고, 지침화하는 작업을 한 후 이 지침이 의료기관에 있는 모든 환자와 보호자, 직원과 환경에 적용이 되므로 말미암아 감염성 질환 전파로부터 모든 사람이 보호받도록 근거 중심의 감염관리 실천교육이 필요하다.

Ⅲ 〉 개인보호구 사용의 효과

감염질환을 일으키는 미생물의 유행적 확산은 감염원이 되는 미생물, 감수성이 있는 숙주, 미생물의 전파 환경이라는 세 가지 요소가 있어야 가능하다. 이 중에서 한 가지라도 차단되거나 관리된다면 미생물의 생장과 번식을 통한 감염을 막을 수 있다. 이 세 가지를 "감염의 3대 요소(component of infection)"라 하고 이어주는 고리를 "감염의 고리(chains of infection)"라고 한다. 감염원과 숙주와 환경 간 미생물이 옮아가는 것을 [그림 5-4]와 같이 막아주기 위해 환자를 다루는 사람들은 개인보호구를 사용하고 손위생을 실천하

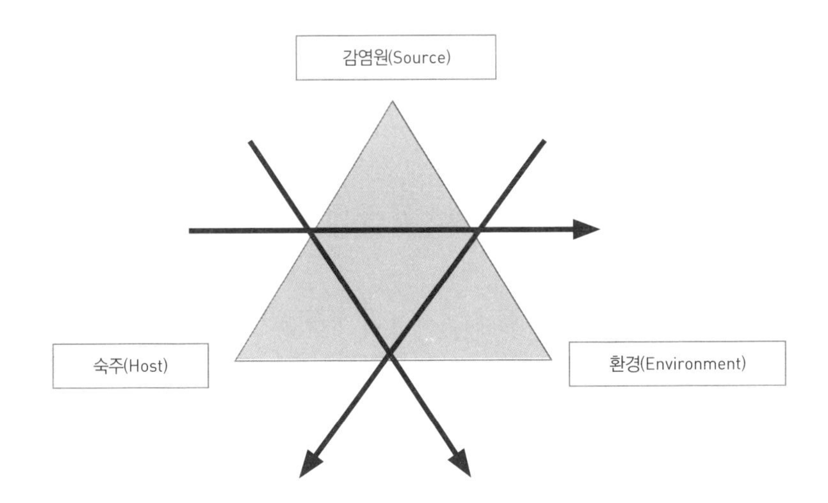

[그림 5-4] 역학적 삼각형(epidemic triangle)과 격리

며 기타 환경을 오염시키지 않도록 주의해야 한다.

A. 개인보호구(PPE: personal protective equipments)

① 혈액, 체액과 접촉이 예상되는 행위를 할 때 개인보호구를 착용한다.
② 개인보호구를 벗는 과정에서 의료진의 의복 및 피부가 오염되지 않도록 한다.
③ 처치 후 환자병실을 나가기 전에 개인보호구를 벗고 의료폐기물 박스에 버린다. 이때 환경이 오염되지 않도록 버리는 것이 중요하다.
④ 개인보호구는 환자에게 감염성 미생물이 전파될 위험성과 환자의 혈액, 체액, 분비물 또는 배설물에 의한 의료진의 의복과 피부 오염의 위험에 대한 평가를 근거로 선택되어져야 한다.
⑤ 필요하다고 판단되는 경우 언제라도 착용이 가능하도록 개인보호구를 지급한다.
⑥ 개인보호구는 장갑, 앞치마 또는 가운, 고글, 마스크 순서로 벗는다. 개인보호구를 벗은 후에는 손위생을 수행한다.

B. 장갑(Gloves)

① 혈액 혹은 잠재적 감염물질, 점막, 손상된 피부, 오염된 피부(예: 실금환자)와 접촉이 예상될 때 장갑을 착용한다.
② 장갑은 크기가 알맞고 내구성이 있는 것으로 업무에 따라 적절한 것을 착용한다.
③ 환자와 직접 접촉할 경우에는 일회용 의료용 장갑을 착용한다.
④ 주변환경 및 의료기구 청소 시에는 일회용 의료용 장갑 또는 재사용 가능한 장갑(예: 고무장갑)을 착용한다.
⑤ 소독과 무균술이 필요한 경우 장갑을 착용하기 전에 손위생을 수행한다. 무균술이 필요한 경우는 멸균장갑을 착용한다.

⑥ 장갑은 환자를 직접 접촉하거나 필요한 시술을 시행하기 직전에 착용한다.

⑦ 한 환자의 오염된 신체부위(예: 회음부)에서 청결한 신체부위(예: 얼굴)로 옮겨서 접촉할 경우 사용했던 장갑을 교환한다.

⑧ 한 환자 처치 후 다른 환자 처치 전에 반드시 장갑을 벗은 후 손위생을 시행한다.

⑨ 환자 또는 주변환경(의료기구 포함) 접촉 후 손이 오염되지 않도록 적절한 방법으로 장갑을 벗는다.

⑩ 장갑은 손위생을 대체할 수 없다. 장갑을 제거한 후에는 바로 손위생을 수행한다.

⑪ 미생물 전파 위험이 있으므로 일회용 장갑을 재사용하기 위해 장갑을 소독하지 않는다.

C. 가운(Gown)

① 혈액, 체액, 분비물, 삼출물과 접촉이 예상되는 경우에는 작업에 적절한 가운을 착용하여 피부를 보호하고 옷이 오염되지 않도록 한다.

② 환자를 치료하는 데 있어 혈액, 체액, 분비물, 삼출물에 옷이 노출될 위험이 있을 때에는 일회용 비닐 앞치마를 입고, 광범위하게 튈 수 있는 경우에는 긴팔의 방수 가운을 입는다.

③ 처치 후 환자병실을 나가기 전 가운을 벗고 손위생을 한다.

④ 일회용 가운은 재사용하지 않는다.

⑤ 고위험환자 병동(예: 중환자실, 조혈모세포이식병동)에 출입 시 일상적인 가운착용은 권고사항이 없다.

D. 마스크(Mask), 보안경(Goggle), 안면 보호대(눈, 코, 입 보호구; Face shield)

① 환자의 혈액, 체액, 분비물, 배설물 등이 튈 염려가 있을 때 병원체 종

류와 예상되는 업무와 노출 시간을 고려하여 눈, 코, 입의 점막을 보호하기 위한 적절한 보호구를 선택하여 착용한다.

② 안경으로 충분히 보호가 되지 않을 것으로 예상된다면 안경위로 고글을 착용한다.

③ 감염이 의심되지 않는 환자라도 에어로졸 발생 처치(예: 기관지내시경검사, 기관내삽관, 개방형 흡인체계로 기도분비물 흡인) 시에는 가운, 장갑 착용과 함께 얼굴 전체를 보호할 수 있는 안면보호대, 쉴드 마스크 또는 마스크와 고글을 착용한다.

④ 기침, 재채기, 대화 등을 통해 배출되는 비말(5μm 이상)에 의해 전염되는 질환(4장 격리지침 참조)이 확진되었거나 의심되는 경우 마스크를 사용한다.

⑤ 마스크 사용을 적절히 하기 위해서는 미생물의 이동경로를 이해하는 것이 중요하다. 즉 비말(droplet)주의법에서 사용하는 마스크는 비교적 입자가 큰 5μm 이상의 크기로 수분을 머금은 입자들로 인해 발생하는 감염을 막을 수 있다. 환자의 호흡기 비말에 포함된 미생물은 환자의 호흡기 배출물(침, 기침, 재채기) 등이 주변의 1~1.5m 이내까지 튀어 나가는 파편물과 함께 주위를 오염시키게 되는데 이때 1.5m 이내에 있는 다른 사람의 호흡기로 들어가게 되면 같은 호흡기 질환을 일으킬 확률이 높아진다. 즉 미생물의 이동경로중에 감수성이 있는 다른 사람에게 옮아가지 않도록 기침이나 재채기를 하는 사람은 마스크를 반드시 착용하고, 감염환자를 다루는 사람 역시 개인보호구인 마스크를 올바로 사용해야 한다.

⑥ 0.3~3μm 크기의 미생물인 결핵균, 바이러스 등은 아래 이동경로와 같이 공기 중에 부유하면서 바닥으로 가라앉지 않고 계속 떠다니기 때문에 환자가 계속 거주하고 있는 밀폐된 공간에는 반드시 특수한 N95,

N99 마스크를 사용하여 부유하고 있는 미생물이 다른 사람에게 전파되지 않도록 해야 한다. 또한 이렇게 작은 미생물들은 마스크의 면이나 부직포 사이를 통과할 수 있으나 처음 환자로부터 기침 등을 통해 나올 당시에는 수분을 머금고 있어 환자의 경우는 일반 마스크를 사용하더라도 균이 확산되는 것을 막을 수 있다.

미생물의 이동경로

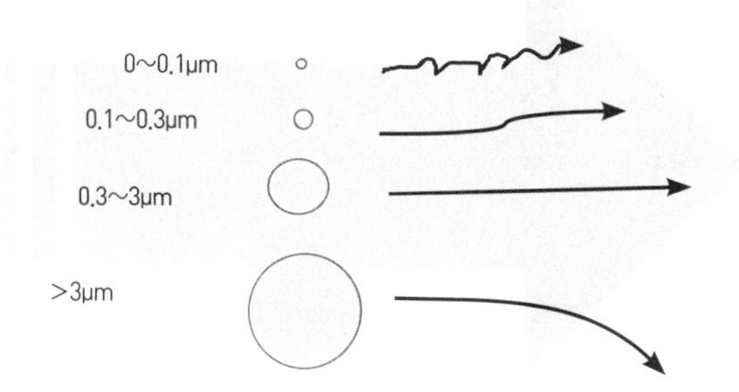

⑦ 자가오염(self-contamination)을 피하기 위해 고글과 안면보호구를 사용 후 바로 벗어 의료폐기물로 폐기하고, 손위생을 수행한다. 다음 사용을 위해 목에 걸거나 머리 위에 걸어놓지 않는다.

| 표 5-1 | 개인보호장비 착용 가이드라인

행위	내용
통상적 진료 (비말주의 조치)	- 의료용 마스크 - 환자접촉 전·후 손세척
체액접촉 처치 (표준주의 조치)	- 의료용 마스크 - 환자접촉 전·후 손세척
인후도말 검체 채취	- 의료용 마스크 - 환자접촉 전·후 손세척
에어로졸 발생 처치 (기관삽관, 기관지내시경 등)	- N95 마스크 또는 FFP2 마스크 - 보안경/고글 - 긴소매 보호복, 장갑 - 환자접촉 전·후 손세척

⑧ 고글 또는 안면보호구를 재사용할 경우에는 수집, 세척, 소독과정에 대한 절차를 마련하여 준수하도록 한다.

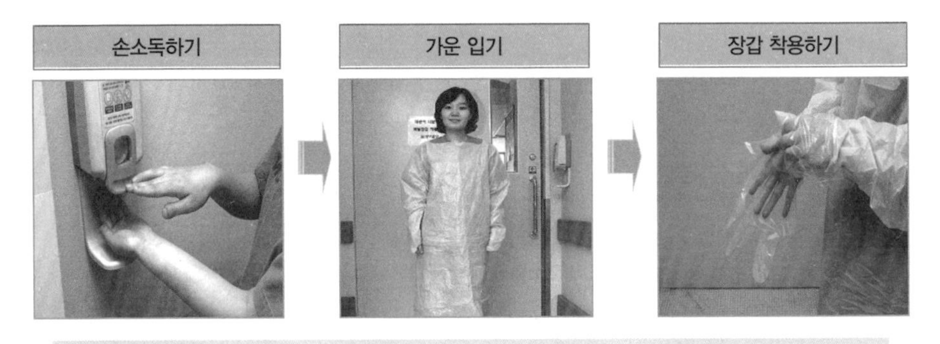

격리실 준비물품

장갑, 가운, 마스크(공기주의 시 N95 마스크), 안면보호대, 손소독제, 주사바늘 안전수거용기, 개별 의료폐기물박스, 환자개별 사용물품(체온계, 청진기, 혈압계, 토니켓, 트레이 등)

[그림 5-5] 격리실 들어갈 때의 주의점과 준비물품(예)

장갑 벗기
병실 내에서
가운 벗기
병실 내에서
손씻기/손소독
병실 안과 밖에서

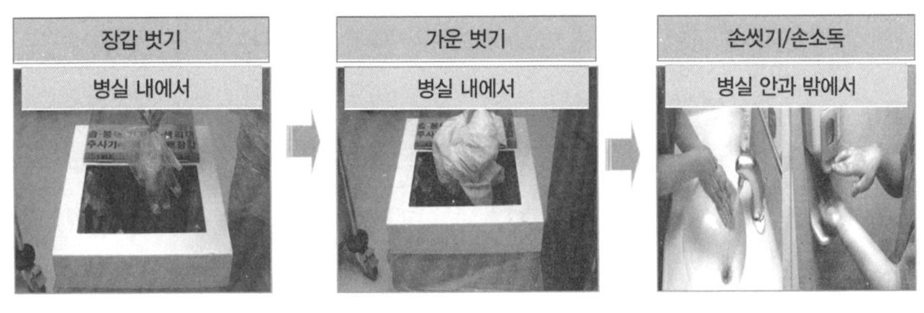

장갑과 가운은 겉면(환자 접촉면)이 안쪽으로 접히도록 말아 벗어 버립니다.

병실 안에서 씻을 때는 휴지로 문손잡이 잡고 나오기

[그림 5-6] 개인보호구 착용과 벗기 주의점(예)

Ⅳ 개인보호구 종류별 사용법

1. 마스크(Mask)

(1) 착용목적

① 환자의 혈액, 체액, 분비물, 배설물이 튀어 직원의 얼굴이나 눈, 코, 입 안의 점막을 오염시키는 것을 예방하고 미생물의 침투로부터 직원을 보호한다.

② 의료인의 비말에 있는 미생물이 환자에게 전파되는 기회를 차단한다.

(2) 착용시기 및 사용방법

A. 일반 마스크(Surgical mask)

① 환자의 혈액, 체액, 분비물, 배설물 등이 직원의 얼굴이나 점막(코, 입)에 튈 가능성이 있을 때 사용한다.

② 비말전파가 가능한 환자 1m 이내 접근 시 사용한다.

③ 수술, C-line 삽입, 요추천자 등의 침습적 시술 시, 호흡기 증상이 있는 직원이 사용한다.

■ 일반마스크 착용

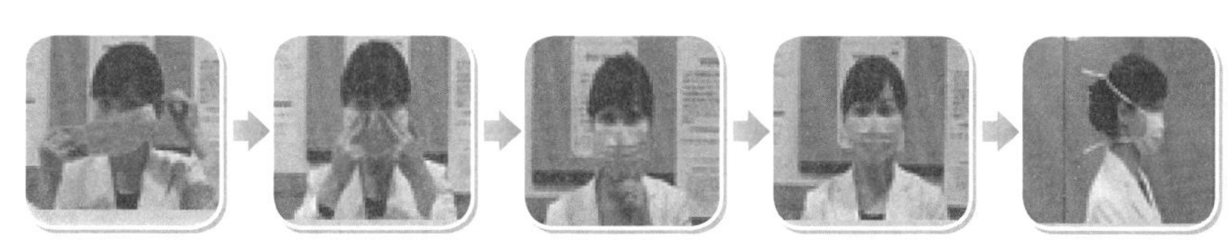

① 손위생을 시행한다.

② 마스크 끝부분중 와이어가 있는 부분이 위쪽으로 오도록 하여 끈을 귀에 건다(수술용 마스크는 머리 뒤와 목 뒤에 각각 끈을 묶는다).

③ 양손을 이용하여 와이어를 코에 맞게 눌러준다.

④ 마스크의 아랫부분을 턱쪽으로 잡아당겨 코와 입을 완전히 감싼다.

■ 일반마스크 벗기

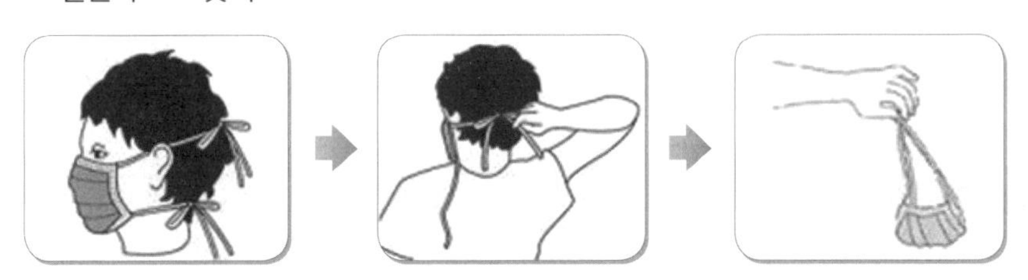

① 마스크의 앞면을 만지지 않도록 주의하면서 목 뒤쪽에 위치한 아래쪽 끈을 벗는다.

② 머리 뒤쪽 윗부분에 위치한 위쪽 끈을 벗는다.

③ 마스크의 바깥면을 손으로 만지지 않고, 의복에 닿아 오염되지 않도록 주의하면서 끈을 잡고 폐기한다.

④ 손위생을 시행한다.

B. N95 마스크

① 활동성 결핵 등 공기전파가 가능한 환자의 병실에 들어가기 전

② 공기매개 감염(SARS, 조류인플루엔자, pandemic influenza, 활동성 결핵 등) 질환이 의심되거나 확진된 환자의 에어로졸 발생 시술 및 검사 시

③ 사용한 N95 마스크는 환자병실을 나와 병실문을 닫은 후 제거한다.

■ 고효율마스크(N95 mask) 착용

(1) 3M 1860 제품 착용법(3M 제공)

① 손위생을 시행한다.

② 오른손으로 마스크의 바깥면을 잡아 컵처럼 올려둔 상태에서 안면부위에 마스크를 댄다.

③ 오른손으로 마스크를 잡은 상태에서 왼손으로 위쪽 끈을 당겨 머리 뒤쪽의 윗부분에 위치시킨다.

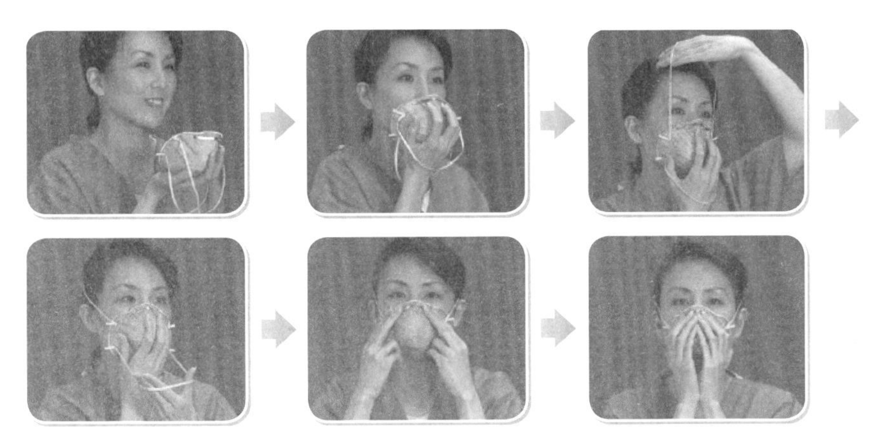

④ 오른손으로 마스크를 잡은 상태에서 왼손으로 아래쪽 끈을 당겨 목 뒤쪽에 위치시킨다.

⑤ 마스크의 윗면이 코 부위에 완전하게 밀착될 수 있도록 코 모양대로 눌러주고, 아래면은 턱 아래를 완전하게 감쌀 수 있도록 모양을 잡아준다.

⑥ 끈의 꼬인 부분을 풀어주고 위치를 고정한다.

⑦ 공기가 빠져나가는지 밀착 정도를 확인하기 위해 마스크 전체를 양손으로 감싼 후 "후"하고 숨을 깊게 내쉬어 새는 공기가 있는지 확인한다.

(2) 3M 1870 제품 착용법(3M 제공)

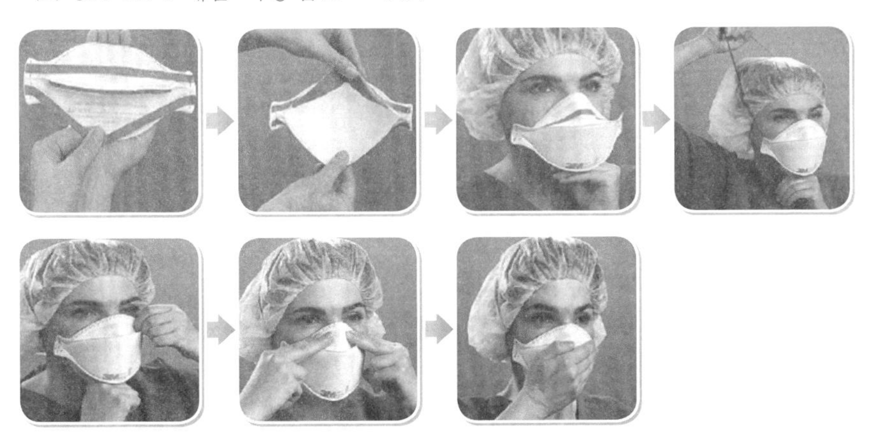

① 손위생을 시행한다.

② 위쪽 끈은 위쪽으로, 아래쪽 끝은 아래쪽으로 위치시킨다.

③ 마스크의 위, 아랫면을 충분히 벌려준다.

④ 코 부위에 맞도록 와이어 부분을 엄지손가락으로 눌러준다. 두 면을 벌려줄 때 빨간색 끈은 위 아래로 분리되어 있어야 한다.

⑤ 안면부위에 마스크를 댄다.

⑥ 위쪽 끈을 당겨 머리 뒤쪽의 윗부분에 분리하여 위치시킨다.

⑦ 아래쪽 끈은 흘러내리지 않도록 목 뒤쪽에 위치시킨다.

⑧ 마스크의 윗면이 코 부위에 완전하게 밀착될 수 있도록 눌러주고, 아랫면은 턱 아래를 완전하게 감쌀 수 있도록 모양을 잡아준다.

⑨ 끈의 꼬인 부분을 풀어주고 위치를 고정한다.

⑩ 공기가 빠져나가는지 밀착 정도를 확인하기 위해 마스크 전체를 양손으로 감싼 후 "후"하고 숨을 깊게 내쉬어 새는 공기가 있는지 확인한다.

(3) 유한킴벌리 제품 착용법(유한킴벌리 제공)

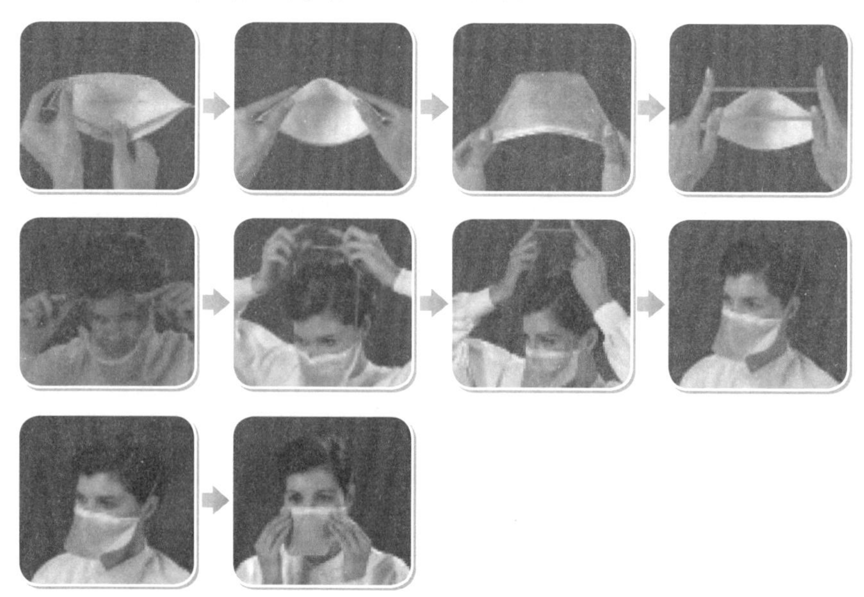

① 손위생을 시행한다.
② 끈을 두 개로 분리한다.
③ 마스크의 위, 아랫면을 충분히 벌려주고, 코 모양을 만들어 준다.
④ 엄지손가락과 검지손가락을 이용하여 위쪽 끈과 아래쪽 끈을 분리시킨다.
⑤ 위쪽 끈을 당겨 머리 뒤쪽의 윗부분에 분리하여 위치시킨다.
⑥ 아래쪽 끈은 흘러내리지 않도록 목 뒤쪽에 위치시킨다.
⑦ 마스크의 윗면이 코 부위에 완전하게 밀착될 수 있도록 코 모양대로 눌러주고, 아랫면은 턱 아래를 완전하게 감쌀 수 있도록 모양을 잡아준다.
⑧ 끈의 꼬인 부분을 풀어주고 위치를 고정한다.
⑨ 공기가 빠져나가는지 밀착 정도를 확인하기 위해 마스크 전체를 양손으로 감싼 후 "후"하고 숨을 깊게 내쉬어 새는 공기가 있는지 확인한다.

■ 고효율마스크(N95 mask) 벗기(3M 제공)

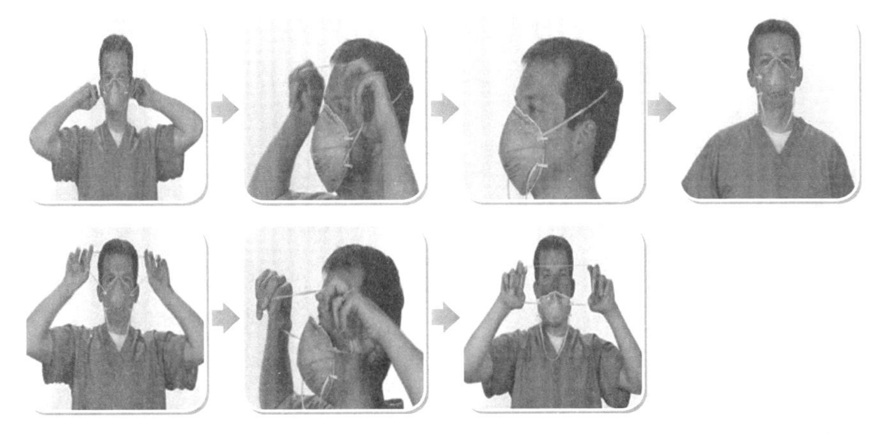

① 마스크의 앞면을 만지지 않도록 주의하면서 목 뒤쪽에 위치한 아래쪽 끈을 벗는다.

② 머리 뒤쪽 윗부분에 위치한 위쪽 끈을 벗는다.
③ 마스크의 바깥면을 손으로 만지지 않고, 의복에 닿아 오염되지 않도록 주의하면서 끈을 잡고 폐기한다.
④ 손위생을 시행한다.

(3) 주의사항

① 사용 용도에 따라 적절한 마스크를 선택한다(공기격리의 경우 N95 마스크 착용).
② 코와 입을 충분히 가리고 마스크와 얼굴 사이로 공기의 흐름이 없도록 밀착하여 착용한다. 가능하다면 밀착도 검사(fitting test)를 통해 본인에게 적합한 마스크 유형을 선택하여 올바른 착용법을 훈련받도록 한다(사진 참조).
③ 1회 사용을 원칙으로 한다.
④ 마스크의 앞면은 균에 오염된 것으로 간주하여 처리하고 손으로 만지지 않는다.

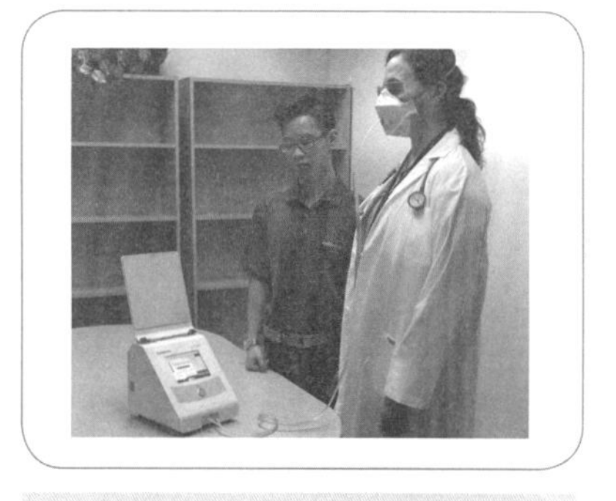

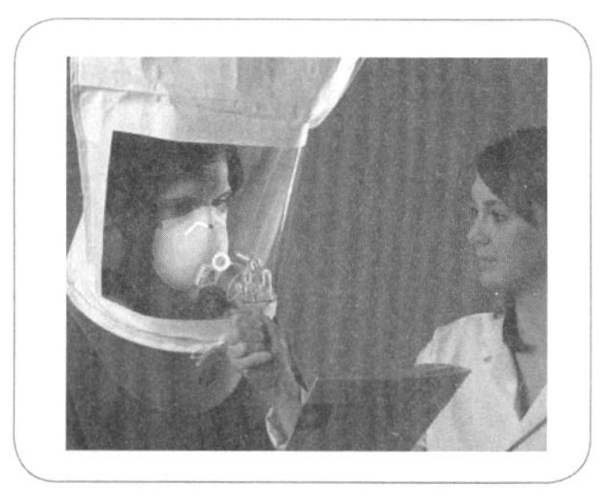

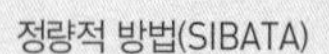

정량적 방법(SIBATA)

정성적 방법(3M)

[그림 5-7] N95마스크 밀착도 검사 방법

⑤ 다음과 같은 경우 즉시 폐기하고 필요 시 마스크를 새로 착용한다.

a) 사용 중 찢어지거나 손상된 경우

b) 오염물이 많이 묻거나 젖었을 때

c) 사용목적이 끝났을 때

⑥ 마스크를 목에 걸치거나 주머니에 넣고 다니지 않는다.

⑦ 마스크를 벗은 후 손위생을 시행한다.

2. 보안경 및 안면보호구(Goggle and face shield)

(1) 착용목적

환자의 혈액, 체액, 분비물, 배설물이 튀어 직원의 얼굴이나 눈, 코, 입 안의 점막을 오염시키는 것을 예방하고 미생물의 침투로부터 직원을 보호한다.

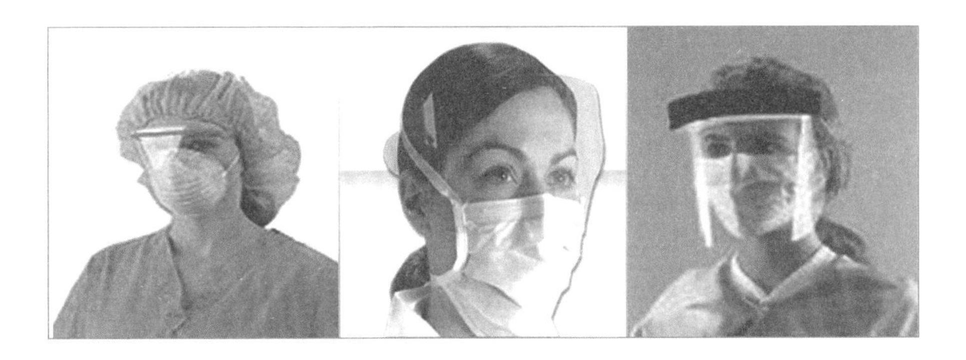

[그림 5-8] Eye shield(goggle) / shield mask / face shield을 착용한 모습

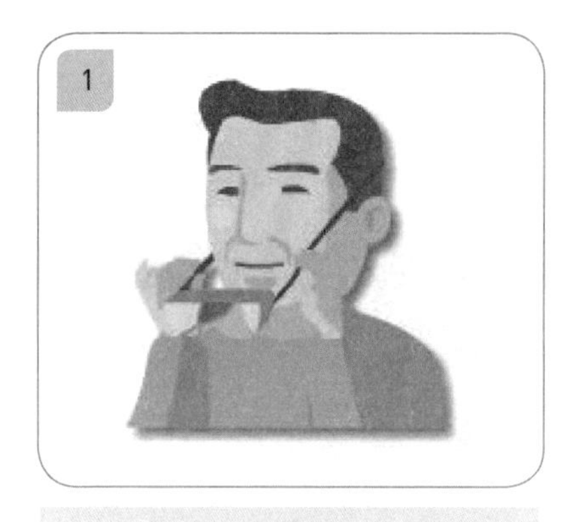

업무중 흘러내리지 않도록 밀착 착용한다

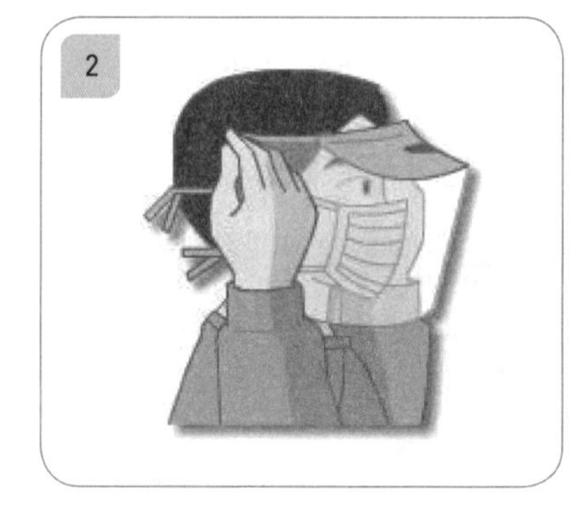

앞면을 만지지 않고 조심하여 벗는다

[그림 5-9] 안면보호구 착용 및 벗는 법

(2) 착용 시기

환자의 혈액, 체액, 분비물, 배설물 등이 직원의 얼굴이나 점막(눈, 코, 입)에 튈 가능성이 있을 때 사용한다.

(3) 주의사항

① 사용 용도에 따라 적절한 종류의 안면보호구를 선택한다.

② 마스크를 착용한 다음 안면보호구를 착용한다.

③ 보호구 착용 시 얼굴에 잘 맞도록 조절하여 업무중 벗겨지지 않도록 한다.

④ 보호구 앞면은 균에 오염된 것으로 간주하여 처리하고 손으로 만지지 않는다.

⑤ 안면보호구를 벗은 후 적절한 세척과 소독 없이 목에 걸치거나 주머니에 넣고 다니지 않는다.

3. 장갑(Gloves)

(1) 착용목적

① 환자의 혈액, 체액, 분비물, 배설물 등으로부터 손의 오염을 예방하고 미생물의 침투로부터 직원을 보호

② 의료인의 손에 있는 피부 상재균이 환자에게 전파되는 기회를 차단

③ 날카로운 기구에 의한 시술자의 피부 보호

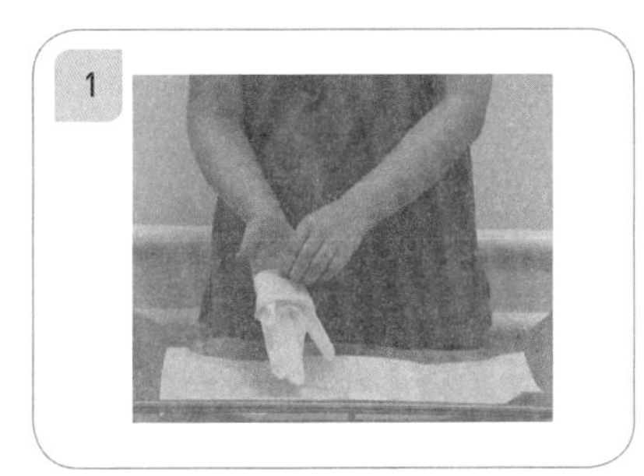

손을 씻은 후 한쪽 손으로 장갑 안쪽 커프를 잡아 올리면서 다른쪽 손을 끼워 넣는다

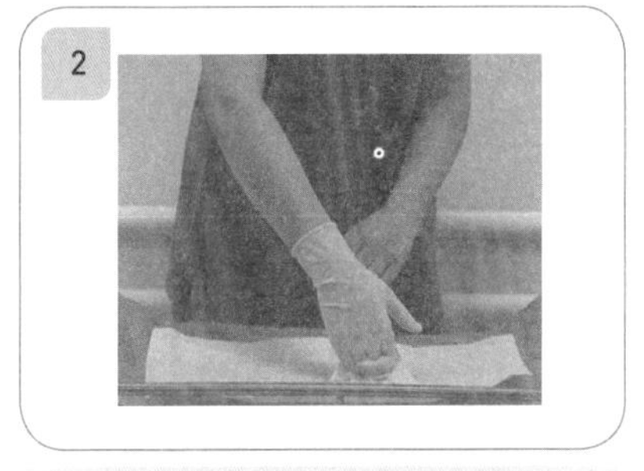

장갑을 낀 손으로 다른쪽 장갑의 커프 밑에 네 손가락을 넣는다

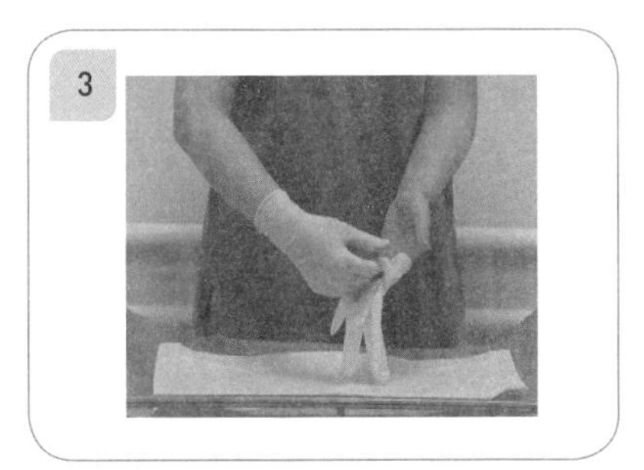

커프 밑에 넣은 손가락으로 커프를 잡아 올리면서 나머지 손을 끼워 넣는다

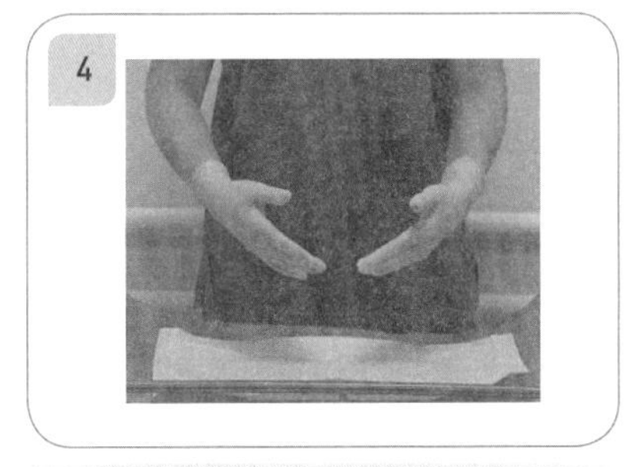

장갑을 손목 위까지 잡아 당겨 착용하며 가운 착용 시 소매 끝을 덮도록 착용한다

[그림 5-10] 멸균장갑 착용법

(2) 착용시기

① 환자의 혈액, 체액, 분비물, 배설물, 점막, 손상된 피부와 접촉하기 전

② 오염된 기구/환경 등과 접촉하기 전

③ 무균적 시술 전(멸균장갑의 경우)

(3) 주의사항

① 일회용 장갑은 재사용하지 않는다.

② 멸균장갑 착용 전·후에는 손위생을 한다.

③ 같은 환자에게 사용하더라도 오염부위에서 청결부위로 이동할 때는 장

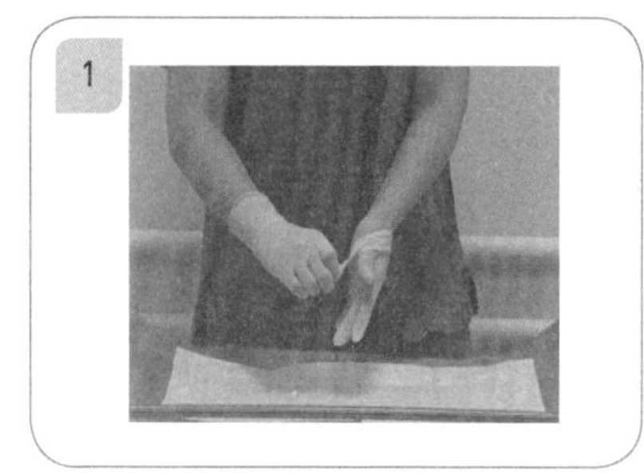

손목부분의 장갑 끝을 잡고 장갑 안쪽이 밖으로 오도록 뒤집어 벗는다

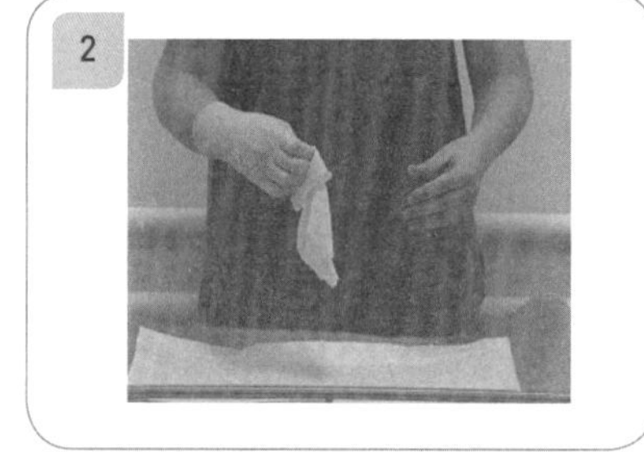

벗은 장갑을 반대쪽 손에 쥔다

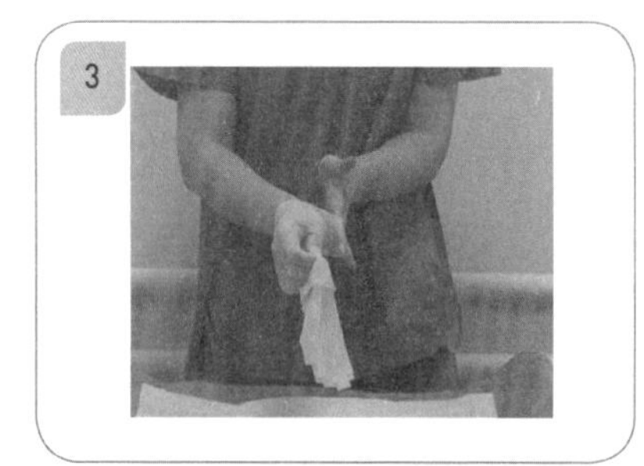

장갑을 벗은 손의 손가락을 반대쪽 손목부분에 넣어 안쪽이 밖으로 오도록 밀어낸다

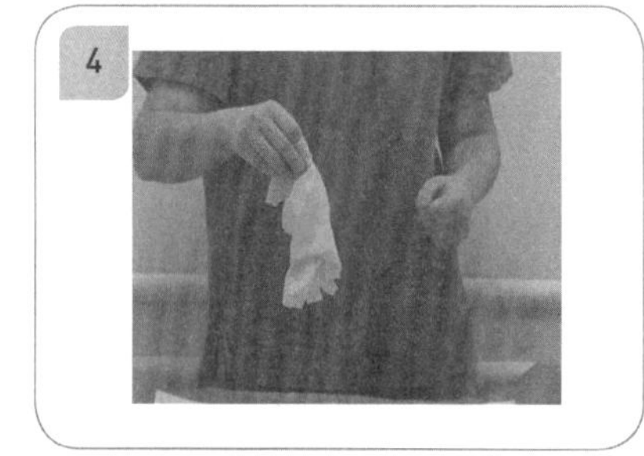

쥐고 있는 장갑을 함께 감싸 버린 후 손을 씻는다

[그림 5-11] 멸균장갑 벗는 법

갑을 교환한다.

④ 격리실에서 착용한 경우 병실을 나가기 직전에 벗고, 다인용 병실에서 사용한 경우는 접촉한 환자 주변에서 벗는다.

⑤ 무균술이 필요한 경우 무균적 방법으로 착용한다

⑥ 다음과 같은 경우 즉시 폐기하고 필요 시 장갑을 새로 착용한다.

a) 사용 중 찢어지거나 손상된 경우

b) 오염물이 많이 묻었을 때

c) 사용목적이 끝났을 때

d) 한 환자 사용 후

⑦ 장갑착용 시 손위생 → 마스크 → 가운 → 장갑 순으로 착용한다.

⑧ 장갑을 벗을 때는 장갑 표면과 접촉하지 않도록 주의하면서 벗는다.

4. 가운/앞치마(Gown/Apron)

(1) 착용목적

① 환자의 혈액, 체액, 분비물, 배설물 등으로부터 직원의 피부나 옷의 오염을 예방하고 미생물의 침투로부터 직원을 보호한다.

② 의료인의 옷 또는 피부에 있는 미생물이 환자에게 전파되는 기회를 차단한다.

(2) 착용시기

① 환자의 혈액, 체액, 분비물, 배설물이 튀어 직원의 피부나 옷을 오염시킬 우려가 있을 경우

② 접촉주의 환자(예: VRE 등)를 만지기 전

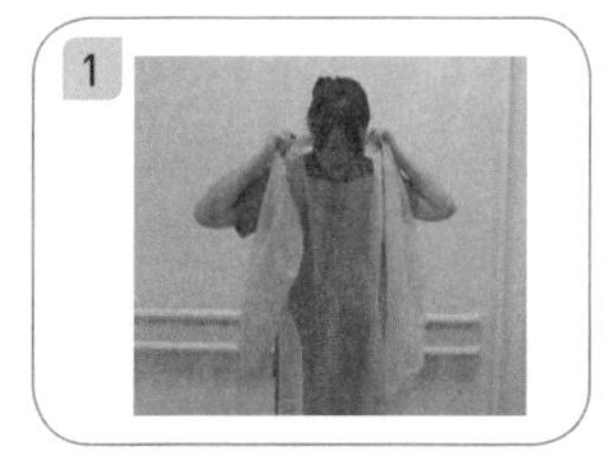

가운의 머리가 들어가는 구멍에 머리를 넣는다

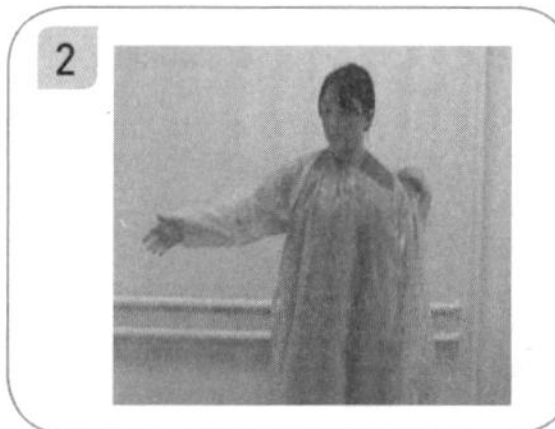

양 소매에 팔을 집어넣고 엄지손가락을 걸이에 건다

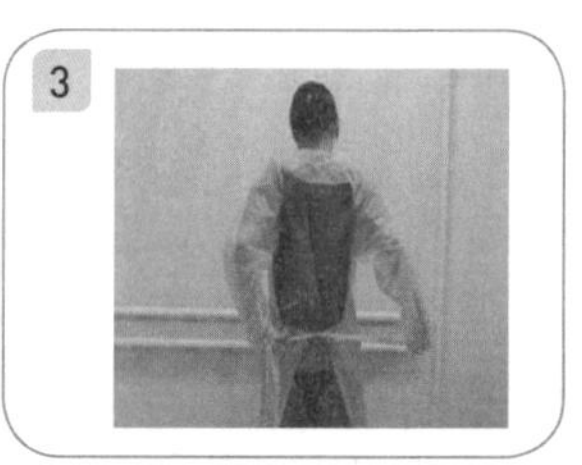

등쪽 가운이 가능한 많이 겹치도록 여며 허리끈을 묶는다

[그림 5-12] 가운 착용법

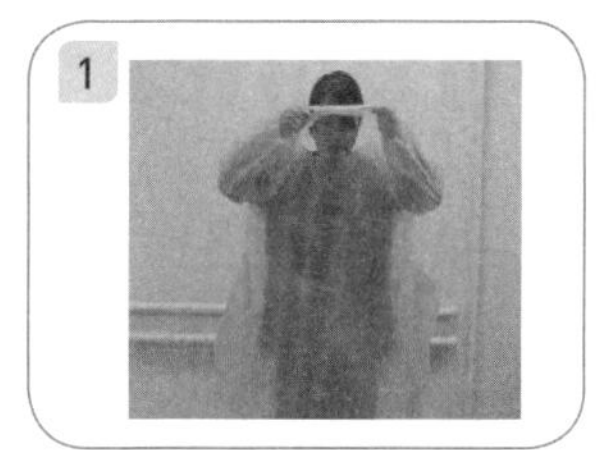

허리끈을 풀고 목에 걸친 가운을 머리 위로 들어 벗는다

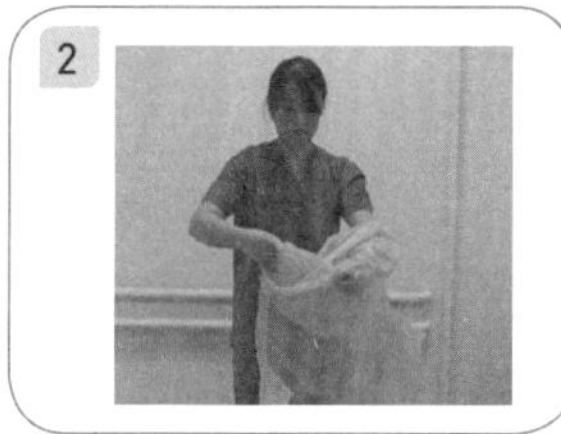

오염된 바깥부분이 안쪽으로 오도록 말아서 벗는다

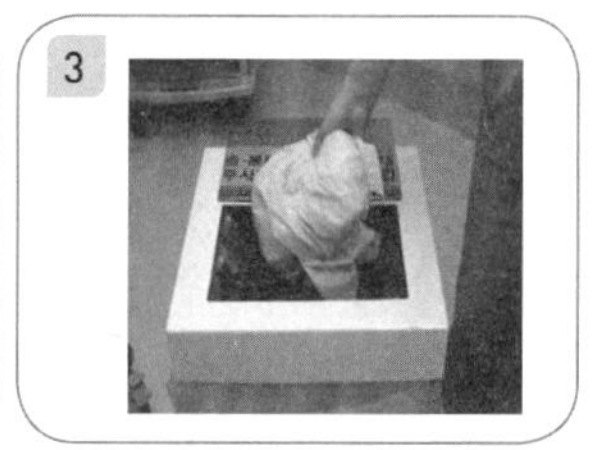

감염성 폐기물 박스에 버린 후 손을 씻는다

[그림 5-13] 가운 벗는 법

(3) 주의사항

① 일회용 가운은 재사용하지 않는다.

② 환자와 접촉면의 넓이, 오염물의 양, 환자의 상태 등에 따라 적절한 가운을 선택한다. 접촉면이 넓거나, 오염물이 많은 경우 소매 있는 가운을 착용한다. 그 외의 경우에는 비닐 앞치마를 착용한다.

③ 가운을 벗을 때에는 오염된 바깥부분이 안쪽으로 오도록 말아서 주변 환경을 오염시키지 않도록 주의하여 감염성 폐기물 박스에 버린다.

④ 격리실에서 착용한 경우 병실을 나가기 직전에 벗고, 다인용 병실에서

착용한 경우는 접촉한 환자 주변에서 벗는다.

⑤ 다음과 같은 경우 즉시 폐기하고 필요 시 가운을 새로 착용한다.

a) 사용 중 찢어지거나 손상된 경우

b) 오염물이 많이 묻었을 때

c) 사용목적이 끝났을 때

d) 한 환자 사용 후

⑥ 가운을 벗은 후 손위생을 한다.

5. 개인보호구 사용순서

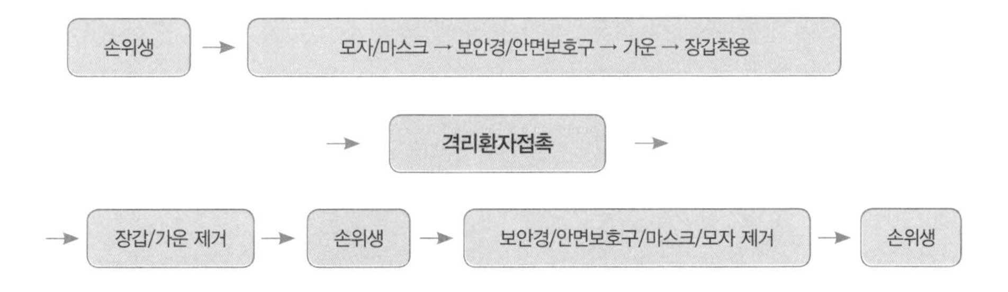

6. 개인보호구의 착용과 탈의시 주의점

1) 개인보호구 사용 전 입기

(1) 가운

- 목, 무릎, 팔과 손목 끝까지 충분히 덮을 수 있게
- 목뒤와 허리 뒤에서 묶기

(2) 마스크 또는 호흡기

- 머리 중간과 목뒤에서 팽팽하게 묶기
- 마스크의 철심을 코높이에 맞추어 타이트하게 맞추기

- 얼굴 전체와 턱 전체를 덮도록
- 호흡기는 공기가 새지 않는지 밀착 테스트(fit check)

(3) 장갑

- 비멸균 장갑(청결 장갑) 사용
- 손 크기에 따라 사이즈 선택
- 가운의 손목 위로 장갑 잡아당겨 덮기

2) 안전한 행위

- 손은 얼굴에 대지 않는다.
- 깨끗한 곳에서 오염된 곳의 순서로 일한다.
- 표면과 접촉을 최소한으로 한다.
- 찢어지거나 심하게 오염되면 교환한다.
- 손위생을 실시한다.

3) 개인보호구 사용 후 벗기

(1) 장갑

- 장갑의 외면은 오염되어 있다.
- 장갑의 외면을 반대쪽 손으로 잡고 잡아당겨 벗는다.
- 벗겨낸 장갑은 장갑낀 손으로 잡는다
- 벗은 손의 손가락으로 장갑낀 손의 손목부터 장갑을 밀어 벗겨낸다.

(2) 고글과 눈보호장비

- 고글의 바깥은 오염되어 있다.
- 깨끗한 머리밴드나 귀거리 부분을 잡고 벗는다.
- 재사용을 하거나 버리기 위한 통에 둔다.

(3) 가운

- 가운의 앞면과 소매 부분은 오염되어 있다.
- 목끈을 풀고 그 다음에 허리끈을 푼다.
- 껍질을 벗듯이 가운을 각각의 어깨에서 각각의 손방향으로 벗는다.
- 가운의 안쪽이 바깥면이 되게 벗겨진다.
- 벗은 가운은 돌돌말아서 린넨통에 버린다.

(4) 마스크/호흡기

- 마스크나 호흡기의 앞면은 오염되어 있다. 만지지 않는다.
- 아래끈을 풀고 나서 위쪽을 풀어 벗는다.
- 쓰레기통에 버린다.

4) 손위생

모든 개인보호기구를 벗은 후에는 반드시 손을 소독한다.

7. 고위험병원체 감염발생 상황에서의 개인보호구 착용

(1) 사용원칙

① 재사용이 불가피한 장비나 제품을 제외하고는 일회용 사용을 원칙으로 한다.

② 재사용이 불가피한 장비는 반드시 제조사 권고에 따라 소독 또는 멸균 처리한다.

(2) 개인보호구 권장사항

① 접촉하는 환자의 상태(의심/확진, 증상 여부), 상황, 행위(직접 접촉, 에어로졸 생성처치 여부 등)를 고려하여 개인보호구를 선택하여 착용한다.

② 호흡기는 일회용 N95등급마스크가 필수이며, 에어로졸 발생 처치의 경우 PAPR(powered air purifying respirator)을 대체하여 사용할 것을 권장한다.

③ 눈보안경 또는 안면보호구를 착용한다.

④ 손목까지 덮을 수 있는 일회용 장갑을 이중으로 착용하고, 발목 높이의 미끄러지지 않는 일회용 덧신을 착용하도록 한다.

⑤ 일회용 전신보호복은 방수성 또는 2~3시간 이상 방수 유지가 되어야 하며(미국 산업안전관련 개인보호구 등급기준에서 level D), 필요 시 일회용 앞치마나 덧가운을 추가로 착용하여 전신보호복 오염을 최소화한다.

(3) 착탈 방법

① 착의

상황에 따른 개인보호구 권장 범위에 따라 미리 물품을 준비하여 올바른 착용 순서와 방법으로 착용한다.

순서	N95동급의 마스크와 전신보호복 사용 시 순서	PAPR과 전신보호복 사용 시 순서
1	손위생	손위생
2	(속)장갑	(속)장갑
3	전신보호복 하부	전신보호복
4	신발커버(또는 장화)	신발커버(또는 장화)
5	N95 동급의 마스크	전동식호흡기보호구(PAPR)
6	보안경(또는 안면보호구)	후두
7	전신보호복 상체후드 착용 및 여밈	전동식호흡기보호구와 후두 연결
8	(겉)장갑	(겉)장갑

〈주의 사항〉

- 머리는 단정히 묶거나 고정하고 시계, 장신구 등을 제거하여 오염 방지
- 탈수 예방을 위해 보호구 착용 전 수분을 보충하고 미리 화장실에 다녀옴
- 착용 후 오염, 파손이 있을 경우 처치, 행위 사이에 개인보호구 교체
- 속장갑이 젖을 정도라면 근무자 교대

② 탈의(제거)

감염원으로부터 안전한 곳(예: 격리병실 밖의 갱의실 등)에서 개인보호구에 오염된 감염원이 신체 부위와 주변을 오염시키지 않도록 주의하며 탈의한다.

순서	N95동급의 마스크와 전신보호복 사용 시 순서	PAPR과 전신보호복 사용 시 순서
1	(겉)장갑	(겉)장갑
2	장갑 소독	장갑 소독
3	전신보호복	전동식호흡기보호구(PAPR)
4	신발커버(또는 장화)	후드
5	장갑소독	전신보호복
6	보안경(또는 안면보호구)	신발커버(또는 장화)
7	N95 동급의 마스크	(속)장갑
8	(속)장갑	손위생
9	손위생	

〈주의사항〉

- 각 보호구는 벗자마자 주변을 오염시키지 않도록 주의하며 올바른 순서와 방법으로 탈의하여 의료폐기물 상자에 바로 버림.

참고문헌

감염내과학(Infectious disease), 2010.

대한병원감염관리간호사회, 감염관리학, 현문사, 2013.

대한병원감염관리학회 편저, 병원감염관리, 제4판, 2010.

질병관리본부, 의료관련감염 표준예방지침, 2017.

질병관리본부, 메스르 대응지침(제5판), 2017.

헤리슨 내과학, 2010.

APIC, APIC Text of Infection control and epidemiology, 2014.

CDC, Guideline for isolation precautions: preventing transmission of infectious agents in healthcare settings, 2007.

CDC, Guideline for the Selection and use of Personal Protective Equipment in Health care Settings, 2004.

CDC, Management of Multidrug-Resistant Organisms in Healthcare Settings, 2006.

6장

수술부위감염 관리

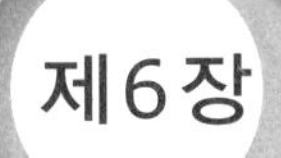

수술부위감염 관리

수술부위감염은 환자에게 불필요한 재원, 의료비 상승, 항생제 내성균 전파 등의 개인적·사회적·국가적 손실을 유발할 수 있으므로 이에 대한 발생과 전파를 차단하는 노력이 계속되고 있다. 또한 병원감염 중 그 발생빈도가 요로감염, 폐렴에 이어 세 번째로 높은 감염 빈도를 보이며 수술부위 감염에 따른 경제적 손실이 다른 병원감염의 손실에 비해 큰 것으로 보고된 바 있다. 반면에 적극적인 감염관리로 가장 많은 효과를 볼 수 있는 부분도 수술부위감염으로 이들의 발생률 조사와 원인을 분석하여 수술부위감염을 줄이는 효과적인 예방방법이 모색되어야 한다.

I 〉 수술부위감염의 실태

1996년 대한병원감염관리학회에서 전국 15개 병원을 대상으로 병원감염 발생 조사를 시행한 연구에 의하면 수술부위감염은 15.5%의 발생률을 나타내어 병원감염 중 발생 3위를 기록하였다.

병원감염으로 인한 비용손실은 미국의 경우 1992년 질병관리센터(CDC) 통계 자료에서 평균 3,152달러의 추가 진료비용 소모와 평균 7.3일의 추가 입원을 보고하였다. 국내의 연구보고에서는 1993년 1개 대학병원의 외과환자를 대상으로 환자 1인당 약 200만원의 추가 진료비용 소모와 평균 25.5일의 추가 입원을 보고하였고, 1997년 2개 병원의 환자 전수를 대상으로 환자 1인 당 약 110만원의 추가 진료비용 소모와 평균 16.6일의 추가 입원을 보고하였다. 또한 1998년 3개 대학병원의 외과수술 환자를 대상으로 한 대한병원감염 관리학회의 보고자료에 의하면 환자 1인당 약 330만원~390만원의 추가 진료비용 소모와 평균 20.4일의 추가 입원을 보고하였다.

한편 Haley에 의하면 감염관리로 가장 많은 효과를 볼 수 있는 부분이 수술부위감염이며, 1985년 SENIC project에 따르면 집중적인 수술 후 창상감염에 대한 감시활동과 관리 및 집도의에게 수술부위감염을 보고하고, 감염관리 담당의사의 활동 등 적극적인 감염관리 활동을 벌였을 때 평균 감염률의 35%를 줄일 수 있음을 감안할 때 수술 시 의료진의 준수사항이나 수술지침, 감염환자의 예방지침이 올바로 갖추어져야 하며 적극적인 교육이 이루어져야겠다.

Ⅱ 〉수술부위감염

1. 원인

수술부위감염 발생은 수술부위에 집락을 이룬 세균이라는 공격인자와 수술부위감염을 막는 국소적 방어기전 및 전신적 방어기전의 상호관계에 의해 좌우된다.

대부분 수술부위감염은 환자의 피부, 점막, 내장에 있는 내인성 미생물들에 있는 자신의 상재균에 의해 발생한다. 일부는 수술의나 수술방, 수술기구, 수술환경 등에 오염되어 있던 외인성 미생물에 의해 발생되기도 한다.

2. 수술부위감염(Surgical site infection)의 정의

수술부위감염에 대한 정의는 각 병원 자체 내에서 합의하여 만들 수도 있고 공인된 기관의 정의를 사용할 수 있다. 조사된 결과를 타 기관이나 병원과 비교, 평가하기 위해서는 공인된 정의를 사용하는 것이 바람직하다. 미국 CDC의 NNIS(National Nosocomial Infections Surveillance) system은 수술부위감염을 침범부위에 따라 표재성 수술부위감염, 심와부 수술부위감염, 기관/강의 수술부위간염 등으로 구분하고 있다.

가. 표재성 수술부위감염(Superficial incisional SSI)

수술 후 30일 이내에 생긴 감염으로써 피부와 피하조직의 절개부위감염으로서 다음 중 적어도 한 가지를 만족하는 경우이다.

- 피부절개부위에서의 농성배액이 배출되는 경우(배양결과에서 균이 분리되거나, 안될 수 있다)
- 무균적으로 채취한 피부절개부위 조직이나 체액의 배양에서 균이 분리된 경우
- 피부절개부위의 미생물 배양검사에서 음성이 확실하지 않은 경우에 절개부위의 통증 혹은 압통, 국소적 부종, 발적, 열감 등 감염의 징후가 하나 이상 나타나며, 수술의가 절개부위를 개방한 경우
- 외과의나 주치의가 표재성 수술부위감염으로 진단한 경우
    - 봉합부위 농양(봉합사 부위 염증 및 배액)이나 배관 삽입을 위한 관통부위에 발생한 감염은 수술부위감염으로 보고하지 않는다.
    - 연조직염(cellulitis) 자체는 표재성 수술부위감염의 진단기준을 충족하지 않는다.
    - 근막이나 근육층까지 침범한 절개부위감염은 심부 수술부위감염으로 보고한다.
    - 표재성 수술부위감염과 심부 수술부위감염이 같이 있는 경우에는 심부 수술부위감염으로 보고한다.

나. 심와부 수술부위감염(Deep incisional SSI)

삽입물(implant)이 없으면 30일 이내, 삽입물이 있으면서 수술절차와 관련이 있는 경우는 수술 후 1년 이내에 생긴 감염으로써 근막층과 지방조직에 생긴 감염으로 다음 중 한 가지를 만족하는 경우이다.

- 절개부위 심부에 위치한 드레인에서 농성배액이 되는 경우(조직이나 강에서 배액되는 경우는 조직/강의 감염으로 간주한다)
- 창상부위의 배양에서 음성이 아니면서(미생물 배양검사가 의뢰되지 않았거나 양성으로 판정된 경우), 38℃ 이상의 발열이나 국소 동통, 압통 등의 감염증상 중 하나 이상의 증상이 있고 수술창상의 심부가 저절로 파열되거나 의과의가 개방한 경우
- 직접 관찰, 재수술, 조직병리검사, 방사선검사 등에서 심부 절개부위의 농양이나 감염된 증거를 관찰한 경우
- 외과의사나 주치의가 심와부 수술부위감염이라고 진단

다. 기관/강의 수술부위감염(Organ/Space SSI)

삽입물이 없으면 30일 이내, 삽입물이 있으면서 수술절차와 관련이 있는 경우는 수술 후 1년 이내에 생긴 감염으로서 수술 시 개방하거나 조작한 절개부위 이외의 장기나 조직에 발생한 감염으로 다음 중 한 가지를 만족하는 경우이다.

- 기관이나 강에 위치한 드레인에서 농성 배액(드레인 주위의 감염은 감염된 깊이에 따라 피부 및 연조직 감염으로 취급)
- 기관이나 강에서 무균적으로 채취한 검체의 배양에서 균이 분리되는 경우
- 직접 관찰, 재수술, 조직병리검사, 방사선검사 등에서 기관이나 강에 농양이나 감염된 증거를 관찰한 경우
- 외과의사나 주치의가 심와부 수술부위감염이라고 진단

3. 수술부위감염과 관련된 미생물

1991년 연구에 의하면 피부나 점막을 절개하면, 노출된 조직은 내인성 미생물들에 의해 오염되고, 조직 1g당 10^5을 초과하는 미생물이 집락을 이루면

| 표 6-1 | 수술절차에 따른 수술부위감염의 주요 병원균

Surgical procedure	Pathogens
Insertion of prosthesis	*S. aureus, CNS*
Cardiac surgery	*S. aureus, CNS*
Neurosurgery	*S. aureus, CNS*
Mastectomy	*S. aureus, CNS*
Ophthalmic surgery	*S. aureus, CNS*, streptococcus, Gram negative rods
Orthopedic surgery	*S. aureus, CNS,* Gram negative rods
Non-cardiac thoracic surgery	*S. aureus, CNS,* pneumococcus, Gram negative rods
Vascular surgery	*S. aureus, CNS*
Appendectomy	Gram negative rods, anaerobes
Biliary tract surgery	Gram negative rods, anaerobes
Colon surgery	Gram negative rods, anaerobes
Gastric, duodenal resection	Gram negative rods, *Streptococcus*, oropharyngeal anaerobes
Head and neck surgery through oral or pharyngeal mucosa	*S. aureus*, streptococcus, oropharyngeal anaerobes
Gynecologic surgery	Gram negative rods, enterococci, Group B *Streptococcus*, anaerobes
Urologic surgery	Gram negative rods

CNS: Coagulase Negative *Staphylococcus*

출처: The hospital infection control practices advisory committee. Guideline for prevention of surgical site infection. Infect Control Hosp Epidemiol 1999;20:247-278.

수술부위감염의 위험은 크게 증가하는 것으로 보고되고 있다.

1996년 국내 15개 종합병원을 대상으로 한 연구에서 수술부위감염에서 가장 많이 분리된 미생물로는 *S. aureus, P. aeruginosa, Enterococcus* spp., *E. coli,* Coagulase negative *Staphylococcus*의 순이었으며, 이는 미국의 NNIS의 결과와도 비슷한 추세를 나타냈다.

수술부위감염은 수술 부위에 따라 흔한 원인 미생물이 서로 달라질 수 있으며, 각 수술마다 수술부위감염을 일으키는 미생물도 달라질 수 있다.

4. 수술부위감염의 위험인자(risk factor)

1) 환자의 원인

환자가 균의 침입에 대한 내적 방어력이 어떠냐에 따라 수술부위감염이 달라진다. 즉, 연령(유아/고령), 심한 비만 또는 영양실조, 악성종양 및 화학요법, 기존의 만성질환(심장, 신장, 호흡기, 신진대사), 부신피질 홀몬 치료, 당뇨병 등이 해당된다. 이는 조절이나 관리가 어렵지만 수술 전 혈당량을 조정하거나 영양상태를 좋게 하거나 비만을 줄여주는 등의 노력으로 수술부위감염률을 낮출 수 있다.

♠ ASA(American Society of Anesthesiologist's) score ♠

미국마취의사협회에서 제정한 수술 전 환자상태에 대한 분류법이다.

Class 1 : 수술을 요하는 질환이 있으나 환자의 일반 상태에 영향을 주지 않으며 정상인과 다름없는 사람

예) 합병증이 없이 서혜부 탈장 또는 자궁근종 환자

Class 2 : 경도의 전신질환 환자로 활동에 제약이 있는 경우
예) 경도의 심장질환, 본태성 고혈압 및 빈혈환자, 경도의 당뇨병, 노인이나 유아, 비만증, 만성 기관지염 환자

Class 3 : 중등도 전신질환자로 활동에 제약이 있는 환자
예) 중등도 심장질환, 협십증, 치유된 심근경색, 혈관 합병증을 동반한 당뇨병, 중등도 호흡기 질환

Class 4 : 생명을 위협하는 중등도 전신질환 환자로서 수술로 반드시 치유된다고 보기 어려운 환자
예) 중등도 심장질환 환자, 심부전증 또는 지속성 협심증이나 활동성 심근염, 심한 폐, 간, 신장 및 내분비계의 부전증이 있는 환자

Class 5 : 생명의 연장이 어렵게 된 말기 환자로서 포기 상태로 수술실에 온 환자
예) 복부 동맥류 파열로 쇼크 상태, 두개강 내압이 급격히 증가한 중등도 뇌손상, 광범위한 폐색전증 등으로 생명의 구제 수단으로 수술이 요구되는 환자

2) 수술적 요인

수술 전 입원기간이 길어질수록 상재균의 증가요인을 초래할 수 있으므로 수술 후 감염이 증가한다. 수술 전 피부의 세척 및 소독이 부적절한 경우에 도 수술 후 감염이 증가한다.

수술실의 공기 중에는 미생물이 많은 먼지, 보푸라기, 비듬 또는 호흡기계 분비물이 포함되어 있다. 수술실에서 사람들의 대화와 활동, 출입 등은 공기 중의 박테리아의 수를 증가시킨다. 입자에 부착된 미생물들은 빨리 침전되나 미생물의 근원으로부터 짧은 거리에 위치한 수술부위를 오염시킬 수 있다. 수술실 내의 공기매개 박테리아의 근원은 주로 방안에 있는 사람의 피부

이며, 양은 현재 있는 사람의 수 활동범위, 훈련, 지식, 감염관리의 적응 수준에 크게 의존한다. 수술실의 환기시스템은 시간당 15회의 공기교환을 해야 하며 그 중 3회(20%)는 신선한 공기(fresh air)여야 한다. 새 병원의 경우 미생물의 수가 낮았으나 수술부위감염률은 별 차이가 없었다. 또한 수술실의 온도는 20~23℃, 습도는 30~60%를 유지하도록 권고된다. 따라서 매일 아침 수술 전 온·습도를 모니터링하여 관리하는 것이 필요하다.

수술실은 복도와 그 주위구역보다 양압을 유지해야 한다. 공기의 층류(Laminar air flow)는 수술실 위로 초청정공기(ultraclean air)가 일정한 속도로(0.3~0.5μm/sec)로 흐르도록 설계되었다. 공기의 층류(Laminar air flow)는 수직이나 수평방향으로 향하게 되어 있고 재순환되는 공기는 HEPA(high efficiency particulate air) filter를 통과한다. 초청정공기(ultraclean air)는 청결수술(clean surgery)에서만 수술부위감염률을 낮게 하는 것으로 조사되었는데 초청정공기(ultraclean air)만을 사용하였을 때 3.4%에서 1.6%로 감소하였고, 예방적 항생제는 3.4%에서 0.8%로, 그리고 둘다 사용하였을 경우에는 3.4%에서 0.7%로 감소하였다. 이들의 결과에서 예방적 항생제의 사용이 초청정공기(ultraclean air)의 사용보다 비용면에서 효과적이었다. 하지만, 최근 여러 체계적 연구결과 공기의 층류 환기시스템 사용 시 일반적인 환기시스템을 사용 하는 경우와 비교했을 때 수술부위감염 발생의 차이가 없었다고 보고되었다. 그러므로 층류 환기시스템 설치 및 유지의 비용효과를 고려하였을 때 수술실에 새로 공기의 층류 환기시스템을 설치할 필요는 없다.

폐결핵으로 진단받았거나 의심되는 환자의 기관지 내시경을 할 경우에는 공기 매개감염을 예방하기 위한 격리 환기가 되거나 또는 국소적으로 배출이 가능한 장소에서 시행한다.

대부분의 감염성 공기 매개균들은 0.3~5.0μm 범위 안에 있으며, HEPA filter는 99.97%의 효율로 0.3μm 이상의 대부분의 박테리아를 제거한다.

공기가 수술실로 들어가게 되면 출입하는 사람과 기구들에 의하여 오염이 되므로, 오염원의 효과적인 배출과 제거를 통해 기본적으로 우수한 공기의 질을 유지한다. 수술실 내에서 생존 가능한 유기체의 50% 이상을 감소시킨다는 보고가 있지만, 같은 보고에서 대조군과 자외선 조사(UV irradiation)군 간에 수술부위감염률에는 특별한 차이가 없었다.

수술실의 환경표면(테이블, 바닥, 벽면, 천정, 조명 등)은 수술부위감염을 일으키는 병원체로서 별로 중요하지 않다. 그럼에도 불구하고 각 수술 후에 이들 표면을 정규적으로 청소하여 깨끗하게 하는 것은 중요하다.

수술중에 표면과 장비에 더러움이 발생하였을 경우에는 승인된 소독제로 다음 수술 전에 오염을 제거하여야 한다. OSHA(Occupational Safety and Health Administration)에서는 환경표면과 장비가 혈액과 다른 잠재적인 감염물질에 오염이 된 경우에는 모든 환경표면과 장비를 깨끗하게 청소하고 오염을 제거해야 한다고 권고하였다.

청소는 높은 곳에서부터(예: 천장과 벽, 천장과 벽에 설치된 수술기구와 장비) 아래쪽으로 한다(예: 선반, 테이블, 케비닛, 바닥).

바닥 청소는 그날의 마지막 수술 후 또는 밤에 승인된 소독제로 정규적으로 시행하여야 한다. 수술실에 남겨져 있는 의료장비들은 청소나 소독하는 동안 균이 있는 기구나 장비들과 접촉하지 말아야 하며, 덮개로 씌워야 한다.

수술방의 환경표면 또는 공기 중의 미생물 배양으로부터 얻은 미생물의 수준은 비교할 수 있는 표준범위가 없기 때문에 정규적인 미생물 배양은 하지 않고, 역학연구를 위해서만 시행할 수 있다.

AORN에서는 수술실 복장(scrub suit)이 오염되었을 때 갈아입도록 하고 있고, 공인되고 관리가 가능한 세탁시설에서만 세탁을 하도록 권장한다. 마스크는 OSHA 규정에는 혈액 또는 잠재적인 감염물질이 튀거나 또는 작은 방울(droplet)로 눈, 코, 입에 오염을 일으킬 위험이 있을 때에는 언제든지 마스크와 함께 보안경(goggles) 또는 턱까지의 얼굴가리개 등을 착용하도록 권고 하였으며, 모자 또는 두건으로 머리카락을 모두 가리며 수술실 출입시에는 깨끗한 신발을 사용한다. 신발 덮개 또는 부츠는 감염예방을 위해서가 아니라 혈액이나 체액이 튀는 경우 직원을 보호하기 위해 착용하도록 하고 있다. 멸균장갑은 멸균가운을 입은 후에 착용한다. 두 겹의 장갑(double-gloving) 착용은 한 겹의 장갑 착용과 비교하여 환자의 혈액과 체액에 의하여 손이 오염되는 것을 감소시켰다. 전체 관절 성형술(Total joint arthroplasty) 동안에는 미생물 오염의 기회를 줄이기 위하여 두 겹의 장갑을 권하기도 한다. 외과적인 가운과 포(drap)는 수술영역과 박테리아 사이에 장벽을 만든다. 외과적 가운의 사용은 수술팀들이 혈액과 체액에 오염되는 것을 막아준다. Cruse와 Foord는 플라스틱 포(plastic drap)를 사용하였을 때, 감염위험이 더 증가한다고 하였으나 다른 연구들에서는 접착 플라스틱 포와 전통적인 포 사이의 감염률에 별 차이가 없다는 것을 발견하였다. 외과적 손씻기는 집도의 손의 미생물 수를 감소시키며 외과용 장갑이 손상되었을 때 수술부위의 오염을 감소시키기 위한 것이다. 멸균 지역 또는 기구에 접촉하는 집도의와 보조자는 각 수술 전에 항균제로 손과 팔을 솔로 닦아야 한다.

AORN에서는 손톱광택제를 바르지 말고 손톱이 손가락보다 길지 않도록 권장하고 있다. 손톱광택제보다 손톱의 길이가 더 중요하다고 하였다. 수술실에서는 짧은 손톱(1/4인치 미만)이 적당하다. 수술팀의 손톱광택제 또는 장신구의 사용과 수술부위감염률과의 상관관계는 뒷받침할 만한 충분한 자료가 없다. 연구에 의하면 수술팀원의 자연손톱과 간호사의 인공손톱의 비교에서 인공손톱에서 박테리아가 증가된 것이 밝혀졌다.

털모 제거방법과 시기에는 많은 논란의 여지가 있는데 수술 전 제모는 가능한 수술직전에 하는 것이 좋으며, 수술을 방해하지 않는다면 수술장소에서 제모하지 않으며, 제거방법은 삭모보다는 절모가 감염예방을 낮추는 데 효과가 있는 것으로 나타났다.

예방적 배액(drains)의 사용도 수술부위감염을 줄일 수 있으며, 오염창상이나 청결오염창상인 경우 수술 전 예방적 항생제 사용을 하는 것으로 수술부위감염률을 줄일 수 있다.

또한 이물질(implants)의 삽입으로 인해 수술부위감염률이 증가할 수 있으며, 수술의사의 기술에 따라서 감염률이 달라진다. 수술시간이 길어질수록 수술부위감염은 증가할 수 있으며 다른 부위에 감염증이 있는 경우와 응급수술인 경우 수술부위감염이 증가할 수 있다.

♠ T시간(CDC, 1992) ♠

수술의 종류에 따라 극단적으로 늦게 끝나거나 빨리 끝나는 25%를 제외한 75%에 해당하는 시간을 duration cut point로 잡아 T시간을 설정하였다

3) 세균의 요인

오염의 정도(창상분류)와 세균의 병원성 강도에 영향을 받는다.

♠ 창상 오염도에 따른 수술창상 분류(CDC, 1992) ♠

가. 청결창상(Clean wound)

감염증이 전혀 없는 부위의 수술로서 호흡기계, 소화기계, 비뇨생식기계를 포함하지 않는 계획된 수술로 외상이 없고, 드레인이 있는 경우는 폐쇄드레인이어야 한다. 기대되는 수술부위감염률은 1～5%이다.

나. 청결 오염창상(Clean-contaminated wound)

수술중 커다란 오염이나, 수술 전에 감염증이 없는 호흡기계, 소화기계, 비뇨생식기계의 수술창상을 말한다. 충수, 자궁, 구강의 수술과 소변배양에서 음성인 비뇨생식기계의 수술, 감염된 담즙이 없는 담도의 수술, 수술중 오염이 약간 되었거나 기계적인 드레인이 있는 청결창상을 말한다. 기대되는 수술부위감염률은 3～11%이다.

다. 오염창상(Contaminated wound)

개방창상이나 오래되지 않은 사고 창상(보통 4시간 이내), 수술중에 명백한 오염이 발생되었거나, 소화기계로부터 다량 오염된 경우, 급성감염이 있으면서 농이 형성되지 않은 경우, 감염이 있는 비뇨기계나 담도계 수술이 포함된다. 기대되는 수술부위감염률은 10～17%이다.

라. 불결 감염창상(Dirty-infected wound)

괴사된 조직이 있거나 오래된 사고창상(4시간 이상 지연된 사고창상), 수술할 기관이 수술부위감염을 일으킬 원인으로 수술 도중 판단되는 경우를 말 한다. 즉 이물질이 박힌 경우나 대변 등의 오염물질에 의해 오염된 경우, 수술중 농양이 발견된 경우, 장 파열이 된 경우를 말한다. 기대되는 수술부위감염률은 27% 이상이다.

5. 수술부위감염의 증상

수술부위의 동통, 발적, 상처치유의 지연, 상처의 파열이나 농성배액, 발열 등을 들 수 있다.

6. 수술부위감염의 진단

임상증상과 수술부위의 농성 배액을 배양한다. 단 감염이 없어도 세균의 정착이 이루어질 수 있으며 부적절한 검체 채취와 항생제 사용으로 세균배양검사 상 음성으로 나올 수 있다.

7. 수술부위의 관리

(1) '불결 혹은 감염된 창상'으로 분류된 창상은 일차봉합을 하지 않는다.
(2) 감염되지 않은 부위의 배액은 폐쇄흡입배액(closed suction drainage)을 사용하여야 하며 절개창상으로 배액하는 것보다 절개창상 옆에 배액구멍을 새로 만드는 것이 좋다.
(3) 창상을 치료하기 전후에 반드시 손을 닦는다.
(4) 개방성 창상을 직접 만져야 할 경우엔 소독된 장갑을 착용하여야 하며, 창상이 봉합된 경우에는 소독된 장갑을 착용하지 않아도 된다.
(5) 배액관 드레싱과 배액관 절개시에는 멸균장갑을 착용하고 무균적인 방법으로 실시한다.
(6) 드레싱 부위가 넓거나 분비물이 많은 경우, 침습적 기구가 삽입되어 있거나 감염이 있는 경우에는 마스크나 가운을 착용한다.
(7) 봉합된 창상을 덮은 거즈가 젖거나 감염의 증세를 보이면 거즈를 뗀 후 창상감염 여부를 관찰한다. 감염이 의심되는 창상에서 나온 배액과 고름은 그람 도말검사와 배양검사를 한다.
(8) 일반적인 상처나 피부감염이 있는 환자는 접촉격리를 실시한다.
(9) 단순포진감염, A군 *Streptococcus* 감염, *MRSA* 감염은 접촉격리를 실시한다.

(10) 직원을 대상으로 하여 정규적인 배양검사는 실시하지 않는다.

8. 수술부위 감염예방지침

2017년 질병관리본부와 대한의료관련감염관리학회의 '의료관련감염 표준예방지침'의 수술부위 감염예방지침을 소개하면 다음과 같다.

1) 수술 전 감염예방

(1) 수술 30일 전에 금연하도록 환자에게 교육한다.

(2) 수술 전 일반비누 혹은 항균비누를 이용하여 목욕이나 샤워를 하도록 권고한다.

(3) 일부 정형외과 및 심혈관 수술을 포함한 고위험 수술환자 중 황색포도알균이 비강에 집락된 경우 수술 전후 뮤피로신 연고도포를 고려할 수 있다.

(4) 인공장치를 삽입하는 청결 수술, 청결-오염 수술, 오염 수술1의 경우 피부절개 전 예방적 항생제를 투여한다.

(5) 수술 전 예방적 항생제는 반감기를 고려하여, 피부절개 전 60분 이내에 투여한다. 단, vancomycin, quinolone 계열의 항생제는 피부절개 전 120분 이내에 투여한다.

(6) 비응급 결직장 수술 시 수술 전에 경구 항생제 투여와 함께 장세척을 시행한다.

(7) 수술에 방해가 되지 않는다면 가능한 한 제모를 하지 않는다. 제모 시에는 수술실 입실 전 클리퍼를 이용하여 시행한다.

(8) 금기가 아니라면, 수술 전 환자 피부소독을 위해 알코올이 함유된 클로르헥시딘을 사용한다. 알코올이 함유된 클로르헥시딘을 사용할 수

없는 경우 포비돈-아이오다인을 사용할 수 있다. 알코올이 함유된 제품을 사용 시에는 화재의 위험이 있으므로 피부에 도포 후 완전히 마를 때까지 기다려야 하고, 소독제가 고이지 않게 주의한다. 알코올이 함유된 클로르헥시딘은 신생아에게 사용해서는 안 되며, 점막이나 눈에 닿아서는 안된다. 클로르헥시딘은 뇌, 뇌막, 눈 또는 중이(middle ear)와 닿으면 안 되며, 클로르헥시딘에 알러지가 있는 환자에서도 금기이다.

(9) 수술 전 적절한 항균비누와 물을 사용하여 손을 씻거나 알코올이 함유된 손소독제를 이용하여 외과적 손위생을 시행한다.

2) 수술 전/중 감염예방

(1) 수술부위감염 예방을 목적으로 수술 전에 기존에 투여하였던 면역억제제 투여를 중단하지 않아도 된다.

(2) 수술부위감염 예방을 위하여 암수술 및 심장수술을 받는 저체중 환자에게 다중영양강화제 사용을 고려한다.

(3) 전신마취하 기관삽관 상태에서 수술을 받는 성인 환자에게 수술 동안 그리고 가능하다면 수술 직후 2~6시간 동안 충분한 산소를 공급한다.

(4) 수술 전후 정상 체온을 유지한다.

(5) 수술을 받는 성인 환자에게 당뇨병 유무에 상관없이 수술 전후 혈당을 조절하기 위하여 강화된 혈당조절 프로토콜의 사용을 고려할 수 있다. 단, 최적의 혈당 수치를 제시하기에는 아직은 근거가 부족하다.

(6) 수술중 적절한 수액공급으로 혈역동학적 안정성을 유지한다.

3) 수술 후 감염예방

(1) 예방적 항생제를 수술이 종료된 후 24시간 이내로 투여하고 더 연장

하지 않는다. 일부 심혈관 수술이나 인공관절치환술 등의 수술에서는 수술이 종료된 후 48시간까지 투여를 고려할 수 있다.

(2) 상처에 배액관이 있다고 하더라도 수술 후에는 반드시 예방적 항생제를 지속하여 투여할 필요는 없다.

4) 수술팀의 준수사항 및 수술실 환경관리

(1) 수술 시 수술부위는 고위험 무균영역으로 외과적 무균술을 준수한다.

- 수술에 참여하는 의료진은 청결한 수술복을 입고, 모자, 마스크, 멸균장갑, 멸균가운을 착용한다.
- 수술복이나 마스크가 눈에 띄게 오염이 되거나 혈액 또는 감염의 가능성이 있는 물질에 노출되었으면 교체한다.
- 수술에 사용되는 모든 도구는 멸균상태여야 하며, 수술부위는 멸균된 수술포로 덮는다.
- 수술도구의 멸균 및 재처리는 멸균과 소독지침에 따른다.

(2) 수술실은 적절한 환경을 유지한다. 수술실의 적절한 환경은 아래와 같다.

- 수술실은 온도 20~24도, 습도 20~60%를 유지한다.
- 수술실 안은 복도 및 주변 공간에 비해 양압환기 유지가 권고된다.
- 수술실 안은 충분한 환기가 이루어져야 하고, 공기교환 시 적정 비율의 외부공기(fresh air)를 포함한다.
- 모든 재순환 공기나 신선한 공기는 필터를 거쳐서 유입되어야 한다.
- 기구, 수술에 참여하는 의료진, 환자의 통행 외에는 수술실 문은 닫아 놓고, 필요한 인력 외에는 수술실에 드나드는 인력을 최소화한다.
- 인공관절수술 환자에서 수술부위감염 위험을 감소시키기 위한 목적으로 층판류(laminar airflow) 환기시스템을 설치할 필요는 없다.

(3) 수술실은 적절한 방법으로 청소와 소독을 시행한다. 수술실의 청소와 소독방법은 아래와 같다.

- 수술 도중 눈에 보이는 혈액이나 체액에 기구나 환경표면이 오염되었을 때는 공인된 소독제를 사용하여 다음 수술이 시작되기 전에 청소한다.
- 그날 마지막 수술이 끝난 후 공인된 소독제를 사용하여 청소를 한다(terminal cleaning).
- 오염 또는 불결-감염 수술을 한 후에 일반적인 특수한 청소나 수술실을 폐쇄할 필요는 없다.

Ⅲ 〉 수술부위감염 감시(Surveillance)

수술부위감염에 대한 감염률을 조사하여 그 결과를 집도의에게 통보하는 것이 바람직하다. 수술부위감염률을 외과의가 알게 되면 감염률을 낮추기 위한 무균술의 수행이나 수술 수기술의 향상, 수술 전 환자상태의 개선 등을 위하여 노력을 기울이게 된다. 또한 수술부위감염에 대한 감시는 각 병원이나 수술과정에서 발생하는 위험요인을 파악하여 해결하기 위한 기본자료가 될 뿐만 아니라 수술부위감염 관리를 평가할 수 있는 지표가 된다.

1. 조사대상 선정

수술부위 자체가 상재균으로 이미 오염되어 있거나 외상 등으로 인해 감염위험이 많은 수술인 경우 감염관리를 통해 수술부위감염률을 감소시키기는 매우 어렵다. 따라서 감염증이 전혀 없거나 창상오염도가 낮은 청결 창상이나 청결-오염창상의 수술부위를 선택하여 감염감시 및 관리를 시행하는 것이 효과적이다.

2. 조사기간 결정

일반적으로 수술부위감염은 수술 후 30일 이내에 발생하므로 일반적으로 수술 후 30일까지 관찰해야 하나 일부 수술의 경우에는 90일까지 관찰하는 것이 필요하다. 그러므로 퇴원 후 수술부위감염이 발생되는 경우가 종종 발생하는데, 청결창상일수록 퇴원 후 발생하는 비율이 높아져 많게는 외국의 경우 16%, 국내 병원에서 조사된 자료에 의하면 12.5~20%까지 발생하고 있다. 그러므로 퇴원 후 수술부위감염을 확인할 수 있는 방안을 강구하여야 하며, 이것은 외래방문결과를 확인하거나 전화방문·우편을 통해서 조사할 수 있다.

3. 조사방법 선정

조사대상으로 선정된 수술환자 전수를 전향적·정기적으로 방문하여 직접 관찰로 조사하는 것이 바람직하다. 미생물배양검사 결과를 기초로 한 조사방법은 수술부위감염을 알아내는 데 정확도가 떨어지므로 추천되지 않는다.

수술부위감염을 확인하기 위해서는 수술부위를 직접 관찰하는 것이 가장 좋은 방법이다. 감염관리사가 모든 수술환자의 수술부위를 직접 관찰하는 것은 어려운 일이므로 환자치료에 관여하는 의사나 간호사의 협조나 도움이 필요하며, 의무기록을 통한 자료수집과 병동 방문 시 환자에 대한 충분한 의사소통 교환도 중요하다.

선행연구 결과를 보면 수술부위의 직접 관찰 없이도 감염관리사가 의무 기록의 검토와 병동 간호사나 의사와의 충분한 의사소통을 통하여 민감도 83.8%, 특이도 99.8%의 수술부위감염감시를 진행할 수 있다고 한다. 민감도를 높이기 위해서는 한 가지 방법보다 여러 가지 방법이 병용되어야 하겠다.

4. 조사내용

환자의 일반적 사항과 감염과 관련된 위험요인들을 조사한다. 이 시기부터 관련 진료부서를 참여시키는 것이 필요하다. 왜냐하면 수술부위 감시과정에서 창상 오염도에 따른 수술부위 분류와 ASA score 등의 판정은 수술을 진행하는 진료과와 마취과 의사의 협조가 필수적이기 때문이다.

- 일반적 사항 : 나이, 성별, ID, 입원일, 퇴원일, 진단명, 진료과, 주치의
- 수술 관련 사항 : 수술일, 수술명, 수술실 room no., 수술종류(응급/선택), 수술집도의, scrub nurse, circulating nurse, 수술시간, ASA score, 수술창상 종류
- 수술부위감염과 관련 사항 : 감염발생 시기, 배양된 미생물, 수술부위감염의 종류, 예방적 항생제 투여 유무·종류, 이전의 수술, 비만도, 기저질환

5. 수술부위감염발생률 산출

수술건수 100건에 대한 수술부위감염률을 산출하는 것은 감염관리 측면에서 볼 때 커다란 의미가 없다. 병원 간, 시기별, 의사별로 비교를 합리적으로 하기 위하여 환자들의 기저질환의 중증도와 수술 술기와 관련된 위험인자들을 고려하여 환자위험지수를 결정한다. 위험 요인들은 수술부위감염의 위험인자로 알려진 여러 요인들을 다변수 분석을 이용하여 가장 영향을 많이 미치는 것으로 구성한다.

CDC에서 제시한 수술부위감염의 위험인자로는 SENIC project(복부수술, 2시간 이상 지속되는 수술, 오염창상이나 불결/감염창상, 퇴원시 3개 이상의 진단

명)와 NNIS project(ASA score: Class 3 이상, 오염창상이나 불결/감염창상, 수술 소요시간이 동일 수술소요기간의 75 백분위수를 초과하는 경우)가 있으며, NNIS project가 더욱 민감한 것으로 보고되고 있다. 즉, 수술부위감염은 수술부위 미생물의 집락 정도(창상분류), 수술에 걸린 시간, 환자의 감수성(퇴원시 진단명 숫자나 미국 마취의사의 등급)에 의해 영향을 받는다.

이렇듯 수술부위감염률을 산출할 때 수술창상 종류에 의한 감염률보다 환자의 위험요인이 고려되는 경우, 보다 정확한 평가와 수술부위감염에 대한 높은 예측률과 환자의 사망률을 예측하는 데 유용한 지표가 될 수 있다.

6. 감염률 비교

일반적으로 각 병원에서 산출된 감염률을 국가적인 발생률과 같이 모집단의 발생률과 비교하거나 병원 간 비교를 하게 된다. 국가라는 모집단의 발생률과 같은지를 검증하기 위해서는 Z-test를 이용하고, 병원 간 비교, 즉 두 집단 간의 발생률이 같은지를 검증하기 위해서는 χ^2-test(cell frequency가 5 이하일 경우는 fisher's exact test)를 사용하게 된다.

Ⅳ 〉 수술부위감염 번들

감염이 발생하게 되면 가능한 원인을 다양한 관점에서 조사하게 된다. 그러나 명확하게 원인이 밝혀지는 경우는 많지 않으며, 감염발생을 줄이기 위한 전략을 수립하는 데 어려움을 겪게 된다. 또한 일부 병원에서 효과가 있다고 알려진 방법을 도입하여 적용한 후에도 감염률이 감소하지 않은 경우를 볼 수 있다. 이는 감염의 원인이 매우 다양하여 의료기관마다 감염 증가의 주요 원인이 다를 수 있고 한 가지 혹은 부분적인 감소전략으로는 감염 감소에 한계가 있기 때문이다.

이에 개별적으로 감염 감소에 가장 효과적이라고 검증된 신뢰할 만한 몇 가지 방법들을 모아 그룹화한 Bundle approach를 적용하여 2004년 미국의 Institute for Healthcare Improvement(IHI 1991년 설립된 전 세계적으로 의료의 질향상을 주도하고 있는 비영리기관)에서는 입원환자들에게 발생하는 의학적 상해 혹은 해(medical harm)를 감소하는 국가적인 캠페인을 시작하였다. 이 캠페인에서는 6개의 중점 사업을 진행하였으며 그 중 한 개의 사업이 수술부위감염 예방(prevent surgical site infection)이다. 2006년에는 2004년 6개의 중점 사업에 6개를 새로 추가하여 12개의 중점 사업을 진행하였으며, 추가된 6개 사업에 수술 합병증 감소(reduce surgical complication)가 포함되어 있다. 이를 간단히 소개하면 다음과 같다.

1. 수술부위감염 예방

(1) 적절한 항생제 사용

① 절개 1시간 이내 항생제 투여

② 권고된 가이드라인에 따른 예방적 항생제 사용

③ 항생제는 수술 종료 후 24시간 이내에 투여 중단

(2) 적절한 제모 제거

(3) 수술 후 혈당 조절

IHI는 주요 심장수술을 시행받는 환자에 한하여 수술 후 48시간 이내에는 혈당수치를 200mg/dL 이하로 유지하는 것을 목표로 하고 있다.

(4) 수술 후 정상체온 유지

수술 후 정상체온이 중요한 이유는 저체온은 혈관수축을 유발하여 조직 내 산소량을 감소시키며, 백혈구의 과산화물 생산능력을 저하시키고, 출혈을 증가시켜 수혈의 요구를 증가시키며, 감염이 없는 환자인 경우에도 재원기간을 증가시키기 때문이다.

(5) 효과 측정방법

결과지표는 "수술부위감염을 가진 청결창상부위 수술환자의 퍼센트"로 측정하며, 네 가지 핵심중재의 이행률을 과정지표로 사용한다.

2. 수술 합병증 감소

(1) 수술부위감염 예방

① 수술 시 적절한 예방적 항생제 사용, ② 적절한 체모제거 방법, ③ 심장수술을 시행받은 환자의 수술 후 48시간 동안 혈당 조절, ④ 대장 직장 수술을 받은 환자의 수술 직후 정상체온을 유지하는 네 가지 방법을 말한다.

(2) 입원 전 베타차단제 투여를 받았던 환자들에게 수술과 상관없이 투여 지속

(3) 정맥혈전증 예방

(4) 인공호흡기관련 폐렴 예방

(5) 효과 측정방법

결과지표는 ① 1,000 수술일당 발생한 수술관련 합병증(perioperative adverse events per 1,000 surgical inpatient days), ② 100 수술 입원일당 발생한 수술관련 합병증(perioperative adverse events per 100 surgical inpatient admissions) 두 가지를 사용한다. 이외 수술부위감염 예방을 위한 핵심 중재의 이행률을 과정지표로 사용한다.

V 결론

수술부위감염 예방을 위한 각종 수술 전 예방조치 및 무균술의 발달, 항생제 개발 등 현대 의학의 발전에도 불구하고 외과에서 발생하는 수술부위감염은 여전히 심각한 문제로 남아 있다. 미국의 경우 수술부위감염 발생 시 부수적으로 발생하는 병원의 재정적 손해에 따른 외과의에 대한 병원의 압력은 외과의들에게 수술부위감염 예방을 위한 노력에 견인차 역할을 한다. 반면에 우리나라는 환자에게 수술부위감염이 생긴 경우 환자에 대한 윤리적 책임만 지게 될 뿐이므로 감염률 조사 등이 큰 효력을 발휘하지 못할 수도 있다. 그러나 일반적으로 수술부위감염이 발생한 경우 환자의 평균 재원일수 증가와 추가 의료비용 발생이 소요되며 이로 인한 환자의 불평과 손해를 고려할 때 적극적인 수술부위감염 관리는 반드시 필요하다.

참고문헌

김영근, 김효열, 김의석, 김홍빈, 진혜영, 이지영 등, 전국 수술부위감염 감시체계 결과보고: 2010년 7월부터 2011년 6월까지, 병원감염관리 201217:1-12.

김효열, 김영근, 어영, 황금, 정혜란, 최희정 등, 신경외과 개두술 후 수술부위 감염 발생의 위험 인자: 2008년 전국 다기관 수술부위감염감시 결과, 병원감염관리 200914:88-97.

박은숙, 정재심, 김경미, 김옥선, 진혜영, 정선영 등, 병원감염관리 비용조사연구, 병원감염관리 200712:50-57.

Bischoff P, Kubilay NZ, Allegranzi B, Egger M, Gastmeier P., Effect of laminar airflow ventilation on surgical site infections: a systematic review and meta-analysis, The Lancet Infectious Diseases 2017.

CDC definitions of nosocomial surgical site infections 1992: A modification of CDC definitions of surgical wound infection, Infect Control Hosp Epidemiol 199213:606-608.

CDC. HICPAC meeting summary report, July 17-18, 2014.

Haley RW, Culver DH, White HW, Morgan WM, Emory TG. The nationwide nosocomial infection rate, Am J Epidemiol 1985121:159-167.

Http://www.ihi.org/IHI/Programs/Campaign

Jin HY, Soh EY, Kim MW, Kim HS, Choi YH., Surgical Site Infection rate by patient risk index in the department surgery, 1st East Asian Conference on Infection Control & Prevention, 2002.

Kim ES, Kim HB, Song KH, Kim YK, Kim HH, Jin HY, et al., Prospective Nationwide Surveillance of Surgical Site Infections after Gastric Surgery and Risk Factor Analysis in the Korean Nosocomial Infections Surveillance System (KONIS) Infect Control Hosp Epidemiol 201233:572-580.

Kwak YG, Lee SO, Kim HY, Kim YK, Park ES, Jin HY, et al., Risk factors for device-associated infection related to organisational characteristics of intensive care units: findings from the Korean Nosocomial Infections Surveillance System, Journal of Hospital Infection, 2010;75:195-199.

Mangram AJ, Horan TC, Pearson ML, Silver LC, Jarvis WR., The hospital infection control practices advisory committee: Guideline for prevention of surgical site infection. AJIC 1999;4:97-132.

Song KH, Kim ES, Kim YK, Jin HY, Jeong SY, Kwak YG, et al., Differences in the Risk Factors for Surgical Site Infection between Total Hip Arthroplasty and Total Knee Arthroplasty in the Korean Nosocomial Infections Surveillance System (KONIS), Infection Control and Hospital Epidemiology November 2012;33:1086-1093. The hospital infection control practices advisory committee, Guideline for prevention of surgical site infection, Infect Control Hosp Epidemiol 1999;20:247-278.

Http://www.ihi.org/IHI/Programs/Campaign

WHO. Global guidelines for the prevention of surgical site infection, 2016.

7 장

삽입기구 감염관리

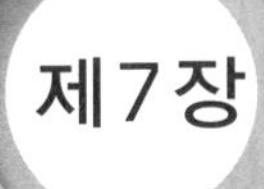

제7장 삽입기구 감염관리

의료환경에서 환자에게 사용하는 각종 혈액 카테터, 기도삽관, 도뇨관 등 삽입기구들은 어쩔 수 없이 인체의 방어기전을 손상시키고, 이로 인한 감염들이 의료관련감염의 많은 부분을 차지한다. 삽입기구와 관련된 의료관련감염을 예방하기 위해서는 인체에 침습적 기구를 삽입 시 인체 손상을 최대한 적게 하고, 오염 가능성을 줄이기 위해 철저한 무균술을 적용한다. 또한 삽입기간이 길어질수록 인체 방어기전의 손상과 오염기회가 증가하므로 가능한 빨리 사용을 중단하고 사용기간 동안 청결하게 유지한다.

병원에서 어떤 일이 일어나고 있나?

평상시 당뇨병을 앓던 ○○○할아버지. 방안에 쓰려져 있는 상태로 발견되어 119를 통해 응급실에 도착하였다. 응급실에 도착하여 기도확보를 위한 기관삽관, 수액과 치료제 투입을 위한 중심정맥관 카테터 삽입, 소변량 체크를 위한 도뇨관 삽입이 이루어졌다. 응급처치가 끝난 후 지속적인 상태관찰을 위해 중환자실로 옮겨졌고 각종 모니터링 기구들이 부착되었다. 삽입기구들을 통한 지속적인 영양공급과 치료제의 투입, 신체 기능의 확인, 소변량의 체크를 위해 의료인들은 이 삽입기구들은 지속적으로 만지고, 열고, 닫고, 접촉한다. 이 과정에서 ○○○할아버지에게 생명유지와 치료를 위한 것들 외에는 아무것도 유입되지 않으리라 장담할 수 있을까?

I 〉삽입기구에 의한 감염

1. 감염의 원인

인체의 모든 기관이 가지고 있는 역할 중 하나는 인체를 외부의 각종 위협으로부터 방어하는 것이다(2장 참조). 생명을 유지하기 위한 장치들이 반대로 생명을 위협하는 통로가 될 수 있다. 즉 혈관 카테터, 유치도뇨관, 기도삽관과 같은 의료기구들은 피부나 점막 등 인체의 방어기전을 손상시키면서, 삽입하게 되므로 조금만 부주의하면 의료인의 손, 삽입기구, 또는 환자의 피부에 있던 미생물이 인체 내로 유입될 위험이 많다. 방광에 삽입한 유치도뇨관, 기도 확보를 위한 기관삽관은 피부나 점막의 방어기전이 제대로 작동할 수 없게 만든다. 이런 삽입기구가 삽입된 주변 조직은 인체 내 상재균들로 뒤덮혀 있으므로 삽입된 관을 따라 인체 내로 유입될 기회가 많다. 또한 카테터나 관의 내강은 인체의 점막처럼 방어기전이 없기 때문에 일단 미생물이 유입이 되기만 하면 차단막 없이 일사천리로 혈관으로, 심장으로, 방광으로, 폐로 직접 침입할 수 있게 된다. 인체에 삽입기구가 무균적으로 삽입되었다 할지라도 장기간 유지하게 되면 감염위험이 높아진다. 주입되는 수액이나 약물을 통해 유입될 수도 있고 연결부위나 삽입부위를 통해 감염될 수도 있다. 카테터나 삽입기구를 오래 사용하게 되면 미생물과 미생물의 대사산물이 삽입기구에 쌓여 붙는 생막(biofilm)을 형성하게 된다. 이 생막 안에 있는 미생물은 충분한 영양공급을 받을 수 없어 증식이 느린 반면에 항생제에 노출이 덜 되므로 지속적인 감염원으로 작용하게 된다.

2. 삽입기구로 인한 감염빈도

1996년 대한병원감염관리학회에서 전국 15개 병원을 대상으로 3개월 간 의료관련감염을 조사한 결과, 요로감염 31%, 폐렴 17%, 수술부위감염 15%, 혈류감염 14%의 순으로 발생됨을 확인하였다. 이들 감염의 주요 위험요인은 각각 유치도뇨관, 인공호흡기, 혈관주사 특히 중심정맥관이며 사용기간이 길수록 감염위험이 증가하는 것으로 많은 연구들이 보고하고 있다. 유치도뇨관을 사용하면 소변 내 균이 분리될 위험이 매일 3~10%씩 증가되며, 기관삽관과 인공호흡기를 사용하고 있으면 매일 1~5%씩 폐렴이 발생할 위험이 높아진다. 이는 혈관주사나 유치도뇨관, 인공호흡기와 같은 삽입기구관리만 잘해도 의료관련감염의 많은 부분은 예방할 수 있음을 의미한다.

Ⅱ 〉 삽입기구관련 감염예방 방법

감염위험만을 생각한다면 삽입기구를 사용하지 않는 것이 가장 좋은 방법이지만, 치료를 위해 필수적인 경우가 많다. 감염의 위험과 다른 이득을 비교하여 선택해야 한다. 삽입기구관리의 가장 중요한 예방방법은 손위생을 포함한 무균술의 적용과 최대한 사용기간을 줄이는 것이다.

삽입과정에서 외부 미생물의 유입을 최대한 막기 위해 의료진의 손과 환자의 삽입부위피부의 미생물을 제거한다. 이를 위해 의료진의 손소독 및 환자의 피부소독을 하고, 멸균장갑이나 멸균덮개, 멸균기구들을 사용한다. 삽입 후에는 삽입기구를 통한 미생물의 침입을 막기 위해 삽입기구와의 접촉 전/후에 손소독을 하고 삽입기구를 열고 닫는 과정을 무균적으로 처리하며, 가능한 빨리 제거하기 위해 매일매일 그 필요성을 확인하는 것 등이다.

1. 삽입기구별 감염관리 실무지침

1) 혈관 카테터 삽입에 따른 감염

(1) 역학적 특성

혈관에 삽입하는 카테터는 수액요법뿐만 아니라 진단 및 관찰의 목적으로 널리 사용되고 있다. 인체 내 다른 부위 감염과 관련이 없는 원발성 혈류감염의 가장 흔한 위험요인은 혈관 내 카테터이다. 카테터의 종류와 기능, 삽입부위에 따라 감염위험은 달라진다(표 7-1).

혈관계는 원래 균이 존재하지 않는 무균부위이므로 1~2개의 미생물의 유입만으로도 감염이 유발될 수 있고, 감염으로 진행되면 치명적인 결과를 초래할 수 있다. 순환하는 혈액 속에 세균이 존재하여 혈액배양에서 균이 분리되는 상태를 균혈증(Bacteremia)이라 하며, 세균이 생산한 독성물질에 의한 전신적인 염증반응(발열/혹은 저체온, 빈맥, 빈호흡, 백혈구 증가/혹은 감소 등)을 패혈증(Sepsis)이라 한다.

가장 많은 원인균은 *Staphylococcus aureus*, coagulase negative *Staphylococci* (CNS) 등의 피부상재균과 *Enterococcus, Acinetobator baumannii* 등이며 면역저하 환자의 증가와 고영양요법의 시행 등으로 인해 *Candida* 와 같은 진균감염도 증가하고 있다.

혈류감염의 감염경로는 혈관 카테터의 삽입 및 조작과정에서 유발되는 경우가 대부분이며 카테터 연결부위의 오염으로 인한 경우가 12% 정도 된다. 카테터 삽입부위의 피부상재균이 카테터의 외벽을 따라 집락되면서 체내로 이동하거나 카테터의 연결부위의 오염으로 인해 카테터 내강으로 미생물이 유입된다. 드물지만 피부소독제의 오염, 카테터 자체의 오염, 주입액의 오염으로 인한 유행발생이 보고되기도 한다(그림 7-3).

| 표 7-1 | 주요 혈관 카테터의 종류 및 특성

카테터 종류		특성	감염률 (사용일수 1,000일당)
말초정맥 카테터		일반적으로 손, 상박 등에 삽입하는 카테터, 길이 8cm 미만	0.2~0.7 장기간 사용 시 정맥염 유발, 혈류감염은 드묾
중심정맥 카테터	피하터널이 없는 카테터	피부를 통하여 중심정맥(쇄골하/대퇴/경정맥)으로 삽입	2.6~5.3 가장 많이 사용 카테터 관련 혈류감염의 90% 차지 항균제코팅, 커프의 유무에 따라 감염률 다양
	피하터널이 있으면서 커프가 있는 카테터	Hickman, Broviac, Groshong 카테터 등 수술적으로 삽입하며 피부 삽입구 안쪽으로 다크론 커프(dacron cuff)가 있어 삽입구의 세균 이동을 막음	1.5~1.7
	PICC(Peripheraly inserted central veous catheter)(그림 7-1)	Basillic Vein, Cephalic, Brachial vei에 삽입하여 상대정맥에 위치하는 카테터	0.9~1.3
	이식형(implanted catheter)(그림 7-2)	피하에 터널이 있고, 피하포트도 있어 바늘로 접근하며 피부에 삽입구가 노출되지 않음	0.0~0.1
폐동맥 카테터		Swan-ganze 카테터 등 삽입 시 introducer sheath를 통해 카테터를 삽입함	2.4~5.0
동맥 카테터		말초동맥에 삽입	1.2~2.4
제대 카테터		제대정맥이나 동맥을 통해 삽입	

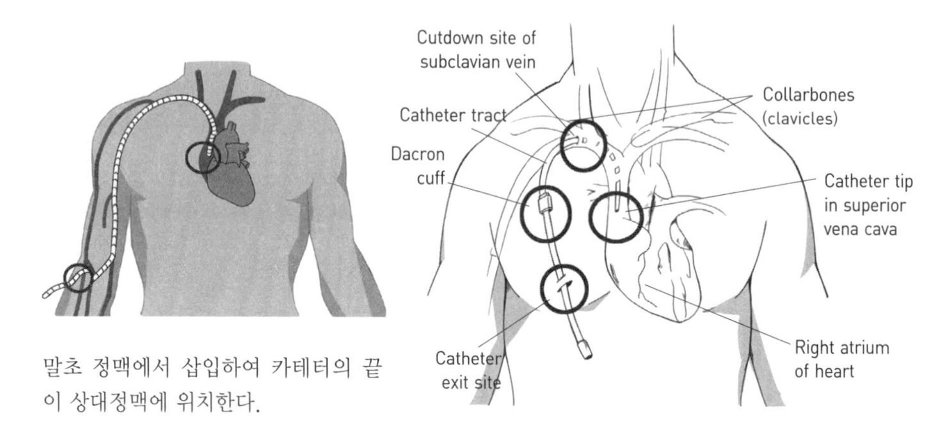

[그림 7-1] 말초중심정맥 카테터

[그림 7-2] 피하터널과 Dacron cuff가 있는 중심정맥 카테터

출처: APIC guideline to the Elimination of Catheter-related Bloodstream Infection 2009.

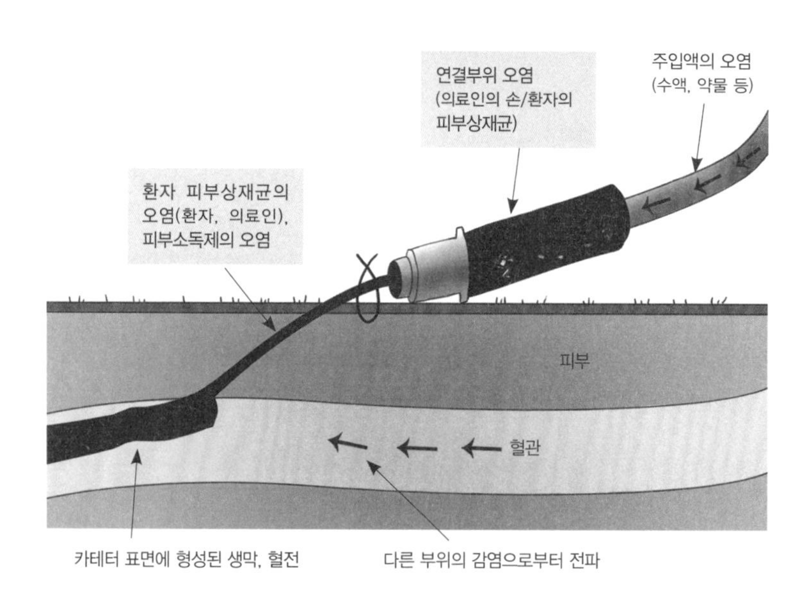

[그림 7-3] 혈관 카테터관련 감염의 주요 감염경로

출처: Safdar N. Marki DG., The pathogenesis of catheter-related bloodstream infection with noncuffed short-term Central catheter, Int Care Med, 2004; O; 62-67.

① 삽입초기 감염: 환자의 피부상재균이나 의료인의 손에 있던 오염균이 유입되면서 발생하는 경우가 대부분이다. *S. aureus*, CNS와 같은 피부상재균이 문제를 유발한다.

② 유지기간 동안의 감염: 대부분은 카테터를 장기간 유지하는 경우 수액연결이나 투약 등을 위해 카테터 연결부위, 허브(Hub)의 조작과정에서 발생한다. 의료인 손의 상재균이나 환자의 피부상재균이 주요 원인이다. 카테터를 장기간 유지하는 경우 혈관 내 카테터에 고착되는 생막이나 혈전 등이 오염원이 되기도 한다.

(2) 혈관 카테터 삽입 및 관리에 따른 감염관리

① 의료인 교육

카테터를 삽입하고 조작하는 모든 의료인은 혈관 내 카테터 삽입과 유지방법, 감염예방법에 대하여 교육받고 준수해야 한다. 훈련된 직원이 관리할 수 있도록 배치하고 적정 인력수준을 유지한다.

② 삽입부위 선택

– 말초정맥 카테터

성인은 하지보다는 상지를 선택하고 소아라면 손, 발등, 머리의 순서로 사용한다. 사용기간이 길어질 것이 예상되면 말초정맥에서 삽입하는 중심정맥관 사용을 고려한다.

– 중심정맥 카테터

감염의 위험과 삽입 시 합병증(기흉, 쇄골하동맥 천자, 쇄골하정맥 협착 및 열상, 혈흉, 응고, 공기 색전, 카테터 부위의 이상)의 위험을 고려하여 삽입부위를 선택한다.

성인은 쇄골하정맥을 우선 선택하며 대퇴정맥은 감염위험이 높아 가능한 선택하지 않는다. 혈액투석을 하는 경우나, 만성신질환자는 협착예방을 위하여 쇄골하정맥 사용은 피한다. 카테터 삽입은 초음파 유도하에 실시하는 것이 감염이나 합병증 위험을 감소시킨다.

– 혈액투석용 카테터

일시적으로 사용할 경우 3주 이상 사용할 가능성이 있으면 커프가 있는 혈액투석 카테터를 사용하고, 지속적으로 사용한다면 동정맥류나 혈관내이식(graft)을 사용한다.

– 제대 카테터

신생아에서 사용하는 제대 카테터는 가능한 빨리 제거하고 제거한 후 재삽입하지 않는다. 제대동맥 카테터는 5일, 제대정맥 카테터는 14일 이상 사용하지 않는다. 카테터 사용이 필요 없어지거나 카테터관련 균혈증이나 혈전증의 어떤 증상이라도 나타나면 즉시 카테터를 제거한다.

③ 손위생 및 무균술

카테터를 삽입하거나 조작할 때, 드레싱 교환할 때, 수액준비 시에는 손위생과 무균술을 적용한다. 장갑은 손위생을 대체할 수 없으므로 장갑 착용 전과 후에도 손위생을 실시한다,

중심정맥관 삽입 시에는 최대멸균차단(maximal barrier precaution: MBP)을 적용한다. 시술자와 도와주는 사람은 멸균가운, 멸균장갑, 모자 및 마스크를 착용하고 환자에게는 머리끝에서 발끝까지 덮을 수 있는 전신 멸균포(full drape)를 덮는다. 실패하여 다시 할 경우는 모든 물품을 새로 준비하여 사용한다. MBP의 적용은 대퇴동맥이나 액와동맥으로 동맥 카테터를 삽입할 때도 적용된다. 말초동맥 카테터를 삽입할 경우는 전신포 대신에 소공포를 사용하고 멸균장갑과 모자, 마스크까지 착용하고 시행한다. 빈번한 접촉으로 인한 오염 가능성을 줄이기 위해 가능하면 포트와 내강 개수가 적은 것을 선택한다.

④ 혈관 카테터 삽입부위의 피부준비

카테터 삽입부위의 피부를 70% 알코올, 또는 아이오도퍼(povidone iodine), 알코올이 섞인 아이오다인 팅쳐(iodine tincture), 클로르헥시딘 글루코네이드(chlorhexidine gluconate: CHG)로 소독한다. 중심정맥관이나 말초동맥 카테터 삽입 시에는 알코올이 함유된 0.5% 초과 CHG 소독액을 사용한다. 생후 2개월 미만 유아의 경우 CHG 사용은 피부자극의 문제가 보고된 후 사용하지 않도록 하고 있으나, 실무에서는 특별한 대안이 없어 주의 깊게 관찰하며 사용하고 있다. 어떤 소독제를 선택하든 가장 중요한 것은 사용방법을 준수하여 적용하는 것이다. 피부소독제들은 완전히 마를 때까지 기다리며, 제조회사의 권고사항을 확인하고 준수한다.

⑤ 혈관 카테터 삽입부위 관리

– 카테터 관찰 및 교환

카테터를 주기적으로 교체할 필요는 없지만 삽입부위에 문제가 없는지 자주 확인한다. 정맥염이나 감염의 증상은 주사부위의 열감이나 통증을 호소하거나 주사부위가 빨갛게 된 경우, 정맥이 딱딱하게 만져지는 경우 등이다. 이런 증상이 있으면 의료진에게 알리도록 환자와 보호자를 교육한다. 말초정맥 카테터는 72~96시간마다 교체한다. 중심정맥관을 주기적으로 교체할 필요는 없다. 발열과 같은 전신증상이 있더라도 삽입부위가 깨끗하고 문제가 없으면 다른 가능성이 배제된 후에 교체를 고려한다. 그러나 삽입부위에 국소적인 감염증상이 있으면 교체해야 한다. 카테터를 교체할 때는 삽입과 마찬가지로 무균술과 MBP을 지켜서 시행한다. 무균술 적용이 실패할 가능성이 높은 응급상황에서 삽입한 경우는 말초와 중심정맥 카테터 모두 가능한 빨리(늦어도 48시간 이내에) 교체한다.

– 드레싱 관리

드레싱 교환주기는 환자 상태에 따라 달라지지만 재질에 따라 멸균거즈 드레싱은 2일마다, 투명 혹은 반투과성 드레싱은 최대 1주일을 넘기지 않는다. 소아환자는 드레싱 교환의 이득보다는 교환 시 발생할 수 있는 문제가 더 클 수 있어 주기적인 드레싱 교환을 권장하지 않는다. 소아는 삽입부위 관찰이 용이한 드레싱 재질을 사용하는 것을 고려한다. 드레싱이 헐거워졌거나 더러워졌거나, 젖었다면 즉시 교환한다. 삼출물이 많은 경우는 멸균거즈 드레싱을 하거나 흡습성 재질의 드레싱을 고려한다. 멸균거즈 드레싱을 하고 위에 투명 혹은 반투과성 드레싱을 덧대어서 하는 경우라면 멸균거즈 드레싱에 준하여 교체한다.

드레싱 교환 전/후에 손위생을 하며 중심정맥관 드레싱은 멸균장갑과 마스크의 착용이 필요하다.

– 카테터 삽입부위 소독제 도포

삽입부위에 항생제 연고나 소독제 연고를 바르는 것은 습한 환경을 조성하여 진균이나 내성균의 집락을 초래할 수 있으므로 권장하지 않는다. 단 투석 카테터의 경우 제조회사의 권고사항에 따라 사용한다.

⑥ 수액세트 및 연결부위 관리

교환 시 카테터 연결부위가 오염되지 않도록 주의한다. 교환 시 3-way와 같은 connector도 함께 교체한다. 일반 수액세트는 96시간보다 자주 교환할 필요는 없으나 적어도 7일 이내에는 교체한다. 혈액, 혈액산물, 지방유탁액(아미노산과 포도당이 3:1로 혼합된 것, 혹은 별도 주입)을 주입하는 수액세트는 24시간, 지질제(Propofol 등)는 6~12시간 간격으로 제조사의 권고사항에 따라 교환한다. 이식포트에 삽입한 바늘의 유치기간, 간헐적 사용 주입세트의 교환주기는 권장사항이 없으므로 의료기관에서 결정하여 진행한다.

3-way는 투약 등으로 자주 접촉하게 되므로 관리가 소홀하면 감염의 위험이 높다. 3-way에 주사기를 꽂아두는 경우는 주사기가 빠져 오염될 가능성이 높으므로 전용 뚜껑을 사용한다. 3-way의 뚜껑을 열고 닫을 경우는 소독솜으로 닦은 후 조작하며 오염되지 않도록 주의한다. 3-way 뚜껑이 오염되면 새것으로 교환한다. Injection port, needleless connector, access port는 사용 시마다 소독솜으로 충분히 문지르고 건조된 후 사용한다. 72시간보다 자주 교체할 필요는 없다. PRN adaptor의 관리는 말초정맥 카테터 관리에 준해서 진행한다.

⑦ 수액 준비 및 관리

혈관 내로 투여되는 수액이나 약물은 사용 전에 이물질이 없는지, 용기의 손상이 없는지를 확인하고 제조일과 유효기간 등을 점검한다. 무균술을 적용하여 연결한다. 큰 용량의 약물을 여러 번 나눠서 사용하거나 여러 명의 환자에게 사용하는 것은 오염의 기회가 높아지고, 오염된 약물의 노출이 많아지므로 1인, 1회 용량으로 사용한다. 주사기 및 주사바늘은 모두 1명의 환자에게, 1회 사용의 원칙을 지킨다.

비경구적 고영양요법이나 항암요법을 위한 수액은 혼합과정에서의 오염을 최소화시키기 위해 별도의 장소에서 무균술을 지켜 준비한다. 혼합된 용액은 주입 직전까지 냉장보관하며 제조된 용액은 내용물에 따라 보관주기 및 주입 시까지의 가능시간을 지켜 사용한다. 사용을 시작한 수액은 제조회사의 지침을 준수하여 적정시간 동안 투여한다. TPN은 24시간. 지질 단독제제는 12시간을 넘지 않도록 한다.

⑧ 기타 감염관리 방법

환자피부의 상재균을 감소시키는 것은 미생물이 침입하는 기회를 감소시킬 수 있다. 2% CHG 소독제를 이용한 환자 목욕, 봉합이 필요없는 고정기구의 사용 등을 고려할 수 있다. 균집락 형성이나 감염예방을 위한 목적으로 전신적인 항생제 투여는 권장하지 않는다.

기본적인 감염관리 방법, 즉 의료인의 교육 및 훈련, 최대멸균차단 적용, CHG 소독제 사용을 모두 적용했음에도 불구하고 카테터관련 균혈증의 발생률이 감소되지 않는다면 다른 방법을 고려해 볼 수 있다. CHG를 지속적으로 방출하는 스폰지 드레싱(생후 2개월 이상 환자 대상)이나 항생제(minicycline, rifampin) 혹은 소독제(chlorhexidine, silver sulfadiazine)가 도포된 카테터 사용을 단기간 적용해 보는 것 등이다. 그럼에도 불구하고 자주 감염이 발생하는 환자가 장기간 혈관 카테터를 사용해야 할 경우라면 예방적으로 항생제 잠금액 사용을 고려할 수 있다

⑨ 그 외 고려사항

혈관 내 카테터 관리 규정을 작성하고, 작성된 규정이 올바르게 적용될 수 있도록 관련 직원에 대한 교육과 훈련이 필요하다. 관련 규정이 제대로 수행되고 있는지, 장애요인이 무엇인지를 확인하기 위한 모니터링, 중심정맥관 관련 균혈증에 대한 감염발생 감시, 문제를 해결하기 위한 중재방안 적용, 질 관리 등이 수행되어야 한다.

2) 인공호흡기 사용 관련 감염

(1) 역학적 특성

폐렴은 의료관련감염에서 2~3번째로 발생이 많고 의료관련감염의 약 11~15%를 차지한다. 의료관련 폐렴은 노인, 면역기전 저하환자, 심장질환자, 만성폐질환자, 흉복부 수술 및 중환자실 입원환자에서 발생빈도가 높다. 환자요인 외에 주된 감염위험요인은 오염된 호흡치료기구와 인공호흡기의 장기간 사용이다. 특히 기관 내 삽관과 인공호흡기 사용은 환자의 활동이 제한되고 하부기도로 미생물이 침입할 기회가 높아 폐렴의 발생위험이 3~10배

증가하게 된다. 기관삽관 자체가 상부호흡기계에 있는 미생물이 하부호흡기계로 유입되는 통로로 작용하며, 기관삽관 커프 주변에 분비물이 모여지면서 미생물이 집락하게 되고 하부호흡기계로 흘러들어가게 된다. 인공호흡기 사용환자에게 적용하는 진정(sedation)이 인체 방어기전 중 하나인 자연적인 청결작용을 방해하는 것도 한 요인이 된다. 또한 인공호흡기 사용환자의 대부분이 비위관 경장영양을 하면서 흡인될 기회가 증가하게 되고, 신경학적 혹은 심장학적 이유들로 인해 반듯이 누워 있는 자세를 취하게 되는데 이것 역시 흡인의 위험을 높이게 된다.

이런 이유들로 인해 폐렴은 인공호흡기 사용이 많은 중환자실에서 발생위험이 높은 의료관련감염이며, 감염 후 사망률 역시 높아 폐렴예방을 위한 노력이 절실하다.

폐렴을 유발하는 미생물은 발생장소나 원인에 따라 다르지만 의료기관에서 발생하는 감염의 주요 원인균은 주로 그람음성막대균(*Pseudomonas aeruginosa, Enterobactor* spp, *Klebsiella pneumoniae, Escherichia coli, Serratia marcescens, Proterus* spp)이 대부분이지만 *S. aureus*(특히 메티실린에 내성을 가지는 내성균인 MRSA)와 같은 그람양성알균들도 증가하고 있다. 면역저하환자에서는 Asprergillus나 Cytomegalovirus 등이 기회감염을 유발할 수 있으며, 병원 환기시설이나 냉방장치의 오염과 관련하여 *Legionella*균이 원인이 되기도 한다. 세균뿐만 아니라 바이러스도 폐렴을 많이 유발하는데 Adenovirus, Influenza virus, Parainfluenza virus, Repiratory syscytial virs(RSV) 등이 있다.

(2) 인공호흡기 삽관에 따른 감염관리

① 흡인(Suction) 시 주의사항

흡인은 분비물 축적을 막아 기도유지에 효과적이지만, 감염과 손상이 유발될 수 있으므로 수행 전/후 손위생과 무균술을 잘 지켜 수행한다. 흡인 시 카테터, 생리식염수는 모두 멸균된 것을 사용하며 카테터는 재사용하지 않는다.

매 흡인 시마다 장갑과 마스크를 착용한다. 장갑은 청결 혹은 멸균된 것을 사용하며 환자 상기도의 오염과 의료인의 손의 오염을 예방하기 위해 꼭 착용하고 장갑 착용 전에는 손위생을 한다. 마스크는 흡인 시에 부유된 환자의 호흡기분비물 속의 미생물이 의료인의 비강에 정착하여 의료인이 새로운 감염원이 되는 것을 예방할 뿐만 아니라, 의료인의 비강 내 집락균이 환자에게 전파되는 것 또한 예방한다.

폐쇄형 카테터(closed suction)는 호흡기관련 폐렴발생률에는 유의한 차이가 없으나 병원직원의 노출 예방과 환자의 페포허탈 예방, 주변환경의 오염을 감소시킬 수 있다. Suction Bottle과 연결라인은 환자마다 교체한다. 응급실이나 회복실처럼 환자가 자주 교체되는 곳에서의 교체주기에 대한 충분한 근거는 아직 없다.

② 호흡보조기구 관리

호흡보조기구의 오염은 미생물이 하부호흡기계로 들어갈 수 있는 가장 손쉬운 방법이다. 충분히 소독 혹은 멸균된 의료물품을 사용하며, 기계나 기구 조작 시 오염되지 않도록 손위생을 한다. 호흡보조기구에 사용되는 물은 멸균된 물을 사용한다.

– 인공호흡기(Ventilator)

인공호흡기를 정기적으로 교환하거나 기계내부를 정기적으로 소독·멸균할 필요는 없다. 그러나 환자와 연결되는 부분은 오염되지 않도록 주의하며, 사용 후 외부를 청결히 소독한 후 보관한다. 호흡기 회로는 주기적으로 교환하지 않는다. 눈에 보이는 오염이 있거나 환자가 바뀔 때, 결함이 있을 때 소독된 것으로 교환한다. 재사용하는 회로는 사용 후 높은 수준 이상의 소독을 적용한 후 재사용하며, 1회용 회로는 1회 사용 후 폐기한다.

– 그 외 호흡치료기구

산소발생기, 산소병 등은 모두 높은 수준 이상의 소독을 적용하도록 하며 제조사의 권고사항에 따라 관리한다. Nasal prog/mask, line, Ambu bag 등은 환자마다 교환하고 한 환자에게 지속적으로 사용하는 경우라면 주기적으로 교체한다. 호흡기계 기능 검사나 기관지경 검사 시에 사용하는 respirometer, oxygen sensor 등은 다회사용기구라면 환자와 환자 사이에 높은 수준이나 멸균을 적용하고, 세척이나 소독이 어려운 구조나 재질인 1회용으로 제작된 제품(Bite block, air way, mouth piece)은 재사용하지 않는다.

– 연무기(Nebulizer) 및 가습기

인공호흡기의 호흡회로 내에 내장되어 있거나 일반병동에서 사용하는 이동형 연무기는 약물의 입자를 작게 만들어서 폐포 내로의 흡입을 용이하도록 만들므로 연무기 내부가 오염되거나 약물이 오염되면 생성된 오염약물입자는 폐의 방어기전을 그대로 통과하여 침입하게 된다. 연무기에 사용하는 약물은 무균적으로 준비하고 멸균상태로 사용한다. 사용하는 약물은 가능하면 1회용을 사용하고 남은 용액은 멸균상태를 유지시킨다. 이동형 연무기는 매번 사용시마다 흐르는 물에 세척하여 건조시켜 보관하고 하루 사용이 끝난 후에는 소독제(유효염소량 500ppm 이상의 염소계 소독제 등)로 소독한 후 충분히 헹궈 건조시켜 보관한다. 치료적 목적으로 분무입자가 큰 가습기를 사용할 경우라면 매일 소독하고 충분히 헹군 후 멸균 증류수를 사용한다.

③ 흡인(aspiration)예방

금기가 아니라면 비강보다는 구강삽관경로를 택하고, 환자의 상체를 30~45도 올려준다.

3일 이상 인공호흡기 사용이 예상되는 경우는 장기간 성문하부에 축적된 기도분비물을 지속적으로 배출할 수 있는 튜브를 사용하는 것도 한 방법이다.

위장관으로부터의 흡인을 예방하기 위해서 의학적 금기가 없는 한 침상의 머리부분을 30~45도 높여 반좌위를 유지한다. 상체거상은 환자들에게 불편감, 자세유지의 어려움, 욕창이나 피부손상 등의 문제가 제기될 수 있으므로 수시로 관찰한다. 기관삽관이 있으면 저작작용이 없고 구강 내 침 분비가 적어 구강 내 미생물의 집락이 늘고, 치아나 기관삽관의 외막에 생막을 형성하거나 기관삽관의 외벽의 타고 하부호흡기계로 유입될 가능성이 많다. CHG를 이용한 구강간호가 구강 내 집락과 궁극적으로 폐렴발생을 감소시키는 것이 보고되면서 최근에는 폐렴 예방의 핵심중재방안의 하나로 포함되었다.

④ 인공호흡기관련 폐렴 예방 번들

장기간 인공호흡기를 사용하는 경우 인공호흡기와 관련된 폐렴(ventilator associated pneumonia: VAP), 스트레스로 인한 위장출혈, 심부정맥혈전증의 위험이 높다. 폐렴의 발생예방을 위한 기본적인 감염예방방법 외에 위궤양 예방과 심부정맥혈전 예방을 포함한 번들을 제시하고 있다.

즉 1) 상체거상, 2) 매일 기관 내 삽관 가능성 확인, 3) 위궤양 예방, 4) 심부정맥혈전증 예방, 5) CHG를 이용한 구강간호 등이다.

위궤양 예방과 VAP 예방 간의 연관관계는 명확히 밝혀지지 않았지만 다른 중재와 함께 할 때 VAP 감소에 영향을 미치고 있어 번들에 포함하고 있다. 중환자실 입원환자의 스트레스의 위장관 출혈을 예방하기 위한 목적으로 투여되던 위산억제제는 위의 산도를 높여 미생물의 증식과 위액의 역류를 유발하여 하부호흡기로 흡인(apiration)될 경우 폐렴발생률을 높이는 것으로 보고되었으나, 1990년대 메타분석을 통해 위산억제와 폐렴발생 간에 유의한 차이가 없는 것으로 확인되었다. 스트레스 위궤양의 예방이 포함되어 있지만 폐렴 예방의 직접영향을 미치는 것보다는 위장관 출혈을 예방하는 목적이라고 이해하는 것이 바람직하다. 위궤양 예방의 효과는 Sucralfate, H_2-antagonists, antacids 모두 유의한 차이는 없다.

기관 내 삽관이나 기관절개 튜브, 비위관 삽관은 모두 환자의 정상 면역 반응을 억제하고 주변에 미생물의 집락을 유발하여 하부 호흡기계로의 흡인 기회를 높이게 되므로 가능한 빨리 제거하는 것이 필요하다. 환자가 기관 내 삽관을 제거해도 괜찮을지를 확인하기 위하여 매일 환자에게 진정제 투여를 중단하고 기능을 확인하는 것이다. 이런 과정을 통해 인공호흡기 사용을 7일에서 5일 정도로 감소시킨 것으로 보고되면서 주요 행위로 포함되었다. 기관 삽관을 언제까지 할 것인지. 제거 기준 및 방법에 대한 프로토콜을 만들어 사용하도록 한다.

심부정맥혈전증과 VAP 발생과의 연관성은 역시 명확하지 않으나, 번들로 적용할 때 폐렴의 감소에 영향을 미치는 것으로 보고되고 있다. 헤파린 같은 심부정맥혈전증 예방약을 투여하거나 간헐적 압박기계 적용, 또는 탄력스타킹을 착용하는 것 등이다.

⑤ 그 외 폐렴 예방방법

폐렴구균 감염의 합병증이 발생할 위험이 큰 환자군에는 폐렴구균 백신을 접종한다. 그러나 폐렴 예방을 위한 항생제의 정기적 투약은 불필요하다.

⑥ 그 외 고려사항

기관삽관 및 인공호흡기의 적용 및 제거에 대한 프로토톨 및 관리 규정을 작성하고, 작성된 규정이 올바르게 적용될 수 있도록 관련 직원의 교육과 훈련이 필요하다. 관련 규정들이 제대로 수행되고 있는지, 장애요인이 무엇인지를 확인하기 위한 모니터링, 인공호흡기관련 폐렴에 대한 감염발생감시, 문제를 해결하기 위한 중재방안 적용, 질 관리 등이 수행되어야 한다.

3) 유치도뇨관 삽입 시 감염

입원환자의 15~25%가 유치도뇨관을 가지고 있으며, 입원 후 발생하는 요로감염의 80%는 유치도뇨관을 사용하던 환자에게 발생하였다. 유치도뇨관 사용환자의 10~30%는 소변 내 균이 분리되었고, 이 중 1~4%는 균혈증까지 진행되는 것으로 보고되고 있다. 요로감염의 예방을 위해서는 가장 중요한 위험요인인 유치도뇨관의 삽입 및 관리가 중요하다.

(1) 역학적 특성

유치도뇨관을 가지고 있는 경우 미생물의 침입경로는 요도의 표면 점막과 유치도뇨관 외관을 따라 유입되는 경우가 많다. 이때 세균 중에서 점막에 부착능력이 좋은 *E. coli* 등이 가장 많은 문제를 유발하지만 *Pseudomonas aereuginosa, Enterococci, Enterobacter* spp, *Klebsiella* spp도 자주 감염을 유발한다. 도뇨관과 소변 수집백의 연결부위를 조절하는 과정에서 상행성 감염이 유발될 수 있으나 흔하지 않다(그림 7-4). 요로감염을 유발하는 균주 중

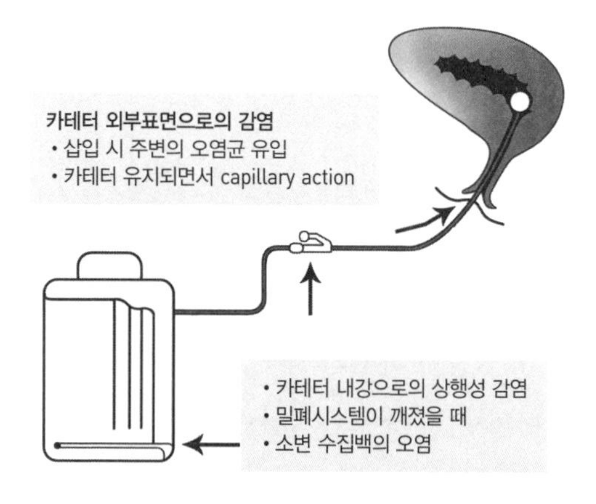

[그림 7-4] 유치도뇨관 사용환자의 감염경로

출처: APIC guideline to the Elimination of Catheter-associated UTIs 2009.

진균의 대부분은 *Candida* spp.이며 대부분은 비교적 짧은 기간 동안 도뇨관을 사용하는 경우에 발생한다. 장기간 사용하는 경우는 대부분 여러 종류의 세균이 혼합되어 문제를 유발한다. 흔한 세균과 함께 *Preoteus mirabilis*, *Providencia* spp, *Morganella morganii*와 같이 흔하지 않은 세균들이 분리되기도 한다.

해부학적 구조 때문에 남성보다는 여성의 감염이 더 많으며 카테터 유지기간이 길수록 감염위험이 높아진다. 유치도뇨관을 가지고 있을 경우 감염위험성은 매일 3~10%씩 증가하므로 1달 이상 유지한다면 대부분은 요로감염으로 이어진다고 할 수 있다. 유치도뇨관과 소변수집백이 밀폐시스템으로 연결되지 않으면 3일 이내에 세균뇨가 확인될 정도로 유치도뇨관의 밀폐시스템을 유지하는 것이 가장 핵심적인 예방방법이다.

(2) 유치도뇨관 삽입에 따른 감염관리

① 유치도뇨관 사용의 적정성

유치도뇨관관련 감염을 감소시키기 위해 가장 중요한 것은 꼭 필요할 때만 사용하고 가능한 빨리 제거하는 것이다. 그러나 2000년대 초반 미국에서 진행된 한 연구에 의하면 유치도뇨관 사용환자의 20~50% 정도는 꼭 필요한 경우가 아니었으며, 유치도뇨관 사용기간이나 제거날짜에 대한 모니터링을 하지 않는 기관이 78%나 되는 것처럼 대수롭지 않게 생각하기도 한다. 유치도뇨관의 사용이 필요한 경우는 [표 7-2]와 같다. 유치도뇨관의 사용이 적정하지 않은 경우는 실금환자나 간호제공자의 편이를 위해서 스스로 배뇨할 수 있음에도 소변 검사나 혹은 배양을 위해 검체채취 적용기준이 아닌 수술환자에게 사용하거나, 수술 후 사용기간을 연장하는 경우 등이다.

유치도뇨관 사용을 줄이기 위해 방광 폐쇄나 요정체가 없으면서 의사소통이 가능한 남자환자는 콘돔 카테터와 같은 외관 카테터 사용을 고려할 수 있

| 표 7-2 | 유치도뇨관 사용의 적정성

• 유치도뇨관 사용이 적절한 예
1) 급성 요정체나 방광출구폐쇄가 있는 환자
2) 중환자에서 정확한 소변량 측정이 요구되는 경우
3) 유치도뇨관 시술이 필요한 수술
가) 비뇨기과적 수술 혹은 생식기계 근처의 수술을 하는 경우
나) 수술시간이 길어질 경우(이때는 마취회복실에서 제거한다)
다) 수술 동안 많은 양의 수액이나 이뇨제가 투입될 경우
라) 수술 동안 소변양 측정이 요구되는 경우
* 수술환자에게 사용한 경우는 가능한 빨리(최대 24시간 이내) 제거한다.
4) 실금환자 중 천골이나 회음부의 개방창상이 있는 경우
5) 부동자세가 장기간 요구되는 경우(Potentially unstable thoracic or lumbar spine, Pelvic fracture와 같은 복합 손상)
6) 말기환자의 안위증진을 위한 경우

• 유치도뇨관 사용이 부적절한 예
1) 실금환자나 간호제공자의 편이를 위한 경우
2) 스스로 배뇨할 수 있음에도 소변검사나 혹은 배양을 위한 검체 채취를 위한 경우
3) 적절한 적용기준이 아닌 경우에 수술 후 유치도뇨관 사용기간을 연장하는 경우

다. 척추손상환자, 방광배뇨장애 환자, 척수수막류(Myelomeningocele), 신경인성방광 소아환자의 경우는 간헐적 카테터 도뇨방법을 고려할 수 있다. 요도폐쇄환자에게 유치도뇨관 대신에 스탠트 삽입을 하거나 유치도뇨관 삽입으로 인한 문제가 자주 발생하는 경우 치골상부 카테터를 사용하는 방법에 대해서는 이익과 위험에 대한 추후 연구들이 좀 더 필요하다.

최근에는 카테터 사용빈도를 감소시키기 위해 잔뇨 측정을 위한 간헐적 도뇨 대신에 방광초음파 사용이 활성화되고 있으며 감염예방뿐만 아니라 환자나 간호업무 측면에서 긍정적인 평가를 받고 있다.

② 도뇨관 삽입 시 유의 사항

도뇨관 삽입은 충분히 훈련된 사람이 손위생 및 무균술을 지켜서 삽입한다. 사용하는 의료기구 역시 멸균된 것을 사용하며 윤활제는 개별 포장된 멸

균품을 사용하는 것이 이상적이다. 도뇨관 삽입 시 요도구는 피부소독제로 잘 닦아낸 후 삽입한다. 카테터를 삽입 후 피부에 남아 있는 베타딘은 생리식염수로 닦아낸다. 특정 카테터 크기를 유지해야 하는 임상적인 적용기준이 없다면 요도의 손상을 최소화 하기 위해 배액이 유지될 정도의 가는 카테터를 사용한다. 유치도뇨관 삽입 후 움직임이나 요도의 당김을 예방하기 위해 고안된 안전고정장치를 사용한다. 카테터가 움직일 경우 요도의 손상과 감염위험이 상승되기 때문이다.

간헐적으로 도뇨관을 사용하는 경우라면 방광의 과잉팽창을 예방하기 위해 규칙적으로 수행하며 병원에서는 무균술을 지켜 진행한다.

③ 유치도뇨관 유지 관리

카테터 조작 전/후 손위생을 실시한다. 무균술 유지가 안된 경우, 연결부위가 분리되거나 새는 경우는 카테터와 수십백 시스템 전체를 교체한다. 카테터가 잘 고정되는지 수시로 확인하며 소변 흐름이 막히지 않도록 유지한다. 금기가 없다면 수분섭취를 장려하고 카테터와 수집튜브가 꼬이지 않도록 유지한다. 소변백은 언제나 방광보다 낮은 곳에 위치하여 소변이 자연스럽게 흘러나오도록 하며 소변백의 오염을 예방하기 위해 바닥에 수집백이 닿지 않도록 한다. 환자를 침상인 휠체어 등으로 올길 때 배액주머니를 환자의 방광보다 높은 위치로 움직일 필요가 있다면 배액관을 잠근 후 이동한다. 배액관을 장기간 잠가두지 않도록 하며 유치도뇨관을 제거하기 전에 방광훈련 목적으로 일정기간 잠가 두는 것은 권장하지 않고 있다.

소변백은 정기적으로(최소 매 8시간마다) 깨끗한 개별 수집용기를 사용하여 비운다. 이때 소변이 주변에 튀지 않도록 주의하며 수집용기에 소변백의 출구꼭지가 닿지 않도록 한다. 카테터나 소변백을 만질 때는 소변이 묻을 가능성이 많으므로 청결장갑을 착용하며, 종료 후 손위생을 한다.

유치도뇨관을 유지하는 동안에는 회음부위의 청결을 유지한다. 물과 비누를 이용하여 실시하며, 생리식염수나 점막소독제를 사용한 경우에 비해 요로감염예방에 유의한 차이는 없는 것을 보고되므로 특별한 감염증상이나 적용대상이 아니면 회음부 간호에 피부소독제를 사용할 필요는 없다. 요로감염예방을 위해 항생제 사용은 권장하지 않는다.

검체 채취를 위해 밀폐시스템이 파괴되지 않도록 주의한다. 소량의 검체가 필요한 경우는 검체 채취용 포트를 소독제로 닦아낸 후 멸균주사기로 채취한다. 검체 채취용 포트가 없는 경우라면 연결부분 근처의 카테터를 소독한 후 검체를 받을 수 있다. 이때 카테터 재질이 손상될 우려가 있는 경우(silicon catheter)라면 연결부위를 소독솜으로 닦고 건조시킨 후 분리시켜 소변을 받는다. 분리하는 동안 양쪽 끝이 오염되지 않도록 주의한다. 24시간 소변 등 많은 양의 검체가 필요할 경우는 소변백에서 깨끗하게 채취한다.

④ 폐색관리

카테터가 자주 막히거나 카테터 재질이 폐색에 영향이 있다면 카테터를 교체한다. 폐색이 자주 발생하는 환자가 장기간 사용해야 한다면 실리콘 카테터 선택을 고려한다. 폐색이 예상되는 경우(전립선이나 방광수술 후 발생하는 출혈)가 아니라면 일상적인 방광세척은 권장하지 않는다. 방광세척이 필요한 경우라면 멸균된 50cc 주사기(또는 스포이드)와 멸균 세척액으로 무균술을 준수하여 세척한다. 일반적인 유치도뇨관이라면 카테터 분리 전에 소독제로 연결부위를 소독한다. 폐색이 예상되는 경우라면 지속적 밀폐세척시스템을 적용할 수 있는 세척용 도뇨관(3-way foley catheter)을 사용한다. 일상적인 방광세척에 항생제를 사용하는 것은 권장하지 않는다. 자주 폐쇄가 발생하는 장기도뇨관 사용 환자에게 경구용 요소분해효소억제제(urease inhibitor)를 사용하거나 산성화액(acidifying solution)을 이용한 방광세척, 또는 가피형성예방을 위해 methenamine 사용은 추후 더 많은 연구가 요구된다.

⑤ 카테터 교환

카테터를 정규적으로 교환할 필요는 없다. 임상적 판단(감염, 폐쇄, 혹은 밀폐시스템이 유지되지 못한 경우)에 의해 교체한다. 카테터의 재질에 따라 적정 사용기간은 달라질 수 있다. 교체 시에는 카테터와 소변백 모두 교환한다.

⑥ 그 외 예방방법

은이나 항생제가 코팅된 카테터의 사용은 카테터 외부의 생막형성을 억제하여 요로감염을 감소시킬 것으로 기대된다. 하지만 현재까지의 연구들에 의하면 비교적 짧은 기간의 효과를 보여주고 있어 비용효율적인 면을 고려할 때 일상적인 사용은 좀 더 추후연구가 필요하다.

⑦ 그 외 고려사항

유치도뇨관 삽입규정 및 관리 규정을 작성하고, 작성된 규정이 올바르게 적용될 수 있도록 직원에게 교육과 훈련을 제공한다. 관련 규정들이 실무에서 수행되고 있는지, 장애요인이 무엇인지를 확인하기 위한 모니터링, 유치도뇨관관련 요로감염에 대한 감시, 문제를 해결하기 위한 중재방안 적용, 질 관리 등을 수행한다.

2. 감염예방 번들(Bundle) 적용

많은 감염관리 중재방안들 중에서 적어도 이것만은 꼭 지켜야 할 것이 무엇일까? 과학적으로 증명된 것 3~5개를 묶어 놓은 것이 번들(Bundle)이다. 2004년 미국 IHI(institute for healthecare improvement)에서 의료관련감염을 포함한 중요한 몇 가지 안전사고로부터 환자를 지키를 위한 캠페인으로 시작

| 표 7-3 | IHI(institute for healthecare improvement)의 주요 번들

The 100,000 Lives Campaign (2004~2006)	The 5,000,000 Lives Campaign (2006~2008)
6 interventions 1) Deploy Rapid Response Team(Medical Emergency Team) 2) Deliver Reliable, Evidence-Based Care for Acute Myocardial infarction 3) Prevent Adverse Drug Events(ADEs) 4) Prevent Central Line Infection 5) Prevent Surgical Site Infection 6) Prevent Ventilator-Associated Pneumonia	New interventions 1) Prevent Pressure Ulcer 2) Reduce Methicillin-Resistant *Staphylococcus aureus*(MRSA) 3) Prevent Harm from High-Alert Medications 4) Reduce Surgical Complication 5) Deliver Reliable, Evidence-Based Care for Congestive Heart Failure 6) Get Boards on Board

하여 전 세계의 의료기관에서 수용하고 있는 개념이다. 의료기관에서의 주요 안전사고로부터 환자를 보호하기 위해 제시된 몇 가지 최소한의 활동으로 2년 간 10만 명 살리기 운동으로 시작하였으며, 심정지가 왔을 때 빠르게 대처하는 신속팀 구성을 포함한 6개의 활동을 제시하였다(표 7-3). 이 중 세 가지가 감염관리와 관련된 것으로 중심정맥관관련 균혈증, 수술부위감염, 인공호흡기관련 폐렴 예방과 관려된 것이었다. 많은 병원들의 동참으로 10만 명 살리기 캠페인이 성공한 후 2006년부터 5백만 명 살리기 캠페인으로 전개되면서 6개 번들에서 12개로 확대되었고 감염과 관련되어서는 메티실린내성포도알균감염 감소를 위한 번들이 추가되었고, 2011년에 유치도뇨관관련 요로감염 예방을 위한 번들이 추가되었다.

번들에서 요구하는 최소한의 주요 감염관리 내용은 [표 7-4]와 같다.

각 번들의 내용은 삽입기구의 종류에 따라 몇 가지가 추가되지만 기본원칙과 내용은 명확하다. 혈관, 방광, 기도 삽입된 위치에 상관없이 모든 삽입기구는 꼭 필요할 때만 사용하고, 삽입 시에는 손위생을 포함한 무균술을 철저히 지키고, 가능한 빨리 제거하는 것이다. 중심정맥관은 대정맥에 직접 삽입

| 표 7-4 | 삽입기구관련 감염예방을 위한 번들

• 중심정맥관관련 균혈증(CLABSI) 예방
1. 삽입 전 손위생
2. 최대멸균차단
   시술자: 멸균장갑, 멸균가운, 마스크, 모자
   환자: 머리끝에서 발끝까지 덮는 Full drape
3. 2% Chlorhexidine gluconate(in alcohol)으로 피부소독
4. 적합한 부위 선택(대퇴정맥은 최종 선택)
5. 매일 제거 가능성 확인

• 인공호흡기관련 폐렴(VAP) 예방
1. 삽관 및 흡인 전 손위생
2. 금기가 아닌 한 30~40도 상체 거상
3. 소화성궤양(Peptic ulcer)예방
4. 심부정맥혈전증(DVT) 예방
5. 0.1% Chlorhexidine gluconate 구강간호
6. 매일 종료 가능성 확인

• 유치도뇨관 관련 요로감염 예방
1. 불필요한 카테터 삽입하지 말기
2. 삽입 시 무균술 유지
3. 감염관리지침에 따른 카테터 관리
4. 매일 제거 가능성 확인

하므로 오염기회를 최대한 줄이기 위해 환자 전체를 멸균포로 덮고 시술자 역시 멸균장갑과 멸균가운, 모자와 마스크까지 완전한 복장을 갖춰서 시술해야 하며, 피부의 상재균으로부터의 오염 가능성 감소를 위해 2% CHG 피부소독제를 사용하고, 감염위험이 높은 대퇴정맥은 심정지와 같은 응급상황이 아니라면 사용하지 말라는 것이다. 인공호흡기는 제거 가능성을 위해 환자를 진정상태로부터 깨워서 확인하고, 구강 내 집락미생물의 유입 가능성을 감소시키기 위해 소독제(CHG)로 구강간호를 실시하고 소화성궤양 예방과 심부정맥혈전증 예방 방안이 추가된다. 번들에 포함되는 내용은 포함된 중재방안들에 대한 효과가 확인되면서 추가되거나 삭제되기도 한다.

이런 번들의 효과를 보기 위해서는 제시된 내용들이 동시에 적용되어야 하며, 수행률을 높이기 위한 전략적 준비와 접근이 필요하다.

3. 삽입기구 관리와 중환자실 감염관리

의료관련감염의 대부분이 요로감염, 혈류감염, 폐렴이고 이들 감염의 가장 큰 위험요인이 삽입기구라면 이 삽입기구를 가장 많이 사용하는 곳은 어디일까? 중환자실이다. 국내에서 2006년부터 진행되고 있는 의료관련감염감시 네트워크인 전국병원감염감시(Korean nosocomial infection surveillance, KONIS)체계에 의하면 재원환자일 100일 중 삽입기구사용 비율이 유치도뇨관 86%, 중심정맥관 53%, 인공호흡기 40%로 나타났으며, 대형병원일수록 사용빈도와 사용기간이 길다. 뿐만 아니라 중환자실에서 발생하는 의료관련감염 중 균혈증의 98.5%, 요로감염의 85.3%, 폐렴의 59.7%는 삽입기구를 사용하고 있는 환자에게서 발생한 경우였다.

중환자실에 입원중인 환자들은 관련 기저질환의 중증도가 높고 치료특성상 인체 방어기전이 손상되는 침습적 처치가 많으며, 여러 명의 환자가 한 공간 내에 밀집되어 진료받는 특성 때문에 감염위험이 높다. 중환자실에서의 의료관련 감염발생은 일반병동에 비해 5~10배 정도 높을 뿐만 아니라 이환된 후 사망률도 더 높다. 혈류감염의 사망기여율은 35%, 폐렴은 25~70%까지 높다. 침습적 처치가 많을수록, 삽입기구의 사용기간이 길수록, 중환자실 체류기간이 길수록, 질병의 중증도가 높은 수록 감염위험이 증가한다.

중환자실은 감염예방의 최전선이므로 감염예방을 위해 의료인들은 최선을 다해야만 한다. 주요 삽입기구와 관련된 감염관리 지침을 포함한 표준주의 지침의 적용뿐만 아니라 의료관련감염에 대한 감시, 시설을 포함한 환경관리, 중환자실 근무직원에 대한 교육 및 훈련, 지속적 질관리와 안전문화정착을 위한 노력이 요구된다.

1) 의료관련감염 감시

환자재원일수 및 삽입기구 사용일수를 기준으로 한 삽입기구관련 감염률, 내성균주 발생률 등의 의료관련감염 감시를 진행한다. 감시는 타병원이나 같은 중환자실의 연도 간 비교를 가능하게 함으로써 각 중환자실의 감염관리 수준을 파악하게 하고 중재방안의 선택, 수행, 평가가 가능하게 한다.

감염감시의 대상은 중환자실 입실환자의 특성을 고려하여 우선순위를 선정하여 진행하는 것이 효율적이다. 일반적으로 중환자실에서 가장 중요한 의료관련 감시는 중심정맥관관련 균혈증, 인공호흡기관련 폐렴, 유치도뇨관관련 요로감염 그리고 다제내성균주 발생이다. 최근에는 감염뿐만 아니라 감염예방을 위한 수행률 모니터링도 감시활동의 하나로 포함하여 진행하고 있다.

무엇을 의료관련감염이라 할 것인가? 의료관련감염의 정의와 부위별 의료관련감염의 정의는 미국 CDC에서 개발하여 전 세계에서 보편적으로 받아들이는 CDC 정의를 사용하거나 국내에서는 사용중인 KONIS system의 정의를 사용할 수 있다. 그러나 비교분석할 대상과 같은 정의를 사용하는 것이 바람직하다. 또한 감염률 산정방식 역시 같은 맥락에서 비교할 수 있어야 한다. 일반적으로 사용되는 삽입기구관련 감염률의 산출방식은 다음과 같다.

유치도뇨관관련 요로감염발생률＝(유치도뇨관관련 요로감염건수/유치도뇨관 사용일수)×1,000

중심정맥관관련 균혈증발생률＝(중심정맥관관련 균혈증건수/중심정맥관 사용일수)×1,000

인공호흡기관련 폐렴발생률＝(인공호흡기관련 폐렴발생건수/인공호흡기 사용일수)×1,000

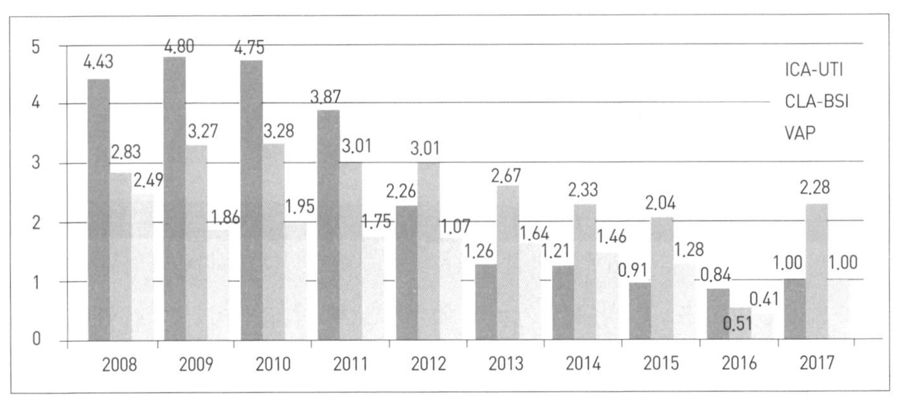

ICU-UTI; indwelling catheter associated urinary tract
CLA-BSI; Central line associated blood stream infection
VAP; Ventilator associated pneumonia

[그림 7-5] 국내 중환자실에서의 삽입기구관련 감염률의 변화

출처: http://konis.cdc.go.kr/konis/sub

국내의 경우 질병관리본부와 대한병원감염관리학회에서 진행하고 있는 KONIS system의 결과를 비교자료로 사용할 수 있다. 현재 90여 개 이상 병원이 참여하고 있으므로 의료기관의 병상규모와 중환자실의 특성(내과계, 외과계, 내외과계)에 따라 전체감염률, 삽입기구관련 감염을 비교할 수 있다. 감시활동이 시작된 2006년 이후 지속적으로 감소되고 있음을 볼 수 있다(그림 7-5). 전국규모의 감염발생률과 비교하여 높은 감염률을 보이면 감시방법을 다시 한번 확인하고, 방법상의 문제가 없다면 각 삽입기구관리방법을 점검하여 개선하도록 한다. 의료관련감염 감시와 관련하여 기억해야 할 것은 감염감시의 목적이다. 감염을 줄이기 위한 개선활동이 동반되지 않는 감염감시는 의미가 없을 뿐만 아니라 오히려 시간과 인력의 낭비가 될 수 있다.

2) 시설 및 환경관리

국내에서는 아직 중환자실 시설기준이 명확히 정리된 것이 없지만 설계 시 몇 가지 고려사항이 있다. 중환자실의 위치는 응급실, 수술실, 검사실 등과 접근이 용이한 곳에 외부인의 이동은 최소화되도록 배치되어야 한다.

병상 사이는 치료기구와 물품, 의료인의 출입과 움직임이 용이하고, 옆 환자와의 감염전파가 일어나지 않도록 적정 공간이 확보되어야 한다. 공기 및 비말감염의 가장 흔한 원인인 비말의 평균 확산범위가 1～2미터 정도 되며, 중환자 치료의 기본장비인 인공호흡기의 크기 등을 고려할 때 1.5～2미터 정도, 이상적으로는 2미터 이상 확보하는 것이 바람직하다. 중환자실 병상 1개당 필요 면적은 미국 건축가협회에서는 19제곱미터 이상을 권장하고 있으나 국내 의료법(15제곱미터 이상)과 중환자실의 환자의 중증도 등으로 고려하여 결정한다. 새로 신·증축 경우라면 강화된 의료기관 시설기준을 준수하여 준비한다. 최근 개정된 의료기관 시설규격에 의하면 300병상 이상 종합병원은 2017년 이후로 신·증축하는 경우는 중환자실 침상 간 간격은 2.0m, 벽에서 이격거리 1.2m를 유지하고 병상당 15제곱미터의 면적을 확보하고 중환자실 병상 10개당 1개씩의 격리병실과 최소 1개이 음압격리병실을 요구하고 있다. 기존 병원시설의 경우는 2018년 12월 말까지는 병상 간 간격 1.5m를 확보해야 하고 2021년 12월 말까지는 필요한 격리병상을 확보해야 한다.

감염차단의 가장 기본인 손위생을 위하여 중환자실 내에 싱크가 충분해야 한다. 격리병실이나 1인실은 병실마다, 개방 병상이라면 좀 더 적게 설치되어도 되지만 3개 병상당 1개의 비율 이상으로 설치되는 것이 바람직하다. 손씻기는 싱크와 물품세척 싱크는 구별되어 사용되어야 하며 물이 튀지 않도록 설계하고 환자 침상과 너무 가까이 설치하지 않는다. 손씻기 싱크가 부족하다면 손소독제의 비치를 강화한다. 싱크대는 물에서의 생존력이 높은 세균에 의한 오염위험이 높고 이로 인한 중환자실에서의 유행 발생이 종종 보고되므로 소독제와 마찰에 의한 세척 및 소독을 자주한다.

감염관리 측면에서는 중환자실 병상은 모두 물리적으로 격리될 수 있도록 구획화 하는 것이 바람직하지만 최소 중환자실마다 1개 이상의 격리실을 마련하고 이 중 1개는 공기매개감염 환자의 격리를 고려하여 음압설비를 하는 것이 필요하다. 격리병실의 필요숫자는 입원환자들의 특성을 고려하여 결정한다.

청결물 보관 장소와 오물처리 공간들은 구분하여 사용하며 작업과정을 고려하여 동선이 섞이지 않도록 배치한다. 오물처리실, 변기세척 시설을 확보하고, 사용한 의료기구나 물품을 중앙소독실로 즉시 내릴 수 없는 시스템이라면 사용한 기구의 세척, 보관 장소를 마련한다.

중환자실의 환기는 깨끗한 공기가 유입될 수 있도록 필터시스템을 갖추도록 하며, 격리실의 종류에 따라 면역저하 환자의 격리실은 양압을, 공기매개감염질환 격리실은 음압을 유지한다. 오물처리실, 화장실은 오염물질이나 미생물의 공기중 확산을 예방하기 위해 음압을 유지한다. 음압장소에서 배기되는 공기는 별도배기하거나 HEPA filter를 거쳐 재순환시킨다. 해충이나 먼지가 들어올 수 있고 중환자실 전체의 공기 흐름을 깨트릴 수 있으므로 창문은 열어놓지 않는다. 양압이나 음압이 필요한 격리실 문은 항상 잘 닫아놓는다.

3) 청소

중환자실에서 다제내성균주의 전파는 환자주변의 환경오염과 의료인을 통한 전파가 주 경로이다. 실제 다제내성균주가 분리되는 환자주변의 오염도는 청소상태에 따라 다양한데, 유행발생이 있을 때에는 60%까지 오염되기도 한다. 환자의 분비물이 묻을 가능성이 많은 인공호흡기나 흡인기구 근처, 의료인의 손이 많이 닿는 환자감시가구나 침대난간의 오염빈도가 높다. 환자주변 환경의 오염제거를 위해 환경소독제로 청소빈도를 증가시켜서 다제내성균주의 발생을 감소시킨 보고들이 증가하면서 국내에서도 환경청소의 중요성이 재인식되고 있다. 중환자실의 깨끗한 환경유지를 위해서는 중환자실 청소지침을 문서화하고 청소방법에 대한 청소요원의 교육과 훈련, 평가방법을 정립한다. 손걸레나 소독물휴지는 환자 침상마다 교체하여 사용해야 하며, 같은 침상이어도 구획마다 손걸레의 접촉면을 변경하거나 소독물휴지를 교체하여 사용한다. 퇴원병상은 다음 환자와의 교차감염을 예방하기 위해 침대를 포함한 모든 표면을 꼼꼼하고 충분하게 닦아낸다. 침상 간 커튼, 창문의 블라인드 등도 청소주기를 선정하여 진행한다. 청소하는 동안 먼지가 발생하면 안된다.

4) 의료장비와 기구관리

중환자실은 일반병동보다 호흡보조기구를 비롯한 많은 의료기구를 사용한다. 사용한 기구의 세척, 소독, 멸균에 주의한다. 사용한 기구는 사용 즉시 폐기하거나 재처리과정을 거친다. 재사용하는 기구는 사용 즉시 세척하거나 건조되지 않게 하여 재처리 장소로 보낸다. 중환자실 내에서 세척이나 포장이 이루어진다면 주변환경이 오염되지 않도록 공간을 분리하여 관리한다. 세척을 진행하는 직원은 장갑, 가운, 마스크 등을 착용하여 직원을 보호하고 직원은 직원감염관리와 세척 및 소독에 대한 교육을 받아야 한다. 국내의료기기법에 의하면 의료기구는 표시된 대로 사용하는 것이 원칙이므로 1회용 의료기구를 재처리하여 재사용하는 것은 허락되지 않는다. 환자의 활력증후 감시장치를 포함한 의료장비의 교차오염을 예방하기 위해 사용기간 중에도 청결을 유지하며, 사용 후에는 모든 표면을 소독제로 닦아 건조시켜 보관한다. 특히 다른 부서로 이동하는 의료장비는 철저히 세척, 소독 혹은 멸균한 후 이동시킨다.

5) 중환자실 출입규정

중환자실과 외부와의 미생물의 전파를 차단하기 위해서 보호자, 방문객,

병원직원을 포함한 외부인의 출입은 최소화한다. 출입규정은 시간, 방문객 연령, 감염성 질환 등을 포함하며, 의료인의 경우 회진인원의 숫자나 학생의 숫자를 적정 수준에서 정한다.

중환자실 출입 전·후 손위생은 필수이다. 전염성 호흡기질환이 있는 경우는 출입을 제한하며, 부득이한 경우는 마스크를 착용한다. 마스크는 코와 입을 잘 가리고 손으로 만지지 않는다. 기존에 관행적으로 수행하던 출입 시 덧가운의 착용이나 신발 교환, 끈끈이 매트의 사용은 감염관리의 효과가 증명되지 못해 더 이상 권고되지 않는다. 1회용 개념이 아닌 여러 사람이 공용으로 사용하는 덧가운이나 신발 교환은 오히려 감염전파나 손의 오염이 증가될 가능성도 있다. 중환자실 출구에 출입 시 주의사항 및 손위생 권고 사항을 부착하는 것이 도움이 될 수 있다.

6) 직원배치 및 훈련

필요한 감염관리지침의 원활한 수행을 위해서는 업무량과 숙련도에 대한 고려가 필요하다. 근무기간이 짧거나 자주 교체되는 인력(인턴이나 전공의)은 배치 시 손위생, 개인보호구, 무균술, 삽입기구 관리와 같은 주요 감염관리 지침에 대한 교육과 훈련이 필요하다. 누가, 언제, 어떻게 교육할지에 대해서는 관련부서 간 논의하여 수행한다.

7) 격리

중환자실에 입실하는 모든 환자에게 표준주의지침을 적용한다. 중환자실 입실환자에서 공기, 비말, 접촉격리환자가 발생하였을 경우 병상 배치 우선순위를 정해 놓는다. 호흡기계치료를 위해 입실하는 환자의 경우 공기나 비말감염이 원인일 가능성이 많으므로 격리병실 중 1개는 음압격리가 가능하도록 고려한다.

8) 손위생 및 개인보호구 사용

(1) 손위생

언제, 어디서나 손쉽게 수행될 수 있어야 하고 수행하여야 한다. 매환자마다 손위생이 수행되어야 함은 물론이고 일련의 연속행위일지라도 침습적 시술 전이나 환자의 혈액이나 체액과 접촉된 경우라면 손위생이 추가되어야 한다. 중환자실 내부에서 환자와의 접촉이나 행위에 상관없이 중환자실 출입 전후에는 손위생이 필요하다. 중환자실의 업무를 고려하여 손소독제를 배치한다. 일반적인 배치위치는 환자의 발치뿐만 아니라 침상 상단의 좌·우에 배치하는 것도 한 방법이다.

(2) 장갑, 마스크, 가운, 보안경 및 모자

개인보호구는 의료인을 보호함과 동시에 환자를 보호할 수 있다. 침습적 처치 시행 시에는 멸균품을 사용한다. 개인보호구의 사용목적을 달성하기 위해서는 정확한 사용방법을 지키는 것이 중요하다. 모자는 머리카락이 모두 가려지도록 사용하고 마스크는 코와 입이 모두 가려지도록, 가운과 장갑은 의복과 손을 모두 가릴 수 있도록 착용한다. 원활한 개인보호구 사용을 위해서는 사용하기 편리한 제품으로 선택하고 손 닿기 쉬운 곳에 비치한다. 개인보호구는 1회용의 개념이므로 한 환자에게 1개씩 사용해야 한다. 장갑 하나로 여러 명을 사용하지 않도록 한다. 사용 후에는 환자의 혈액이나 체액 등에 오염되었을 가능성이 많으므로 사용 장소에서 벗어야 다른 장소나 다른 환자로의 오염전파를 차단할 수 있다. 시술이 끝난 후 개인보호구를 벗지 않은 상태에서 전화를 받거나, 기록을 하거나, 보호자에게 설명하는 실수를 범하지 않기 위해서는 사용 즉시 벗는 것을 습관화한다. 벗을 때 본인을 오염시키지 않도록 주의한다.

장갑은 미생물의 오염이나 전파를 상당부분 줄일 수 있지만 100% 감소시킬 수 없다. 멸균장갑을 착용하기 전에 손위생을 잊거나 필요성을 못느끼는 경우가 많다.

마스크의 사용이 확대되었다. 2009년부터 표준주의지침에서 척추강 내 혹은 경막하 공간 시술시 마스크의 사용이 추가되었으므로 사용이 누락되지 않도록 한다. 환자의 호흡기분비물 흡인시 분무된 미생물이 의료인의 비강 내로 부착되는 예방하기 위해 마스크 착용이 권장되고 있다. 흡인, 기관지 삽관이나 발관과 같이 호흡기 분비물에 노출될 가능성이 많은 의료행위에 마스크 사용은 필수이다. 직원의 호흡기증상을 위한 경우가 아니라면 마스크 역시 1회 시술에 한해서 교체한다.

(3) 근무복 및 가운

중환자실 상주직원의 근무복은 기관흡인 등의 시술 시 미세한 오염이 있을 수 있으므로 매일 교체하고 오염이 있을 경우 즉시 갈아입는다. 오염 가능성이 많은 업무를 할 경우는 비닐 앞치마나 가운을 덧입어 오염기회를 줄이며, 무균시술을 할 경우는 멸균가운을 사용한다.

9) 침습적 처치 시 감염관리

침습적 시술은 멸균물품을 이용하여 무균술을 철저하게 적용한다. 삽입기구에 따른 감염관리지침이 잘 수행되어야 한다. 특히 중심정맥관, 인공호흡기, 유치도뇨관 관리지침을 충분히 적용하며 번들 수행률을 확인하고 수행률이 낮은 경우 증진방안을 모색한다.

4. 수행률 증진방안

삽입기구관련 감염예방을 위해서는 잘 정립된 규정이나 지침이 있어야 하감염예방은 의료인을 포함한 우리 모두의 일입니다.

다음과 같은 상황이라면 미안해 하지말고 이렇게 말씀해 주십시오.

A. 의료진이 손소독을 안하고 여러분을 만지거나 진찰할 때: 선생님, 진찰하시기 전에 손소독제 좀 사용해 주세요!
B. 성맥주사나 소변줄 부위가 아프거나 불편할 때: 선생님, 주사(소변줄)가 불편해요 봐주세요! 이 주사(소변줄)는 언제까지? 왜? 사용해야 하나요?
C. 수술을 할 예정이라면: 입원하기 전에 소독제로 샤워를 해야 하나요? 한다면 어떻게 해야 하나요?
D. 병실 주변이나 의료기구가 깨끗하지 않다고 느껴질 때: (　　)가 더러워 보이네요. 깨끗이 닦아주실 수 있으시죠!
E. 드레싱이 깨끗하지 않거나 헐거워졌을 때: 드레싱 좀 봐주세요. 헐거워지고(축축하고…) 뭔가 불편해요.

여러분의 안전을 책임지는 ㅇㅇㅇ병원입니다.

[그림 7-6] 감염관리 speak up

고 임상실무에서 수행되어야 한다. 의료관련감염의 위험요인이 무엇인지? 어떤 중재방안이 도움이 되는지는 알고 있다. 그런데 왜 안될까? 어떻게 하면 임상에서 수행률을 높일 수 있을까? 다른 병원들의 발표사례에서 그 해답을 찾을 수 있을 것이다.

1) 환자의 참여, Speak Up

환자의 진료에 환자와 보호자의 참여를 확대하는 것이다. 특히 국내처럼 보호자가 상주하는 경우라면 보호자의 참여가 중요하다. 삽입기구를 가지고 있는 경우는 의료인에게 알려야 할 상황을 환자와 보호자에게 교육시켜 문제 발생 시 알려주도록 한다. 미국의 감염관리전문가협회인 APIC에서 환자들에게 의료인에게 말해야 할 상황을 교육하고 말하도록 격려하는 speak up 캠페인을 진행한다(그림 7-6). 국내에서도 활용할 수 있으리라 본다.

2) 해답은 현장에 있다

이미 효과적이라고 증명된 중재방안들을 임상현장에서 사용할 수 없게 하는 방해요인들이 무엇인지 찾아내야 한다. 카테터나 의료기구 등 단순히 물건의 부족일 수도 있지만, 카테터를 얼마나 오랫동안 사용하고 있는지 확인할 방법이 없거나 전공의가 중심정맥관 삽입방법을 체계적으로 훈련받지 못하는 시스템의 문제일 수도 있고, 때로는 필요한 정책결정이 안되는 리더십 문제일 수도 있고, 카테터 사용을 중지할 것을 확인하거나 최대멸균차단을 무시한 의사들에게 지킬 것을 요구하는 것을 어렵게 만드는 조직문화일 수도 있다. 이런 모든 문제들을 해결하기 위한 원동력은 환자안전을 최우선으로 생각하는 안전문화가 자리잡아야 할 것이다. 최근에는 국내에서도 많은 병원들이 CLABSI Free Day일자 전광판을 사용하는 등 의료인들의 동참과 관심을 유발하고 있다

Ⅲ 〉 결론

의료인이라면 삽입기구와 관련된 의료관련감염을 줄이기 위해 무엇을 해야 하는지를 모르지는 않는다. 그러나 의료현장에서는 여러 가지 방해요인들이 있어 적용이 쉽지 않을 수도 있다. 내가 일하고 있는 곳에서 방해요인이 무엇인지 찾아내어 해결하고 개선하는 것, 환자의 안전을 책임지는 의료인으로 의무이자 책임의 하나이다.

중환자실에서의 감염관리

유치도뇨관 2일이면 족하다!

미국 플로리다주의 Shads병원의 30병상 규모의 신경과 중환자실. 2008년 재실환자의 100%가 유치도뇨관을 하고 있었고 유치도뇨관 관련 요로감염률은 유치도뇨관 사용일수 1,000일당 13.3이었다. 이 수치는 2007년 미국의 전국의료관련감염감시체계에서 신경과 중환자실의 감염률 6.8에 비하면 거의 두 배 수준이었다. 2008년 9월부터 의사 및 간호사, 약사 등 다직종이 포함된 CQI팀 활동을 시작하였다. 문헌고찰과 실무분석을 통해 주요 감염감소 방법을 선정하였다. 우선 유치도뇨관 사용이 적정한 기준을 정하였고 유치도뇨관의 재질 및 규격을 표준화시켰다. 적정 사용기준을 확인하고 사용기간을 줄이기 위해 팀간호사들이 'Foley rounding'을 매일 진행하였다. 팀간호사가 매일 유치도뇨관을 사용하는 환자들에 대하여 적정 사용환자인지를 평가하고 기준에 맞지 않으면 진료과에 도뇨과 제거를 하도록 요청하였고 도뇨관 유지가 왜 필요한지를 논의하였다. 매월 감염률과 유치도뇨관 적정 사용률에 대한 Feedback과 교육을 간호사와 의사에게 진행하였으며 유치도뇨관 사용일수를 확인하고 사용적정 기준과 번들내용을 알려주는 각종 리마인더들을 사용하였다. 환자와 보호자들에게도 유치도뇨관 사용기간 감소에 대한 교육을 진행하였다. 유치도뇨관 사용기간 줄이기 위해 사용한 슬로건 "Day 4, Foley No more"은 곧 "Day 2, Foley No more"로 변경되었으며 개두술 환자의 경우는 수술 후 4시간이면 도뇨관을 제거할 정도로 개선되었다. 2년의 CQI 활동을 통해 2010년 유치도뇨관 사용비는 100%에서 73.3%로, 유치도뇨관 관련 요로감염은 13.3에서 4.0으로 감소시켰다.

(J. Neurosurg. 2012; 116:911-920)

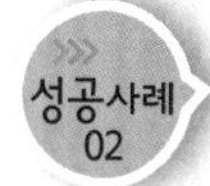

VAP 번들, 우리도 해봅시다. 국내 6개병원에서 시범 사업결과

2011년 3월~6월 4개월간 국내 6개병원 중환자실에서 인공호흡기를 사용하는 환자에게 번들 적용을 시범적용해 봤다. 침대 거상, 위산조절, 심부정맥혈전증 예방, CHG를 이용한 구강 간호, 성문하분비물 제거가 용이한 기관삽관튜브 사용을 적용하였다. 번들 수행률을 향상시키기 위해서 간호사와 중환자실 관련 의사 전체에 대한 교육을 진행하였다. 성문하분비물 제거가 용이한 기관삽관튜브의 사용이 비용상의 문제로 일상화되지 못하였지만 CHG를 이용한 구강간호의 수행률이 유의하게 증가하였다. 국내의 경우 의료기관인증평가나 요양급여적정성 평가를 통해 중환자실의 VAP 번들 적용은 이미 수행되고 있는 상황이었으며 번들 중재 이후 CHG를 이용한 구강 간호의 수행률은 2배 정도 증가하였다. 중재기간을 포함한 1년간의 VAP 발생률을 보면 인공호흡기관련 폐렴 발생률이 인공호흡기사용 1,000일당 4.08에서 1.16으로 유의하게 감소하였다.

Bundle compliance before and after interventin

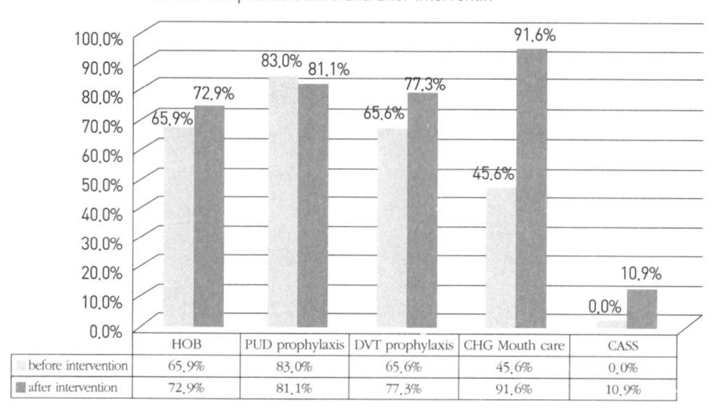

VAP incidence before and after intervention

	Before intervention (July 2010-February 2011)	After intervention (March 2011-June 2011)
VAP CASES	57	7
Ventilator-days	13,937	5,025
VAP incidence rate	4.08	1.16

Incidence density rate, 0.28; 9.5% CI, 0.275-0.292.

(American Journal of Infection Control 42(2014) 34-7)

1개 병원의 성공사례에서 국가적 프로젝트로 발전한 중심정맥관관련 균혈증 예방활동

Dr. Pronovost가 존스홉킨스병원 외과중환자실에서 근무하던 2000년 초반, 중심정맥관의 감염률은 사용일수 1,000일당 19건으로 미국에서 최악이었다. 환자들은 중증이고, 수술은 크고 중환자실 재원기간이 길기 때문에 그 수치는 당연한 것으로 받아들여졌다. 지켜야 할 지침은 너무 많았다. CDC 가이드라인을 참고하고, 의사 및 간호사의 의견을 듣고 실무를 관찰하여 결정한 5가지 핵심 조치는 1) 삽입 전 손위생을 한다. 2) 멸균장갑, 멸균가운, 모자, 마스크를 착용하고 멸균방포를 환자를 완전히 덮는다. 3) 가능하면 대퇴정맥 카테터는 사용하지 않는다. 4) 삽입부위는 CHG 소독액을 깨끗이 닦는다. 5) 더 이상 필요없는 카테터는 신속하게 제거한다.

그러나 이들 내용들이 임상실무에서 일상적으로 수행되는 것은 쉽지 않았다. 존스홉킨스 병원에서는 효과적인 것으로 알려져 있는 이런 중재방안들이 수행되지 못하는 이유들을 확인하고 개선한 방법은 크게 두 가지였다. C-line 삽입 번들에 필요한 물품을 찾다가 시간이 가고, 과중한 업무에 쫓겨 포기하는 사태를 해결하기 위해 필요한 물품들을 한 곳에 모아두는 C-line 카트를 만들었다. 의사의 수행도를 높이기 위한 방안으로 간호사의 관찰과 참여를 유도했고, 의사에게 지적했을 경우의 불편한 관계를 개선하기 위해 문제가 발생하였을 경우 전체 프로젝트를 담당하는 팀 리더에게 직접 연락하게 하여 팀 리더가 의사들을 만나면서 해결하는 방안을 채택하는 것이었다. 핵심조치들이 성공적으로 수행되면서 감염률은 눈에 띄게 감소하였고, 1개 병원의 성공사례는 2003년 미시건주 103개 중환자실이 참여하는 Keystone 프로젝트로 발전하였다. Keystone 프로젝트에서 연구자들이 근거중심 기반으로 뽑아낸 핵심활동은 우리가 알고 있는 5가지였지만 1개 병원에서 하던 것과는 다른 중재방안이 필요해졌다. 삽입 시 순서대로 사용하여 확인할 수 있는 체크리스트와 중심정맥관 카트를 만들어 보급했고 전산팀이 매일 카테터 유지의 필요성을 평가했으며 삽입지침을 어기는 경우가 발견되면 즉시 중단시킬 수 있는 권한을 간호사에게 부여함으로써 의료인의 수행도를 90% 유지할 수 있었다. 그 결과 중심정맥관 사용일수 1,000일당 혈류감염은 7.7건에서 1.4건으로 극적으로 감소하였다.

(N. Engl & J. Med. 2006. 355:25-32, 존스홉킨스도 위험한 병원이었다(2012))

참고문헌

대한감염관리간호사회, 감염관리학. 현문사, 2012.

대한병원감염관리학회, 의료기관의 감염관리, 한미의학, 2011.

의료법 시행규칙 제 34조, 별표 4 http://www.law.go.kr

전민혁, 박완범, 김성란, 천희경, 한수하, 방지환 외, 전국병원감염감시체계 중환자실 부문 결과: 2010년 7월부터 2011년 6월, 대한병원감염관리학회 2012;17:28-39.

최평균, 김홍빈, 중심정맥카테터 관련 균혈증 예방을 위한 다방면적인 접근 전략, 병원 감염관리: 제 18권 제 2호 2013.

피터 프로노보스트, 에릭보어, 강병철 옮김, 존스홉킨스도 위험한 병원이었다, 청년의사, 2012.

APIC. Guide to the Elimination of catheter-Associated urinary tract infections(CAUTIs), 2008. http://www.apic.org/AM/Template.cfm

APIC. Guide to the Elimination of Catheter-Related Bloodstream infections, 2008. http://www.apic.org/AM/Template.cfm

APIC. Guide to the Elimination of Ventilator-Associated Pneumonia, 2008. http://www.apic.org/AM/Template.cfm

CDC. Guidelines for prevention of nosocomial Pneumonia, MMWR 1997;3:46(RR-1):1-79.

Coffin SE, Klompas M, Classed D, Arias KM, Podgorny K., et al., Strategies to Prevent Ventilator-Associated Pneumonia in Acute Care Hospitals, Infect Control Hosp Epidemiol 2008;29:S3S40.

Cook DJ, Laine LA, Guyatt GH, Raffin TA., Nosocomial pneumonia and the role of gastric pH: A meta-analysis. Chest, 1991;100:7.

Eom JS, Lee MS, Chun HK, Choi HJ, Jung SY., et al., The impact of a ventilator bundle on preventing ventilator-associated pneumonia: A multicenter study, Am J Infect Control 2014;24:34-7.

Furuya EY, Dick A, Perencevich EN, Pogorzelska M, Goldmann D, Stone PW., Central line bundle implementation in US intensive care units and

impact on bloodstream infections., PLoS One, 2011;18;e15452.
Guidelines for design and construction of Health Care Facilities, 2010.
HICPAC Guideline, Guideline for Prevention of catheter-associated urinary tract infections(CAUTIS). http://www.cdc.gov/ncidod/dhdp/pdf/guidelines/
HICPAC Guidelines for the prevention of intravascular Catheter-related infection, Am J Infect Control 2011;39:S1-34.
Jansen IA, Hopmans TE, Wille JC, van den Broek PJ, van der Kooi TI, van Benthem BH., Appropriate use of indwelling urethra catheters in hospitalized patients; results of a multicenter prevalence study, BMC Urol, 2012;12:25.
Kim JM, Park ES., et al., Multi center surveillance study for nosocomial infections in majour hospitals in Korea, Am J Infect Control 2000:28:454-458.
KONIS. KONIS report. http://konis.cdc.go.kr/konis/sub/reports_icu.html
Kress JP, Pohlman AS, O'Connor MF, Hall JB. Daily interruption of sedative infusions in critically ill patients undergoing mechanical ventilation, N Engl J Med 2000;342:1471-1477.
Mark ER, Theresa F, Nedra M, Virginia H, Susan P, James R, et al., Effect of silver-coated urinary catheters; Efficacy, cost-effectiveness, and antimicrobial resistance. AM J Infect Control 2004;32:445-50.
Marschall J, Mermel LA, Classen D, Arias KM, Podgorny K, et al., Strategies to prevent Central Line-Associated Bloodstream Infections in Acute Care Hospitals, Infect Control Hosp Epidemiol 2008;29:S22-S30.
Pronovost P, Needhan D, Berenholtz S, Sinopoli D, et al., An Intervention to Decrease Catheter-Related Bloodstream. Infections in the ICU, N Engl J Med, 2006, 355:25-32.
Rello J, Lode H, Cornaglia G, Masterton R., A European care bundle for prevention of ventilator-associated pneumonia, J of Critical Care, 2011;26(1): 3-10.

Tenke P, Kovacs B, Bjerklund Johansen TE, Matsumoto T, Tambyahe PA, at al., European and Asian guidelines on management and prevention of catheter-associated urinary tract infections, Int J Antimicrob Agents, 2008;31S:S68-S78.

http://www.ihi.org/Topics/HAI/Pages/default.aspx

https://www.law.go.kr/LSW/ 의료법 시행규칙 2018. 5.

8장

세척, 소독, 멸균

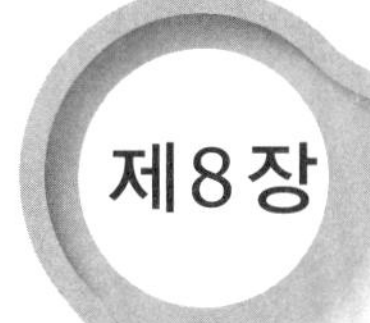

세척, 소독, 멸균

감염의 전파는 숙주, 병원체, 환경의 상호작용의 결과로 이루어지며 사람과 사람 간의 직접적인 방법이나 매개물을 통한 간접적인 방법으로 전파가 이루어진다. 의료기관에서 사용하는 의료기구와 물품은 이러한 감염전파의 매개물 역할을 하므로 감염전파 차단을 위해서는 매개물에 대한 적절한 세척, 소독이나 멸균이 필요하다. 적절하지 못한 소독이나 멸균방법이 문제가 되지만 과잉의 소독이나 멸균도 비용과 시간의 낭비, 환경오염 등과 같은 문제를 초래한다. 따라서 의료기구나 물품에 적합한 소독과 멸균방법을 선택하고, 선택한 방법을 올바른 절차대로 수행하며, 실제로 올바른 절차대로 수행하였는지 모니터링하는 것이 중요하다.

Ⅰ 〉 일반적 개요

1. 세척, 소독, 멸균의 용어정의

1) 세척

대상물로부터 토양, 유기물 등 이물질을 제거하는 과정으로 소독과 멸균의 가장 기초 단계이다. 일반적으로 물과 기계적인 마찰, 세제를 함께 사용한다. 세척이 제대로 이루어지지 않은 상태에서는 소독과 멸균의 효과를 기대할 수 없으므로 소독과 멸균을 시행하기 이전에 반드시 실시하여야 한다.

2) 소독

소독제에 저항이 강한 세균의 아포를 제외한 미생물을 사멸하는 방법이다. 사멸할 수 있는 미생물의 범위에 따라 높은 수준, 중간 수준, 낮은 수준의 소독으로 분류할 수 있다.

3) 멸균

물리적·화학적 과정을 통하여 아포를 포함한 모든 형태의 미생물을 완전하게 제거하고 파괴시키는 것을 말하며 스팀 멸균법, 건열 멸균법, 가스 멸균법, 과산화수소 가스플라즈마 멸균법과 액체화학 멸균제 등을 이용한다.

2. 일회용과 재사용 의료기구

1) 일회용 의료기구

일회용으로 허가받아 제조된 제품으로 일회용품으로 표시된 의료기구는 1회 사용을 원칙으로 한다. 국내 의료기기법 제26조에 의하면 누구든지 허가를 받지 아니하거나 신고를 하지 아니한 의료기기를 수리, 판매, 임대, 수여 또는 사용하지 말도록 하고 있고 시행규칙에 의하면 일회용은 '일회용'이라는 표시와 함께 '재사용 금지'라는 표시를 하도록 하고 있다. 또한 멸균 후 재사용이 가능하도록 허가받아 제조된 의료기기인 경우에는 세척, 소독, 포장, 재멸균방법과 재사용 횟수의 제한내용을 포함하여 재사용을 위한 적절한 절차에 대한 정보를 제공하도록 되어 있다. 이러한 법 규정으로 미루어 볼 때 국내에서는 '일회용'으로 허가받은 의료기구에 대한 재사용이 가능하지 않다. 따라서

'일회용'으로 허가받아 제조된 제품을 의료기관 임의로 세척, 소독, 멸균 등의 재처리 과정을 거쳐 다시 사용할 수 없다.

2) 재사용 의료기구

재사용이 가능하도록 허가받은 재사용 의료기구는 세척, 소독, 멸균 과정을 포함한 재처리 과정을 거친 다음 다시 사용할 수 있다. 의료기관에서 새로운 의료기기를 도입할 경우 일회용을 사용할 것인지 재사용을 사용할 것인지를 충분히 검토해야 한다. 만일 재사용 의료기구를 도입하는 경우라면 법에서 언급한 대로 세척, 소독, 포장, 멸균방법과 가능한 횟수 등에 대한 정보를 확인하여 의료기관 내 규정을 확립하는 것이 중요하다.

이후 제시되는 본문의 내용은 재사용이 가능하도록 허가받아 제조된 의료기구에 대한 세척, 소독, 멸균에 대한 설명이다.

부적절한 세척, 소독 및 멸균으로 인한 의료관련감염 발생 사례

사례 1

내시경 시술 후 담관염 발생

표준화된 내시경 소독방법이 감염 발생에 미치는 효과를 분석한 연구에서 내시경적 역행성 담췌관 조영술(endoscopic retrograde cholangiopancreatoscopy: ERCP)을 시행받은 300명의 환자 중 44명(14.7%)에서 담관염의 대표 증상인 발열이 관찰되었다고 보고하였다. 발열은 내시경을 사용한 다음 개별적으로 소독하지 않은 시기에 발생률이 높아 내시경의 불충분한 세척이 감염을 발생시키는 요인임을 알 수 있었다. 내시경의 경우 불충분한 세척뿐 아니라 잘못된 소독제의 선택, 자동세척기 내부 혹은 헹굼액의 세균 오염, 부적절한 건조 및 보관, 소독을 담당하는 의료인 교육 부족 등으로 오염되어 ERCP 후 담관염을 발생시킬 가능성이 높으므로 ERCP 시행 전 내시경 소독방법의 개선과 지속적인 관리가 중요하다.

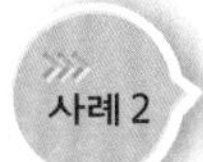

오염된 수술기구로 인한 수술부위감염 발생

미국 텍사스의 한 병원에서 관절경 수술 후 7건의 녹농균(*Pseudomonas aeruginosa*)에 의한 수술부위감염 유행사례가 발생하였다. 녹농균은 물과 관련된 환경에서 주로 발견되는 그람음성균으로 수술부위감염, 혈류감염, 폐렴 등 의료관련감염의 주요 원인균이다. 그러나 관절경 수술과 관련된 일반적인 원인 미생물은 아니다. 유행발생의 원인은 사용한 관절경을 다른 환자에게 다시 사용하기 위한 재처리 과정이 불충분하였기 때문으로 판명되었다. 관절경을 멸균한 후에도 관절경의 내관과 채널에 인체 조직이 발견되어 브러시를 이용한 철저한 내관 세척을 강조하였다.

또한 한 연구에서는 인체 내 기구를 삽입한 15명의 정형외과 환자와 안과수술을 받은 5명의 환자에서 수술부위감염이 발생하였음을 보고하였다. 원인균은 coagulase-negative *staphylococcus*와 Bacillus이었다. 두 세균은 주로 피부에 상주하는 그람양성균으로 유행발생의 원인은 중앙공급실에서 멸균된 수술기구와 수술 패키지 안에서 발견된 동일균으로 밝혀졌다. 멸균 과정을 담당하는 중앙공급실, 멸균품을 취급하는 수술 부서 등 관련 부서의 규정 준수가 중요함을 강조하였다.

Ⅱ 〉 기구의 세척

1. 세척의 중요성

오염물질은 미생물이 소독제나 멸균제와 접촉하는 것을 방해하고 세척제와 반응하여 소독제나 멸균제를 불활성화시킬 수 있다. 그러므로 소독이나 멸균 과정 이전에 이러한 오염물질을 제거하기 위한 세척 과정이 반드시 필요하다. 물과 기계적인 마찰, 세제를 이용한 물리적 세척은 오염물질에 포함된 많은 미생물을 제거할 수 있으며, 소독과 멸균의 효과를 기대하기 위하여 반드시 필요한 단계이다.

2. 세척에 영향을 미치는 요소

세척의 목적은 피나 점액과 같은 유기물과 유기물에 포함된 미생물의 양을 감소시킴으로써 소독제나 멸균의 효과를 극대화시키기 위함이다. 이러한 세척의 목적을 달성하기 위하여 물, 세제, 온도와 같은 요소들을 고려해야 한다. 적절한 세척이 이루어지기 위해서는 오염의 양과 수질, 세제의 형태와 농도, 산성도, 세척형태 및 시간 등을 고려해야 한다.

3. 세척 시 주의사항

기구에 묻은 오염물은 미생물의 성장 배지가 되며, 기구의 상태에 손상을 줄 수 있으므로 소독이나 멸균을 하기에 앞서 물과 세제를 이용하여 가능한 한 빨리 세척한다. 만약 세척이 즉시 이루어질 수 없는 경우 유기물질이 기구에 말라붙는 것을 예방하기 위해 세척제가 포함된 미지근한 물에 기구를 담가 놓는다. 이때 생리식염수는 기구에 부식 및 손상을 줄 수 있으므로 사용하지 않는다. 기구표면의 부식 및 손상은 소독과 멸균 과정에 영향을 미칠 수 있으므로 세척 과정에서 부식 및 손상을 확인하여 제거한다.

일반적으로 열은 세제와 오염물질 간의 반응을 증가시켜 오염의 분리를 가속화시키므로 세척에 사용하는 물은 온수가 적절하지만 오염물질의 성분을 고려해야 한다. 지방질이나 무기물에 오염된 기구는 온수를, 단백질이나 당에 오염된 기구는 냉수를 이용하는 것이 좋다.

세척 전 분해 가능한 기구는 제조사의 권고에 따라 분해한다. 움직이는 부분을 가진 기계는 마지막 세척 후, 스팀이 통과할 수 있는 수용성 윤활용액에 침적하거나 용액을 분무한 후 기구가 제대로 작동하는지 점검한다. 수술기구는 섬세한 기구 또는 특수취급이 필요한 기구들과 분리하여 세척한다.

기구의 표면에 있는 이물질은 세척솔을 이용하여 철저히 제거하고 세척솔은 일회용으로 사용하거나 소독한 후 재사용한다.

4. 세척방법

1) 손세척

기계세척기 사용이 부적절한 미세한 기구나 기계세척기를 이용할 수 없을 경우 손으로 세척한다. 손으로 세척할 때 복잡하거나 날카로운 기구에 손상을 입지 않도록 주의하고 날카로운 바늘이나 칼날은 의료폐기물 박스에 별도 분리하여 처리한다. 분무가 발생하지 않도록 침수하여 손세척한다. 세척액을 분무할 경우 미생물을 포함한 오염물질과 세척제라는 화학물질에 직원과 환경이 노출되어 안전을 위협한다. 손세척 절차와 주의사항에 대한 교육과 훈련이 필요하다.

2) 기계세척

(1) 열 세척-소독기(thermal washer-disinfector)

70~100℃ 이하에서 초벌 세척, 자동 세제주입, 세척, 뜨거운 물 헹굼 단계, 건조 단계 등을 거치게 된다. 멸균기의 역할을 겸하고 있는 장비의 경우 스팀멸균 단계가 추가된다. 기구의 구조(특히 톱니 모양), 세척주기, 용액의 산도, 세제의 강도와 효력, 오염물의 건조 상태에 따라 오염물질 제거 정도가 달라지므로 사용 시 주의한다. 고온에 견딜 수 없는 기구에는 사용할 수 없으며, 뚜껑이 있는 기구는 완전히 열어서 세척제와 충분한 접촉이 이루어지도록 한다.

장비를 이용한 후 모든 필터를 점검하고 깨끗이 닦고 제조사 권고 사항에 따라 분리할 수 있는 spray arm과 노즐도 깨끗이 닦아야 한다. 장비의 사용, 유지, 세척, 보정(calibration)은 제조사의 권고에 따르며, 각각의 세척-소독기에 대한 관리 장부가 있어야 한다.

(2) **초음파 세척기**(Ultrasonic Washer)

손이 닿기 어려운 부분에 있는 미세한 오염물질을 제거하는 데 용이하다. 고주파를 기계적 진동으로 전환하여 기구표면에 미세한 공기 방울을 형성하고 이 공기 방울이 팽창하였다가 터지면서 일시적인 공동현상을 만들고 이때 기구표면으로부터 이물질을 분리시키게 된다. 그러나 고무나 PVC와 같은 재질은 발생된 진동을 흡수하기 때문에 초음파 세척이 불가능하며, 깨지기 쉬운 물품들은 손상을 입을 수 있고, 내강(lumen)이 있는 기구는 초음파 세척 만으로 충분히 오염물질을 제거할 수 없으므로 초음파 세척 전과 후에 솔을 이용한 손세척이 추가로 필요하다.

초음파 세척 후 초음파에 의한 이물질이 증가하므로 초음파 세척기에 사용하는 용액은 매회 교환하고 초음파 세척기에 헹굼 과정이 없다면 손으로 헹구어야 한다. 정기적으로 점검하고 그 결과를 관리장부에 기록하여 보관한다.

5. 세척제

효과적인 세척을 위하여 오염물질을 기구로부터 분리시킬 수 있는 세척제가 필요하다. 세척제에는 유화제, 가수분해제, 계면활성제, 단백분해 효소제, 연화제 등이 있으며, 오염의 성질 및 형태와 양, 기구에 붙어 있는 혈액이나 체액과 같은 단백질 성분, 소변의 침전물과 같은 알칼리성 오염의 정도와 의료기구의 재질 등에 따라서 적절하게 선택한다.

효소세척제는 일반적으로 단백 물질을 분해시키는 단백 효소제가 기본이며, 지질분해를 위한 지질 효소제(lipase), 탄수화물 분해를 위한 탄수화물 효소제(amylase)를 포함하기도 한다. 효소세척제는 중성 산도를 가지게 되므로 금속기구, 특히 내시경에 효과적이다. 그러나 효소세척제에 민감한 기구가 있으므로 기구 제조사에서 효소세척제의 사용을 승인한 경우에 한하여 사용하도록 한다. 약알칼리성 세척제(pH 8.0~10.8)는 수작업, 초음파 세척, 혹은 일부 기구 세척기에 적합하다. 수술 기구는 약알카리성 세척제가 중성 세척제 혹은 계면활성제보다 더 효과적으로 알려져 있다.

세척제는 부식성이 없고, 거품이 적고, 쉽게 헹궈지며, 중성에 가까운 음이온이나 비이온성 세제를 사용하도록 한다. 자동세척기를 이용할 경우 거품을 함유하는 계면활성제는 기계의 오작동을 유발한다. 부적합한 세척제의 사용은 기계세척기 내부에 손상을 주므로 장비 제조사가 추천하는 제품을 사용하는 것이 바람직하다. 세척 후 남아 있는 세척제 성분은 소독 및 멸균 과정을 방해하므로 충분히 헹구어야 한다.

6. 세척장소

세척을 포함하여 사용한 기구의 재처리는 가능하면 중앙공급실과 같은 일정한 곳에서 시행한다. 만약 중앙공급실에서 세척할 수 없고 사용한 부서에서 세척해야 한다면, 환자나 직원, 방문객의 접촉을 피하고 청결장소와 분리된 곳에 적절한 세척공간을 마련한다.

세척장소의 벽이나 파티션은 세척 및 소독에 강한 재질로 선택하고 정기적으로 세척 및 소독하도록 한다. 세척공간에는 손위생 시설, 미끄럼 방지 바닥을 설치하고 제한 구역으로 지정하며 동선이 교차되지 않도록 한다.

7. 직원보호

세척에 참여하는 직원들은 환자의 혈액이나 체액, 분비물, 배설물 등 오염물로부터 본인을 보호하기 위하여 개인보호구(방수가운, 장갑, 보안경, 마스크 등)를 착용한다. 세척 과정이 끝난 후에는 보호구를 벗고 손위생을 실시한다.

8. 세척의 효과검증

세척된 기구는 세척이 잘 되었는지 반드시 확인해야 한다. 자동세척기를 사용할 경우 세척기의 작동과정이 잘 진행되었는지 모니터 또는 프린트물을 통해 점검하고 육안으로 기구에 묻어 있던 오염물이 모두 제거가 되었는지, 세척 후 기구의 상태가 괜찮은지 점검한다. 자동세척기는 세척력의 상태를 인디케이터를 이용하여 확인할 수 있다.

Ⅲ 〉 소독제에 의한 소독과 멸균

소독제는 미생물의 세포구조나 성분과 반응하거나 대사작용을 저해함으로써 살균력을 나타내는 화학 제제이다. 일반적으로 하나의 소독제가 다양한 작용기전을 가질 수 있으며, 소독제의 농도에 따라 다른 기전을 나타내기도 한다. 소독제는 미생물이나 유기물의 존재, 소독제의 농도 등 여러 가지 요인들에 의해 소독 능력에 차이를 나타낸다. 그러므로 소독제는 사용목적과 사용환경을 고려하여 적절한 종류를 선택한 후 올바른 사용방법을 숙지하여 절차대로 사용해야 소독효과를 기대할 수 있다.

1. 소독제 효과에 영향을 미치는 요인

1) 미생물의 종류와 농도

미생물의 숫자가 많을수록 소독효과는 감소된다. 또한 미생물의 종류에 따라 소독제에 견디는 내성 수준의 차이가 있다(표 8-1). 세균, 지질 피막이 있는 바이러스는 소독제 내성이 약하여 낮은 수준의 소독제에도 쉽게 사멸되지만 결핵균은 세균, 바이러스와 진균보다 사멸시키기 더 어렵고, 세균의 아

| 표 8-1 | 소독과 멸균에 대한 미생물의 내성 수준

미생물 종류		내성 수준	소독과 멸균 수준
프리온(Prions)	크로이츠펠트-야콥병 (Creutzfeldt-Jakob Disease, CJD)	높음 (Resistant)	프리온 소독방법
세균 아포 (Coccidia)	*Bacillus subtillis, Clostridium difficile, Cryptosporidium*	↓	멸균
결핵균(항산균, Mycobacteria)	*M. tuberculosis, M. terrae*	↓	높은 수준 소독
친수성 비지질 (비피막)바이러스, 진균	poliovirus, coxsackievirus, 로타바이러스(rotavirus), *Asperugillus, Candida* spp.	↓	중간 수준 소독
세균, 지질 피막 바이러스	황색포도알균 *(Staphylococcus aureus)*, 녹농균 *(Psudomonas aeruginosa)*, 혈액매개 바이러스 (HBV, HCV, HIV), herpes-simplex virus(HSV)	낮음 (Susceptible)	낮은 수준 소독

출처: W. A. Rutala et al., *Guideline for Disinfection & Sterilization in Health Care Facilities*, CDC, 2008.

포는 높은 수준의 소독제에 장기간 노출시키거나 멸균법에 의하여 사멸시킬 수 있다. 그러나 프리온의 경우 일반적인 소독이나 멸균방법으로 제거가 되지 않으므로 강알칼리성 세제나 온도와 압력을 높인 멸균법 등 별도의 방법을 적용해야 한다.

2) 유기물의 존재

소독제가 미생물을 파괴하기 위해서는 반드시 미생물의 세포 내로 침투할 수 있어야 하는데 유기물은 이러한 소독제의 침투력을 제한한다. 유기물이 많

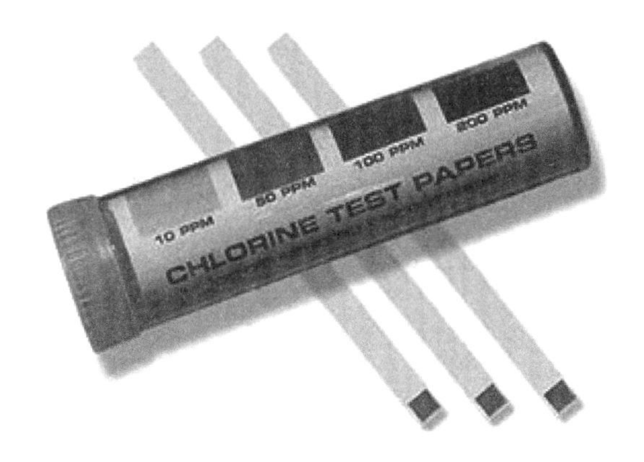

[그림 8-1] 염소 농도 테스트 스트립

출처: 구글이미지 http://ecx.images-amazon.com/images/I/318PdF1%2BCaL._SL500_AA300_.jpg

을수록 소독에 필요한 시간은 오래 걸린다. 따라서 유기물을 제거하기 위하여 소독 전에 반드시 철저히 세척한다. 또한 세척제의 성분이 소독제를 불활성화 시킬 수 있으므로 잘 헹군다.

3) 소독제의 농도

일반적으로 소독제의 농도가 높을수록 소독제의 효과가 높아지지만 기구의 손상을 초래하고 취급자의 안전을 위협할 가능성도 높아진다. 소독하고자 하는 기구에 부식이나 염색, 기능의 손상을 주지 않으면서 살균에 적절한 농도를 유지할 수 있어야 한다. 소독제에 따라서 해당 기구를 소독하는 데 적절한 농도를 유지하는지 테스트 스트립 등을 이용하여 확인할 필요가 있다.

4) 접촉시간

소독제의 살균 효과가 나타나기 위해서는 일정시간 동안 소독제와 접촉해야 한다. 소독에 필요한 접촉시간은 소독제의 종류와 기타 다른 요인들에 의해 영향받지만 일반적으로 노출시간이 길어질수록 미생물의 숫자는 감소한다. 일부 높은 수준의 소독제를 장시간 기구에 노출 시 멸균 수준까지 도달할 수 있다.

5) 희석용매의 물리적 · 화학적 성질

소독제 원액을 희석하여 사용할 경우 희석용매의 물리적·화학적 성질이 소독제 효과에 영향을 미칠 수 있다. 물에 용해되어 있는 칼슘이나 마그네슘은 비누와 작용하여 침전물을 형성하거나 소독제를 중화시키기도 한다. 온도에 따라 소독제의 효과가 영향을 받는데, 일반적으로 온도가 높아질수록 소독력은 증가한다. 기구에 형성된 생막(biofilm)은 소독제로부터 생막 안쪽의 미생물들을 보호하는 역할을 하여 소독력을 저하시키기도 한다.

2. 소독의 수준

소독은 세균의 아포를 제외한 미생물의 증식을 억제시키거나 말살시키는 수단으로 스파울딩(Spaulding)은 1968년 의료기구에 사용하는 소독의 수준을 아래와 같이 구분하였다.

1) 높은 수준의 소독(High Level Disinfection)

일부 아포를 제외한 모든 종류의 미생물을 죽일 수 있다. 높은 수준의 소독이 멸균과 다른 점은 아포를 제거하지 못하는 것이다. 높은 수준의 소독제를 의료기구에 단시간 접촉시키면 아포를 제외한 미생물을 사멸시키는 '높은 수준의 소독제'로 작용한다. 그러나 높은 수준의 소독제를 이용하여 접촉시간을 늘린다면 아포까지 사멸시키는 '화학멸균제(chemical sterilants)'로 작용할 수 있다.

이에 속하는 소독제로는 2% 글루타알데하이드(glutaraldehyde), 0.55% 오소프탈알데하이드(orthophthaldehyde), 6% 안정화된 과산화수소(stabilized hydrogen peroxide), 과초산(peracetic acid), 차아염소산나트륨(sodium hypochlorite)이 포함되고 비화학적 소독방법으로 습식저온살균(wet pasteurization), 자불소독(boiling)이 있다. 저온살균(pasteurization)은 프랑스의 파스퇴르에 의해 고안된 방법으로 액체를 65~75℃에서 30분 간 가열하는 방법으로 세균의 수를 감소시키거나 죽일 수 있다. 소독제에 대한 자세한 설명은 '4. 소독제의 종류 및 사용방법' 을 참조한다. 높은 수준의 소독은 인체의 점막과 접촉하는 준위험기구를 소독할 때 최소한 지켜야 할 소독수준으로 '준위험기구' 에 대한 자세한 설명은 '3. 의료기구에 따른 소독과 멸균'을 참조한다.

2) 중간 수준의 소독(Intermediate Level Disinfection)

결핵균과 대부분의 세균, 대부분의 바이러스와 진균을 죽일 수 있으나 세균의 아포는 죽이지 못하는 단계이다. 중간 수준의 소독제에는 아이오도퍼(iodophor), 알코올(alcohol), 1,000ppm 차아염소산나트륨(sodium hypochlorite) 등이 속한다. 소독제에 대한 자세한 설명은 '4. 소독제의 종류 및 사용방법'을 참조한다. 중간 수준의 소독제는 인체의 점막과 접촉하는 준위험기구 중 구강, 항문 체온계와 손상된 피부에 접촉하는 수치료기구, 혈액이 다량 쏟아진 환경을 소독할 때 이용한다.

3) 낮은 수준의 소독(Low Level Disinfection)

대부분의 세균, 일부 바이러스, 일부 진균을 죽일 수 있으나 결핵균이나 세균의 아포와 같이 내성이 강한 미생물은 죽이지 못한다. 이에 속하는 소독제로는 유효염소 100ppm 이상 차아염소산나트륨, 페놀계 소독제, 아이오도퍼 소독, 4급암모늄염 소독제, 70~90% 알코올 제제 등을 사용할 수 있다. 소독제에 대한 자세한 설명은 '4. 소독제의 종류 및 사용방법'을 참조한다. 손상이 없는 피부는 대부분의 미생물에 대하여 효과적인 방어벽으로 작용하므로 손상이 없는 피부와 접촉하는 비위험기구 및 환경에 낮은 수준의 소독을 실시한다.

3. 의료기구에 따른 소독과 멸균

의료기구는 환자와의 접촉 부위나 상황에 따라, 환자가 감염에 노출될 위험 정도에 따라 고위험기구, 준위험기구, 비위험기구와 같이 세 가지로 구분할 수 있다.

1) 고위험기구(Critical Item)

고위험기구는 세균의 아포를 포함한 어떠한 미생물에라도 오염되었다면 감염의 위험이 매우 높은 기구들이다. 이 기구들은 무균 상태의 인체조직 또는 혈관계에 삽입되는 것이므로 반드시 멸균해야 한다. 고위험기구에 해당하는 종류로는 수술 기구, 심도관, 요로 카테터, 이식물과 주사바늘 등이 포함된다. 멸균에 대한 자세한 설명은 'Ⅳ. 멸균'을 참조한다.

2) 준위험기구(Semicritical Item)

준위험기구는 손상이 없는 점막이나 손상이 있는 피부에 접촉하는 품목들로, 손상이 없는 점막은 일반적으로 아포에 의한 감염에는 저항력을 가지지만 결핵균이나 바이러스와 같은 다른 미생물에는 저항력이 약하여 감염의 가능성이 높다. 따라서 이에 속하는 기구나 물품들에는 세균의 아포를 제외한 모든 미생물이 존재하지 않도록 최소한 높은 수준의 소독을 하되 여건이 된다면 멸균하면 더욱 좋다.

준위험기구에 해당하는 종류로는 호흡기계 치료기구와 마취기구, 위장관계 점막과 접촉하는 내시경 등이 이에 포함된다. 열에 강한 기구라면 스팀멸균이 안전하지만 열에 약한 기구는 저온멸균, 또는 습식저온살균이나 높은 수준 소독제를 이용한 높은 수준의 소독을 하도록 한다. 소독제를 선택할 때 의

| 표 8-2 | 의료기구에 따른 소독과 멸균 수준 및 방법

의료기구	설명	해당 기구 예시	소독 및 멸균수준	소독 및 멸균방법
고위험기구 (critical items)	무균 상태의 인체조직 또는 혈관계에 삽입되는 감염의 위험이 매우 높은 기구	수술기구, 심도관, 요로 카테터, 이식물, 내시경 부속품 중 생검 겸자나 절단기, 무균적 체강 내로 삽입되는 초음파 탐침(probe)과 내시경류(관절경, 복강경 등)	반드시 멸균	멸균(기구 재질에 따라 고온 멸균, 저온 멸균, 화학 멸균제에 침적 중 선택)
준위험기구 (semicritical items)	손상이 없는 점막에 접촉하는 기구	내시경류, 호흡치료기구 및 마취기구, 후두경날(Laryngoscope blade), 식도기능검사 카테터(esophageal manometry catheter), 대장항문기능검사 카테터(anorectal manometry catheter), diaphragm fitting rings, 냉동수술 탐침(cryosurgical probes), 비경, 이경, 항문/질 초음파 탐침 등	최소한 높은 수준의 소독을 하되 여건이 된다면 멸균하면 더욱 좋음	높은 수준의 소독제에 침적 또는 멸균법
비위험기구 (non-critical items)	손상이 없는 피부와 접촉하고, 점막에 사용하지 않는 기구	대소변기, 혈압측정기, 청진기, 심전도 기계 등	낮은 수준의 소독	낮은 수준의 소독제에 최소 1분 이상 접촉

출처: W. A. Rutala et al., *Guideline for Disinfection & Sterilization in Health Care Facilities*, CDC, 2008.

료기구와의 화학적 적합성을 고려해야 한다. 염소 화합물은 비용이 상대적으로 저렴하고 높은 수준의 소독 능력을 갖지만 기구를 부식시킬 수 있으므로 의료기구의 소독에 사용하기 힘든 경우가 많다.

3) 비위험기구(noncritical item)

비위험기구는 손상이 없는 피부와 접촉하는 물품으로 점막에는 사용하지 않는 품목이다. 손상이 없는 피부 자체가 대부분의 미생물에 대하여 효과적인 방어벽으로 작용하므로 멸균이 필요하지는 않다. 일반적으로 비위험기구에 의해 감염을 전파시킬 위험은 거의 없으나 의료진의 손이 오염되거나 의료기구와의 접촉을 통해 이차 감염을 발생시킬 수 있다.

비위험기구의 예로는 곡반, 혈압기, 커프, 목발, 침대난간, 린넨, 식기, 가구 등이다. 대부분의 비위험기구는 사용 장소에서 소독하여 재사용할 수 있다.

의료기구에 따른 적합한 소독과 멸균의 수준은 [표 8-2]와 같다.

4. 소독제의 종류 및 사용방법

1) 알코올(alcohol)

수용성화합물인 알코올은 중간 수준의 살균효과를 보이며 종류로는 에틸알코올과 이소프로필 알코올이 있다.

(1) 작용기전

단백질을 변성시켜 살균시킨다. 단백질의 변성은 물이 있을 때 더 빨리 이루어지므로 순수 알코올이 알코올 수용액보다 살균력이 떨어진다. 알코올의 살균력은 50% 이하에서 현저히 저하되고 60~90%일 때 최적의 살균력을 보인다.

(2) 살균범위

메틸 알코올은 알코올로서의 살균작용이 매우 약해서 소독제로는 사용하지 않는다. 에틸 알코올과 이소프로필 알코올의 살균력은 다제내성균(메치실린 내성 황색포도알균, 반코마이신 내성 장알균 등)을 포함한 그람양성 및 음성 세균, 결핵균, 지질 피막이 있는 바이러스(herpes-simplex virus, HIV, HCV, HBV, influenza virus, RSV, vaccinia virus 등)에는 효과가 좋지만 세균의 아포, 원충의 난모세포, 친수성인 비지질(비피막) 바이러스(rota virus, noro virus, corona virus, polio virus 등)에 대해서는 효과가 떨어진다.

(3) 사용방법 및 용도

알코올은 단백질을 응고시키므로 단백질로 오염되어 있는 의료기구를 통과하는 능력이 부족하고 아포를 죽이지 못하기 때문에 의료기구를 멸균하기 위한 목적으로 사용하지 않는다. 신속한 효과로 인하여 피부 소독에 주로 이용한다. 상대적으로 고가이므로 물품 소독에 일상적으로 이용하지는 않지만 인체의 점막 및 건강한 피부와 접촉하는 기구나 물품의 신속한 소독을 위하여 일부 의료기구나 물품 소독에 사용하기도 한다.

① 피부 소독

알코올은 피부에 적용 시 신속한 살균효과를 가져오지만, 잔류효과가 없다. 피부상주균에 대한 뛰어난 살균력 때문에 실제로 지속력을 요구하지는 않으나 알코올 용액에 클로르헥시딘, 옥테니딘, 트리클로산 등을 첨가함으로써 잔류 소독 효과를 기대할 수 있다.

② 의료기구 및 물품 소독

인체의 점막 및 건강한 피부와 접촉하는 물품의 신속한 소독에 흔히 이용되며, 안압계 끝의 소독과 혈액 배양용 용기 주입 부분 소독 및 구강 및 직장

체온계, 청진기, 인공호흡기, 앰브백, 심폐 소생술 실습용 마네킹 등 물품의 표면 소독에 활용될 수 있다.

(4) 부작용 및 주의사항

의료기구에 부착된 렌즈를 손상시킬 수 있고, 오랫동안 반복하여 사용한 후에 고무나 플라스틱 튜브를 탈색시키며 딱딱하게 하는 경향이 있다. 유기물질이 있는 경우 알코올이 비활성화되기 때문에 사전 세척이 필수적이다. 잔류효과가 없어 수술과 같이 소독제의 지연효과가 요구되는 경우에는 사용하기 힘들다. 빨리 증발하므로 소독효과를 낼 수 있을 정도의 충분한 접촉시간을 확보하기 위하여 물품을 알코올에 충분히 담구어야 한다. 비교적 안전한 소독제로 인체 노출에 따른 위험은 거의 없는 것으로 알려져 있지만 자주 사용하는 경우 피부를 건조하게 하며 피부균열 및 피부염을 발생시킨다. 인화성 물질이므로 화기나 온도가 높은 장소를 피해서 보관해야 하며, 휘발성이 있어 휘발성을 최소로 할 수 있는 용기에 보관한다.

2) 요오드와 아이오도퍼(Iodine and Iodophor)

(1) 작용기전

요오드는 미생물의 세포벽을 빠르게 투과하여 단백질 합성을 저해하고 세포막을 변성시켜 소독작용을 나타낸다. 요오드 자체는 물에 녹지 않으므로 요오드를 물에 녹일 수 있도록 물질을 첨가하여 아이오도퍼를 만든다. 아이오도퍼는 수용 상태에서 유리요오드를 방출함으로써 살균력을 발휘한다. 아이오도퍼는 요오드에 비해 자극성 및 금속 부식성은 낮고 발포성, 세척성이 높아 의료 현장에서 주로 이용된다. 아이오도퍼 중 가장 널리 사용하는 것은 포비돈 아이오다인(povidone-iodine)으로 이는 아이오다인과 polyvinylpyrrolidone의 혼합물이다.

(2) 살균범위

중간 수준의 소독제로 그람양성균, 그람음성균, 바이러스, 진균, 원충과 같은 광범위한 미생물에 대하여 살균력을 가지고 있다. 피부 소독제로 만들어진 아이오도퍼는 기구소독용 소독제보다 유리요오드 농도가 낮아 기구 소독용으로는 효과가 적으므로 아이오도퍼 제품을 도입할 때 사용 용도를 확인한다.

(3) 사용방법

① 피부 소독

수술이나 주사와 같이 침습적 시술을 하기 전 피부를 소독하기 위하여 7.5~10% 아이오도퍼를 사용한다. 열상과 창상 상태에 따라 0.5~10%를 이용할 수 있다. 구강, 인두, 질 점막과 같은 점막 소독에는 0.2~0.5%를 적용하고 수술 전 손 소독을 위하여 세척성분이 포함된 7.5% 포비돈 아이오다인을 사용한다. 아이오도퍼는 건조할 때 살균효과가 극대화되므로 피부에 적용 후 완전히 건조시키도록 한다. 사용 전 대상물을 세척해야 소독효과를 높일 수 있다. 피부 및 점막을 자극하므로 심한 창상에는 멸균증류수로 희석하여 사용하고, 분만 직전에 산모의 산도에 사용한 경우 분만 후 가능하면 빨리 신생아의 눈을 씻어주어 자극을 예방한다.

② 기구 소독

의료기구의 소독에도 이용할 수 있으나 착색될 수 있으므로 주의한다.

(4) 부작용 및 주의사항

임부 또는 수유부에게는 장기간 또는 광범위하게 사용할 수 없으며, 요오드 과민증 환자, 갑상선 기능 이상 환자, 신부전 환자 및 신생아에게는 사용하지 않는다. 부작용으로는 피부 및 점막에 통증, 가려움, 자극감, 발적, 피부염, 드물게 작열감, 피부 궤양, 접촉성 피부염이 나타날 수 있다. 호흡곤란, 홍조, 두드러기 등 아나필락시양 과민증상도 나타날 수 있다.

3) 클로르헥시딘 글루코네이트(Chlorhexidine Gluconate: CHG)

피부에 상주하는 그람양성균을 제거하기 위하여 클로르헥시딘 글루코네이트(CHG) 제제를 사용한다.

(1) 작용기전

양전하를 띤 CHG가 음전하를 띤 세균의 세포막과 결합하여 살균효과를 나타낸다. 저농도에서는 세균 세포막의 삼투압 평형에 변화를 주어 세균의 칼륨과 인 이온을 유출시킴으로써 정균작용을 나타내며, 고농도에서는 세포막을 파괴하여 세포질 내 함유물을 침전시켜 살균효과를 일으키게 된다.

(2) 살균범위

낮은 수준의 소독제로 그람양성균, 그람음성균, 진균, 피막이 있는 바이러스(HIV, HSV, CMV, Influenza virus 등)에 살균효과를 나타낸다. 반면 세포막을 파괴하기 힘든 결핵균의 경우 거의 살균 효과를 보이지 않는다. 잔류효과가 없는 알코올에 비해 약 6시간 정도 피부 잔존효과가 있다.

(3) 사용방법 및 용도

CHG의 원액은 4% 또는 5%이며 사용하고자 하는 목적에 따라 0.5~1%의 수용액 또는 알코올 용액으로 만들어 피부 및 점막 소독제로 사용한다. 4% CHG는 침습적인 절차를 시행하기 전이나 접촉격리를 요하는 환자의 간호 후 손씻기 제제로 사용한다. 70% 알코올을 용매로 제조된 CHG 0.5% 희석액은 중환자나 면역저하 환자의 피부소독이나 손소독에 사용한다. 멸균증류수를 용매로 제조된 CHG 0.1～0.5% 희석액은 점막소독에 사용한다.

(4) 부작용 및 주의사항

CHG는 인체 내로 잘 흡수되지 않아 전신작용을 나타내지는 않지만 국소 부작용을 일으킬 수 있다. 비가역적인 각막 손상이 일어날 수 있으므로 눈에 사용할 경우 주의를 요하고 고막을 통해 중이로 들어갈 경우 청력을 손상시킬 수 있다. 장기간 노출 시 천식 및 호흡기 증상, 피부염, 접촉성 발진이 생길 수 있다.

유기물질, 피부 산도, 습기 등에 의해 살균 작용이 약화될 수 있다. 비누와 반응하여 침전물을 생성하므로 비누와의 병용 사용을 금한다. 면봉 및 거즈에 흡착되므로 유효 농도 이하가 되지 않도록 주의한다.

4) 염소 및 염소계 화합물(Chlorine and Chlorine Compounds)

차아염소산염(hypochlorites)은 염소 소독제 중에서 가장 광범위하게 사용된다. 액체 형태의 차아염소산나트륨(sodium hypochlorites) 또는 고체 형태의 차아염소산칼슘(calcium hypochlorites) 형태로 사용할 수 있다. 흔히 사용하고 있는 4% 가정용 락스가 차아염소산나트륨 제제이다. 항균력이 광범위하고 값이 저렴하며 빠른 효과를 가지고 있으나 부식이나 유기물질로 인한 불활성화, 상대적인 불안정성 등의 특성으로 사용을 제한하기도 한다.

초산화수는 생리식염수를 전기분해하여 차아염소산(hypochlorous acid)과 염소(chlorine)를 생성함으로써 소독효과를 나타낸다.

(1) 작용기전

유리된 염소는 미생물 세포의 단백질을 변성시키고 핵산을 불활성화시킴으로써 소독효과를 나타낸다.

(2) 살균범위

유기물질이 없는 상태에서 일반 세균은 유리염소 5ppm 미만에서, 마이코플라스마는 25ppm에서 수초 안에 사멸된다. 결핵균을 죽이려면 유효염소 1,000ppm이 필요하다. 소독제에 내성이 강한 아포는 유리염소 5,000ppm 염소계 소독제에 10분 정도 노출되었을 때 불활성화되었다. 생리식염수를 전기분해하여 차아염소산(hypochlorous acid)과 염소(chlorine)를 생성하는 초산화수는 바로 생성된 소독제의 경우, 2분 내 결핵균, 바이러스, 다제내성균 등을 99.999%(5log) 감소시킨다.

(3) 사용방법 및 용도

환경표면을 신속하게 청소하거나 소독하는 데 이용한다. 특히 혈액이 엎질러지거나 묻은 표면에 유효염소량 500~5,000ppm으로 희석하여 사용한다. 심폐소생술용 마네킹, 수 치료 욕조, 세탁물, 치과 기구, 혈액 투석에 사용하는 물, 기계 및 환경표면 등에 주로 사용하고 환자 병실, 복도 바닥과 화장실 청소에도 유용하다.

초산화수는 48시간 이내에 생성된 경우에 한하여 5분이면 소독력이 인정되어 미국 FDA에서 높은 수준의 소독제 제품으로 인증받은 경우가 있지만 생성 후 48시간 경과 제품은 불안정하여 높은 수준 소독제로 사용할 수 없다.

의료기관에서는 주로 염소계 소독제로 차아염소산나트륨(sodium hypochlorites) 제제인 락스를 사용하고 있다. 국내에서 생산되는 락스제품은 차아염소산나트륨을 4~5.4% 함유하고 있다. 이 경우 생산제품 원액의 유효염소량은 40,000~54,000ppm으로 소독에 필요한 유효염소량에 따라 희석방법이 달라질 수 있으므로 반드시 확인 후 사용한다. 예를 들어 5% 농도의 락스인 경우 500ppm으로 희석하기 위해 1:100으로 희석하지만, 4%인 경우는 1:80으로 희석해야 한다.

(4) 부작용 및 주의사항

산성세제나 세정제와 병용하면 유독가스가 발생하고 포름알데하이드와 접촉하거나 더운물을 첨가하면 발암물질이 방출된다. 유기물질에 의해 비활성화되기 때문에 사전 세척이 필수적이고 직물을 탈색시키고 스테인리스 기구를 부식시킬 수 있다.

희석액은 불안정하다. 밀봉하였다 하더라도 실온 방치 시 30일이면 유효염소량이 40~50% 이상 감소한다. 사용하기 직전 바로 희석하는 것을 권장하고, 희석액은 24시간 이내 사용한다.

5) 4급 암모늄 화합물(Quaternary Ammonium Compounds)

4급 암모늄 화합물은 세대나 유형에 따라 소독력이 다르다. 3세대 이상의 제품들은 기존 제품의 단점을 개선하고 소독력을 향상시켜 환경소독에 널리 사용한다.

(1) 작용기전 및 특성

미생물의 세포질막에 흡착되어 세포 내용물을 유출시켜 세포를 파괴시킨다. 표면장력을 약화시키는 계면활성 소독제이며 양이온 소독제이다.

(2) 살균범위

그람음성균보다 그람양성균에 더 효과적이며, 지질 피막이 있는 바이러스에 대하여 효과가 좋다. 그러나 진균이나 결핵균에 대해서는 효과가 미약하고 유기물이 있을 때 소독효과가 저하된다. 음이온 세척제와 물질적합성이 맞지 않다. 그러나 최근 4급 암모늄 화합물에 다른 소독성분을 첨가하여 결핵균과 친수성인 비지질(비피막) 바이러스에 대한 소독효과를 강화한 제품이 출시되고 있다.

(3) 종류

① 1세대 4급 암모늄 화합물

1935년에 최초로 소개된 종류로서 대표적인 것은 benzalkonium chloride (N-alkyl dimethyl benzyl ammonium chloride)가 있다. 경수, 비누, 잔류 음이온, 단백질 오염과 같은 환경에서 효과가 저하된다.

② 2세대 4급 암모늄 화합물

1세대에 비하여 여러 가지 결점을 보완하여 개발한 것으로 1955년에 처음 소개되었다. Alkyl dimethyl benzyl ammonium chloride가 대표적이다. 2세대 화합물은 경수에서의 소독효과를 개선한 점이 특징이다.

③ 3세대 4급 암모늄 화합물

3세대는 dialkyl 또는 twin chain quaternary ammonium compounds 화합물로써 1965년에 처음으로 소개되었다. 이 화합물들은 경수에서도 소독효과를 유지하고 세척력과 사용자 안정성을 개선하였다.

④ 4세대 4급 암모늄 화합물

경수와 단백질 존재에 덜 민감하고, 거품이 감소되고 소독력이 증가되었다.

⑤ 5세대 4급 암모늄 화합물

4세대와 2세대를 결합함으로써 소독력과 안정성을 더욱 증가시켰다.

(4) 용도 및 주의사항

4급 암모늄 화합물은 세척효과와 소독효과가 우수하지만 면이나 거즈를 사용하는 경우에는 흡수되어 살균력이 저하되므로 주의해야 한다. 환경표면이나 장비표면 소독에 주로 사용한다.

6) 글루타알데하이드(Glutaraldehyde)

(1) 작용기전 및 살균범위

글루타알데하이드는 산성용액으로 그 자체로는 소독효과가 적지만 염기를 첨가하여 pH를 7.5~8.5로 높이면 활성화되어 미생물의 핵산과 단백질 합성을 변형시켜 미생물을 무력화한다. 아포를 제외한 대부분의 미생물에 소독효과가 있다.

(2) 사용범위

금속표면을 부식시키지 않고, 렌즈, 고무, 플라스틱을 손상시키지 않아 내시경류, 폐기능 측정기구, 투석기, 트랜스듀서, 마취 및 호흡 치료기구 등, 인체의 점막과 접촉하는 준위험기구의 높은 수준 소독에 주로 사용한다. 소독제 비용이 상대적으로 비싸고 독성이 강하므로 일반적으로 환경소독에는 사용하지 않는다.

(3) 주의사항

활성화된 글루타알데하이드는 실온에서 시간이 지날수록 농도가 떨어지므로 제조사에서 권장하는 방법대로 사용 후 폐기해야 한다. 보통 2% 이상의 농도를 유지할 경우 높은 수준의 소독제로 사용할 수 있다. 따라서 농도를 감소시킬 수 있는 유기물질 또는 젖은 기구로 인한 물 유입을 피해야 한다. 알데하이드는 의료기구표면에 단백질을 고정시키므로 침적 전에 철저한 세척이 필요하다.

침적시간은 소독효과에 영향을 미친다. 멸균이 필요한 기관지 내시경을 제외한 점막과 접촉하는 내시경의 경우 철저히 세척한 후 10분 이상 침적시키며, 결핵균을 사멸하려면 최소한 20분 이상 침적시킨다. 침적 시 내강에 공기방울이 형성되지 않도록 하여 기구의 모든 면에 소독제가 닿도록 한다. 소독제의 유해한 성분에 환자 및 직원이 노출되는 것을 방지하기 위해 물로 충분히 헹구어 남아 있는 소독제를 제거한다.

소독효과의 지속성을 확인하기 위해 제조사의 지침대로 스트립을 이용하여 농도 모니터링을 시행하고, 이 결과에 따라 교환하되 유효기간이 지났으면 결과와 상관없이 폐기한다. 글루타알데하이드는 사용자에게 비출혈, 알레르기성 피부염, 천식, 비염 등의 부작용을 유발할 수 있으므로 작업장 안전문제에 주의한다. 소독제를 희석하는 작업장 내에 환기가 필요하고 취급자는 마스크, 장갑 등 보호구를 착용한다. 소독제는 밀폐되는 용기에 넣어 보관한다.

7) 오소프탈알데하이드(Opthophthaldehyde)

(1) 작용기전

1999년 미국 FDA에서 승인받았으며, 0.55% 1,2-bezenedicarboxaldehyde(OPA)로 구성되었으며 연한 푸른 빛을 띠는 액체이며 pH 7.5로 중성 성질을 띤다. 아미노산, 단백질, 미생물과 상호작용함으로써 살균력이 나타난다.

(2) 살균범위

결핵균을 99.999%(5 log)감소시키는 데 5분 정도 소요된다. 그러나 소독제에 내성이 강한 아포에 대해서는 실온에서 270분 정도 노출해도 살균력이 없다. 그러나 소독액의 온도를 증가시키면 아포에 대한 살균력이 증가할 수 있다. 아포를 생성하는 *Bacillus subtils*를 5 log만큼 감소시키는 데 20℃에서는 24시간 필요하지만 35℃로 온도를 높이면 3시간 정도 소요된다.

그러나 아포를 제외한 미생물에 대하여 실온에서 5분 미만일 경우 살균효과가 적어지지만 10분 이상과는 별 차이 없는 것으로 나타나 5~10분간 접촉시키도록 한다.

(3) 사용방법 및 주의사항

글루타알데하이드에 비해 안정적(pH 3~9)이며, 눈이나 코에 자극이 없으며 활성화제가 필요 없다. 그러나 피부나 린넨 등에 착색되므로 사용하는 사람은 보호구를 착용한다. 의료기구와의 적합성에 문제가 없어 고가의 내시경류의 높은 수준 소독에 이용한다. 사전 세척이 충분하다면 5분, 그렇지 않다면 12분 동안 침적하여 소독한다. 사전 세척이 충분히 이루어지지 않아 유기물질이 남아 있는 경우 기구에 착색을 유발하고 소독효과를 감소시키므로 충분히 사전 세척을 하도록 한다.

최소 효과 농도는 0.3%이며, 최대 14일까지 사용할 수 있지만 이 기간 내에도 0.3% 이상을 유지하는지 테스트 스트립을 이용해 모니터링해야 한다.

8) 과초산(Paracetic acid)

유기물이 있어도 멸균효과가 유지되는 살균산화제로서 산소, 초산, 과산화수소와 물로 분해되므로 독성물질은 없으나 사용 시 초산냄새가 난다.

(1) 작용기전 및 살균범위

과초산이 단백질을 변성시키고, 세포벽 투과를 방해하고, 단백질, 효소, 다른 대사산물을 산화시킨다. 바이러스, 세균, 진균, 결핵균, 아포까지 모든 미생물을 단시간 내에 멸균할 수 있다.

(2) 사용방법 및 용도

아포까지 제거할 수 있으므로 수술기구, 치과기구, 내시경기구의 화학 멸균제로 사용한다. 그러나 구리, 황동, 철 및 아연을 부식시키므로 제조사의 권고대로 침적시간을 준수한다. 또한 희석 시 불안정해지므로 제품에 따라 테스트 스트립을 이용해 멸균효과가 있는지 모니터링한다.

9) 과산화수소(Hydrogen Peroxide: H_2O_2)

(1) 작용기전 및 살균범위

과산화수소는 세포막의 지질막과 핵산, 기타 세포 필수 성분들을 파괴하는 hydroxyl-free radical을 생성하여 소독력을 나타낸다. 과산화수소는 물과 산소로 분해되므로 환경친화적이지만 불안정하여 안정제를 첨가하여 사용한다. 6% 이상의 고농도에서 세균, 바이러스, 결핵균, 진균 및 아포 제거에 효과가 있다.

(2) 사용방법 및 용도

① 상처소독 및 조직청정용

상품으로 구입 가능한 3%를 이용하고 있다. 구강의 세척 및 소독으로 0.3% 희석액으로 사용하되 자극성이 있으므로 되도록 장기간 사용을 금하고 저농도로 사용한다. 과산화수소를 피부와 점막에 사용할 경우는 소독보다 조직 청정을 위한 목적으로 사용한다.

② 기구 멸균

6%~25%의 과산화수소는 화학 멸균제로 이용한다.

③ 환경표면 소독

사람이 없는 공간에 장비를 통하여 분무함으로써 분무된 소독제가 장비와 환경표면에 도포되어 소독효과를 나타낸다.

(3) 부작용 및 주의사항

침투성과 지속성이 부족하고 유기물 존재 시 효과가 감소한다. 내시경 기기를 손상시킬 수 있으며 화학적 자극으로 인한 pseudomembranous colitis 증상을 나타낼 수 있다.

5. 소독제 선택 및 도입 시 주의점

소독제를 선택할 때는 소독제를 사용하고자 하는 목적을 우선 파악한다. 소독제는 사용하고자 하는 목적에 따라 피부소독제, 기구소독제, 환경소독제

| 표 8-3 | 소독제별 적용 및 주의사항

종류	적용 범위 및 농도	장점 및 특징	단점 및 주의사항
알코올(Alcohol)	• 손소독: 60% 이상 • 주사 부위 소독, 검체 채취를 위한 피부 소독: 70~90%	• 신속한 효과 • 클로르헥시딘, 4급 암모늄염, 옥테니딘, 트리클로산 등의 첨가로 잔류효과를 가질 수 있음	• 단백질 응고시킴 • 점막이나 개방창상에는 자극 심하므로 적용 금지 • 인화성으로 화기주의 • 휘발성 있어 뚜껑을 닫아두도록 함
클로르헥시딘 글루코네이트(Chlorhexidine gluconate, CHG)	• 카테터 삽입부위 소독, 수술 전 피부 소독: 0.5~2% CHG 알코올 혼합제 • 눈, 귀, 코를 제외한 점막 소독: 0.05~2% CHG 증류수 혼합제 • 손위생 및 수술 전 피부 세척: 2~4% 세척액	• 6시간 정도 잔류효과 • 알코올 혼합제제의 경우 소독력이 상승	• 양이온으로 음이온 제품과 같이 사용 시 효과감소 • 내이독성, 신경독성으로 눈, 귀, 코, 뇌조직이나 수막 적용 금지 • 농도가 높은 경우 피부염 발생
포비돈 아이오다인(Povidone iodine)	• 주사부위 소독, 카테터 삽입부위 소독, 수술부위 소독, 검체 채취 피부소독: 10% • 점막 소독: 0.5% • 수술 전 피부 세척: 7.5% 세척액		• 적용 후 충분한 건조 시간(2분 이상) 필요함 • 접촉성 피부염 보고

종류	적용 범위 및 농도	장점 및 특징	단점 및 주의사항
4급 암모늄염 화합물 (quaternary ammonium compounds)	• 점막 소독, 손위생: 제품에 따라 다르므로 제조사 권고 사항 준수 • 환경 소독: 제품에 따라 다르므로 제조사 권고 사항 준수	• 세대가 높을수록 소독력과 안정성 개선됨	• 유기물에 소독효과 저하 • 음이온 세척제와 부적합 • 농도가 높으면 피부와 점막에 자극 • 최근 티슈형태 소독제나 핸드럽제품 효과가 보고되나 추가적 연구 필요함
글루타알데하이드 (glutaraldehyde)	• 내시경류, 폐기능 측정기구, 투석기, 트랜스듀서, 마취 및 호흡 치료기구 등, 인체의 점막과 접촉하는 높은 수준의 기구 소독: 2% 이상	• 기구와의 좋은 적합성 • 비교적 저렴한 가격	• 증기로 인한 호흡기에 자극성 • 자극적인 냄새 • 결핵균 살균에 장시간 소요 • 기구표면에 혈액이나 조직을 고착시킴 • 알레르기 피부염 • 글루타알데하이드 증기·모니터링 필요
과산화수소 (hydrogen peroxide)	• 상처 소독, 조직청정: 3% • 구강소독: 1~1.5% (물 또는 생리식염수로 희석) • 기구 멸균: 6~25%	• 활성화 용액 필요 없음 • 유기물질이나 미생물의 제거에 효과적 폐기 시 환경오염 없음 • 냄새나 자극이 없음 • 금속이나 플라스틱, 고무에 문제 없음 • 기구 표면에 혈액이나 조직을 고착시키지 않음	• 기구와의 적합성 문제(동, 아연, 니켈이나 은)로 외관상, 기능상 문제 초래 • 눈에 접촉 시 심각한 손상

종류	적용 범위 및 농도	장점 및 특징	단점 및 주의사항
오소프탈알데하이드 (Orthophthaldehyde)	• 내열성 없는 기구류 소독이나 급히 소독하여 사용해야 할 준위험기구 소독(내시경, laryngoscope blade, 호흡장비): 0.55% 원액으로 5~10분 침적 후 멸균 증류수로 헹굼	• 빠른 작용 시간 • 활성화제 필요 없음 • 자극적 냄새 없음 • 기구와의 좋은 적합성	• 피부, 직물, 환경에 착색 • 임상에서 사용이 제한됨 • 글루타알데하이드보다 비쌈 • 눈에 접촉 시 심각한 손상 • 아포 살균력이 느림
과초산 (Peracetic acid)		• 빠른 시간(30~45분) • 낮은 온도(50~55℃) • 자동세척과정 • 1회 사용 시스템(농도 모니터링 필요없음) • 표준화된 사이클 적용 • 조작하는 사람들에게 무독성 • 광범위한 기구나 물건에 적합성 좋음 • 유기물이나 내독소 제거능력 향상 • 기구표면에 혈액이나 조직을 고착화시키지 않음 • 소독제가 내시경을 통과하면서 염, 단백질, 미생물들을 제거함. • 빠른 아포 살균력	• 일부 기구(알루미늄 코팅)와 비적합성 • 침적할 수 있는 것만 사용 • 생화학적 지시기를 사용할 수 없음 • 다른 소독제에 비해 고가의 비용(소독기구의 구입비용, 관리비용) • 사용자의 눈과 피부 손상 우려되므로 취급주의 • 사용 직전 소독, 소독 후 보관기간이 짧음

로 구분하여 사용하는 것이 바람직하다. 특히 기구소독제를 도입할 경우 의료기구가 인체의 무균인 조직에 접촉하는 고위험기구인지, 점막과 접촉하는 준위험기구인지, 또는 손상이 없는 피부과 접촉하는 비위험기구인지를 확인한다. 고위험기구는 멸균법을 선택하고 준위험기구는 높은 수준의 소독제 또는 멸균법을, 비위험기구는 낮은 수준의 소독제를 선택하도록 한다.

소독과 멸균의 수준과 그에 따른 소독제의 수준을 선택한 후 제조사의 제품을 선택한다. 보건복지부고시 「의료기관 사용 기구 및 물품 소독 지침」 제4조(멸균 및 소독방법)에서 제시한 대로 멸균 및 소독에는 식품의약품안전처에 신고 및 허가받은 의약품 또는 의약외품을 사용하고, 중간 또는 낮은 수준의 소독에는 미국 FDA, 유럽 CE, 일본후생성 또는 보건복지부장관이 따로 인정하는 기관에서 인증(허가, 신고, 등록 등 포함)을 득한 제품을 선택하고 사용 시에는 제조사에서 제시하는 방법을 준수해야 한다.

6. 의료기구 종류에 따른 소독과 멸균

1) 내시경

내시경은 위내시경, 기관지내시경, 대장내시경 등을 포함하는 연성내시경(flexible endoscope)과 부비동경(sinus scope-surgical), 복강경(laparoscope), 관절경(arthroscope) 등 경성 내시경(rigid endoscope)으로 구분된다.

내시경의 재처리 과정은 전세척(precleaning/bed-side cleaning), 세척(cleaning), 소독(disinfection), 헹굼(rinsing) 및 건조(drying)의 단계로 시행한다. 내시경은 구조가 복잡하고 길고 가는 내관이 있으므로 세척과 소독, 헹굼, 건조와 보관의 과정이 어렵다. 내시경이 제대로 세척, 소독, 건조 및 보관되지 않는다면 미생물로 오염될 우려가 높고 이는 검사를 받는 대상자에게 의료관련감염을 유발할 수 있다.

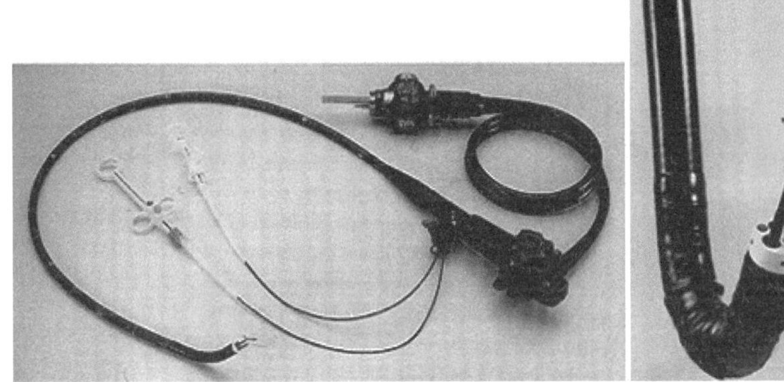
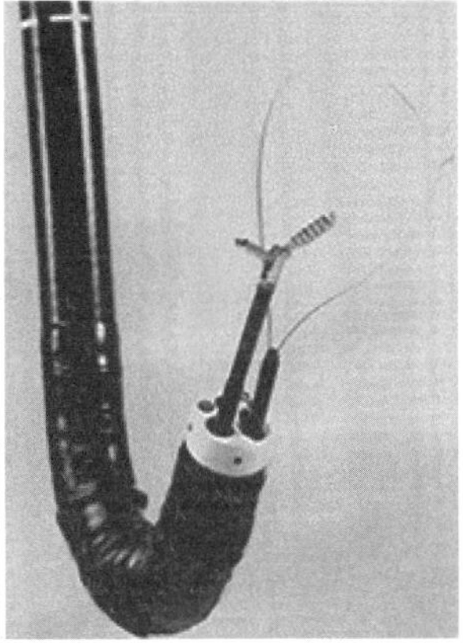

[그림 8-2] 구조가 복잡하고 내관을 가지고 있는 소화기 내시경과 내시경 부속기구

출처: 구글이미지 http://cfile209.uf.daum.net/image/137DD3354F729DDA32C97A

(1) 전세척

내시경 검사 종료 직후 침상 옆에서 세척제를 묻힌 거즈로 내시경 외부 표면과 선단부분을 닦고 내관은 세척액을 충분히 흡인하여 세척한다. 이후 밀폐된 이송용기에 담아 즉시 세척실로 이송한다. 사용한 오염된 내시경을 담은 이송용기의 이동통로와 사용하기 전 소독된 내시경의 이송 통로는 교차하지 않도록 동선을 고려한다.

(2) 세척

내시경 전체를 물에 담근 후 누수 여부를 점검한다. 누수 여부는 내시경의 파손 여부를 확인하기 위함이다. 내시경이 파손될 경우 내시경의 기능이 저하될 뿐 아니라 파손된 부위에 세척 및 소독이 어려우므로 미생물이 증식되어 감염전파의 위험이 될 수 있다.

단백질 제거가 용이한 효소세척제와 부드러운 거즈를 이용하여 내시경의 표면을 세척하고, 세척이 어려운 부분은 세척액에 담근 상태에서 전용 솔을 이용하여 오염물질을 제거하여 헹군 후 물기를 제거한다. 전용 솔은 일회용을 사용하거나 재사용 제품을 사용할 수 있다. 재사용 제품을 사용할 경우 사용 후 높은 수준의 소독이나 멸균을 시행한다

(3) 소독

인체의 점막과 접촉하는 연성내시경과 일부 경성내시경은 높은 수준의 소독제를 이용하고 인체의 무균조직이나 혈관계와 접촉하는 고위험 경성내시경은 멸균을 실시한다. 연성내시경이라 하더라도 생검겸자와 같이 인체의 무균조직에 접촉하는 내시경 부속기구는 일회용을 사용하거나, 재사용 제품인 경우 멸균한 후 재사용하도록 한다.

높은 수준의 소독제를 이용할 경우 내시경의 내강을 포함한 모든 면이 소독제에 완전히 접촉할 수 있도록 하고 제조사가 권고한 접촉시간을 준수한다. 재사용이 가능한 소독제는 유효농도가 적정하게 유지되는지 테스트 스트립 등을 통하여 확인한다.

(4) 헹굼 및 건조, 보관

내시경은 모든 채널 내부를 주사기를 사용하여 충분히 헹군다. 헹굼에 사용하는 물은 멸균수가 적절하나 수돗물을 사용할 경우 마지막으로 알코올을 사용하여 소독한다. 헹굼 후 건조를 용이하게 하기 위하여 70~90% 알코올과 압축공기를 이용하여 건조시킨다.

내시경 전용 보관장에 적절한 간격을 유지하면서 수직으로 걸어서 보관한다. 보관장은 문을 닫은 채로 유지하고, 환기가 잘 되는 공간에 설치하여 습기가 생기는 것을 방지한다. 인체의 무균조직이나 혈관계와 접촉하는 고위험 경성내시경을 멸균한 경우 사용 전까지 멸균상태를 유지할 수 있는 방법으로 보관한다. 보관이 어려운 경우 사용 직전에 다시 멸균한다.

2) 초음파 탐침

인체의 점막과 접촉하는 초음파 탐침에는 직장·질 탐침(rectal/vaginal probes), 냉동 탐침(cryosurgical probe) 및 경식도 심초음파(transesophageal echocardiography: TEE) 등이 있다. 점막과 접촉하는 준위험기구에 해당하므로 높은 수준의 소독을 시행한다. 오염을 감소시키기 위하여 일회용 커버를 사용하기도 하지만 커버가 손상되거나 커버를 제거하는 과정에서 오염될 가능성이 있으므로 커버를 사용하더라도 사용 후에는 높은 수준의 소독을 해야 한다.

초음파 탐침은 고가이며 손상되기 쉬운 재질이므로 소독제 제조사의 권고에 따라 소독제를 선택하되 권고한 소독제가 높은 수준의 소독제인지 확인한다. 소독을 실시한 후 멸균수로 충분히 헹구어 대상자의 점막에 손상이나 자극을 주지 않도록 한다.

3) 호흡치료기구

재사용이 가능한 호흡치료기구 중 인공호흡기 회로(circuit), nebulizer, 후두경 날(laryngoscope blade)과 소생백(ambu bag)은 호흡기 점막에 접촉하는 물품으로 준위험기구에 속하므로 멸균 또는 높은 수준의 소독을 한다. 열에 강한 기구는 스팀 멸균을, 열에 안전하지 않은 기구는 가스 멸균을 시행하거나 습식 저온살균이나 높은 수준의 소독제를 사용하여 높은 수준의 소독을 하도록 한다. 높은 수준의 소독제를 사용한 경우 소독 후 멸균수로 헹구고 미생물이 증식하지 않도록 건조, 포장하여 소독한 물품이 오염되지 않도록 한다.

4) 안과기구

안과에서 사용하는 다양한 수술기구는 세밀하고 정교하므로 오염을 제거할 때 기구와 직원이 손상을 입지 않도록 주의한다. 안과 수술기구는 가능하면 의료기관의 중앙 멸균처리부서(예: 중앙공급실)에서 처리하되 만약 사용 부서에서 멸균을 시행해야 한다면 중앙 멸균처리부서(예: 중앙공급실)와 같은 수준의 관리가 이루어져야 한다.

안압계 팁은 각막과 접촉하는 준위험기구이다. 높은 수준의 소독을 시행한 후 멸균수로 헹군 후 건조한다. 보관과정에서 오염되지 않도록 주의한다.

5) 치과기구

치과에서 사용하는 기구는 forcep, scalpels, bone chisels, scalers, surgical burs, needle, hand pieces와 같이 연조직이나 뼈를 관통하는 고위험기구와 amalgam condensers, mirror, air/water syringes와 같은 구강 점막에 접촉하는 준위험기구가 대부분이다. 고위험기구는 멸균을 시행한다. 준위험기구라 하더라도 치과기구는 무균조직이나 혈관계, 뼈 등과 같은 고위험조직에 접촉할 위험이 높아 소독제에 의한 화학적 소독보다 멸균을 권장한다. 치과기구도 안과 수술기구와 마찬가지로 의료기관의 중앙 멸균처리부서(중앙공급실)에서 처리하되 만약 사용 부서에서 멸균을 시행해야 한다면 중앙 멸균처리부서(중앙공급실)과 같은 수준의 관리가 이루어져야 한다.

6) 기타 진료 및 검사 기구

외래 진료와 검사 환경에서는 짧은 시간에 많은 환자의 진료와 시술, 검사가 이루어져 의료기구의 철저한 세척과 소독 및 멸균이 어려울 수 있다. 세척, 소독 및 멸균이 부적절할 경우 의료기구는 감염전파의 매개물이 되어 환자의 안전을 심각하게 위협한다. 이에 환자에게 사용한 모든 기구나 물품은 의료기구의 수준에 따라 적절한 소독과 멸균 수준을 결정한다. 소독 수준에 따른 소독제나 멸균방법을 선택한 후 선택한 소독이나 멸균방법을 적절한 절차로 시행해야 한다.

Ⅳ 멸균

멸균은 세균의 아포를 포함한 모든 형태의 미생물을 파괴한다는 점에서 소독과는 다르다. 스팀 멸균, 건열 멸균과 같은 고온 멸균은 열, 스팀, 압력, 습기에 의해 손상되지 않는 고위험기구의 멸균에 사용하며, 열에 약한 고위험기구의 경우 Ethylen Oxide(E.O.) 가스 멸균과 과산화수소 플라즈마 가스 멸균과 같은 저온 멸균법을 이용한다.

1. 멸균과정에 영향을 미치는 요인

1) 미생물의 양과 외부 유기물

일반적으로 기구와 물품에 묻어있는 미생물의 수와 유기물의 양이 많을수록 멸균에 필요한 시간은 길어지고 온도와 농도 등은 높아진다. 기구와 물품에 남아있는 미생물과 유기물은 멸균과정을 실패하게 한다. 재사용 의료용품은 멸균 전 반드시 세척하여 유기물이 미생물을 보호하지 않도록 한다. 여러 개로 조립된 의료용품과 이음새 있는 기구는 모든 부분을 분해해서 세척을 한다.

2) 적재 표준화

용기에 담아서 멸균하는 경우 균일하게 멸균될 수 있도록 멸균기 내 적재를 표준화해야 한다. 멸균기에서 공기의 제거는 상하로 이루어지므로 물품을 적재할 때 물품을 눕히지 않고 세워놓는다. 또한 포장재는 멸균과정 동안 증기 또는 멸균제의 침투와 공기 제거가 용이하고 E.O. 가스 멸균인 경우 E.O. 가스가 제거될 수 있어야 하며, 보관 동안 먼지, 습기, 미생물에 견딜 수 있어야 한다. 그리고 유독성분이 없어야 하고 경제적이고 쉽게 구할 수 있어야 한다.

2. 멸균기 종류

1) 스팀 멸균

100% 포화된 스팀을 이용하여 고온과 고압에서 멸균을 시행한다. 뜨거운 스팀이 물품의 표면에서 액화될 때 발생하는 액화열로 멸균이 진행되므로 멸균기 내 스팀의 확산을 방해하는 공기의 제거가 가장 중요하다. 또한 스팀 내 수분은 멸균과정 중의 물품을 젖게 만들며 적재물 사이로 스팀이 스며드는 것을 감소시킨다. 수분이 포함되어 있지 않는 100% 포화된 스팀이 질적으로 우수한 스팀 멸균기의 조건이다.

멸균 방식에 따라 중력치환멸균(gravity)와 선진공멸균(prevaccum)으로 구분되고 멸균 진행과정에 따라 정규멸균과 신속멸균으로 나눌 수 있다. 신속멸균은 수량이 부족하여 대체하기 어려운 수술기구 등을 예상치 않게 떨어뜨렸을 때를 제외하고 일상적으로는 사용하지 않는다.

(1) 적합한 물품과 기구

스팀 멸균은 열, 스팀, 압력과 습기에 안전한 의료기구를 비교적 짧은 시간 내 멸균할 수 있다. 그러나 100℃ 이상의 고온과 습기에 약한 재질의 물품과, 젤라틴 재질의 캡슐, 분말과 같이 물기가 닿으면 용해되는 물품과, 바세린, 기름과 같이 스팀이 통과하지 못하는 물품은 멸균할 수 없다.

(2) 사용방법과 주의사항

의료기구의 표면에 기름이나 유기물이 존재하면 스팀이 충분히 의료기구 표면에 접촉할 수 없으므로 의료기구는 멸균 전에 완전히 세척해야 한다. 효과적인 스팀 멸균을 위하여 공기 제거와 스팀의 침투가 필수적이므로 스팀 멸균기 내에는 구멍이 뚫리거나 망사로 바닥이 되어 있는 트레이나 바스켓에 멸균할 기구를 적절히 위치시켜야 한다.

멸균을 위해 물품을 포장할 때는 모든 관절이 있는 기구는 열어두고, 분해할 수 있는 기구는 제조사의 지침에 따라 분해한다. 예리한 기구는 기구의 끝을 보호하고, 기구를 묶는 용도로 고무줄을 사용하지 않도록 한다. 보풀은 외부-체내 반응을 일으킬 수 있고 미생물을 수술 부위로 옮길 수 있으므로 보풀이 생기지 않는 포장재질을 사용한다.

포장한 물품은 스팀의 접촉과 공기 제거를 용이하기 위하여 과적을 피하고 물품 사이마다 스팀이 순환하고 건조될 수 있도록 눈에 보이는 공간을 만든다. 공기는 위 아래로 제거되므로 물품은 선반에 수직으로 위치시킨다.

스팀 멸균 종료 직후 멸균기 내부와 물품에는 많은 수증기가 존재하므로 스팀 멸균기에서 적재물을 꺼낼 때 배기와 건조를 위하여 문을 열고 약 10분 정도 기다린 후 30~60분 정도 냉각시킨다. 뜨거운 물품의 표면이 차가운 표면에 닿게 되면 응축이 발생하며, 응축은 멸균된 물품을 젖게 만들어 오염을 유발하므로 냉각되기 이전에 포장된 물품을 멸균기에서 꺼내지 않는다.

멸균이 종료된 이후 멸균품의 포장재에 물방울을 형성하는 것을 젖은 팩이라고 한다. 젖은 팩은 멸균 포장이 잘못되거나 과적하거나 잘못 적재하는 경우, 스팀에 수분 함량이 높을 경우 발생하므로 기구와 포장재 제조사의 지침에 따라 적절하게 포장, 적재한다. 최적의 스팀이 공급되도록 설비를 구비하고 적절한 건조시간을 설정한다.

스팀 멸균기의 종류별 스팀 노출시간과 건조시간은 [표 8-4]와 같다.

| 표 8-4 | 스팀 멸균기의 종류별 노출시간과 건조시간

멸균기의 종류	스팀 노출시간		건조시간
	121℃	132℃	
중력치환멸균 (Gravity)	30분	15~25분	15~30분
선진공멸균 (Prevaccum)		4분	20~30분

2) 건열 멸균

뜨거운 공기의 전도 성질을 이용하여 멸균한다. 따라서 최소한 160℃에서 2시간 이상 멸균하므로 고온에서 장시간 견딜 수 있는 물품에 제한적으로 사용된다.

(1) 적합한 물품과 기구

건열 멸균은 높은 온도 때문에 기구와 물품이 손상될 수 있으므로 직물이나 고무에는 적합하지 않다. 주로 스팀 멸균이 어려운 젤라틴 재질의 캡슐, 분말과 같이 물기가 닿으면 용해되는 물품과, 바세린, 기름과 같이 스팀이 통과하지 못하는 물품과 열에 강한 기구에 사용된다.

(2) 사용방법 및 주의사항

내열 유리, 스테인레스 스틸 용기, 알루미늄 호일, 나일론 필름, 면 모슬린 등을 멸균할 수 있다. 건열 멸균에 적합한 포장재를 이용하여 1회 사용량으로 포장한다. 포장된 물품은 적정량을 초과하지 않도록 약간의 틈을 만들고 공기의 자유로운 순환을 위하여 건열 멸균기 챔버벽에는 물건이 닿지 않도록 한다.

3) Ethylen Oxide(E.O.) 가스 멸균

열이나 습기에 민감한 고위험기구를 비교적 저온(29~65℃)에서 멸균할 수 있는 저온멸균법이다. E.O. 가스 멸균은 산화에틸렌 가스를 멸균원으로 사용하며 멸균된 의료기구를 사용하기 전에 충분히 환기시켜 의료기구에 남아있는 가스를 완전히 제거해야 한다. 산화에텔렌 가스 자체는 폭발력과 인화력이 강하여 위험하므로 안전을 확보하기 위하여 희석제를 혼합하여 사용한다. 혼합제를 사용하지 않는 경우 멸균기 내부에 꽂을 수 있는 일회 용량의 100% 산화에틸렌 가스 카트리지 형태를 이용한다.

(1) 적합한 물품과 기구

기구 내관의 길이와 크기에 크게 제한받지 않아 대부분의 기구 멸균에 사용된다. 특히 내시경 기구와 같이 열이나 습기에 약해서 고온멸균을 할 수 없는 물품이나 기구에 적합하다. 산화에틸렌은 액체층을 통과하지 못하고 액체와 반응하여 화학부산물을 만들 수 있으므로 젖은 물품은 E.O. 가스 멸균을 하지 않는다. 또한 가죽의 색을 입히는 데에 사용되는 화학제가 산화에틸렌과 결합하여 인체에 유해한 클로르하이드린을 형성하기 때문에 가죽제품은 E.O. 가스 멸균을 하지 않는다.

(2) 사용방법과 주의사항

산화에틸렌은 인체에 유해하므로 멸균기 제조사와 멸균제 공급자의 추천 방식을 따라서 산화에틸렌 가스를 안전하게 사용해야 한다.

멸균기의 벽에 닿지 않도록 물품을 적재하고 멸균 파우치는 세워서 적재하고 다른 물품 위에 쌓는 것은 피한다. 과적은 적절한 공기 제거와 물품의 가습, 멸균제의 침투와 잔존 가스의 제거 등을 방해한다.

E.O. 가스 멸균은 적절한 노출시간(2~5시간), 농도(450~1,200mg/L), 온도(29~65℃), 상대습도(45~85%)하에서 효과적이다. 멸균을 종료하면 일반적으로 50℃에서 12시간, 60℃에서 8시간 동안 공기를 정화시키고 멸균 물품을 꺼낸다. 멸균 물품을 실은 카트를 운반할 때는 밀지 말고 끌어서 작업자의 노출을 예방한다.

4) 과산화수소 플라즈마 가스 멸균

58%의 과산화수소를 멸균원으로 사용하며, 46±2℃에서 멸균하는 저온 멸균법이다.

(1) 적합한 물품과 기구

과산화수소 가스 플라즈마는 열에 약한 기구에 적합한 저온멸균법으로 다양한 물품을 멸균할 수 있다. 내경의 구경과 길이에 따라 사용에 제한이 있으므로(표 8-5) 멸균기 제조사의 권고를 따른다. 파우더나 종이, 린넨, 셀룰로오스와 같은 흡수성 물질과 액체, 오일은 멸균할 수 없다.

| 표 8-5 | 플라즈마 멸균의 내경 및 재질에 따른 멸균 가능 조건

금속(Metal)의 경우	금속 외(Non-Metal)의 경우
내경 1mm의 경우, 길이 12.5cm까지 내경 2mm의 경우, 길이 25cm까지 내경 3mm의 경우, 길이 40cm까지	내경 1mm~1m까지

(2) 사용방법과 주의사항

초기에 가열과 습기 제거를 위한 진공과정이 이루어진다. 과산화수소를 넣고 확산시킨 후 플라즈마를 생성하고 멸균이 끝나면 과산화수소를 물과 산소로 분해시킨다. 과산화수소의 부산물이 증기와 산소이므로 냄새가 없고 해로운 물질이 생성되지 않는다. 만약 멸균기 사용 후 냄새가 난다면 멸균기를 점검해야 한다.

포장재는 폴리프로필렌(부직포) 혹은 타이백 파우치를 사용한다. 과산화수소가 충분하지 않으면 기구의 표면에 도달하기 이전에 반응하거나 흡수되어 멸균과정이 실패하므로 과도하게 적재하지 않는다.

멸균방법별 장점과 단점은 [표 8-6]과 같다.

| 표 8-6 | 멸균방법별 장·단점

	장점	단점
스팀 멸균	• 환자, 직원, 환경에 독성 없음 • 멸균 가능한 기구나 물품의 종류 많음 • 24분~60분 정도 멸균시간 짧음 • 상대적으로 경제적임	• 열에 민감한 기구에 적용 못함 • 바세린, 오일과 같이 수분을 포함하지 않는 물품에 적용 못함 • 물기가 남아있을 경우 부식의 원인이 됨 • 고온으로 화상 위험 있음
건열 멸균	• 환자, 직원, 환경에 독성 없음 • 스팀 침투가 불가능하고 여러 부속품으로 분해하기 어려운 기구의 고온멸균에 효과적임. • 유리의 표면을 부식시키지 않음	• 열에 불안정한 기구에 적용 못함 • 최소한 160℃에서 2시간 이상 필요하므로 스팀 멸균에 비하여 시간이 소요됨
E.O. 가스 멸균	• 일회 용량의 100% 산화에틸렌 가스는 카트리지 형태이므로 카트리지 음압인 챔버에서 E.O. 가스의 누출이나 노출 없음 • 29~65℃ 비교적 저온에서 멸균하므로 열에 민감한 고가 기구에 적합 • 대부분의 의료재질과 적합함	• 잔재하는 E.O. 가스 제거를 위해 온도에 따라 8~12시간의 정화 필요 • E.O. 가스는 독성이 있고, 발암성, 가연성임 • E.O. 가스 방출에 대한 규정이 국가마다 다름 • E.O. 가스의 카트리지는 가연성 액체 보관장에 따로 저장해야 함 • E.O. 가스 노출시간이 2~5시간, 정화시간이 8~12시간으로 적용 주기와 정화시간이 김
과산화수소 플라즈마 가스 멸균	• 분해산물이 물과 산소이므로 잔류독성 없어 환경과 의료인에게 안전 • 28~73분의 비교적 짧은 작용시간·정화시간 필요 없음 • 50℃ 이하의 비교적 저온에서 멸균하므로 열과 습도에 민감한 물품에 사용 • 대부분의 의료기구 사용 가능	• 섬유질(종이), 린넨은 과산화수소를 흡착하므로 사용할 수 없음 • 고가의 특수 포장재 필요 • 관이 길거나 좁은 경우는 부적합 • 노출기간 총 과산화수소의 농도가 1ppm 이상 되면 독성 가능성 있음

3. 멸균의 확인

1) 표시자

(1) 기계적 감시

멸균과정이 완료되면 멸균기에 부착되어 자동적으로 기록되는 기록지를 검토함으로써 기계적 감시를 시행한다. 기계적 감시는 멸균과정 동안의 조건, 즉 온도, 멸균시간, 건조시간, 압력을 판독하여 멸균기 성능의 이상 유무를 확인하는 과정으로 실제 멸균이 되었는지를 확인하는 것이 아니라 멸균기의 기능을 확인하고 멸균기 챔버 내부의 상태를 측정함을 의미한다.

보위딕검사(bowie-dick test)를 통해 선진공 스팀 멸균기 챔버 내부에 잔여 공기를 효과적으로 제거하였는지 및 스팀이 충분히 침투하였는지를 확인하고, 진공누설검사(leak test)를 통하여 최고·최저 압력의 차이를 파악하여 멸균기의 이상 여부를 확인한다.

(2) 화학적 표시자(Chemical Indicator: CI)

물품 외부에 부착하여 멸균기 내의 화학적, 물리적 조건에 대하여 화학적으로 반응하도록 고안된 멸균과정 감시 도구이다. 외부 화학적 표시자(external chemical indiacator)와 내부 화학적 표시자(internal chemical indicator)로 구분된다. 외부 화학적 표시자는 테이프, 일자 표시 라벨과 같이 멸균품의 표면에 부착시켜 색깔의 변화를 볼 수 있도록 하는 것으로 물품이 멸균과정에 노출되었는지를 외부에서 확인하기 위하여 사용한다.

내부 화학적 표시자는 스트립(strip)과 같이 멸균하려는 물품의 내부에까지 멸균제가 침투하였는지 확인하기 위하여 사용한다. 만약 물품 내부의 내부 화학적 표시자의 결과를 물품 외부에서 육안으로 확인할 수 있다면, 외부 화학적 표시자는 사용하지 않아도 된다. 화학적 표시자에 색 변화 등의 반응이

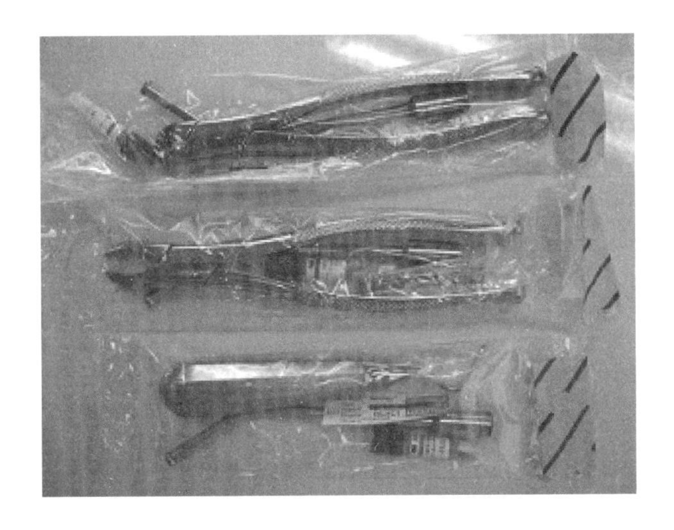

[그림 8-3] 내부·외부 화학적 표시자의 색깔 변화

출처: 구글이미지 http://m1.daumcdn.net/cfile213/R400x0/135B3A374DAFE7AF0E1131

없거나 확실치 않으면 멸균과정 이상으로 규정하여 내용물을 사용하지 않도록 한다.

(3) **생물학적 표시자**(Biological Indicator: BI)

생물학적 표시자는 해당 멸균방법에 가장 내성이 강하다고 알려진 아포를 생성하는 세균을 이용한 멸균 감시방법으로 멸균을 확인할 수 있는 가장 확실하고 신뢰할 수 있는 방법이다. 멸균방법에 따라 다른 종류의 균주(표 8-7)를 이용하여 정기적으로 검사할 뿐 아니라 멸균기를 처음 설치할 때, 멸균기를 이동할 때, 멸균기에서 오작동이 발생하였을 때와 중대한 수리 후 비정기적으로 검사하며 이 경우 3회 연속 실시한다.

매일 사용하는 스팀 멸균기는 매일 또는 모든 멸균 회차마다 정기검사를 실시하는 것이 바람직하며, 매일 사용하지 않는다면 최소한 주 1회 이상 생물학적 표시자 검사를 실시한다. E.O. 가스 멸균은 모든 멸균 회차에 정기검사

| 표 8-7 | 멸균방법에 따른 생물학적 표시자

멸균방법	균주명
스팀 멸균	*Geobacillus stearothermophilus*
건열 멸균	*Bacilus atrophaeus*
E.O. 가스 멸균	*Bacilus atrophaeus*
과산화수소 플라즈마 가스 멸균	*Geobacillus stearothermophilus*

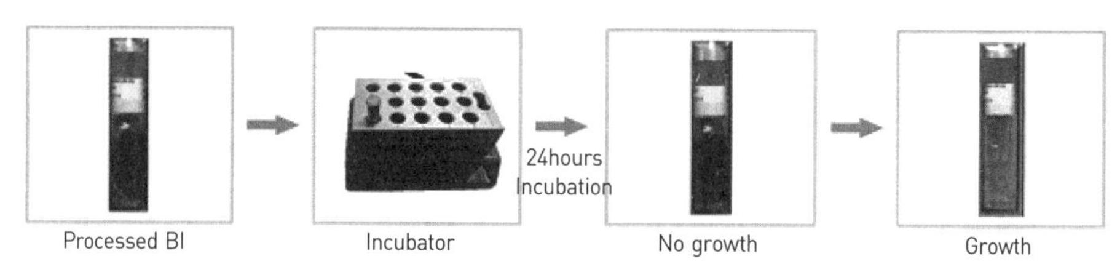

Bacterial spores(*Geobacillus stearothermophilus*)가 포함된 생물학적 표시자를 멸균품과 함께 멸균한 후 배양기에서 24시간(55~60℃) 배양 후 색상이 변하지 않았다면 멸균이 되었음을 색상이 노란색으로 변화하였다면 멸균에 실패하였음을 의미

[그림 8-4] 산화수소 플라즈마 멸균기에서 생물학적 표시자 사용 예

를 실시하고 과산화수소 플라즈마 멸균은 매일 정기검사를 실시한다.

2) 판정 결과에 따른 관리

멸균기와 멸균품의 기계적 감시, 화학적 표시자, 생물학적 표시자 검사에서 이상이 발견되었다면 해당 멸균과정을 거친 의료기구나 물품이 제대로 멸균되었음을 보장할 수 없으므로 오염기구나 물품으로 간주한다. 따라서 해당 멸균과정을 거친 의료기구나 물품을 즉시 수거하여 오염기구나 물품이 환자에게 사용되는 것을 막아야 한다.

보위딕검사는 멸균기 내부의 온도가 적정 수준으로 올라가지 못하면 오류가 날 수 있으므로 멸균기 작동 전 첫 번째 테스트에서 오류가 발생하면 재점검한다. 재점검해서도 오류가 발생하면 멸균기 점검을 실시한다. 멸균기록, 멸균 장비의 점검, 멸균과정에 문제가 발생한 멸균품을 회수하고 기록을 남긴다.

시간, 온도, 압력과 같은 기계적 감시지표나 화학적 표시자에서 문제가 발생되면 해당 멸균과정을 거친 물품의 사용을 즉각 중지한다. 생물학적 표시자에 문제가 발생한 경우, 스팀 멸균기에서 1회 양성이면 멸균과정의 적절성을 확인한다. 멸균과정이 적절하지 않았거나 조작하는 사람이 실수하였다는 증거가 없다면 모든 물건을 당장 회수할 필요는 없다. 그러나 멸균대상이 이식물(implant)이라면 즉시 회수하여 재멸균(resterilization)한다. 추가로 생물학적 표지자가 양성으로 확인되면 멸균기 점검을 진행하며, 해당 멸균번호에 관련되는 멸균품은 모두 회수하여 재멸균한다. 다음 생물학적 표시자가 음성으로 진행될 때까지 생물학적 표시자를 매 멸균 주기마다 사용하여 점검한다. 스팀 멸균기 이외 다른 멸균기의 경우 1회 양성이면 멸균되지 않은 것으로 간주하고 관련 물품을 회수하여 재멸균한다. 회수한 물품은 회수기록대장에 기록한다.

4. 멸균물품의 보관

멸균한 물품은 사용하기 전까지 손상과 오염 없이 멸균 상태를 유지해야 한다. 멸균물품 보관실은 출입을 제한하고 환기가 잘되고, 온도와 습도가 조절되는 환경이어야 한다. 멸균물품 보관실 권장 온도는 18~24℃, 습도는 30~60%로 70%를 초과하지 않도록 한다. 습도가 30% 미만으로 낮을 경우 화재가 발생할 위험이 높고 70%를 초과할 경우 진균을 포함한 미생물로 오염될 위험이 높다. 권장 환기 횟수는 시간당 10회, 공기 압력은 보관실의 압력이 주변 공간의 압력보다 높도록 양압을 유지하여 공기로 인한 오염 가능성을 줄인다.

중앙공급실과 같은 중앙 멸균부서의 멸균물품 보관장 또는 카트는 하수

시설, 창문, 통풍구로부터 떨어진 곳에 위치하여야 하며, 바닥에서 20~25cm, 벽으로부터 5cm 이상, 천정으로부터 45cm 이상 간격을 유지하여 청소나 누수 등으로 오염될 위험을 피해야 한다.

사용 부서는 멸균물품이 오염되지 않도록 보관장에 보관한다. 멸균된 물품은 보관할 때는 불필요한 접촉과 과적을 피하며, 무거운 물품은 선반 하단에, 자주 쓰는 물품은 선반 중간에, 자주 쓰지 않는 물품은 선반 상단에 보관한다. 멸균상태를 확인할 수 있는 표시자와 제품명이 보이도록 진열하고 선입선출(first in, first out)을 지켜 유효기간이 짧게 남은 물품을 먼저 사용한다.

V 〉 결론

의료기관 내에서 세척, 소독, 멸균과정은 어떤 기구나 물품에 어떤 소독제를 사용하느냐만을 고려하는 단순한 문제가 아니다. 의료기구의 구입 단계부터 1회용을 선택할 것인지, 재사용으로 제조 허가된 제품을 선택할 것인지, 재사용제품을 선택할 경우 세척, 포장, 소독·멸균, 보관과정을 어떻게 적용할 것인지, 누가 책임질 것인지 등을 고려해야 하는 체계적인 과정이다. 그러므로 의료기관 내 세척, 소독과 멸균과정은 의료관련감염 관리의 중요한 부분으로서 관련된 직원들은 의료기구의 감염위험성에 따라 적합한 소독과 멸균 수준을 판단, 수준에 맞는 소독법과 멸균법 선택, 소독과 멸균 수준에 적합한 소독제 성분 및 상품 선택, 기구의 재질과 상황에 적합한 멸균방법 선택, 선택한 소독과 멸균법을 올바른 과정과 절차에 따라 수행, 소독과 멸균과정이 완벽하게 이루어졌는지 확인하는 질 평가를 해야 한다. 이런 과정들이 체계적으로 수행될 때 우리는 환자를 의료관련감염으로부터 안전하게 보호할 수 있다.

참고문헌

대한감염관리간호사회, 감염관리학, 서울; 현문사, 2012.

대한감염관리간호사회, 의료기관의 소독과 멸균, 질병관리본부 용역과제, 2012.

대한의료관련감염관리학회, 의료기관의 감염관리, 한미의학, 2017.

명근희, 표준화된 내시경 소독 방법이 내시경적 역행성 담췌관조영술 후 감염 발생에 미치는 효과, 울산대학교 석사학위논문, 2010.

병원중앙공급간호사회, 제3차 한국 멸균관리표준, 2011.

보건복지부, 의료기관 사용 기구 및 물품 소독 지침 [시행 2017.6.22] [보건복지부고시 제2017-101호, 2017.6.22. 개정]

이숙자, 심명숙, 김성화, 김경자, 멸균의 원리와 실제, 초판, 서울; 현문사, 2004:117,322-25.

Centers for Disease Control and Prevention (CDC). CDC web site on HAIs. Guide to infection prevention for outpatient settings: Minimum expectation for safe care. http://www.cdc.gov/HAI/settings/outpatient/outpatient-care-guidelines.html (Updated on 2 May 2012).

Centre Healthcare Related Infection Surveillance and Prevention(CHRISP). CHRISP web site on Sterilizing Services. Disinfection and Sterilization Infection Control Guidelines. http://www.health.qld.gov.au/chrisp/sterilising/large_document.pdf (Updated on 28 November 2008).

Dancer SJ, Stewart M, Coulombe C, Gregori A, Virdi M., Surgical site infections linked to contaminated surgical instruments, J Hosp Infect 2012;81:231-8.

Healthcare Infection Control Practices Advisory Committee (HICPAC), CDC web site on HICPAC. Guideline for disinfection and sterilization in healthcare facilities, 2008. http://www.cdc.gov/hicpac/disinfection_sterilization/13_0sterilization.html (Updated on 29 December 2009).

Infection Control Association Singapore(ICAS), ICAS web site on Education, The ASEAN Guidelines for Disinfection and Sterilization of Instruments in Health Care Facilities. http://www.icas.org.sg/guidelines/ASPIC%20 ASEAN%20guidelines%20for%20Sterilization%20and%20Disinfection%20 2011%20rev.pdf (Updated on 2012).

International Association of Healthcare Central Service Material Management (IAHCSMM), Central Service Technical Manual, 7thedition, Chicago;IAHCSMM, 2007:265-360.

International Association of Healthcare Central Service Material Management (IAHCSMM), Immediate Use Steam Sterilization. AAMI web site.

Patient Safety Branch Ministry of Health, Best Practice Guidelines for the Cleaning, Disinfection and Sterilization of Medical Devices. http://www.health.gov.bc.ca/library/publications/year/2011/Best-practice-guidelines-cleaning.pdf(Update on 19 Decber 2011).

Rutala W A, et al., Guideline for Disinfection & Sterilization in health care facilities, CDC, 2008.

Tosh PK, Disbot M, Duffy JM, Boom ML, Heseltine G, Srinivasan A, et al., Outbreak of Pseudomonas aeruginosa surgical site infections after arthroscopic procedures: Texas, 2009. Infect Control Hosp Epidemiol 2011;32:1179-86. http://www.aami.org/news/2011/032211.press.sterilization.html(Updated on 22 March 2011).

9장

환경관리

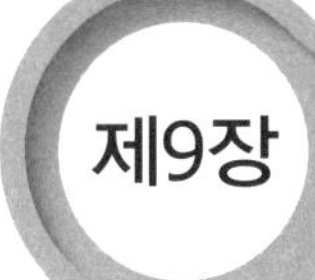

제9장 환경관리

숙주, 미생물, 환경 이 세 가지가 감염 현상을 좌우하는 주요 요소들인데, 이 중 환경의 중요성이 의료관련감염 관리에서 더욱 중요해지고 있다. 환경이 주요 의료관련감염 병원체들의 저장소가 될 수 있으며, 환경에 단기간 및 장기간 남아 있는 미생물들이 의료관련감염의 중요한 원인이 된다. 청결한 환경의 유지는 감염관리에서 중요하고 기본적인 요소이며, 깨끗하고 안전한 환경을 유지하는 것은 의료관련감염을 감소시키는데 필수적이다. 따라서 병원환경에서 발생하는 미생물을 완전히 제거하기는 어려우나 지속적인 관리로 감염위험을 최소화하도록 노력하여야 한다. 감염위험을 최소화하기 위한 병원환경관리로 공기관리, 물관리, 청소, 환자치료 구역 내의 꽃과 식물, 의료폐기물 관리, 세탁물관리, 의료기관의 신축, 개조, 수리, 보수에 대해 살펴보도록 한다.

I 공기관리

1. 공기관리의 필요성

감수성이 있는 사람이 공기 중에 존재하는 공기전파 병원체에 노출되면 감염질환이 발생한다. 공기전파 병원체는 여러 가지 매개체, 즉 사람, 공기흐름, 물, 건축 자재 또는 기구를 통해 의료기관 내로 유입되어 다양한 실내 환경 속에서 증식하며 공기 중에 흩어져서 의료관련감염을 일으킨다. 공기매개 병원체는 1∼5㎛ 크기의 비말핵(airborne droplet nuclei) 상태로 공기 중에 부유하면서 공기의 흐름을 통해 병원 내 전파된다. 따라서 공기유출이나 먼지가 쌓이는 것을 예방하기 위하여 환기, 냉난방 필터가 적절하게 설치되고, 유지·관리되어야 한다.

2. 공기매개 감염을 예방하기 위한 방법

1) 공기매개 병원체 관리를 위한 공조시스템이란?

공조시스템이란 냉·난방, 환기, 공기조절 장치로 외부로부터 유입되는 공기를 여과하고 조절(난방, 냉방, 가습, 제습)한 뒤 병원 내 각 부서에 깨끗한 공기를 공급하는 기능을 하는 것으로서, 적절한 실내온도와 습도를 유지하며 악취와 오염 물질을 제거하고 감수성이 있는 환자 및 직원이 공기매개 병원체에 노출로 인한 감염을 최소화하도록 하기 위함이다.

2) 공기관리를 위한 환경관리

(1) 공조시스템 기본요소와 운영

중앙공조시스템은 외부 공기가 공조시스템으로 유입되면, '저효율 필터'를 통과하여 큰 사이즈의 먼지와 미생물이 제거된다. 이후 배관으로 유입된 공기는 적절한 온도와 습도를 맞춘 후 추가 필터를 통과하여 공기 청정도를 높인다. 이후 의료기관 내 공간으로 유입된 공기는 다시 배기배관시스템을 통해 공조시스템으로 다시 유입되어 일부는 외부로 배기되고 나머지 공기는 새로 유입된 공기와 혼합되어 오염 물질 제거를 위해 필터를 통과한다. 화장실이나 다른 오염된 공간에서 배기된 공기는 보통 대기 중으로 바로 배출된다.

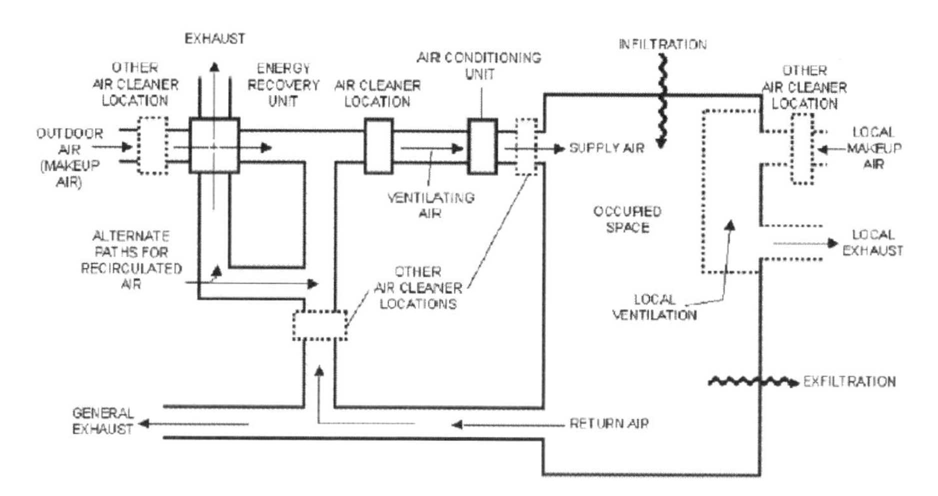

Outdoor air and recirculated air pass through air cleaners (e.g., filter banks) designed to reduce the concentration of airborne contaminants. Air is conditioned for temperature and humidity before it enters the occupied space as supply air. Infiltration is air leakage inward through cracks and interstitial spaces of walls, floors, and ceilings. Exfiltration is air leakage outward through these same cracks and spaces. Return air is largely exhausted from the system, but a portion is recirculated with fresh, incoming air.
* Used with permission of the publisher of reference 214 (ASHRAE)

[그림 9-1] 의료기관 환기체계 도면

결핵 환자 병실 공기는 가능한 한 바로 외부로 배출되며 재순환하는 경우에는 고효율 필터를 통과한다. 자외선 조사는 공기 청정을 위해 사용할 수 있으나 고효율 필터를 대신할 수 없다.

(2) 공기조절

① 온도, 습도

온도는 각 부서의 특성에 따라 다른데, 수술실, 내시경실과 같은 부서는 20～23℃를 그 외 대부분의 부서는 21～24℃를 유지해야 하고, 습도는 30～60%를 유지해야 하고, 습도가 60% 이상이 되면 불쾌감과 미생물의 성장이 촉진된다.

② 환기

병원에서 환기율은 ACH(air change per hour)로 표시하고, 공기 중 먼지 제거를 위한 가장 효과적인 환기횟수는 12~15ACH이고, 환기률은 부서의 특성에 따라 다양하다.

| 표 9-1 | 시간당 환기횟수와 공기오염물의 99% 또는 99.9% 제거효과를 얻기 위해 필요한 시간

시간당 공기교환횟수	99% 제거시간(분)	99.9% 제거시간(분)
2	138	207
4	69	104
6	46	69
8	35	52
10	28	41
12	23	35
15	18	28
20	14	21
50	6	8

출처: Guidelines for preventing the Mycobacterium tuberculosis in health-care facilities, 2005(MMWR)

③ 층기류

층기류는 공기가 한 방향으로 흐르는 것을 말하는 것으로 고효율 필터(high efficiency particulate air filter: HEPA 필터)를 통해 천장이나 벽을 통해 유입된 공기가 수평 또는 수직 방향으로 흘러나가도록 하여 공기의 교류가 발생하지 않게 한다. 층기류는 고위험 환자가 공기전파 병원체에 의한 의료관련감염의 위험률을 감소시키기 위해 역격리 병실에서 사용되지만 그 효과에 대한 충분한 자료가 부족하다.

④ 가압(음압, 양압)

가압은 인접한 두 개의 공간 간에 압력의 차이를 말하는데, 공기는 압력

이 높은 곳(양압)에서 압력이 낮은 곳(음압)으로 흐른다. 공기 유입구와 배출구는 청결해야 하며 필터를 통과한 공기가 병실의 한 면에서 유입되어 환자의 침상을 통과한 후 다른 면으로 배출되도록 위치시킨다. 양압·음압 상태 확인하는 방법으로는 설비 시 압력계가 설치되어 있어야 하며, 그렇지 않다면 연기, 티슈 등을 이용하여 측정한다. 수치 측정은 일반적으로 필요하지 않고 측정 빈도 또한 권장사항이 없다(OSHA 규정, 공기매개 감염을 위한 격리실의 경우에 1회/일 확인하도록 되어 있다).

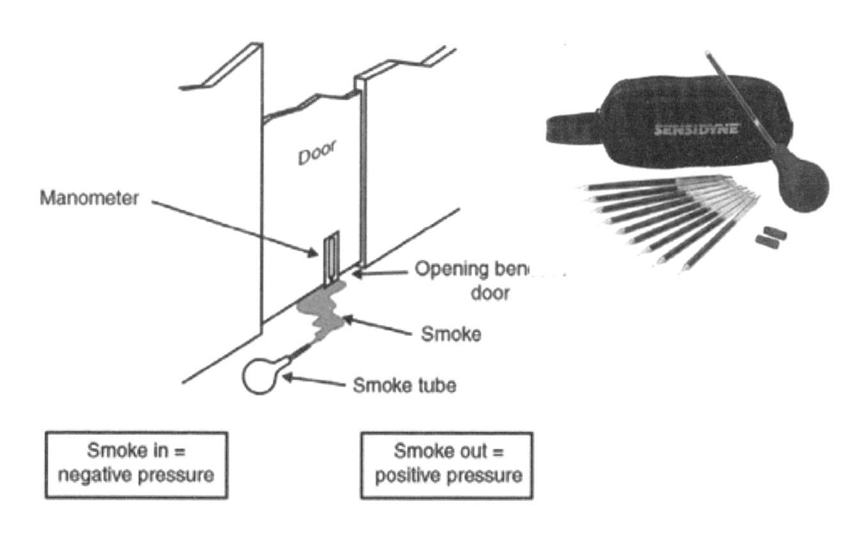

[그림 9-2] 스모그테스트 방법

(3) 필터

① 필터의 종류와 기능

필터는 공기 중의 먼지 입자를 물리적으로 제거하는 것으로 실내 공기를 적합한 수준으로 정화한다. 필터는 다음과 같이 세 가지 종류가 있다.

㉠ 저효율 필터(Pre-filter): 직경 1~5㎛ 크기의 입자를 20~40% 여과시킴

㉡ 중효율 필터(Medium filter): 직경 1~5㎛ 크기의 입자를 90% 이상 여과시킴

㉢ 고효율 필터(HEPA filter): 직경 0.3㎛ 크기의 입자를 99.97% 이상 여과시킴

② 필터관리

공기청정도는 필터의 밀도에 따라 달라지며, 이러한 밀도 때문에 팬을 사용하여 강하고 효과적으로 공기의 흐름을 유지해야 한다. 필터의 기능을 유지하기 위해 감시와 제조회사의 설명서에 따라 필터를 교환해야 하며, 정기적으로 적절한 기능을 유지하는지 점검한다. 필터를 제거할 때는 사용한 필터를 바로 수거하며, 일반 쓰레기와 동일한 방법으로 처리한다.

| 표 9-2 | 의료기관 내 부서별 필터 설치 기준 및 여과율

부서	필터 설치 개수	공기여과율(%)	
		첫 번째 필터	두 번째 필터
병실, 외래, 진료/치료실 멸균 및 세척 작업을 실시하는 부서 (예, 중앙공급실)	2	30	90
보호격리실, 수술실	2	30	99.97
검사실	1	80	-
행정부서, 창고, 조리장, 세탁실 등	1	30	-

출처: CDC. Guidelines for environmental infection, control in health-care facilities: recommendation of CDC and HICPAC, MMWR. 2003;52(RR-10): 219.

(4) 자외선 조사(Ultraviolet Germicidal Irradiation: UVGI)

자외선 조사는 세균과 진균의 성장을 제한하거나 예방하기 위하여 사용하고, 살균 목적으로 사용되는 대부분의 상업용 자외선 등은 253.7nm 파장을 갖는다. UVGI의 임상적인 효과에 대해서는 논쟁의 여지가 있으므로 HEPA filter를 대체하거나 공기매개성 질환 격리실에 UVGI를 권장하지 않는다.

3) 공기관리의 기본원칙

(1) 공조시스템 관리

건물의 재공기 유입구는 배출구로부터 25피트(7.6m) 이상 떨어진 곳에 위치하며 지표면으로부터 6피트(1.8m) 이상, 건물 옥상 높이보다 3피트(0.9m) 이상 되는 곳에 위치한다. 역격리실과 수술실은 창문이나 병실문을 통한 환기를 하지 않으며, 공기매개 감염을 위한 격리실은 기준 조건을 충족시키지 못한다면 사용하지 않는다.

공조시스템은 먼지 입자 및 습기 제거와 환기시설이 기준에 맞게 작동하는지를 주기적으로 감시하며 온도, 환기, 공기 필터가 적절하게 설치되고 유지되는가 또한 확인한다. 건물에서 순환된 후 배출된 공기는 건물 내로 재유입되는 것을 최소화하기 위하여 건물 옥상보다 더 높은 곳에 위치하도록 한다.

중앙공조시스템인 병원건물에서는 응급 상황을 제외하고 항상 비상문과 창문은 닫아 두어야 한다. 또한 전력공급이 중단되었을 때를 대비하여 비상 전력 사용에 대한 대책을 마련하여야 하는데, 역격리실(양압유지), 격리실(음압유지), 수술실, 응급실 및 중환자실의 공기청정과 환기시설의 복구를 우선적으로 해야 한다. 적절한 환기가 필요하거나 환기시스템에 문제가 발생하였을 경우는 환기기구(이동식 환풍기 또는 필터)를 임시적으로 사용한다. UV 조사 등은 천장 주위의 벽 또는 천장 혹은 격리실 공기가 나가는 배출구 내와 객담을 유발하는 밀폐된 공간 또는 부스 내에 설치한다.

(2) 특수부서의 공조시스템

① 면역저하자를 위한 역격리실

역격리실을 신축할 때 병실 안에 유입된 공기청정을 위해 고효율 필터

(HEPA)를 장착한다. 공기유입구와 배출구는 청결해야 하며 필터를 통과한 공기가 병실의 한 면에서 유입되어 환자의 침상을 통과한 후 다른 면으로 배출되도록 위치한다. 역격리실의 모든 출입문은 자동문으로 하며, 역격리실 신축 시 층기류를 사용하지 않는다.

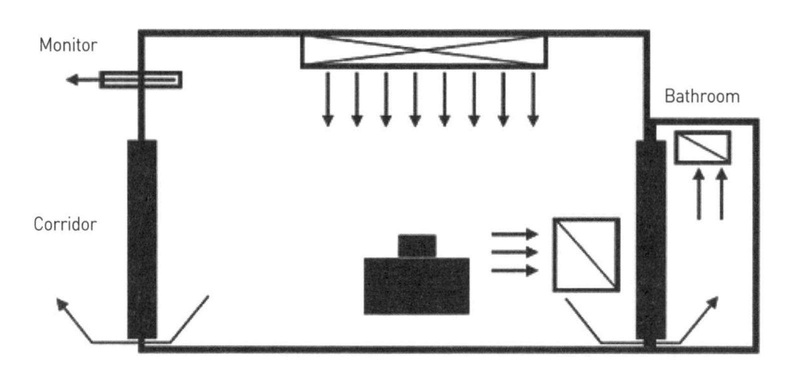

[그림 9-3] 양압 병실 모식도

출처: CDC. Guidelines for environmental infection control in health-care facilities: recommendation of CDC and HICPAC, MMWR, 2003;52(RR-10): 35.

| 표 9-3 | 양압 병실의 조건

적용	중증면역저하환자(장기이식 또는 동종골수이식 호중구 감소증 환자) 병실과 정형외과 수술실
조건	병실 내로 유입되는 공기량이 배출되는 공기량보다 >125cfm 많음
	공기 압력의 차이는 2.5~8Pa, 8Pa가 이상적, 병실은≥2.5Pa 유지
	병실은 밀폐되어 있어야 하며 공기 누출 정도는 0.5sq.ft
	공기는 청결한 곳에서 오염된 곳으로 흐름, 모니터링 실시 및 기록
	필터를 다시 통과한 공기는 재순환

역격리실에서 치료를 받는 공기전파 감염(수두 및 결핵 등)을 앓고 있는 면역저하 환자를 보호하기 위해서는 다음을 준수한다.

㉠ 환자병실은 양압을 유지한다.

㉡ 전실을 사용하고, 공기가 재순환된다면 공기 출구에 HEPA 필터를 설치한다.

㉢ 전실이 없는 경우는 음압격리실에 격리하며 휴대용 HEPA 필터를 사용한다.

② 음압격리실

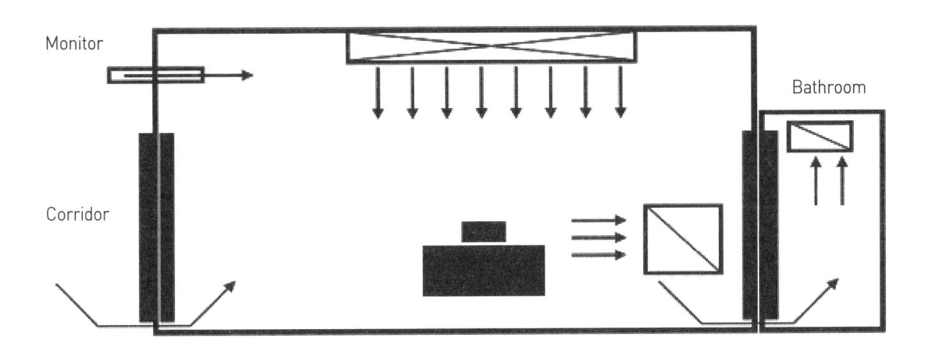

[그림 9-4] 음압 병실 모식도

출처: CDC. Guidelines for environmental infection control in health-care facilities: recommendation of CDC and HICPAC, MMWR, 2003;52(RR-10):36.

| 표 9-4 | 음압 병실의 조건

적용	기관지경 검사실, 부검실, 공기전파 질환을 예방하기 위한 격리실
조건	병실에서 배출되는 공기량(분당 50ft³ 이상)이 유입되는 공기량보다 >125cfm 많음
	공기 압력의 차이는 2.5~8Pa, 병실은 ≥ −2.5Pa 유지
	병실은 밀폐되어 있어야 하며 공기 누출 정도는 0.5sq.ft
	공기는 청결한 곳에서 오염된 곳으로 흐름, 모니터링 실시 및 기록
	병실 내 순환된 공기는 의료기관 건물 외부로 배출(공기가 유입된 곳에서 멀리 떨어져 있는 곳이나 교통량이 적은 장소)되거나 재순환 시 HEPA 필터 통과

| 표 9-5 | 의료기관 내 공기관리 요약

분류	공기격리실[1] (AII)	보호격리실 (PE)	일반병실[2]	격리방 전실	수술실
공기 압력	Negative	Positive	Positive, negative, orneutral	Positive or negative	Positive
공기 교환 횟수	≥ 6ACH (기존) >12ACH (건축신축 또는 보수공사 시)	>12ACH	>6ACH	≥10ACH	≥15ACH
밀폐	YES	YES	NO	YES	YES
필터 공급	90%	99.97%[4]	≥90%	≥90%	90%
재순환	No[3]	Yes	Yes	No	Yes

1) Bronchoscopy 시행 공간 포함.
2) 중환자실 안에 있는 소수의 방은 양압과 HEPA filter가 갖추어 있어야 한다.
3) 배기된 공기가 의료기관 내 재순환되는 경우, 병실에 재유입되기 전에 HEPA filter를 촐과해야 함.
4) 고효율 필터(0.3㎛ 크기의 입자를 99.97% 제거함)를 사용

출처: Guideline for environmrntal infection control in healthcare facilities: recommendation of CDC and HICPAC, 2003;39.

Ⅱ 〉 물관리

1. 물관리의 중요성

병원내 환경에서 물에 의하여 매개되는 미생물은 *Pseudomonas spp., Acinetobacter spp., Legionella spp.* 등이 있다. 이러한 균은 수돗물이나 싱크대와 직·간접 접촉에 의하여 감염을 발생하거나 병원의 건축 또는 샤워기에서 발생하는 에어로졸을 환자가 흡입할 경우에도 감염을 일으킬 수 있다.

2. 확인된 레지오넬라 폐렴 환자가 발생하지 않은 의료기관의 예방방법

1) 물이 주된 감염소이므로 물의 사용에 주의를 기울이는 것과 전체적인 물 공급시스템의 관리가 필요한 데 일반적 예방지침은 다음과 같다

① Nebulizer를 포함한 호흡기계 기구에 사용하는 물은 수돗물이 아닌 멸균수를 사용한다.

② 중환자에게 사용하는 호흡치료 기구를 화학 소독으로 멸균하는 경우 헹구는 물은 수돗물 대신 멸균수를 사용한다.

③ 비말을 형성하는 가습기는 사용하지 않으며 불가피한 경우 매일 소독하고 멸균증류수를 사용하여 관리한다.

④ 건물을 새로 지을 때는 냉각탑이 환기장치와 멀리 떨어져 있게 하고, 비말의 분출을 최소화할 수 있게 냉각탑을 설치한다. 효과적인 살균제 처리를 하며, 시공자의 권장사항대로 냉각탑을 운용하며 기록지를 작성하여 보관한다.

⑤ 수도꼭지에서 나오는 물의 온도는 51℃ 이상, 20℃ 미만으로 유지한다.

⑥ 온수의 유리잔류 염소농도를 1～2mg/L를 유지한다.

2) 투석용수와 투석액 관리

투석 시 제공되는 물은 환자에게 해를 줄 수 있는 화학적·미생물적 오염물질이 포함되면 안 되므로 정기적인 검사를 실시하고 비정상 소견 발생시에는 재검을 실시한다. 투석실 내 물 공급시스템은 정해진 지침에 따라 정기적으로 소독하고(매달 1회 권장), 투석 시 제공되는 물은 미생물수와 내독소 농도의 한계를 넘어서지 않도록 한다. 저장 탱크가 투석시스템에 사용될 때, 탱크는 주기적으로 배출하고 소독하고, 투석실 미생물 검사는 다음과 같이 실시한다.

① 투석용수/투석액은 유행발생 시와 최소 매월 1회 세균학적 평가를 실시한다.
② 투석용수와 투석액은 기준치를 넘지 않도록 유지한다.

| 표 9-6 | 투석용수/투석액 미생물과 내독소 기준: AAMI(Association for the Advancement of Medical Instrumentation) 수질기준 2013

	Bacterial count(CFU/mL)	Endotoxin(EU/mL)
Dialysate water	<100(action level 50)	<0.25(action level 0.125)
Dialysate	<100(action level 50)	<0.25(action level 0.125)

3) 제빙기(Ice machines)와 얼음

손으로 얼음을 직접 만지지 말고 얼음을 만지기 전에는 손을 씻고, 얼음 뜨는 용기는 깨끗한 상태를 유지하며 바닥에 닿지 않도록 유지한다. 얼음저장소에 얼음을 뜨는 용기를 넣어두지 않도록 하고, 약물 또는 치료용 용액을 차게 하기 위해 얼음을 사용하지 않는다. 얼음저장소의 세척과 소독, 유지는 제조사의 지침에 따라 정기적으로 실시한다.

4) 기타 물 사용관련 의료기구

작은 크기의 수치료용 욕조물은 잔류염소 농도가 15ppm을 유지하도록 하고 수치료용 수영장은 2~5ppm의 전류염소 농도를 유지한다. 내시경 세척 시 사용하는 물은 0.1~0.2㎛로 필터된 물이나 멸균수를 사용하고 치과치료용 물은 음용수 기준으로 <500cfu/ml를 사용한다.

3. 레지오넬라 폐렴의 발생이 확인된 의료기관의 2차 예방방법(온수시스템이 원인인 경우)

① 1회 오염제거방법은 급수시스템의 각 출구에 71~77℃ 이상 또는 10mg/L(10ppm 이상) 이상의 잔류염소를 포함하고 있는 물을 5분 이상 흐르도록 한다.

② 1회 오염제거방법 이후에는 출구의 온도를 51℃ 이상, 20℃ 미만으로 유지하거나 온수의 잔류염소가 1~2mg/L(1~2ppm)를 유지하도록 한다.

③ 화상에 대한 보호가 요구되기 때문에 경고문을 부착하여 공지한다.

4. 레지오넬라 오염원을 찾기 위한 환경배양 검사방법

1) 병원 내 감염이 의심될 경우

환자가 기저질환이 있고 증상발현 전 2일 이상 연속하여 입원한 경력이 있으면, 환자가 입원한 병동의 화장실, 샤워실, 목욕실, 가습기 등 수계시설, 병원의 물저장 탱크, 냉각탑수(하절기에만 채취)에 대한 검체 채취 및 검사를 실시하여야 하고, 중환자실에 입원하였을 경우에도 환자의 주변에서 사용된 수계 검체 채취 및 이에 대한 검사를 실시하여야 한다.

2) 환경수계 검체 채취용 물품

① 1L 무균 채수병

② 멸균 면봉(Swab)

③ 알코올 솜

④ 보호장비(가운, 마스크, 라텍스 장갑, 보안경 등)

⑤ 온도계

⑥ 염소농도 측정기

⑦ 냉장상태 운송 박스

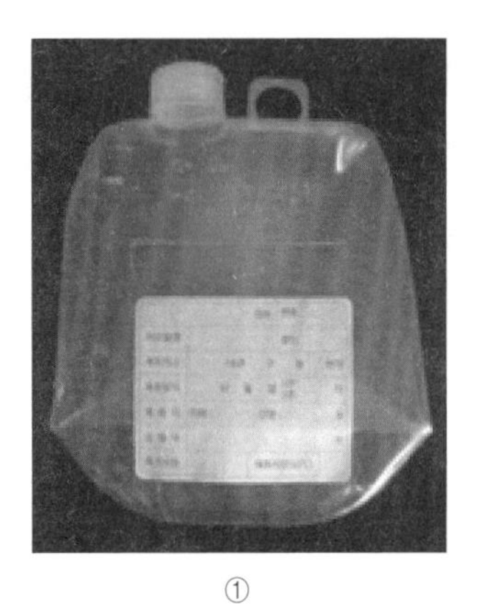

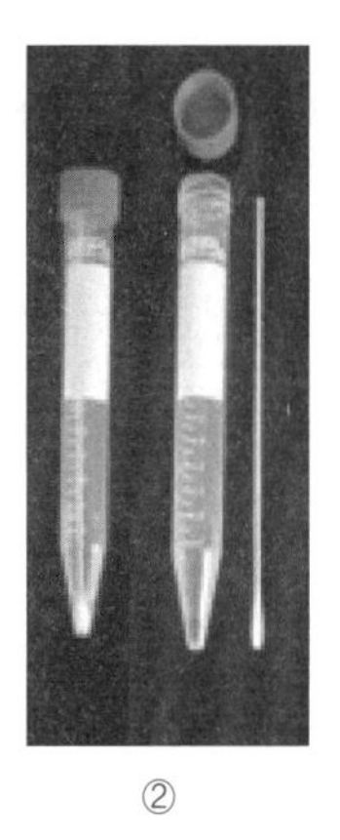

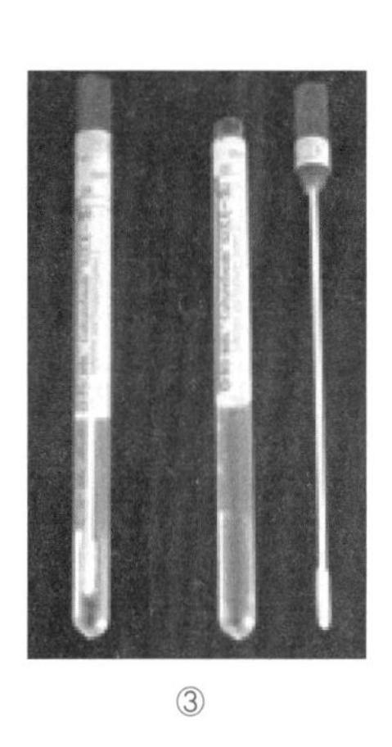

① ② ③

① 1L 무균채수병, ②와 ③ 멸균수 1ml이 담긴 멸균면봉용기

[그림 9-5] 환경검체 채취용기

3) 환경검체 채취장소와 검체종류

환경배양 검사 시의 검체 채취장소와 검체종류는 〈표 9-7〉과 같다.

4) 수도 및 샤워기의 멸균면봉 검체 채취방법

(1) 수도꼭지의 망을 제거하거나 샤워기 헤드를 샤워기 몸체에서 분리한다.

(2) 멸균면봉을 샤워기 헤드 안으로 넣고 3~4회 돌려, 내부의 침전물을 채취한다.

(3) 증류수 1㎖를 미리 넣어둔 멸균용기에 검체면봉을 넣는다.

※ 멸균용기에 증류수를 넣어두지 않을 경우 검체 채취시설의 물 1㎖를 멸균용기에 넣은 후 검체를 채취한 면봉을 넣는다.

| 표 9-7 | 환경검체 채취장소와 검체종류

<table>
<tr><th colspan="3" rowspan="2">채취장소</th><th colspan="2">검체종류</th></tr>
<tr><th>채수병</th><th>면봉</th></tr>
<tr><td rowspan="9">병원</td><td rowspan="4">환자가 일반병동에 입원하였을 경우</td><td>환자가 일반병동에 입원하였을 경우</td><td>입원병실의 화장실 내 수도</td><td>수돗물(온수, 냉수)</td></tr>
<tr><td>입원병동의 샤워실</td><td>샤워기물과 수돗물(온수, 냉수)</td><td>수도꼭지와 샤워기 헤드(온수, 냉수)</td></tr>
<tr><td>일반병실의 가습기</td><td>가습기물</td><td>가습기 내부의 침전물 채취</td></tr>
<tr><td>입원병동의 간호사실</td><td>수돗물(온수, 냉수)</td><td>수도꼭지</td></tr>
<tr><td rowspan="3">환자가 중환자실에 입원하였을 경우</td><td>가습기</td><td>가습기물</td><td>가습기 내부의 침전물 채취</td></tr>
<tr><td>환자의 호흡기계 치료 장치의 물</td><td>치료장치에 사용된 물</td><td>치료장치 내부</td></tr>
<tr><td>중환자실 수도(간호사실, 병상주변)</td><td>수돗물(온수, 냉수)</td><td>수도꼭지
(온수, 냉수)</td></tr>
<tr><td colspan="2">병원의 냉각탑수(가동시)</td><td>냉각탑수</td><td>없음</td></tr>
<tr><td colspan="2">환자의 입원실과 관련된 병원 내 냉·온수 저장 탱크 및 배관</td><td>저장탱크 및 배관내의 물(온수, 냉수)</td><td>저장탱크 및 배관 침전물(온수, 냉수)</td></tr>
<tr><td rowspan="3">거주지</td><td colspan="2">화장실</td><td>수돗물(온수, 냉수)</td><td>수도꼭지
(온수, 냉수)</td></tr>
<tr><td colspan="2">부엌</td><td>수돗물(온수, 냉수)</td><td>수도꼭지
(온수, 냉수)</td></tr>
<tr><td colspan="2">물탱크</td><td>물탱크 내의 물</td><td>물탱크 내의 침전물</td></tr>
<tr><td>지역사회</td><td colspan="4">물탱크, 냉각탑수, 온수, 냉수(수도꼭지, 수돗물)</td></tr>
</table>

5) 채취 위치별 채취방법

(1) 수도 또는 샤워기의 냉수 및 온수 검체 채취방법

* 수도 및 샤워기 멸균면봉 검체 채취는 냉수·온수 채취 전에 먼저 시행

① 수도꼭지 또는 샤워기 꼭지를 냉수로 최대한 옮긴 후, 1~2분 간 물을 그냥 흘려보낸다.

② 무균 채수병에 1L 이상의 냉수를 받은 후, 온도 및 잔류염소를 측정한다.

③ 수도꼭지를 온수로 최대한 옮긴 후, 1~2분 간 물을 그냥 흘려보낸다.

④ 무균 채수병에 1L 이상의 온수를 받은 후, 온도 및 잔류염소를 측정한다.

(2) 냉각탑수 채취방법

① 냉각탑이 가동될 때, 냉각탑 안에 있는 물을 무균 채수병에 1L 이상 채취한다.

② 온도를 측정한다.

6) 검체수송 및 보관

검체는 채취한 후, 냉장(4~10℃) 상태로 24시간 이내에 해당 실험실에 수송되어야 하며, 수송된 검체는 4℃에 보관한다.

Ⅲ 〉 청소

환경표면의 먼지와 흙, 미생물 오염원의 축적은 미적으로 불쾌하고 의료관련감염의 잠재적 원인이 된다. 오염된 표면과 접촉한 손, 의료기구 등을 통해 환경에서 환자로 균이 전파되는 경우가 대부분이므로 감염관리에서 효과적이고 규칙적인 청소는 청결하고 안전한 의료환경을 유지하기 위해서 필수적이다. 이에 청결하고 안전한 의료환경을 유지하기 위한 청소방법을 알아보도록 한다.

1. 청소의 기본원칙

의료장비의 손잡이, 침대난간, 침상 테이블, 문손잡이, 조명스위치, 전화기, 간호사 호출기, 리모컨, 병실 내 화장실 주변과 같이 접촉이 잦은 물건들은 자주 청소하고 사용 후에는 소독해서 다음 환자에게 적용한다. 바닥, 벽, 커튼, 조명과 같이 접촉이 적은 표면은 규칙적인 청소 스케줄에 따라 시행하고 더러운 바닥 또는 벽이 의료관련감염의 직접적인 원인이 되지는 않지만 오염이 눈에 보이는 경우는 즉시 세제나 소독제를 이용하여 제거한다.

청소는 오염이 적은 장소부터 시작하여 오염이 심한 장소로 이동하고 높은 위치에서 낮은 위치로 진행한다. *Aspergillus* 같은 곰팡이 포자는 면역이 저하된 환자에게 치명적 감염을 유발할 수 있기 때문에 고위험 환자 치료영역에서는 헤파필터가 장착된 진공청소기를 사용하고, 걸레나 자루걸레를 취급할 때도 진균 포자들이 걸레에 달라붙게 되므로 주의해서 다룬다. 면역이 억제된 환자들은 먼지가 발생되는 작업을 하는 동안 자리를 피하게 하고 병실 밖에서 청소를 하는 경우 방문을 꼭 닫도록 하는 것도 먼지 관리에 있어 중요하다.

청소용역 직원은 청소 시 개인보호구장구(앞치마, 장갑(비흡수성이여야 하고 여러 가지 영향을 받지 않는 재질(라텍스, 비닐, 나이트릴, 고무)이여야 하는데 대부분 일회용 장갑이 선호), 마스크, 때에 따라 보안경 등)를 착용하고, 청소 후 흐르는 물에 손위생을 한다. 청소방법과 절차는 각 기관의 구역이나 청소가 필요한 표면의 형태에 따라 달라지므로 해당 기관에 적합한 정책과 절차를 수립하고 문서화해야 하며, 청소나 환경소독 직원에게 정기적인 교육을 실시하여야 한다.

2. 환경소독제와 청소용품의 사용방법은 무엇일까?

환자의 치료구역이 아닌 곳은 세제와 물을 이용하여 청소하고, 응급실, 중환자실, 골수이식실, 수술실, 격리실 등과 같은 고위험 장소는 소독제를 사용해야 하는데, 이때 높은 수준의 소독제를 사용하지 않는다. 미국 식품의약품안전청(food and drug administration: FDA)에서 승인된 피부소독제는 피부에 사용하기에는 안전하지만 환경소독제만큼 강하고 효과적이지 않으므로 환경표면 소독에는 부적절하다. 70~90%의 이소프로필 또는 에틸 알코올만이 피부와 환경표면에 안전하게 사용할 수 있으나 빨리 증발하고 비용이 비싸기 때문에 면적이 넓은 부위에 적용하는 것은 적합하지 않다. 대부분의 소독제는 10분 정도의 접촉시간을 필요로 하고 최소한 1분 이상의 접촉시간이 필요하다는 연구결과가 있으나 모든 사항에 유효한 것은 아니므로 반드시 소독제는 제조사의 권장사항에 따라 희석방법, 접촉시간, 적합성, 보관방법, 유통기한을 준수하여 사용하고 희석해서 사용해야 하는 소독제일 경우 희석용액에 대한 언급이 없을 경우는 깨끗한 수돗물을 사용할 수 있다. 희석 시에는 고글·쉴드 마스크와 가운, 장갑을 착용하고 다룬다.

소독제는 외부 오염을 방지하기 위해 깨끗하고 적절한 장소에 보관하고 용기는 일회용품이 선호된다. 만약 재사용 용기를 사용한다면 사용 전에 완전히 비우고 세척·건조시킨다. 소독제를 이용한 분무 소독은 공기나 표면의 소독에 적합하지 않고 인체에 유해할 수 있으므로 하지 않는다. 대부분 사용하는 환경소독제로는 차아염소산나트륨(락스)과 4급 암모늄 제제이며 환경소독제의 사용방법은 다음과 같다.

1) 환경소독제 사용원칙

① 오염 물건을 담그거나 사용하기 시작하면 매일 혹은 매번 교체한다.

② 격리병실의 환경표면 및 특수부서의 바닥에 사용한다.

③ 락스(차아염소산액) 사용 시 주의점

- 더운물에 첨가했을 때 동물의 발암물질을 생성하므로 찬물에 희석한다.
- 세제와 혼합하지 않는다.
- 희석액은 매번 만들어 사용하고 보관기준 및 사용방법에 대한 기준을 마련하여 오염을 예방한다.
- 부식성이 있으므로 금속용기에 희석하지 않는다.
- 사용 후 물로 헹구거나 닦아낸다.

2) 락스 희석방법

① 보통의 환경소독제로 500ppm, 5,000ppm을 사용한다.

② 락스 희석방법은 다음과 같다.

| 표 9-8 | 락스 희석방법

락스 원액	희석농도	염소농도(ppm)
4%	none	40,000
	1:8	5,000
	1:80	500
5.25~6.15%	none	52,500~61,500
	1:10	5,250~6,150
	1:100	525~615
	1:1000	53~62

출처: CDC, Guidelines for Disinfection and Sterilization in healthcare Facilities 2008;96.

③ 의료장비는 천(직물)과 소독제를 사용하여 소독하는 것이 이상적이다. Wipes는 소독제를 흠뻑 적셔 소독하기 어려운 의료장비를 소독하고 의료서비스 제공자들이 일차적으로 오염을 제거하기 위해 사용한다. Wipes는 적절한 소독제 접촉시간을 지키기 어려우며, 일상적인 청소 시 사용을 권고하지 않지만 다음을 고려해야 한다. (1) 병원 소독제로 적합한지, (2) Wipes는 항상 젖어 있어야 하고, 건조된 wipes는 버려야 한다. (3) MSDS는 반드시 있어야 하고, MSDS 권고에 따라 개인보호구를 착용하여야 한다(예, 장갑). (4) Wipes는 침적하지 못하는 의료장비(물품), 환자마다 사용 후 소독이 필요한 작은 의료장비(예, 청진기)에 적용하여야 한다. (5) 면적이 큰 의료장비를 소독할 경우, 여러 장의 wipes를 사용해야 한다.

3. 일반 환경과 특수 상황의 청소방법

1) 일반 환경의 청소방법

(1) 바닥과 카펫

몇몇 연구에서 격리실이나 수술실, 혈액이나 체액의 유출이 빈번한 곳을 제외하고는 바닥의 소독이 불필요하다고 보고된 바 있고, 세제와 물을 이용한 청소보다 소독이 더 효과적이라는 것을 입증한 연구는 없다. 만일 자루걸레와 양동이를 사용하게 되면 용액은 자주 교체하고 오염된 자루걸레는 다시 사용하기 전에 적절히 세탁하여 건조시켜 놓는다. 비용이 허락된다면 일회용 청소걸레나 자루걸레로 대체할 수 있다. Scrubbing machine을 이용한 바닥청소는 효과적일 수 있다.

카펫은 먼지와 파편의 보관소로서 곰팡이와 세균 등 여러 종류의 미생물이 서식할 수 있기 때문에 통행량이 많은 장소나 액체를 쏟을 확률이 높은 곳

(예, 화상치료실, 수술실, 중환자실, 검사실), 면역저하자가 있는 병실과 복도에는 사용을 금한다. 카펫은 진공청소기가 적절히 작동하지 않는다면 오히려 먼지 살포기가 될 수 있어 면역저하자의 병실 근처에서 진공청소기를 사용할 때는 반드시 병실 문을 닫아두어야 한다. 진공청소기의 필터 역시 각종 미생물에 오염되므로 제조업체의 지침에 따라 규칙적으로 청소하거나 교체한다. 카펫이 젖으면 진균이 성장할 가능성이 높으므로 잘 닦아내고 완전히 건조시키고 72시간 이후에도 젖어 있다면 교체한다.

(2) 화장실

최소한 매일 1회 이상 세정제를 사용하여 청소를 시행한다. 변기나 욕조, 샤워기 주변에 금이 가거나 손상된 부위에 곰팡이가 서식하는지 주의깊게 확인하고 발견 즉시 제거한다.

(3) 수평의 표면

테이블, 침대, 의자, 선반, 전등, 문의 윗부분 등과 같이 접촉이 빈번한 수평면은 소독제를 이용하여 매일 닦아야 한다.

(4) 벽, 창, 문

벽, 창문, 손잡이를 포함한 문은 필요시 부분적으로 청소하고 정해진 청소일정에 따라 전체적으로 청소한다.

(5) 환자 간 커튼

정기적으로 혹은 눈에 띄는 오염이 있으면 세탁하고 감염성 질환 환자가 이동하거나 퇴원하면 교체한다.

(6) 매트리스와 베개 커버

눈에 띄는 오염이 있을 경우 닦고, 혈액이나 체액이 묻은 경우는 소독제를 이용하여 닦는다. 침대 및 베개 커버는 환자가 퇴원할 경우 소독제로 청소하고 재질은 흡수되지 않고 청소하기 쉬운 것으로 선택하고 갈라졌거나 제거되지 않는 얼룩이 묻었을 경우 버린다.

(7) 블라인드, 조명 스위치

눈에 띄는 오염이 있는 경우 청소하고, 블라인드는 정기적(예: 최소 2개월에 1회 정도)으로 진공청소기로 먼지를 제거하고, 물걸레와 마른걸레로 깨끗이 닦거나 떼어내어 물세척한다. 문손잡이와 벽면의 조명 스위치는 자주 접촉하기 때문에 수시로 청소한다.

(8) 폐기물

폐기물은 의료기관의 모든 영역에서 최소 매일 1회 이상 수거되어야 하며, 일정량 이상의 폐기물이 발생하면 전용용기가 넘치기 전에 수거한다. 의료폐기물은 반드시 분리하여 수거하며, 폐기물 용기에 뚜껑이 있다면 매일 청소해야 한다.

2) 특수 상황에 따른 청소 및 환경소독

(1) 혈액이나 체액을 엎질렀을 경우의 환경소독 방법

소독제나 표백제는 혈액과 같은 유기물질에 의해 불활성화 될 수 있으므로 소독 전에 반드시 유기물을 제거해야 한다.

다량의 혈액을 쏟았거나 실험실 유출물인 경우에는 고농도의 염소용액(예, 1:10 희석 sodium hypochlorite)이라도 바이러스를 완전히 비활성화 시킬 수 없으므로 흡수성 물질로 먼저 덮은 후 엎지른 물질과 흡수성 물질이 완전히 젖도록 소독제를 붓는다. 오염된 표면이 통기성이 없는 표면일 경우 500ppm 희석농도의 가정용 표백제가 가장 효과적이다. 유출된 양이 많거나 통기성이나 흡수성이 있는 오염된 표면에 묻어 있는 경우 5,000ppm 희석농도를 사용한다. 표백제나 소독제는 혈액과 같은 유기물질에 불활성화 될 수 있으므로 반드시 소독하기 전에 세척한다. 고농도의 표백제 사용은 표면에 손상을 가하거나 부식을 일으킬 수 있으며, 환자와 직원의 호흡기에 자극을 주어 불편함과 천식을 유발할 수 있다.

카펫이나 가구가 혈액이나 체액으로 오염된 경우는 청소가 어렵다. EPA에 등록된 소독제와 500ppm 희석 표백제는 표면을 얼룩지게 하거나 손상시킬 수 있으므로 세탁하거나 기본 청소제품을 사용하고 얼룩이 제거되지 않는다면 버리거나 교체한다.

(2) 특수 병원체별 환경소독 방법

① *C. difficile*

C. difficile 아포를 제거할 수 있는 소독제는 염소(Chlorine)가 포함된 제품이다. CDC는 *C. difficile* 감염의 토착화(endemic) 발생률이 높은 경우와 유행 발생이 있는 동안 5,000ppm 농도로 희석된 가정용 표백제 사용을 권고하고 있다.

그러나 표백제의 장기간 노출에 따른 장비와 금속기구의 부식 및 변색, 호흡기 자극을 일으킬 수 있다는 것을 고려하여 사용한다. *C. difficile* 감염환자의 병실을 청소할 때 화학물질로부터 직원을 보호하고 아포의 확산을 예방하기 위해 반드시 장갑과 가운을 포함한 개인보호구를 착용하고 철저하게 청소한다.

② 로타 바이러스(Rotavirus)

로타 바이러스(Rotavirus)는 소아과 병동에서 위장관 감염 유행을 자주 일으킨다. 환경표면에서 최소 10일 간 생존할 수 있으며, 효과적인 소독제로 알코올(95% 에탄올, 70% 이소프로판올), 염소계 소독제(1,000ppm 이상), 로타 바이러스 사멸력이 검증된 사급암모늄제제 등이 유효하므로 환경에 적용 가능성을 확인하여 사용한다.

③ 노로 바이러스(Norovirus)

증상이 발생하기 이전부터 감염력이 있으며, 증상이 호전된 후에도 2주 또는 그 이상 바이러스가 변에서 분리될 수 있으며, 효과적인 소독제로는 알코올(75% 이상 에탄올), 염소계 소독제(1000ppm 이상, 나무나 흡수성이 있는 표면의 경우는 5000ppm 적용), 노로 바이러스 사멸력이 검증된 사급암모늄 제제 등이 유효하므로 환경에 적용 가능성을 확인하여 사용한다. 오염도 낮은 부위에서 높은 부위로 청소와 소독을 하며, 대변이나 토물은 가능한 한 일회용 걸레로 닦아낸다. 사용한 걸레를 재사용할 경우는 염소계 소독제를 이용하여 소독하여 사용한다.

④ 크로이츠펠트-야콥병(Creutzfeldt-Jakob disease)과 신변형 크로이츠펠트-야콥병(nvCJD)

㉠ CJD 또는 nvCJD로 의심되거나 확진된 환자의 중추신경계 조직 또는 뇌척수액으로 인해 방수 커버를 하지 않은 표면이 오염되었다면 흡수력 있는 물질로 먼저 제거한 후 차아염소산나트륨(sodium hypochloride) 용액 10,000~20,000ppm에 충분히 잠기게 하고 30~60분 후 다시 흡수력 있는 물질로 제거한다. 모든 사용된 물품은 생물학적 위험물로 간주하여 폐기물 용기에 버리고 마지막으로 표면을 수돗물로 철저하게 헹구어 낸다.

㉡ 중추신경계 조직 및 뇌척수액에 의한 환경오염이 없는 경우 CJD 의심환자, 확진환자 입원병실의 일상적인 청소와 종결 소독을 위해 수산화나트륨(2N NaOH)이나 강한 치아염소나트륨(5,000~6,000ppm)의 사용은 필요하지 않다.

⑤ 다제내성 균주

환자가 자주 접촉하는 주변 환경표면(침상, 상두대, 의료기기 표면)과

병실바닥을 공인된 기관의 허가받은 소독제로 닦으며, 환자 퇴원 후에는 환경표면 전반의 소독을 시행한다. 린넨이나 가운은 주변 환경을 오염시키지 않도록 사용 후 오염세탁물함에 분리수거하며, 린넨을 이동, 세탁하는 과정에서 주변 환경을 오염시키지 않도록 주의한다.

4. 청소평가(질관리)

1) 청소담당부서는 개인의 업무수행뿐만 아니라 청소대행업체 또는 부서의 관리 및 감독을 충실히 수행해야 한다.

2) 모니터링은 지속적이고 정기적으로 수행되어야 하고, 동일한 방법(절차)으로 시행한다. 또한 청소 전·후 동일한 영역을 평가하기 위해 각별히 주의를 기울어야 한다.

3) 모니터링에서 얻어진 자료는 청소 상태의 추이를 분석하고, 청소프로그램의 타당성을 검증하기 위해 기준값과 비교되어야 한다.

4) 효과적인 청소를 시행했는지 결정하는 데 사용할 수 있는 모니터링 방법은 여러 가지 있다. 모니터링 시 한 가지 또는 그 이상의 방법을 사용할 수 있다.

(1) 직접 수행 관찰(Direct Practice Observation)

은닉관찰은 청소담당자 개별의 청소절차 준수와 성과를 객관적으로 평가할 수 있으나, 모니터링을 시행하는 직원(평가자)의 역량에 따라 평가 결과에 영향을 미칠 수 있다.

(2) 면봉배양(Swab Culture)

몇몇 유행중재연구에서 특정 미생물의 획득 감소를 위해 강화된 청소방법의 결과로서 특정 미생물의 환경오염 감소와의 관련성이 보고되었다. 면봉배양은 사용상 편리하지만, 비용, 결과지연, 청소 전 오염 정도, 평가를 지속적으로 시행할 경우 여러 병실의 다양한 환경표면을 동일하게 평가할 수 없다는 제한점이 있다.

(3) 한천슬라이드배양(Agar Slide Cultures)

이 접근법은 크고 평편한 표면 외 다른 표면을 평가하는 데 있어 약간의 문제점이 나타났지만, 가능한 미생물의 표면 오염을 정량화하기 쉬운 방법이다. 면봉배양과 마찬가지로, 정확한 청소절차를 사정하기 위해 각각의 평가할 표면의 청소 전 오염 정도를 판단할 필요가 있다.

(4) 형광마커(Fluorescent Markers)

형광젤, 분말과 로션은 병실 청소 전 접촉이 잦은 표면을 표시하는 목적으로 활용되었다. 분말과 로션이 교육 중재로 활용되는 반면, 뚜렷한 가시성(로션, 분말), 쉽게 제거되지 않은 어려움(공기 중에 건조된 로션)은 사용상 제한이 될 수 있다. 구멍이 많거나 거칠 표면(예: 나무표면)의 경우 형광물질이 효과적으로 제거되지 않아, 평가결과에 영향을 미칠 수 있다.

(5) ATP(Adenosine triphosphate) Bioluminescence

ATP는 세균, 미생물을 포함한 모든 살아 있는 세포에 존재하는 화학물질이다. 전용 면봉과 휴대용 소형 조도계를 이용하여 평가할 표면에 존재하는 유기물을 표시하는 방법이다. 결과는 상대적인 광 단위(relative light units: RLU)로 정량화된다. 미생물뿐만 아니라 잔여 유기물도 측정하기 때문에 ATP 판독값에 영향을 미치며, 고농도의 표백제(sodium hypochlorite)는 ATP 발광효소의 반응 감소를 초래하므로 ATP를 사용하기 전 표면을 건조시키는 것이 중요하다. 이 방법은 청소담당자에게 청소 절차와 기술을 시행할 때와 새로운 청소·소독방법의 효과를 측정할 때 활용되어진다. RLU 기준값는 250~500RLU으로 제시하고 있다.

5) 청소평가는 주기적으로 시행되어야 해야 하며, 다음의 내용을 포함한다.

① 측정 가능해야 한다.

② 청소가 잘 된 영역을 강조한다.

③ 긍정적인 피드백을 주어야 한다.

④ 개선이 필요한 영역을 확인해야 한다.

⑤ 질 지표로 활용될 수 있는 방법을 제공한다(예: 환자만족도, 청소담당자의 성과 등).

6) 모니터링 방법은 각각의 장점과 제한점은 신중하게 고려하여 선택하며, 호돈 효과(Hawthorne effect)를 유도하는 것이 중요하다.

| 표 9-9 | 새롭게 발전하는 청소기술 또는 장비

종류		장점	제한점
Microfibre (극세사)	제조회사의 권고사항(사용횟수, 세탁방법 등) 준수 중요	• 다른 직물보다 미생물 제거에 우수함 • 병실과 병실의 교차감염 위험이 적음 • 흡수성 탁월 • 화학물품 사용량 및 폐기량 감소 • 물 사용량 및 세탁량 감소 • 비용효과적(300~1,000회 세탁 가능) • 인체공학적(경량) • 바닥이 더 잘 건조됨 • 청소시간 감소	• 특수 세탁이 요구됨 • 높은 pH(예: 표백제), 섬유 유연제, 오일 및 복합 계면활성제에 의해 손상됨 • 초기 투자 비용이 높으나, 장기적으로 소독제 및 청소 제품 사용 감소로 초기 투자 비용 상쇄 • 주방과 같이 기름와 트래픽이 높은 영역에서 사용할 수 없음
Air disinfection/ Fogging	• 격리실 또는 통제되지 않은 유행발생 시 사용하는 것이 효과적 • 먼지와 유기물을 물리적으로 제거 후 사용해야 효과적		

과산화수소 (Hydrogen Peroxide system, HP system)	• 물과 산소로 분해되어, 비교적 안전함 • 증기화과산화수소(vapourized HP, VHP)과 에어졸 과산화수소(aerosolized HP, aHP)가 포함됨 • VHP가 aHP보다 아포를 사멸하는데 더 효과적이고 시간도 덜 소요되었다는 보고가 있음	• 일상적인 청소방법보다 더 효과적으로 오염제거 • *C. difficile spores* 효과적 • 부산물은 환경에 안전함 • 청소하기 어려운 부드러운 가구와 복잡한 장비의 오염을 제거하는 데 유용 • 자동분산시스템으로 병실 내 균일한 분포 • 가구나 장비를 벽에서 떨어뜨릴 필요없음 • 유행발생 시 병동/병원 전체를 사용할 수 있음	• 시간이 소요됨(평균 3~5시간 소요) • 사용 전, 모든 환자와 직원은 병실에서 밖으로 이동해야 함 • 먼지, 유기물질은 효과를 감소시킴 • 사용 전, 병실의 환기구와 문 틈새를 밀봉해야 함 • 노출시간을 포함한 최적의 시간은 연구 중임 • 사용 전, 먼지와 얼룩을 제거해야 함 • 환경표면의 특성에 따라 HP의 효과에 영향을 미칠 수 있음 • 고가임
Ozone Gas	• 호텔의 객실이나 선실에서 수질소독으로 legionellae 예방, feline calicivirus (FCV) 비활성화 목적으로 사용 • MRSA 효과적이나, *C. difficile*에 효과적이지 못 함	• 병실 내 모든 영역을 효과적으로 침투(예: 직물, 침대 밑, 틈새 내부 등) • 병실 밖에서 가스를 제어할 수 있음 • 사용 상 용이하고 경제적 • 부산물은 환경에 안전함 • 미생물이나 바이러스가 건조된 표면도 오염제거 가능 • 넓은 영역을 신속하게 오염제거(약 1시간 보다 덜 소요)	• 고농도에서 독성이 있음 • 사용 전, 모든 환자와 직원은 병실에서 밖으로 이동해야 함 • 사용 전, 병실의 환기구와 문 틈새를 밀봉해야 함 • 오존 농도가 안전 기준에 돌아갈 때까지 오염제거 영역은 밀봉 상태 유지
Super-oxidized Water	• 치아염소산(hypochlorous acid)이 주성분으로 환경에 해가 되지 않아, 아포를 포함한 광범위하게 활용될 수 있음 • 의료기관에 활용 전, 더 많은 연구결과가 필요함		

자외선 (Ultraviolet Irradiation)	• 280~280 UV의 파장에서 바이러스/박테리아/아포 불활성화 시킴 • 온도, 상대습도, 자외선 파장, 미생물의 종류에 따라 영향받음 • 미국에서 결핵균비활성화 또는 사멸의 목적으로 음압격리실에 보조적으로 사용하는 것을 권고	• 광범위한 병원성 미생물에 효과적 • 자동시스템 • 비교적 짧은 노출 시간 (15~50분 소요) • 소독 후 잔류물질 남지 않음 • 소독 전 병실의 밀폐 필요없음 • 낮은 운영 비용	• 비닐과 플라스틱을 손상시키며, 직물과 페이팅의 색이 바램 • 낮은 투과성 • 유기물 존재 시 덜 효과적 • 자외선이 투과하지 할 수 없는 음영지역에 소독이 이루어지지 않음; 벽에서 가구나 의료장비 밖으로 이동 • 초기 투자 비용이 높음 • 빈 병실(공간)에서 소독해야 하며, 소독하는 동안 "경고문" 부착 • 소독하는 동안, 직원의 입실을 금지시켜야 함
고압증기 (Steam Vapour)	• 실험실에서 바이러스, 박테리아, *C. difficile*, 곰팡이 등의 사멸에 효과성이 증명되었으나, 임상에서의 연구가 더 필요하다.	• 신속한 소독(5~10초 노출) • 저렴함 • 효과적으로 미생물을 사멸시킬 뿐만 아니라 오일, 먼지, 얼룩 등을 제거 • 소독 후 잔여물 남지 않음 • 소독하는 동안, 직원이나 환자가 이동할 필요없음 • 대부분의 의료장비 및 직물에 사용 • 이동이 쉬움	• 비닐과 플라스틱이 녹거나 왜곡됨

Ⅳ 환자치료구역 내의 꽃과 식물

꽃과 화분의 식물은 면역능력이 있는 환자에게 제한할 필요는 없으며, 환자치료에 직접 참여하지 않은 직원은 관리가 가능하다. 환자를 돌보는 직원이 꽃과 식물을 불가피하게 다루어야 할 경우라면 장갑을 착용하고 장갑을 벗은 후에는 반드시 손을 씻는다. 면역이 억제된 환자치료 영역에서 생화, 말린 꽃, 화분에 심어진 식물의 흙으로부터 *Aspergillus spp.*가 분리될 수 있기 때문에 허용하지 않는다. 환자치료공간이 아닌 것에 있는 조화는 먼지가 쌓이지 않도록 한다.

V 〉 환경에 대한 검사

일반적으로 의료기관의 공기, 물, 환경표면에 대한 무작위적인 미생물검사는 시행하지 않는다. 다만 유행이 발생됐을 때 역학조사의 한 부분으로 미생물 검사를 시행하거나, 오염이 감지된 위험한 환경상태 평가를 위해, 또는 위험이 제거되었음을 입증하기 위해 미생물 검사를 시행한다. 다음과 같은 경우는 미생물 검사를 실시한다.

① 멸균과정의 생물학적 모니터링을 위해 하는 경우
② 인공신장실의 투석수와 투석물의 배양
③ 내시경과 치과수관의 소독상태 평가
④ 감염관리 지침의 변화나 감염관리 방법의 영향을 짧은 기간 동안 평가하기 위해

미생물의 공기오염 측정을 위해서는 다용량 공기 채집기를 이용하고 공기전파되는 곰팡이 아포의 농도를 재기 위해 평판 배지를 사용하지 않는다. 물에 대한 검사를 할 때, 성장 배지를 선택하고 수인성 미생물의 회복을 좋게 해주는 배양 조건을 선택한다.

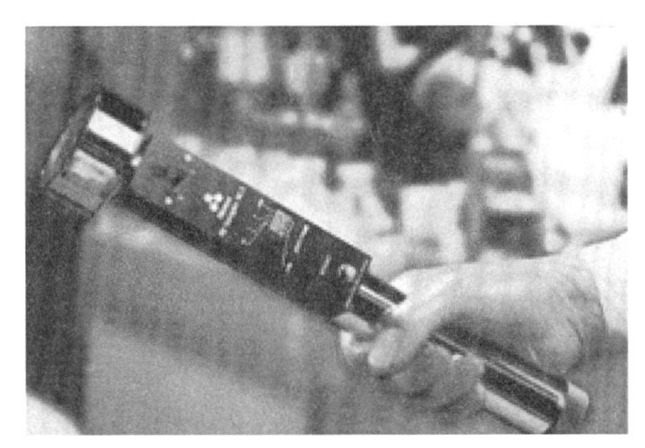
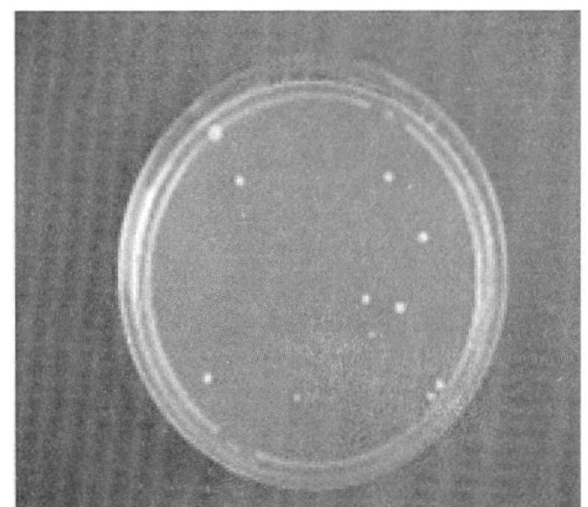

[그림 9-6] 다용량 공기 채집기

Ⅵ 〉 의료폐기물

의료기관에서 발생하는 폐기물은 감염성 및 유해성이 없는 생활폐기물과 의료폐기물로 나뉘는데, 의료폐기물이란 보건·의료기관, 동물병원, 시험·검사기관 등에서 배출되는 폐기물 중 인체감염 등 위해를 줄 우려가 있는 폐기물과 인체조직 등 적출물, 실험동물의 사체 등, 보건·환경보호상 특별한 관리가 필요하다고 인정되는 폐기물로서 대통령령으로 정하는 폐기물을 말한다. 병원균에 의하여 2차 감염이 우려되는 의료폐기물은 지역사회 내 질병전파나 감염의 위험은 높지 않으나 직원감염이 발생할 수 있어 안전하고 위생적으로 취급하고, 적정하게 처리하여 효과적인 관리가 이루어져야 한다. 따라서 병원 내에서 발생하는 폐기물의 종류에 따른 올바른 처리방법을 알아보고 제대로 관리하여 깨끗한 환경을 유지하도록 해보자.

1. 의료폐기물의 종류

의료폐기물에는 ① 격리의료폐기물과 ② 위해의료폐기물, ③ 일반의료폐기물로 나뉜다. 위해의료폐기물로는 조직물류폐기물, 손상성폐기물, 병리계 폐기물, 생물·화학폐기물, 혈액오염폐기물로 나뉘고 각각에 대해 자세히 알아 보도록 하자.

1) 격리의료폐기물

「감염병의 예방 및 관리에 관한 법률」 제2조 제1호 규정에 따른 감염병으로부터 타인을 보호하기 위하여 격리된 사람에 대한 의료행위에서 발생한 폐기물이다.

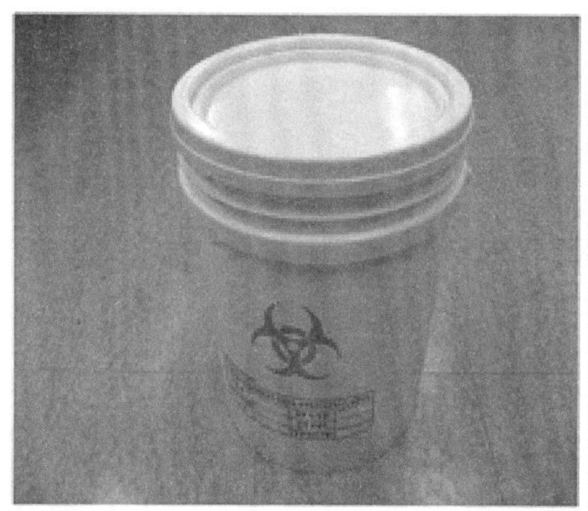

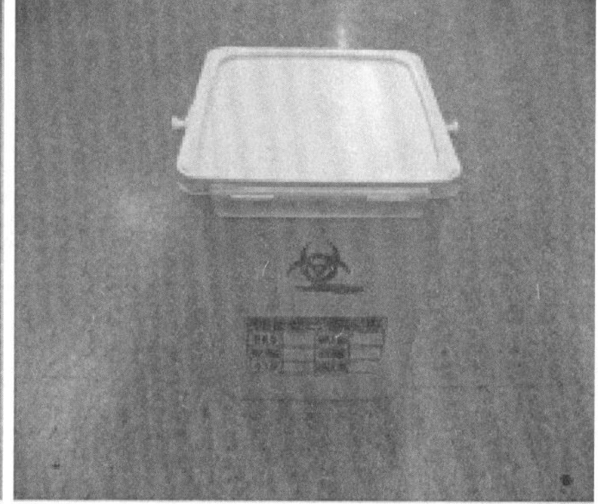

[그림 9-7] 격리의료폐기물 전용용기

2) 위해의료폐기물

① 조직물류폐기물: 인체 또는 동물의 조직·장기·기관·신체의 일부, 동물의 사체, 혈액·고름 및 혈액생성물(혈청, 혈장, 혈액제제), 채혈진단에 사용된 혈액이 담긴 검사튜브, 용기(신설, 2016.1.19.)

② 병리계폐기물: 시험·검사 등에 사용된 배양액, 배양용기, 보관균주, 폐시험관, 슬라이드, 커버글라스, 폐배지, 폐장갑

③ 손상성폐기물: 주사바늘, 봉합바늘, 수술용 칼날, 한방침, 치과용침, 파손된 유리재질의 시험기구

④ 생물·화학폐기물: 폐백신, 폐항암제, 폐화학치료제

⑤ 혈액오염폐기물: 폐혈액백, 혈액투석 시 사용된 폐기물, 그 밖에 혈액이 유출될 정도로 포함되어 있어 특별한 관리가 필요한 폐기물

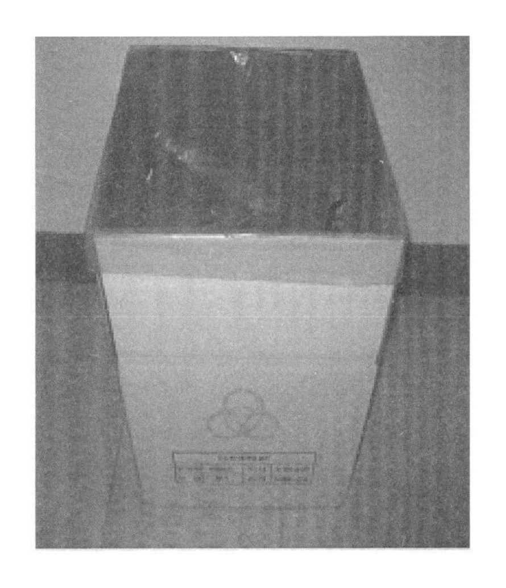

[그림 9-8] 위해의료폐기물 전용용기 (골판지류)

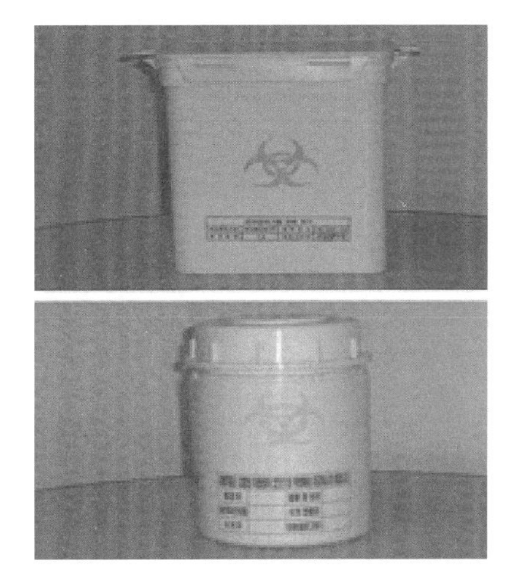

[그림 9-9] 위해의료폐기물 전용용기 (합성수지류)

3) 일반의료폐기물

진료, 치료 결과 발생한 혈액·체액·분비물·배설물이 함유되어 있는 탈지면, 붕대, 거즈, 일회용 기저귀, 생리대, 일회용 주사기, 수액세트 등이 해당된다.

※ 의료폐기물이 아닌 폐기물로 의료폐기물과 혼합되거나 접촉된 폐기물은 의료폐기물과 동일한 폐기물로 본다.

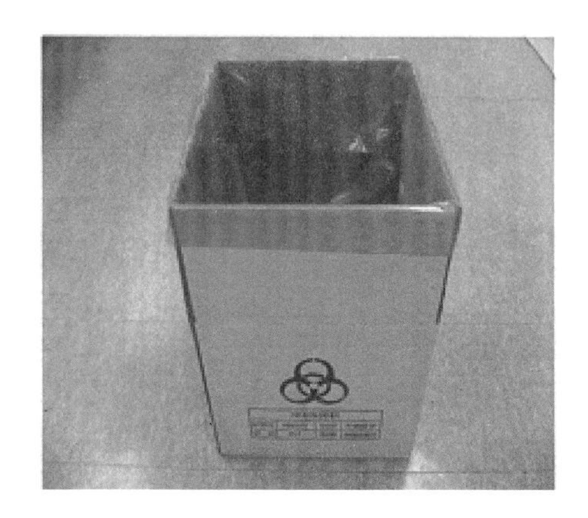

[그림 9-10] 일반의료폐기물 전용용기

4) 의료폐기물에 해당되지 아니한 것

① 혈액, 치료제 등의 의료폐기물과 접촉되지 않은 약병·수액병·수액백·앰플병·바이알병 및 석고붕대(단, 피·고름·분비물 등이 묻지 아니한 것)

② 자택(가정) 환자로부터 발생되는 주사바늘, 거즈, 솜 등

③ 치아치료 후 환자의 치아를 세척하는 과정에서 발생한 세척수나 의료기기 등을 세척한 세척수

④ 동물병원이 아닌 장소에서 발생되는 동물사체는 발생량에 따라 생활 또는 사업장일반폐기물로 분류

⑤ 동물병원에서 발생되는 것이라도 미용을 위해 깎은 동물의 털, 손·발톱, 건강한 동물의 배설물 제거용으로 사용된 일회용 기저귀, 패드, 휴지 등

⑥ 피부관리 후 단순히 얼굴에 올려놓은 물이 묻어 있는 거즈나 솜

2. 의료폐기물 전용용기

의료폐기물 전용용기(이하 "전용용기"라 한다)는 환경부장관이 지정한 기관이나 단체가 환경부장관이 정하여 고시하는 검사기준에 따라 검사한 용기만을 사용하여야 하고 한번 사용한 전용용기는 다시 사용하여서는 안 된다. 의료폐기물은 발생한 때(해당 진찰, 치료 및 시험, 검사행위가 끝났을 때를 말한다)부터 전용용기에 넣어 내용물이 새어 나오지 아니하도록 보관하여야 하며, 의료폐기물의 투입이 끝난 전용용기는 밀폐 포장하여야 한다.

다만, 대형 조직물류폐기물과 같이 전용용기에 넣기 어려운 의료폐기물은 내용물이 보이지 아니하도록 개별 포장하여 내용물이 새어 나오지 아니하도록 밀폐 포장하여야 한다.

그렇다면 환경부장관이 고시하는 검사기준에 따라 검사한 의료폐기물의 전용용기는 어떤 것들이 있을까?

| 표 9-10 | 전용용기의 종류

구 분	보관폐기물
1. 봉투형 또는 골판지류 상자형 용기	그 밖의 의료폐기물
2. 합성수지류 상자형 용기	격리의료폐기물, 조직물류폐기물(치아는 제외)
	주사바늘, 수술용 칼날 등의 손상성폐기물
	혈액, 고름, 분비물 등의 액상폐기물(뚜껑 잠금장치)

1) 전용용기의 종류

① 전용용기에는 다른 종류의 의료폐기물을 혼합하여 보관할 수 있으나, 봉투형 용기 또는 골판지류 상자형 용기에는 합성수지류 상자형 용기를 사용하여야 하는 의료폐기물을 혼합하여 보관하여서는 안 된다.

② 봉투형 용기에는 그 용량의 75퍼센트 미만으로 의료폐기물을 넣어야 한다.

③ 의료폐기물을 넣은 봉투형 용기를 이동할 때에는 반드시 뚜껑이 있고 견고한 전용 운반구를 사용해야 하며, 사용한 전용 운반구는 「감염병의 예방 및 관리에 관한 법률 시행규칙」 별표 6 제2호 라목에 따른 약물소독의 방법으로 소독해야 한다.

④ 봉투형 용기에 담은 의료폐기물의 처리를 위탁하는 경우에는 상자형 용기에 다시 담아 위탁하여야 한다.

⑤ 골판지류 상자형 용기의 내부에는 봉투용 용기 또는 내부 주머니를 붙이거나 넣어서 사용하여야 한다.

⑥ 재활용하는 태반은 발생한 때부터 흰색의 투명한 내부 주머니에 1개씩 포장하여 합성수지류 상자형 용기에 넣어 보관해야 하며, 내부 주머니에는 의료기관면, 중량(g), 발생일 및 담당의사의 이름을 적어야 한다.

⑦ 격리의료폐기물을 넣은 전용용기는 용기를 밀폐하기 전에 용기의 내부를 처리하기 위하여 보관시설 외부로 반출하기 전에 용기의 외부를 각각 약물 소독한다.

⑧ 전용용기 및 포장의 바깥쪽에는 의료폐기물임을 나타내는 다음의 도형 및 취급시 주의사항을 표시하여야 한다.

2) 전용용기 도형의 색상

| 표 9-11 | 전용용기 도형의 색상

종 류	도형색상
인체조직물 중 태반(재활용하는 경우)	녹색
격리의료폐기물	붉은색
위해의료폐기물(재활용하는 태반은 제외) 및 일반의료폐기물	상자형 용기 노란색
	봉투형 용기 검정색

비고: 붉은색으로 표시하여야 하는 의료폐기물과 노란색 또는 검정색으로 표시하여야 하는 폐기물 혼합 보관할 때는 붉은색으로 표시하여야 한다.

3) 전용용기의 도형 및 취급 시 주의사항

이 폐기물은 감염의 위험성이 있으므로 주의하여 취급하시기 바랍니다.			
배 출 자		종류 및 성상	
사용개시 연월일		수거연월일	
수 거 자		중량(킬로그램)	

비고: 사용개시 연월일은 의료폐기물을 전용용기에 최초로 넣은 날을 적어야 한다. 다만, 봉투형 용기에 담은 의료폐기물을 상자형 용기에 다시 담아 위탁하는 경우에는 봉투형 용기를 상자형 용기에 최초로 담은 날을 적을 수 있다.

[그림 9-11] 의료폐기물 취급상 유의사항

3. 의료폐기물 보관

의료폐기물 보관시설의 세부기준으로는 보관창고의 바닥과 내벽은 타일, 콘크리트 등 내수성 자재로 설치하여야 하며, 세척이 쉽고 항상 청결을 유지할 수 있도록 하여야 한다. 보관창고 냉장시설에는 소독약품, 장비를 비치하

| 표 9-12 | 의료폐기물 취급시 보관

<table>
<tr><th colspan="2">폐기물 종류</th><th>전용용기
(도형색상)</th><th>보관시설</th><th>보관기간</th></tr>
<tr><td colspan="2">격리의료폐기물</td><td>상자형 합성수지류
(붉은색)</td><td>성상이 조직물류일 경우: 전용 보관시설(4℃ 이하)
조직물류 외: 전용보관시설(4℃ 이하) 또는 전용의 보관창고</td><td>7일</td></tr>
<tr><td rowspan="6">위해의료폐기물</td><td>조직물류 폐기물</td><td>상자형 합성수지류
(노란색)</td><td>전용보관시설(4℃ 이하)</td><td>15일
(치아는 60일)</td></tr>
<tr><td>(재활용하는 태반)</td><td>상자형 합성수지류
(녹색)</td><td>전용보관시설(4℃ 이하)</td><td>15일</td></tr>
<tr><td>손상성 폐기물</td><td>상자형 합성수지류
(노란색)</td><td>전용보관시설(4℃ 이하) 또는 전용의 보관창고</td><td>30일</td></tr>
<tr><td>병리계 폐기물</td><td>합성수지류, 골판지류
(노란색)</td><td>전용보관시설(4℃ 이하) 또는 전용의 보관창고</td><td>15일</td></tr>
<tr><td>생물화학 폐기물</td><td>합성수지류, 골판지류
(노란색)</td><td>전용보관시설(4℃ 이하) 또는 전용의 보관창고</td><td>15일</td></tr>
<tr><td>혈액오염 폐기물</td><td>합성수지류, 골판지류
(노란색)</td><td>전용보관시설(4℃ 이하) 또는 전용의 보관창고</td><td>15일</td></tr>
<tr><td colspan="2" rowspan="2">일반의료폐기물</td><td rowspan="2">합성수지류, 골판지류
(검은색)</td><td>전용보관시설(4℃ 이하) 또는 전용의 보관창고</td><td>15일</td></tr>
<tr><td>입원실이 없는 의원, 치과의원 및 한의원에서 발생한 것으로서 4℃ 이하로 냉장보관일 경우</td><td>30일</td></tr>
</table>

고, 주 1회 이상 약물소독을 실시하여야 한다. 냉장시설은 섭씨 4℃ 이하의 설비를 갖추고, 보관중에는 냉장시설을 항상 가동하며 내부의 온도를 측정할 수 있는 온도계를 부착하여야 한다. 보관창고는 바깥에서 내부가 보이지 않는 구조로 설치하고 외부인의 출입을 제한하여야 한다. 보관창고 및 냉장시설에는 보관중인 의료폐기물의 종류와 수량 및 보관기간 등을 기재한 표지판을 설치하여야 한다.

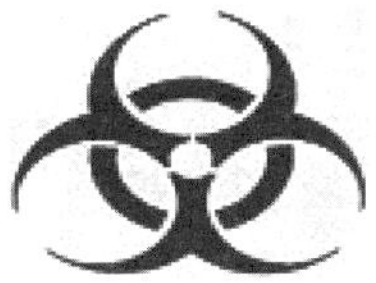

	의료폐기물 보관 표지	
	① 폐기물 종류 :	② 총보관량 : kg
	③ 보관기간 :	④ 관리책임자
	⑤ 취급시 주의사항 • 보관시 : • 운반시 :	
	⑥ 운반장소 :	

- 보관창고 및 냉장시설의 출입구 또는 출입문에 각각 부착
- 규 격 : 60cm 이상, 세로 40cm 이상(냉장시설은 절반규격 이상)
- 색 깔 : 흰백바탕에 녹색 선과 녹색 글자

[그림 9-12] 보관표지판 양식

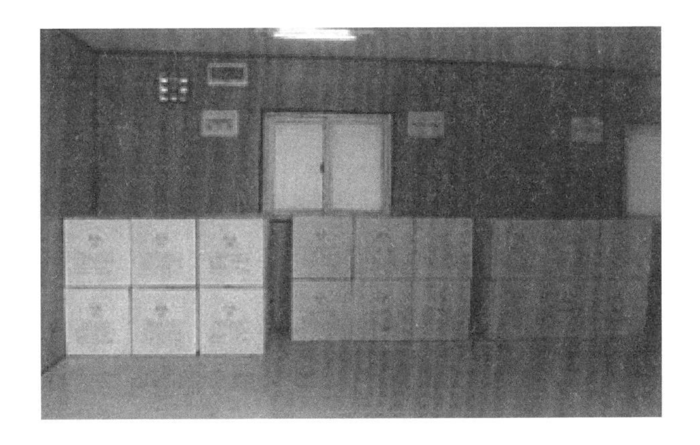

[그림 9-13] 의료폐기물 보관창고

4. 의료폐기물 수거 · 운반방법

의료폐기물은 전용용기에 넣어 밀폐포장된 상태로 의료폐기물 전용의 운반차량으로 수집·운반하여야 한다. 의료폐기물의 수집·운반차량은 섭씨 4℃ 이하의 냉장설비가 설치되고, 운반중에는 항상 냉장설비가 가동되어야 한다. 의료폐기물은 흩날림·유출 및 악취의 새어 나옴을 방지할 수 있는 밀폐된 적재함이 설치된 차량으로 운반하여야 한다.

적재함의 내부는 물에 견디는 성질의 자재로서 소독을 쉽게 할 수 있는 구조로 되어 있어야 하며, 그 안에는 온도계를 붙이고 소독에 필요한 약품 및 장비와 이를 보관할 수 있는 설비를 갖추어야 한다. 의료폐기물의 수집·운반차량의 차체는 흰색으로 색칠하여야 한다. 의료폐기물의 수집·운반차량의 적재함의 양쪽 옆면에는 의료폐기물의 도형, 업소명 및 전화번호를 뒷면에는 의료폐기물의 도형을 붙이거나 표시하되, 그 크기는 가로 100cm 이상, 세로 50cm 이상이어야 하며, 글자의 색깔은 녹색으로 한다.

5. 의료폐기물 담당자의 교육

의료폐기물 처리업에 종사하는 기술요원, 폐기물처리시설의 기술관리인, 그 밖에 대통령령으로 정하는 폐기물 처리 담당자는 환경부령으로 정하는 교육기관이 실시하는 교육을 받아야 한다. 고용자는 그 해당자에게 그 교육을 받게 하여야 하고, 교육에 드는 경비를 부담하여야 한다. 교육을 하면 매 분기의 교육실적을 그 분기가 끝난 후 15일 이내에 환경부장관에게 보고해야 하며, 매 교육과정 종료 후 7일 이내에 교육결과를 교육 대상자를 선발하여 통보한 기관의 장에게 알려야 한다.

6. 의료폐기물 관리 주의사항

격리환자에게서 나오는 세탁물을 폐기하는 경우에는 의료폐기물에 해당하나 세탁 후 폐기하는 경우는 의료폐기물에 해당하지 않는다. 분만실에서 나온 양수, 태반, 동물병원에서 발생한 동물 사체나 동물의 피, 고름은 조직물류에 해당되고, 의료행위에 따라 발생한 피, 고름, 분비물은 의료폐기물 처리시설에서 처리해야 하나 폐수배출시설의 설치허가권자 등이 수질오염발지시설에 유입, 처리하는 것을 인정하는 경우는 예외로 처리방법으로 인정(의료폐기물처리계획 확인을 받아야 하며, 폐수배출시설 설치 허가증, 신고필증에 의료폐기물 유입처리(종류, 양)가 명시되어야 함)한다. 배양용기, 시험관, 슬라이드, 커버글라스, 수술용 칼날, 한방침, 치과용 침 등은 1회용 이외에는 자체 소독, 멸균 등을 거쳐 재사용은 가능하나, 최종적으로 버릴 경우 의료폐기물로 처리한다. 백신, 항암제, 화학치료제 등과 혼합되어 사용한 수액백, 앰플, 바이알 등도 내부에 해당 의약품이 잔존해 있는 상태로 배출하는 경우에는 의료폐기물로 처리하고 포도당, 수액과 치료제가 아닌 성분이 혼합된 경우는 일반폐기물로 처리한다. 주사바늘에 보호캡이 고정적으로 부착되어 있어 외부 충격에도 캡이 분리되지 않아 손상우려가 전혀 없는 경우는 일반의료폐기물로 처리 가능하나, 단순히 주사바늘에 캡을 씌워 배출하는 경우는 손상성 폐기물로 처리한다. 치과에서 발생하는 피, 고름, 분비물 등이 묻어 있는 아말감은 일반의료폐기물로 처리한다.

7. 위탁처리방법

1) 위탁업체 선정

① 폐기물관리법 제25조에 따라 환경부장관의 허가를 받은 폐기물처리업자에게 의료폐기물을 위탁한다.

② 의료폐기물의 수집·운반 또는 처리를 업으로 하려는 자는 다른 폐기물과 분리하여 별도로 수집·운반 또는 처리하는 시설·장비 및 사업장을 설치·운영하여야 한다.

2) 위탁처리방법

① 의료폐기물은 전용용기에 넣어 밀폐 포장된 상태로 전용 운반차량으로 운반한다.

② 의료폐기물은 폐기물 종류·성상·중량 등 폐기물 정보가 담긴 무선주파수인식기술(radio frequency identification: RFID)에 의한 폐기물정보가 담긴 전자태그를 부착하고 용기외면에 사용개시연월일을 기재한다. 전자태그는 전용용기 1개당 1개를 붙이는 것을 원칙으로 하되 소형 전용용기 또는 봉투형 용기를 다시 대형 용기에 담아 배출하는 경우에는 그렇지 않다.

③ 보관창고 입고 시 컴퓨터 모니터 화면상에 폐기물입고 프로그램을 실행시킨 후 전자저울로 폐기물을 계근하면 고정형 리더기에 폐기물 종류, 성상, 중량 등 폐기물정보가 자동 인식된다. 다만, 전자저울로 계근하지 않은 경우에는 전자정보처리 프로그램에 폐기물종류별 중량을 별도 입력한다. 자동이식 또는 별도 입력한 정보는 전자정보처리 프로그램으로 전송한다.

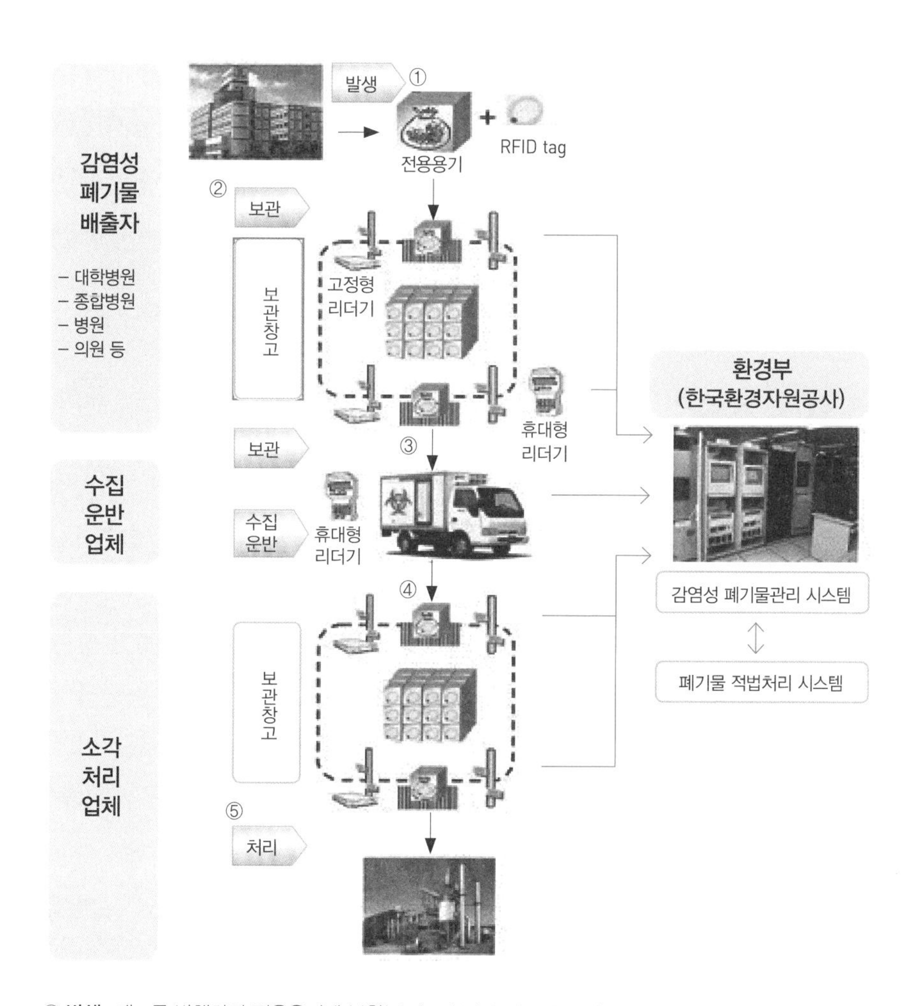

① **발생**: 태그를 발행하여 전용용기에 부착(폐기물명/성상/발생일 등록)
② **보관**: 리더기로 태그를 읽고 중량체크 후 창고에 보관(중량/보관일 등록)
③ **배출자 인계**: 폐기물중량/인계자/차량번호/인계일자 등록(인계번호 생성)
운반자 인수: 휴대형 리더기로 인수일자/인수자/인수일자 등록
④ **운반자 인계**: 인계자/인계일자 등록
처리자 인수: 차량번호/인수량/인수자/인수일자 등록
⑤ **처리**: 처리실적 등록

[그림 9-14] RFID 기반 의료폐기물 관리시스템 업무 흐름도

④ 폐기물출고 시 폐기물출고 프로그램을 실행시킨 후 고정형 리더기를 통과하여 출고폐기물정보가 화면에 표시되면 운반자는 이를 확인하고 운전자카드를 단말기에 인식시킴으로써 출고내역을 인증하고 고정형 리더기를 이용하여 전자정보처리 프로그램을 전송한다.

⑤ 의료폐기물의 위탁수량을 정확히 기록관리하고 의료폐기물을 임의반출하면 안된다.

Ⅶ 세탁물관리

의료기관 세탁물은 환자가 직접 사용하는 물품으로 오염된 세탁물은 많은 수의 병원성 미생물의 매개체가 될 수 있다. 그러나 오염된 린넨은 세탁과정에서 대부분의 미생물을 제거하기 때문에 실제로 세탁과정 중에 발생할 수 있는 질병전파의 위험성은 매우 적다. 그러나 오염된 세탁물을 부적절하게 수거, 보관, 운반하면 주변 환경이나 세탁물 처리와 관련된 직업적 위험이 발생할 수 있으므로 관련 위험을 줄이기 위한 적절한 손위생, 개인보호구 착용, 세탁처리과정을 준수해야 한다. 국내 세탁물 관련 의료법으로는 '의료기관 세탁물 관리규칙'이 있으며 이 규칙은 의료법 제16조 제2항 및 제3항의 규정에 의하여 의료기관에서 발생하는 세탁물의 처리방법 등 세탁물의 관리에 관한 기본 사항들을 규정하고 있으며, 세탁물 처리장소가 자체 처리 또는 위탁 처리이든 상관없이 이 규정은 일관되게 적용되어야 한다. 오염된 세탁물은 환자와 직원들에게 질환을 일으킬 수 있는 미생물 감염의 원인이 될 수 있다고 하였고 몇몇 연구결과에서 옷감이 이러한 전염에 있어 매개체 역할을 할 수 있는 것으로 발표되었다. 그 예로 침구 린넨에 대한 연구 중 하나에서 MRSA가 분리된 환자들이 사용한 린넨 40.2%가 MRSA에 오염되어 있었다고 보고하였는데 이것은 효과가 입증된 소독제를 포함한 세탁과정의 중요성을 강조하는 것이다. 그렇다면 의료기관 세탁물 관리규칙에 대해 살펴보도록 한다.

1. 의료기관 세탁물관리 규칙의 주요 내용

1) 세탁물의 종류(규칙 제2조)

① 의료기관 세탁물: "의료기관 세탁물"이라 함은 의료기관에 종사하는 자 및 진료받는 환자가 사용하는 것으로서 세탁과정을 거쳐 재사용하는 다음 각 목의 세탁물(이하 "세탁물"이라 한다)을 말한다.

㉠ 침구류: 이불, 담요, 시트, 베개, 베개포 등

㉡ 의류: 환자복, 신생아복, 수술복, 가운 등

㉢ 린넨류: 수술포, 기계포, 마스크, 모자, 기저귀, 기타 린넨류

㉣ 기타: 커텐, 씌우개류, 수거자루 등

② 오염세탁물: "오염세탁물"이라 함은 세탁물 중 전염성 물질에 오염되거나 오염의 우려가 있는 다음의 각 목의 세탁물을 말한다.

㉠ 감염병의 예방 및 관리에 관한 법률에 의한 감염병 환자가 사용한 세탁물과 동 병원균의 오염이 우려되는 세탁물

㉡ 환자의 피, 고름, 배설물, 분비물 등에 오염된 세탁물

㉢ 동물실험 시 감염증에 걸린 동물의 배설물 또는 분비물에 오염된 세탁물

㉣ 기타 전염성 병원균에 오염된 세탁물

③ "기타 세탁물"이라 함은 세탁물 중 오염세탁물 외의 세탁물을 말한다.

④ "일반세탁물"이라 함은 의료기관 세탁물 외의 세탁물을 말한다.

2) 세탁물의 처리방법(의료기관 세탁물 관리규칙 제4조)

① 의료기관은 다음 각 호의 어느 하나의 방법으로 세탁물을 처리하여야 한다.

㉠ 세탁물 처리시설에서 자체 처리("의료기관의 세탁물 처리시설 및 장비기준'에 맞는 세탁물 처리시설과 장비를 갖춘 경우)

㉡ 처리업자에게 위탁처리

② 처리업자는 의료기관으로부터 위탁받은 세탁물을 재위탁해서는 안된다. 다만, 정전, 단수, 기계고장 등의 사유로 위탁 받은 세탁물을 기한까지 처리할 수 없는 경우 시장, 군수, 구청장에게 신고한 후 다른 처리업자에게 재위탁하여 처리할 수 있다.

③ 의료기관과 처리업자는 오염세탁물을 「감염병의 예방 및 관리에 관한 법률 시행규칙」에 따라 증기소독, 끓는 물 소독 또는 약물소독방법으로 소독한 후 세탁해야 한다.

④ 의료기관과 처리업자는 세탁물의 처리기준에 따라 세탁물을 처리해야 한다.

㉠ 세탁물은 오염세탁물과 기타 세탁물로 구분하여 위생적으로 처리해야 한다.

㉡ 의료기관과 처리업자는 세탁물 관리책임자를 지정해야 한다.

㉢ 세탁물 처리작업장은 항상 청결을 유지하고 주 1회 이상 소독을 해야 한다.

㉣ 세탁물 분류과정에서 발생한 쓰레기 등을 위생적으로 처리해야 한다.

㉤ 처리업자는 세탁물의 처리시설과 같은 시설에서 일반세탁물을 처리해서는 안 된다.

3) 세탁금지 세탁물(규칙 제5조)

의료기관은 다음 각 호의 세탁물을 재사용의 목적으로 세탁하거나 처리업자에게 처리를 위탁하여서는 안된다.

① 피, 고름이 묻은 붕대 및 거즈(외과용 패드를 제외한다)

② 마스크, 수술포 등 일회용 제품류

③ 바이러스성 출혈열(신증후군출혈열(유행성출혈열), 황열, 뎅기열, 마버그열, 에볼라열 및 라싸열의 경우에 해당됨) 환자의 혈액이나 체액으로 오염된 세탁물

④ 크로이츠펠트-야콥병(CJD) 및 변형 크로이츠펠트-야콥병(vCJD) 확진 또는 의심환자의 중추신경계 조직으로 오염된 세탁물

2. 의료기관의 세탁물 보관 및 운반기준(규칙 제3조 관련)

1) 수집

① 세탁물의 수집장소는 다른 시설과 구분되어지고 위생적이어야 한다.

② 수집자루는 세탁 및 소독이 용이한 구조이어야 하고 오염세탁물 수집용기는 기타 세탁물과 구분이 가능하도록 유색 용기(적색 또는 황색) 또는 “오염세탁물”임이 표시된 용기를 사용하여야 한다.

③ 세탁물이 혈액이나 분비물 등으로 젖어 있을 때에는 새지 아니하는 별도의 수집용기를 사용하여야 한다.

④ 세탁물 수집장소에는 누구나 쉽게 알 수 있도록 세탁물의 분류방법 등을 게시해야 한다.

2) 보관

① 보관장소는 다른 시설과 구분되어 있어야 하며 입원실, 식당, 휴게실 및 환자 또는 종사자의 왕래가 빈번한 장소와 떨어져 있어야 한다.
② 오염세탁물이 있는 보관장소에는 오염세탁물이 있다고 표시하고, 취급상 주의사항을 게시하며, 관계자 외 출입을 금해야 한다.
③ 의료기관이 세탁물을 자체 처리할 경우 보관장소는 별표 3 제1호 바목에 따른 오염작업구역과 중복하여 지정할 수 있다.
④ 의료기관이 처리업자에게 위탁하여 처리하려는 세탁물은 수집자루 등 밀폐된 용기에 넣어서 보관하여야 한다.
⑤ 오염세탁물은 수집 즉시 소독하여 보관하고, 보관장소는 주 2회 이상 소독한다.
⑥ 세탁이 완료된 세탁물은 반드시 별도의 시설에 종류별로 정리하여 위생적으로 보관하여야 한다.
⑦ 세탁물 보관장소 외의 장소에서는 수집된 세탁물을 분류하거나 헤치는 작업을 하지 아니하여야 한다.

3) 운반

① 세탁물은 위생적인 수집자루 또는 운반용기에 넣어 운반해야 한다.
② 운반용기는 주 1회 이상 소독하여야 한다.
③ 세탁물 운반차량의 적재고는 주 2회 이상 소독을 해야 한다.
④ 오염세탁물은 기타 세탁물이 오염되지 않도록 별도의 용기에 넣어 운반해야 한다.
⑤ 처리업자가 세탁물을 운반할 경우에는 의료기관세탁물 관리규칙 별표 4 제 6호의 기준에 맞는 운반차량으로 해야 한다.

3. 시설기준(의료기관 세탁물 관리규칙 제6조)

1) 의료기관은 세탁물을 처리업자에게 전량 위탁하여 처리할 경우 외에는 의료기관의 세탁물 처리시설 및 장비기준에 맞는 세탁물 처리시설과 장비를 갖추어야 한다.

(1) 작업장

① 작업장의 위치는 입원실 환자와 외래인의 통행이 많은 곳 식당휴게실 등 위생적인 관리가 필요한 시설과 다수인이 모이는 장소로부터 떨어진 장소이어야 한다.

② 내벽은 내수성 자재로서 표면이 매끄럽고 밝은색 페인트로 마무리되어야 한다.

③ 물을 사용하는 바닥은 타일 콘크리트 및 인조석갈기로 마무리되고 배수가 잘 되도록 하여야 하며 물을 사용하지 아니하는 바닥은 타일, 인조석갈기 및 리놀륨 등의 재료로 마무리되어야 한다.

④ 충분한 조명 및 환기시설을 하여야 한다.

⑤ 쥐나 해충이 서식할 수 없도록 하여야 한다.

⑥ 오염작업구역(세탁물을 분류하거나 소독하는 구역을 말한다)은 다른 시설과 구획하여야 한다(의원급 의료기관 미해당).

⑦ 세탁하기 전 세탁물의 입구와 세탁된 세탁물의 출구는 각각 달리하여야 한다(의원급 의료기관 미해당).

(2) 시설 및 장비기준(병원급 이상의 의료기관만 해당)

① 다음의 시설 및 장비를 갖추어 두어야 한다.

㉠ 고압 보일러 세탁기에 열탕 및 수증기 공급이 가능한 기능이 있어야 한다.

ⓛ 소독시설 세탁하기 전 세탁물을 소독할 수 있는 기능으로서 오염작업구역에 설치하여야 한다.

ⓒ 세탁기 섭씨 80℃ 이상 100℃ 이하의 열탕 및 수증기를 주입하여 세탁할 수 있어야 한다.

ⓔ 탈수기 원심분리 원리로 탈수하는 기능이 있어야 한다. 다만, 세탁기와 겸용하는 경우에는 구비할 필요가 없다.

ⓜ 건조기 섭씨 80℃ 이상 120℃ 이하의 열을 가하여 건조시키는 기능이 있어야 한다(자동온도조절기가 붙어 있어야 한다).

ⓑ 다림시설을 갖추어야 한다.

② 다음의 용기류를 충분히 갖추어 두어야 하며 용기는 소독과 사용이 쉬운 구조로서 용기의 표면에 세탁 전 세탁 중 세탁 완료 폐기물용으로 표기하여야 한다.

ⓖ 세탁하기 전 세탁물의 보관 및 운반용기

ⓛ 세탁 중인 세탁물의 운반용기

ⓒ 세탁이 끝난 세탁물의 운반용기

ⓔ 내수성 자재로 된 뚜껑이 있는 폐기물 용기

③ 작업장의 청결 및 구충, 구서를 위한 소독약품과 소독기구 그리고 이를 보관할 수 있는 보관함을 갖추어야 한다.

(3) 탈의실(병원급 이상의 의료기관만 해당)

작업장 외의 장소에 탈의실이나 옷장을 갖추어야 한다.

(4) 창고 등(병원급 이상의 의료기관만 해당)

세탁에 필요한 소독제세제 그 밖의 소품 등을 보관할 수 있는 창고나 캐비넷 등 보관함을 갖추어야 한다.

2) 처리업자는 의료기관세탁물 관리규칙 별표 4의 세탁물 처리업자의 시설 및 장비기준에 맞는 세탁물 처리시설과 장비를 갖추어야 한다.

4. 감염 예방교육(의료기관 세탁물 관리규칙 제8조)

① 의료기관과 처리업자는 세탁물 처리업무에 종사하는 자에게 연 4시간 이상 감염 예방에 관한 교육(인터넷 교육 등 포함)을 해야 한다.

② 의료기관과 처리업자는 감염 예방에 관한 교육을 했을 때에는 그 결과를 기록, 유지해야 한다.

세탁물 자체처리대장(의료기관용)

구분 월일	세탁물명	처리량(kg)	처리책임자	비고

세탁물 위탁처리대장(의료기관용)

구분 월일	세탁물명	위탁 수량 (kg)	인계자 서명	인수자 서명	비고

〈작성요령〉

1. 대장은 해당 의료기관에서 발생하는 세탁물의 종류별(침구류·의류·리넨류·기타)로 구분하여 작성합니다.
2. 세탁물 처리실적이 기간별(월·분기·연)로 집계될 수 있도록 기간별 말일을 기준하여 처리량의 누계를 기록합니다.

③ 의료기관과 처리업자가 교육을 할 수 없다고 인정할 때에는 시장, 군수, 구청장은 보건소장이나 관련 단체가 그 교육을 할 수 있다.

5. 대장의 작성, 비치(의료기관 세탁물 관리규칙 제10조)

① 의료기관은 세탁물 자체처리대장 또는 위탁처리대장을 갖추어야 하며, 처리업자는 세탁물 수탁처리대장을 갖추어 두어야 한다.
② 처리대장 서류는 3년 간 보존해야 한다.

6. 지도 및 보고(의료기관 세탁물 관리규칙 제11조)

시장, 군수, 구청장은 세탁물을 위생적으로 관리하기 위하여 필요하다고 인정하면 의료기관이나 처리업자에 대하여 필요한 보고를 하게 하거나 관계 공무원으로 하여금 지도, 점검하게 할 수 있다.

Ⅷ 〉 의료기관의 신축, 개조, 수리, 보수 및 파괴

건축, 보수 및 철거를 시행할 때 공사로 인한 감염발생을 예방하기 위하여 계획을 세우며 공사기간 동안 계획된 사항이 잘 지켜지는지 지속적으로 감시해야 한다. 여러 부서의 직원과 전문가로 다학적 팀을 구성하여 공사의 각 단계별로 조정하도록 한다. 팀 구성원으로는 직원 건강관리 담당자, 기술자, 감염관리 담당자, 환경관리 담당자 등이 포함되어야 한다.

1. 공사 전 관리

감염관리 담당자는 병원건물을 신축, 개조, 수리, 보수 및 파괴할 때 건축위원회의 구성원이 되어 계획안을 조정하고 이로 인해 발생 가능한 병원감염의 문제를 예방하기 위해 감염관리 방안을 제시한다. 감염관리에 관한 건축위원회 활동 지침을 제시하고 이를 준수한다. 공사 시 먼지로 인해 발생할 수 있는 감염을 사전에 예방할 수 있도록 감염관리 계획을 세운다.

① 공사 시 공기의 질과 감염관리에 미치는 위험과 영향을 평가한다.
② 공사 중 적절한 관리가 이루어지는지 여부를 주기적으로 모니터링한다.
③ 감염관리에 대한 의무준수 협정과 불이행시 불이익 발생 및 문제 발생 시 적시에 교정하는 절차를 건축계약에 포함한다.
④ 공사 범위가 넓거나 환자에게 미칠 영향이 심각한 경우 시설팀 담당자는 관련 부서와 회의를 개최하고 이에 대한 대책을 마련한 후 공사를 진행한다.

2. 공사 중 관리

1) 병원 건물 밖에서의 공사에 대한 감염관리

① 건물 내부 공기의 재순환이 가능하다면 건물 외부에서 들어오는 공기 유입구를 막는다.
② 위의 상황이 가능하지 않다면 저효율 필터를 자주 확인한다.
③ 창문은 가능한 한 닫아두며 외부 공기가 병원 건물 내로 유입되지 않도록 한다.

2) 병원 건물 안에서의 공사에 대한 감염관리

① 공사 현장에서 환자진료 구역으로 들어오는 먼지를 막기 위해 방호벽을 설치한다.

② 방호벽 이음새 부분에 틈이 발생하지 않도록 방호벽의 상태를 확인하고 공사 현장 출입 시 출입문을 반드시 닫는다.

③ 보행자 통로를 작업공간으로부터 가능한 한 멀리 우회시킨다.

④ 큰 조각의 파편 처리를 위해 창문을 통한 운반장치(window chute)를 사용한다.

⑤ ④의 상황이 가능하지 않다면 공사폐기물 위에 젖은 천을 덮고 운반한다.

⑥ 먼지 발생을 최소화하기 위하여 젖은 걸레 및 도구를 사용하여 청소를 자주하고 접착성 매트를 작업공간 입구에 설치하며, 작업공간에서 발생한 파편을 버리기 전까지 잘 덮어 놓아, 작업공간 및 입구를 청결하게 유지한다.

⑦ 공사 현장의 공기 및 먼지가 밖으로 배출되는 것을 막기 위해 공사 현장은 음압을 유지하며, 분당 300~800ft^3 여과율을 갖는 휴대용 HEPA 필터를 사용하거나 공사 현장의 공기가 건물 외부로 직접 배출되게 한다.

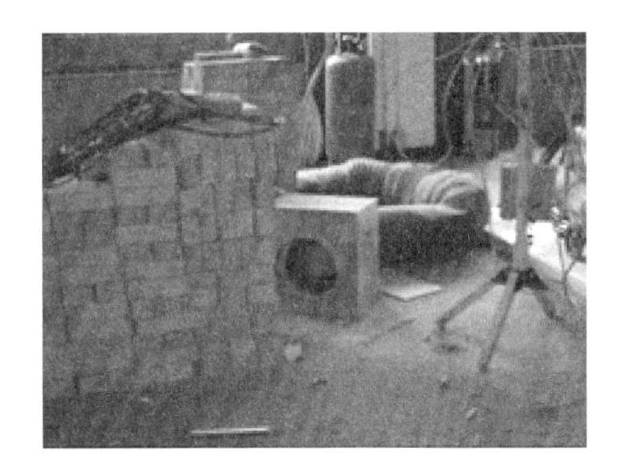

[그림 9-15] 공사 중 음압유지

3. 공사 후 관리

① 공사 종료 시 작업공간을 청소하고, 방호벽 제거 전 분진이 퍼지는 것을 막기 위해 비닐로 보호막을 설치한다.

② 파이프에서 침전물을 제거하기 위해 물을 흘려보내어, 수인성 미생물의 증식을 최소화한다.

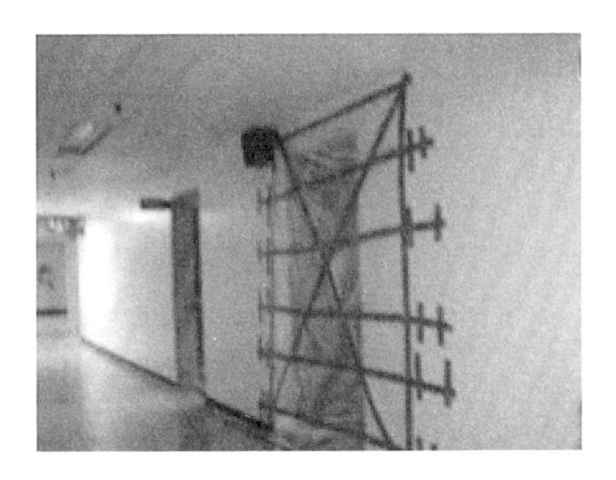

[그림 9-16] 보호막

4. 감염 감시

① 면역억제 환자의 건강과 안전을 위해 공사 중 공기매개 질환(예: aspergillosis 등)이 발생하는지 감시한다.
② 공사와 관련된 지역에서 입원한 환자의 감염 유행이 의심되면 환경 감시배양을 포함한 유행 조사와 관리 대책을 세운다.
③ 분진, 소음, 진동 등의 평가는 공사업무 규정에 따른다.

5. 기타 준수사항

① 공사 전후나 공사 중에, 또는 면역저하자가 병실을 사용하기 전이나 사용중에는 정규적인 공기 미생물 검사는 권장되지 않는다.
② 지하 배수관이 파괴되어 먼지나 흙에 오염되지 않도록 한다.
③ 고위험 지역의 공기관리시스템이 적절하지 못하다면, 시스템이 효과적으로 작동할 때까지 일시적으로 휴대용 HEPA 필터를 사용한다.

Ⅸ 〉 결론

과학기술과 자동화는 효과적인 청소도구와 장비의 발전을 가능하게 해왔다. 사전에 측정된 양만큼 미리 혼합된 소독제를 제공하는 기계는 화학물질을 보다 쉽고 안전하게 사용하게 되었다. 기술적 발달에도 불구하고 권고되는 지침에 따라 기본적인 환경관리를 실천하는 것은 가장 큰 도전으로 남아 있다. 이 도전을 이루기 위한 해결방안은 의료기관 직원들, 특히 환경관리 업무의 일선에 있는 직원들을 교육하는 것과 병원행정책임자, 감염관리자, 환경관리자와 다른 부서들 간의 정기적이고 일관된 의사소통이다.

참고문헌

대한감염관리간호사회, 감염관리학, 현문사, 2012.

대한병원감염관리학회, 의료기관의 감염관리, 한미의학, 2017.

보건복지부, 의료기관세탁물 관리규칙 보건복지부령 제283호 2015. 1. 5 일부개정.

보건복지부령 제228호 의료기관세탁물 관리규칙 2013. 12. 31 일부개정.

폐기물관리법 시행규칙 환경부령 제752호 2018. 3. 30 일부개정.

폐기물관리법 시행령 대통령령 제28722호 2018. 3. 27 일부개정.

Association for professionals infection control and prevention, APIC text of Infection control and Epidemiology.

Centers for disease Control and prevention. Guideline for Environmental Infection Control in Health-Care Facilities, Recommendations of CDC and Healthcare infection Control Practices Advisory Committee(HICPAC), 2003.

Centers for disease Control and prevention, Guideline for Disinfection and sterilization in healthcare Facilities. Recommendations of CDC and Healthcare infection Control Practices Advisory Committee(HICPAC), 2008.

10 장

직원감염관리

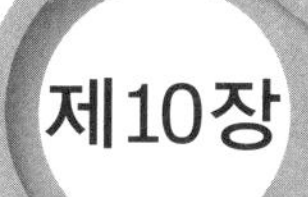

제10장 직원감염관리

의료기관은 다양한 종류의 감염환자들이 외래를 방문할 뿐 아니라 입원한다. 그러므로 의료종사자들은 이들과의 접촉이나 병원균에 오염된 환경과의 간접접촉을 통하여 질병에 노출될 수 있다. 또한 의료행위 중에 발생할 수 있는 혈액 및 체액 노출 즉, 환자에게 사용한 환자 혈액이 묻은 주사바늘에 찔리는 등의 경피적 노출이나 혈액이나 체액이 튀거나 묻는 등의 경로를 통하여 혈액매개질병에 노출되어 감염이 발생할 수 있다. 이런 의료종사자들의 직업관련 감염은 환자들과 직접 접촉하거나 오염된 환경과 간접적으로 접촉할 수 있는 모든 병원직원들이 잠재적 감염 가능성이 있다. 이에 병원직원감염 예방 및 관리 프로그램이 필요하다.

I 직원감염관리 프로그램

1. 직원감염관리 프로그램의 주요 내용

직원감염관리 프로그램에는 관련 정책과 규정, 직원교육, 건강검진, 예방접종, 안전물품 사용, 감염성 질병 경고체계 구축, 직원 인식고취를 위한 홍보활동, 감염노출 직원관리, 감염된 직원관리, 직원상담, 기록 등의 내용이 포함된다.

1) 직원감염관리 관련 정책과 규정

직원감염관리체계를 구축하여 효율적으로 운영하기 위해서는 먼저 의료기관별 상황에 맞는 직원감염관리 관련 정책과 규정을 개발하는 것이 무엇보다 중요하다. 직원감염관리와 관련된 의료기관의 규정과 정책개발 시에는 국내 법규 즉, 산업안전보건기준에 관한 규칙을 검토하고 이를 기초로 국외의 주요 기관에서 권고하는 직원감염관리 권고사항들을 비교 분석하여 각 의료기관의 실정과 국내 법규에 부합하는 규정과 정책을 개발하도록 한다. 직원감염관리 정책을 개발할 때는 효율적으로 정책이 수행될 수 있도록 행정적 지원 시스템과 재정적인 측면도 고려하여 현실적으로 적용 가능한 정책을 개발하도록 해야 한다.

직원감염관리 정책이나 규정개발 시에는 우선 실무부서에서 관련된 다양한 국내 법규와 문헌을 고찰하고, 이에 기초한 규정 및 정책안을 개발하면, 감염관리위원회와 같은 정책적 결정을 할 수 있는 조직에서는 실무부서에서 개발한 규정이나 정책안을 심의 의결하도록 한다. 의결된 규정이나 정책은 국내 법규가 개정되거나 새로운 권고사항이 국내외 단체로부터 제시되면, 각 의료기관의 규정이나 정책의 개정 필요성을 검토하고 필요하면 이를 개정하도록 해야 한다. 각 의료기관에서는 제정 혹은 개정된 직원감염관리 규정이나 정책을 직원 및 관련 부서에 제공하며, 다양한 방법으로 교육하고 홍보하여 전직원들에게 적용될 수 있도록 해야 한다.

직원감염관리 정책과 규정에 포함할 내용으로는 직원감염 발생 예방을 위한 다양한 활동, 감염성 질환에 노출된 직원에 대한 예방약 투여와 검사 등의 적절한 예방조치, 직원감염이 발생하면 취해야 할 근무제한이나 투약 등의 조치사항, 직원감염관리에 대한 교육과 홍보 등을 포함하도록 한다.

2) 직원감염관리 교육

직원감염관리는 실무를 담당하는 직원의 노력만으로는 직원감염을 예방할 수 없으며, 의료기관에 근무하는 모든 직원이 스스로 자신을 감염으로부터 보호하도록 직원감염관리 예방행위를 하고, 감염성 질병에 노출될 경우 적절한 예방소치를 이행해야 한다. 이를 위해서는 직원감염 예방법에 대한 시식과 정보를 직원교육을 통해 제공해야 한다.

직원감염관리 교육 대상자는 의료기관에 근무하는 모든 의사와 간호사뿐 아니라 임상병리사, 방사선사, 약사, 간호조무사, 용역 직원을 포함한 정규직 및 비정규직의 모든 직원을 포함하는 것이 바람직하다.

교육 내용은 교육을 받는 대상자의 특성 즉, 부서나 직종, 신입직원인지 경력직원인지 등을 반영하여 효율적으로 교육을 전달할 수 있도록 개발되어야 한다. 신입직원을 대상으로 한 교육일 경우 직원감염관리 규정과 프로그램을 포함한 기본적인 소개를 중심으로 교육하도록 하며, 경력직원을 대상으로 한 교육일 경우에는 새로운 정책이나 규정 개정에 대한 소개가 필요할 때 교육을 계획하도록 한다. 또한 직원감염 사고를 감소시키기 위하여 직원감염 사고가 많은 부서와 직종을 중심으로 부서 특성에 맞춘 직원감염관리 교육을 하는 것이 필요하다.

직원감염관리 교육 시에는 교육 대상 부서와 직종의 특성을 고려한 교육 전략 개발이 이루어져야 한다. 부서와 직종에 따른 교육 대상자의 학력이나 나이, 전문적 지식 등을 고려하여 교육 내용과 교육 방법을 계획하여 보다 효과적인 교육이 이루어질 수 있도록 노력해야 한다. 교육 방법으로는 다수의 사람들에게 수행하는 집단 교육이 적절한지, 부서의 특성을 반영한 소규모 집단 교육이 필요한지를 파악하고, 부서의 특성에 맞춰 교육 방법을 선택한다. 또한 교육을 할 때는 교육 내용에 해당 부서나 직종의 직원감염 사례를 활용하여 교육하도록 한다.

3) 건강검진

건강검진은 특정 감염성 질병에 대해 직원들의 면역력 여부를 파악할 뿐 아니라 질병을 조기에 발견하여 적극적인 치료를 할 수 있도록 함으로써 직원 자신뿐 아니라 잠복기 혹은 감염 초기의 병원 직원들로부터 환자나 다른 동료 직원들에게 감염성 질병의 전파를 예방하여 안전한 근무환경을 조성하는 데 목적이 있다.

의료기관에 종사하는 직원들은 일반적으로 매년 시행하는 정기건강검진 이외에도 신입직원의 채용건강검진, 특수건강검진 등 다양한 시기의 다양한 건강검진을 하고 있다. 건강검진 내용도 건강검진 종류에 따라 건강검진을 받을 대상, 시기를 다양하게 적용해야 한다. 특수건강검진의 경우 감염성 질병의 종류에 따라 노출될 위험이 높은 부서 직원들을 대상으로 검진을 시행한다. 예를 들면, B형간염이나 결핵과 같은 경우 이들 환자들이 주로 입원는 부서에 근무하는 직원들은 6개월마다 B형간염 검사나 흉부 X-ray 등 B형간염이나 결핵에 걸렸는지 여부를 평가하기 위한 특수건강검진을 하도록 한다.

직원건강검진 내용으로는 주로 질병에 대한 과거력, 혈액검사와 요검사, 흉부 X-ray 등을 포함한다. 혈액검사를 통해 B형간염 항원과 항체 여부를 파악하고, B형간염 항체검사에서 음성인 직원들은 B형간염 예방접종 대상으로서 예방접종을 받을 수 있도록 직원감염관리 프로그램을 계획하도록 하며, 흉부 X-ray 검사에서 결핵이 의심될 경우는 추가로 객담 AFB 검사를 시행하고, 필요시 컴퓨터단층촬영 등을 통해 결핵이 발생했는지를 평가하며, 결핵에 감염된 직원의 경우에는 필요한 근무제한 조치와 치료를 할 수 있도록 한다.

4) 예방접종

예방접종은 감염성 질병을 예방하는 가장 효과적인 방법 중 하나이며, 직원감염이 발생한 직원의 치료, 근무제한 등으로 인한 의료기관의 재정적 손실을 고려할 때 질병을 사전에 예방할 수 있는 예방접종은 비용절감 효과가 있다. 그러므로 감염성 환자들과의 접촉이 빈번한 병원직원의 경우에는 예방접종을 실시하여 미래에 발생할지도 모르는 감염성 질병에 노출되었을 때 직원감염이 발생하지 않도록 하는 것이 필요하다.

의료기관에서는 예방접종 프로그램을 개발할 때 환자들의 특성을 반영하여 여러 감염성 질환 중 어떤 질병에 대한 예방접종을 시행할지를 선택하도록 한다. 입원하거나 외래를 방문하는 환자들로부터 직원이 감염될 가능성이 높은 질병의 종류가 무엇인지, 만약 감염성 질병에 노출된다면 직원이 감염될 가능성은 어느 정도인지, 직원감염이 발생할 경우 동료 직원들이나 접촉하는 환자들에게 미치게 될 영향은 어느 정도인지, 예방접종의 효과는 어느 정도인지, 특히 예방접종과 치료비용을 비교했을 때의 경제적 효율성과 직원 만족도 등을 비교 분석하여 필요한 예방접종이 무엇인지를 고려하여 선정한다.

또한 선정된 예방접종의 종류에 따른 접종 대상에 대한 고려도 필요하다. 예를 들면, 풍진 예방접종의 경우는 기형아 출산과 관련되므로 임신 가능성이 있는 가임기 여직원을 대상으로 하며, B형간염 예방접종은 건강검진 등을 통해 확인한 B형간염 항체검사 음성인 모든 직원을 대상으로 할 수 있다.

5) 안전물품 사용

직원감염을 예방할 수 있는 또 다른 방법으로 안전물품의 사용이다. 직원감염 사고는 직원들의 잘못된 습관 때문에 발생할 수도 있으나 직원이 아무리 직원감염 사고가 발생하지 않도록 주의를 기울여도 불가피하게 발생하는 사고일 수도 있다. 그러므로 이런 직원감염 사고를 예방하기 위하여 사전에 예방할 수 있는 다양한 안전물품들이 개발되었으며, 국내 병원들에서도 이런 물품들을 사용하고 있다. 직원감염 사고를 예방하기 위해 개발된 안전물품의 종류는 매우 다양하다.

직원감염 사고를 예방하기 위한 안전물품으로는 주사바늘을 이용한 행위를 하거나 버리는 중에 발생하는 주사바늘 찔림이나 긁힘 사고로 인하여 발생할 수 있는 혈액매개질병 감염을 예방하기 위하여 안전 주사바늘이 국내외에서 개발되었고, 여러 병원에서 혈액매개질병 환자들의 처치시에 안전 주사바늘을 사용하여 직원감염 사고를 예방하도록 하고 있다. 이외에도 수술용 칼날이나 주사바늘과 같은 날카로운 물품을 조작하거나 폐기하는 과정에서 환자의 혈액이 묻은 이들 물품들에 손상을 당하는 경우가 많이 발생하여, 이와 같은 날카로운 손상성 물품들은 별도의 주사바늘통에 버리도록 국가에서 관련법으로 규정하였으며, 이에 따라 모든 병원에서 주사바늘통을 사용하고 있다. 이외에도 안전물품으로는 흔히 호흡기감염을 예방하기 위하여 N95 등의 고효율 마스크 사용이나 감염성 질환에 따른 장갑과 가운 등의 개인보호구 사용등이 그 예이다.

이들 안전물품은 비교적 저렴한 것에서 고가의 물품까지 다양하며, 대부분 일회용으로 사용 빈도에 따라 의료기관에 상당한 재정적 부담이 된다. 그러므로 직원감염 예방 차원에서 의료기관의 재정적 지원이 필요하며, 이들 안전물품은 환자 접점 부서에서 필요 시 사용할 수 있도록 적절한 곳에 비치하도록 해야 한다.

6) 감염병 경고체계 구축

진료나 간호중 감염병 환자들과 직·간접 접촉을 통해 병원직원들이 감염병에 이환될 수 있다. 그러므로 병원을 방문하거나 입원하는 모든 환자들을 잠재적인 감염 가능성이 있다고 인식하고, 이들로부터 감염되지 않도록 환자 혈액이나 체액에 노출될 수 있는 행위 시 특별히 표준주의를 준수하도록 하고 있다. 그럼에도 불구하고 병원직원들이 감염환자의 혈액이나 체액에 노출되는 사례가 빈번하며, 이 경우 직원감염이 발생할 가능성이 있다. 병원직원들이 복잡하고 바쁘게 진행되는 의료행위 중 병원균을 보유하고 있는 환자를 확인하여 특별히 주의하기란 현실적으로 어렵기 때문에 이에 대한 적절한 대책이 필요하다.

직원들에게 감염병에 노출되지 않도록 주의하자는 의미에서 일부 병원을 중심으로 감염병 경고체계가 구축되어 운영되고 있다. 감염병 경고체계에 포함되는 감염병의 종류는 병원마다 다소 차이가 있을 수 있으나 대부분 혈액 및 체액으로 노출될 경우 전파되는 감염병, 호흡기로 전파되는 주요 감염병, 접촉 등으로 전파되는 다제내성균 및 기타 의료기관에서 특별한 관리나 주의를 요하는 감염병들로 구성되어 있다.

감염병 경고체계의 경고방법으로는 병원직원들이 서로 의사소통 가능한 다양한 방법으로 개발되어 운영되고 있다. 감염병 경고체계의 운영방법은 병원 특성에 맞춰 다양하게 개발되었다. 예를 들면, 환자등록 화면, 검사용 바코드, 환자 차트, 병실의 환자 이름표 등에 스티커, 전산화면 등으로 표시하여 여러 직종의 직원들이 인식할 수 있도록 한다.

감염병 경고체계 개발 및 구축을 위해서는 직원감염관리 전담 부서뿐 아니라 관련 부서의 협력이 필요하다. 전산팀에서는 전산시스템 개발에 중추적인 역할을 해야 하며, 간호부나 검사 부서 등에서는 해당 부서 직원들이 의사소통할 수 있는 방법 개발에 대한 정보를 제공하고, 개발과정에 참여하여 업무에 적용하기 편리하도록 개발될 수 있도록 지속적인 참여가 필요하다. 개발된 감염병 경고체계의 효과적인 운영을 위해서는 모든 병원직원들을 대상으로 한 교육과 홍보가 필요하다. 또한 감염병 경고체계를 지속적으로 관리해야 한다.

감염병 경고체계는 감염병 환자에 대한 정보를 모든 직원이 인지하고, 환자 처치나 간호 시에 주의한다는 의미가 있으나 잘못 이해할 경우 감염병 경고체계에 등록되지 않은 환자는 감염병이 없는 것으로 인식할 수 있다. 예를 들면, 응급실에 처음 방문 후 당일 병실로 입원한 환자의 경우 감염병에 대한 검사가 이루어지지 않아 감염병이 있을 수도 없을 수도 있다. 그러므로 이들 환자는 표준주의에 따라 주의해야 한다. 이와 같이 감염병 경고체계에 등록되지 않은 환자들도 기본적으로 표준주의를 준수해야 함에 대한 교육도 필요하다.

7) 직원감염 예방 홍보활동

병원직원들의 직원감염 예방 및 관리의 중요성에 대한 인식고취 및 예방행위 이행 증진을 위해 교육과 더불어 홍보활동이 필요하다. 다양한 홍보방법을 개발하고 지속적인 홍보활동을 통하여 직원들이 예방행위에 대한 인지 및 이를 습관적으로 수행할 수 있도록 노력해야 한다.

직원감염 예방 및 관리 홍보활동 방법은 병원의 특성에 맞춰 개발할 수 있다. 일반적으로 흔히 사용되는 방법으로는 병원 여러 장소에 게시할 감염예방 포스터나 표어를 공모하고, 선정된 포스터나 표어는 직원들이 수시로 볼 수 있는 곳에 게시하여 직원감염 예방의 중요성이나 예방법에 대한 지속적인 인식이 가능하도록 유도하고 있다. 또한 직원감염 예방의 날을 정해서 직원감염 예방과 관리와 관련된 다양한 프로그램으로 구성된 행사를 진행하는 등의 방법도 효과적인 방법이다.

8) 감염병에 노출된 직원 관리

감염병에 노출된 직원이 발생하면 직원이 이로 인해 감염병에 이환되지 않도록 감염병의 종류에 따른 적절한 예방 조치를 취해야 한다. 우선 감염병에 노출된 직원은 근무하는 병원의 조치 절차에 따라 적절한 관리를 받을 수 있도록 해야 한다. 예를 들면, 환자 혈액이 묻은 주사바늘에 찔린 직원의 경우 해당 병원의 보고체계에 따라 간호관리자에게 보고하고, 감염관리실이나 보건실, 응급실 등 진료나 관리를 받을 수 있는 부서를 방문하여 노출된 질병의 종류에 따른 투약이나 검사 등의 감염 예방조치를 받을 수 있도록 해야 한다.

감염병에 노출되어 초기 감염 예방조치를 받은 경우 추후 검사 등을 통해 지속적으로 감염병에 이환되었는지 여부를 평가받도록 해야 한다. 이와 관련하여 국내 법규인 '산업안전보건기준에 관한 규칙'에서는 노출된 감염병의 종류에 따른 추후 검사 종류와 기간을 명시하였다. 또한 추후 검사 이외에도 감염병 예방을 위해 투여하는 예방약의 부작용이 발생할 수도 있으므로 이 경우 적절한 대체 약물이나 부작용 완화를 위한 치료가 필요하다. 그러므로 감염병에 노출된 직원은 병원의 규정에 따른 감염 예방조치를 적극적으로 이행해야 하며, 병원에서는 노출된 직원이 편안하게 감염 예방조치를 이행할 수 있도록 지원해야 하며, 필요시 심리적인 상담이나 정서적 지지를 통해 불안을 해소할 수 있도록 노력해야 한다.

9) 감염병 노출로 인하여 감염병에 이환된 직원 관리

감염병 노출로 인하여 병원직원들이 감염병에 이환될 경우 질병에 따른 치료와 근무제한 등의 조치가 필요하다. 감염병의 종류에 따라 다른 환자나 동료 직원들에게 일상적인 활동만으로 전파되지 않는 질병의 경우에는 직원이 건강상 문제가 없다면 일상적인 업무를 병행하면서 질병치료를 받을 수 있다. 그러나 접촉하는 환자나 동료직원들에게 일상적인 활동을 통해 전파되는 감염병의 경우에는 전파 가능한 기간동안 근무제한과 동시에 치료를 받을 수 있도록 해야 한다. 또한 병원 업무와 관련하여 발생한 직원감염의 경우에는 이로 인해 직원의 가족에게 질병이 전파될 수 있다면 이에 대한 적절한 관리도 필요하다.

업무와 관련하여 감염병에 이완된 직원의 치료에 소요되는 비용과 근무 제한으로 인한 휴가 사용은 해당 병원의 직원감염관리 규정에 따르도록 한다. 일반적으로 여러 병원에서는 치료비용을 병원에서 지원하며, 근무제한에 대한 휴가는 공가를 사용하도록 한다. 이 경우 관련된 여러 부서의 협조가 필요하다.

10) 직원 상담

직원감염관리 담당자는 감염병에 노출된 직원이 발생하면 병원의 규정과 절차에 따른 조치방법에 대해 안내를 해야 할 뿐 아니라 일반적으로 감염병에 노출된 직원들은 심리적·정서적으로 불안할 수 있다. 그러므로 불안에 대한 심리적·정서적인 지지를 하도록 해야 한다.

감염병 노출 후 조치방법에 대한 안내로는 노출 후 추후 검사를 포함한 진료일정, 감염 예방을 위해 필요한 예방약, 추후 검사 종류와 일정에 대한 안내, 예방약의 부작용에 대한 대처방법 안내 등을 포함한다. 이외에도 감염병 노출로 인해 발생할 수 있는 감염 가능성 때문에 노출된 직원이 심리적으로 불안해하면 심리적인 지지가 필요하다.

감염병에 노출된 직원이 임신한 경우에는 노출된 질병으로 인해 태아에게 영향이 미치지 않을까 궁금해하거나 불안해할 수 있으므로 이에 대한 지지도 필요하다. 또한 결혼한 경우에는 자녀와 배우자에게 감염병을 전파시키지 않을까 걱정하기도 한다. 이 경우 적극적으로 잠재적인 감염 예방법에 대한 교육과 주의사항에 대해 교육과 상담이 필요하다.

11) 기록

직원감염 노출 사고가 발생할 경우에는 이와 관련된 상황을 자세히 기록에 남겨야 한다. 추후 이 기록은 노출 상황, 노출된 감염병 종류, 노출 후 처치, 산업안전보건기준에 관한 규칙에 따라 수행하는 추후 검사, 예방약 투여와 검사를 포함한 진료 등에 관한 내용을 포함한다. 이 기록은 추후 직원감염이 발생할 경우 감염된 직원의 산업재해 처리 등 보상이나 법적 문제 발생 시 근거자료가 될 수 있다.

2. 담당 부서 및 인력

직원감염관리를 담당할 전담 부서와 인력은 효율적인 직원감염관리 프로그램 운영을 위해 필요한 기본적인 사항이다. 직원감염관리 업무를 다수의 국내 의료기관에서는 감염관리실이나 보건실에서 주로 담당하고 있으며, 일부의 병원에서는 행정 부서 등에서도 담당하고 있다. 직원감염관리 업무는 직원감염 예방과 감염 노출 후 조치 등의 다양한 내용을 포함하므로 업무의 특성을 고려하여 일부 병원에서는 감염관리실과 보건실이나 행정실이 적절히 역할을 분담하기도 한다. 그러므로 병원의 상황을 고려하여 전담 부서 혹은 부서 간 업무 분담을 통해 직원감염관리가 효율적으로 이루어질 수 있도록 부서 조직체계 확립과 업무를 담당할 인력을 확보하는 것이 중요하다.

직원감염관리 담당 인력으로는 일반적으로 감염관리간호사나 보건관리자 등이 업무를 담당하고 있으며, 병원의 특성에 따라 특정 직원이 담당하거나 업무를 분담하여 담당하도록 하기도 한다. 직원감염관리 담당 인력은 직원감염에 대한 지식과 업무를 수행할 수 있는 역량을 갖춘 직원이어야 한다. 직원감염관리를 담당하고 있는 인력 중 감염관리간호사의 경우에는 보통 감염관리 업무 즉 직원감염관리와 관련된 지침 및 규정 개발, 직원감염 유행 시 조사 및 관리, 직원감염에 대한 자문, 교육 등의 관리적인 측면을 담당할 수 있으며, 보건관리자의 경우에는 주로 직원예방접종, 정기 혹은 특수 건강검진을 통한 조기감염 파악, 감염위험 부서에 근무하는 직원들을 위한 건강관리 업무, 감염에 노출된 직원과 관련된 행정적 업무 등을 수행하는 경향이 있다. 이외에도 직원감염관리를 위해서 감염노출 직원의 투약 등의 진료에 감염관리 담당 의사가 참여하기도 한다.

3. 행·재정적 지원

효율적인 직원감염관리 프로그램을 운영하기 위해서는 전담 부서와 인력뿐 아니라 이를 수행할 수 있는 행정적·재정적 지원 또한 필요하다. 대부분의 병원에서 소수의 인력이 전체 직원의 직원감염관리를 담당하고 있다. 그러므로 소수의 인력이 효율적으로 전체 직원을 대상으로 업무를 수행하기 위해서는 의료기관의 실정에 맞는 적절한 지원체계가 구축되어 있어야 한다.

직원감염관리 프로그램을 위한 행정적·재정적 지원이 효율적으로 이루어지기 위해서는 의사결정이 가능한 여러 부서의 행정 및 재정 책임자들이 참여하는 감염관리위원회와 같은 권위 있는 조직에서 직원감염관리 프로그램을 검토 및 논의하고, 필요하면 지원방안을 결정하여야 한다. 이들 조직에서 직원들의 안전을 보장할 수 있는 직원감염관리 프로그램 개발과 운영을 지원할 수 있는 방안을 마련하고, 지원이 적절히 이루어질 수 있도록 지원방안을 결정해야 한다.

직원감염관리 프로그램을 효율적으로 운영하기 위해서는 여러 부서의 지원이 필요하다. 이를테면, 직원감염 예방 차원의 예방접종 프로그램의 하나인 인플루엔자 예방접종을 하고자 한다면, 먼저 감염관리위원회 등에서 예방접종 프로그램에 대한 전반적인 계획서를 검토하고, 필요한 지원내용 등을 파악하여 최종 인플루엔자 예방접종 프로그램을 수행할 수 있도록 의사결정을 하며, 이에 따라 감염관리간호사와 보건관리자 등 직원감염관리를 담당하는 부서는 실행을 위해 여러 부서와 협의를 하고, 결과를 분석한다. 인플루엔자 예방접종 수행을 위해서 간호부에서는 주사 업무를 지원할 인력 지원, 약제부에서는 필요한 약품 공급, 자제팀에서는 주사에 필요한 물품 공급, 예방접종 후 부작용이 발생할 경우 응급실이나 진료 부서에서 적절한 진료가 이루어질 수 있도록 협조해야 한다. 이와 같이 하나의 직원감염관리 프로그램을 수행하더라도 여러 부서의 행정적·재정적 지원이 필요하다.

4. 직원감염관리 관련 법규 및 권고

직원감염관리와 관련된 국내 법규로 '산업안전보건기준에 관한 규칙'의 '제8장 병원체에 의한 건강장해의 예방'에 혈액매개 감염병, 공기매개 감염병, 곤충 및 동물매개 감염병을 예방하기 위한 일반적 관리 기준, 감염노출 위험작업 시 조치기준, 혈액노출 근로자에 대한 조치사항, 혈액노출 후 추적관리를 포함하고 있다.

직원감염관리 국내 법규 이외에도 미국의 Hospital Infection Control Practices Advisory Committee(HICPAC) 등에서 권고한 직원감염 예방 및 관리를 위한 다양한 권고 사항들을 참조하여 국내의 여러 의료기관에서 직원감염관리 프로그램을 개발 및 적용하여 직원들의 감염 예방을 위해 노력하고 있다.

Ⅱ 〉 직원 예방접종

직원감염을 예방하는 가장 효과적인 방법 중 하나가 예방접종이다. 예방접종을 통해 직원은 노출 가능성이 있는 감염균에 대한 항체를 적정 수준 형성하여 추후 감염균에 노출되더라도 감염을 예방할 수 있다.

미국 예방접종자문위원회(Advisory Committee on Immunization Practices: ACIP), 대한감염학회 등에서는 예방접종 권고안을 개발하여 일반 성인뿐 아니라 의료기관에 종사하는 직원들에게 예방접종을 권장하고 있다. 미국 예방접종자문위원회 권고안에 기초하여 국내 대한감염학회에서 대상자별로 권고하는 예방접종 종류는 아래와 같다.

1. 일반 성인에게 권고되는 예방접종

성인 예방접종은 대상자의 나이와 상태에 따라 감염 가능성이 일부 다른 점을 감안하여 권고하고 있으며, 예방접종 항목별로 최우선 권고등급인 I등급에서 권고보류인 U등급까지 권고등급을 네 가지로 분류하고 있다. 구체적인 예방접종 종류로는 A형과 B형 간염, 파상풍·디프테리아·백일해, 인플루엔자, 홍역·볼걸이·풍진, 인유두종바이러스, 수두, 대상포진, 수막알균, 폐렴사슬알균이다. 성인 예방접종에 대한 구체적인 내용은 질병관리본부, 대한감염학회 홈페이지에서 자세히 안내하고 있으므로 이를 참고하도록 한다.

2. 의료인에게 권고되는 예방접종

의료기관의 특성상 다양한 감염병 환자들이 상주하므로, 병원직원들은 다양한 감염병으로부터의 감염을 예방하기 위해 보다 적극적으로 예방접종을 하여야 한다. 대한감염학회 권고(2012년) 사항에 의하면, 의료직을 시작할 때 직원이 자신의 질병 경험에 기초하여 면역 상태를 확인할 수 없을 때는 항체검사를 시행하고 결과가 음성인 경우 시행할 예방접종, 의료직을 시작할 때

검사없이 예방접종을 바로 시행하는 경우, 병원 내에 감염병이 유행할 경우 또는 실험실에 근무하는 직원에게 추가로 요구되는 예방접종으로 구분하여 권고하고 있다.

홍역-볼걸이-풍진(MMR), 인플루엔자, 파상풍-디프테리아-백일해(Tdap) 예방접종은 의료직을 시작할 때 검사 없이 접종하도록 하며, B형간염과 수두

| 표 10-1 | 성인 예방접종

구분		예방접종
의료직 시작 시, 병력으로 면역을 확인할 수 없을 때는 항체를 검사하고 음성일 때 접종	B형간염	입사 시 항체검사: 음성이면 3회 접종하고 1~2개월 후 항체 확인 → 음성이면 3회 재접종 → 1~2개월 후 항체검사하고, 이번에도 음성이면 재접종 불필요
	수두	1970년 이후 출생자[1]에서 근무시작 시 수두항체 검사: 음성이면 2회(0, 1~2개월) 접종
의료직 시작 시, 검사 없이 접종	인플루엔자	매년
	파상풍-디프테리아-백일해(Tdap)	1회
	홍역-볼걸이-풍진(MMR)	1967년 이후 출생자[2]에서 근무 시작 전 2회 접종
의료직과 관계없이 시행하는 예방접종	파상풍-디프테리아(Td)	10년마다
	인유두종바이러스	10대~26세 여성
	A형간염	30세 미만에서는 검사 없이 접종, 30세 이상에서는 검사 후 항체 음성이면 접종
병원 내 유행 시 또는 실험실 근무자에게 추가되는 예방접종		4가 단백결합 수막알균 백신

1) 국내에서 나이 기준은 연구가 없어 정하기 어렵지만, 40세로 정함.
2) 2회 예방접종을 받은 의미기록, 홍역-볼거리-풍진에 대한 의사의 진단이 있으면 항체검사 또는 접종 불필요.
출처: 대한감염학회 홈페이지, http://www.ksid.or.kr/file/2012_vaccine.pdf

는 의료직을 시작할 때 과거 질병에 걸린 경험으로 면역 상태를 확인할 수 없을 시 항체검사를 시행하고, 결과가 음성일 경우에 예방접종을 하도록 권장한다. 파상풍-디프테리아(Td), 인유두종바이러스, A형간염은 의료직과 관계없이 접종하도록 권고하고 있다. 4가 단백결합 수막알균 백신은 병원 내에서 감염병이 유행할 경우나 실험실 근무자에게 추가로 접종하는 것을 권고하고 있다.

3. 의료직 시작 시 필요한 예방접종

1) 인플루엔자

(1) 인플루엔자 백신

인플루엔자 백신은 WHO에서 기존의 자료를 토대로 매년 유행할 것으로 예상되는 인플루엔자 바이러스 균종을 예측하여 백신 균주를 제조하도록 권고한다. WHO의 예측 균주는 전년도의 백신 균주와 동일할 수도 있고, 일부만 다른 균주 혹은 전혀 다른 균주들로 조합될 수 있다. WHO에서 매년 유행할 것으로 예측된 균주들을 기초로 3가 백신 혹은 4가 백신을 만든다. 3가 백신은 A형 바이러스 2개, B형 바이러스 1개의 조합이며, 4가 백신은 3가 백신에 B형 균주를 1개 더 추가한 백신이다.

(2) 인플루엔자 백신 투여 시기

인플루엔자는 기온이 떨어지는 겨울에 유행하므로 인플루엔자 유행 시기 2주 전까지 백신을 접종하도록 하며, 일반적으로 9월부터 10월 중에 예방접종을 하도록 하고, 이후에도 접종하지 않았을 경우 접종이 필요하다. 예방접종 2주 즉 14일 정도가 지나면 바이러스에 대한 보호역가 수치가 충분한 수준으로 감염에 대한 면역력을 갖게 된다.

(3) 투여 용량 및 방법

인플루엔자 백신에는 약독화 생백신과 불활성화 백신이 있다. 약독화 생백신의 경우는 50세 미만에서 0.2mL를 양쪽 비강에 각각 0.1mL씩 비강 내로 분무한다. 불활성화 백신의 경우에는 9세 이상을 대상으로 투여하며, 0.5mL를 삼각근에 1회 근육주사한다.

(4) 금기사항

불활성화 백신의 금기 대상은 과거에 인플루엔자 백신을 접종 후 심각한 과민반응이 있었거나 계란에 과민반응을 보이는 경우나 계란을 먹어도 심한 과민반응을 보이지 않는다면 금기 대상은 아니다. 또한 백신을 접종한 후 길랑-바레 증후군이 6주 이내에 나타났거나 신경이상이 발생한 경우에는 금기 대상으로 분류된다.

약독화 생백신의 예방접종 금기 대상은 불활성화 백신의 금기 대상인 경우 및 50세 이상 성인과 2세 미만의 소아, 근육이나 신경질환자로서 호흡곤란이나 연하곤란을 유발할 수 있는 경우, 천식이나 과거 1년 이내에 1회 이상 천명이 발생한 5세 이하의 소아, 면역저하자, 임신부, 만성질환자, 장기간 아스피린을 투여하고 있는 소아나 청소년은 금기 대상이 된다.

2) 파상풍, 디프테리아, 백일해(Tetanus-Diphtheria-acellular Pertussis: Tdap)

(1) 투여 용량 및 방법

0.5mL의 파상풍·디프테리아·백일해 혼합 백신을 삼각근 부위에 1회 근육주사 혹은 상완외측면 부위에 1회 피하주사한다.

(2) 일반적 투여 지침

파상풍·디프테리아·백일해 혼합 백신의 경우 상황에 따라 예방접종 권고 내용이 다르다. 먼저 의료직을 시작하는 의료인의 경우 1회 파상풍·디프테리아·백일해(Tdap) 백신을 접종하도록 권고하며, 의료직과 관계없는 일반 성인의 경우 표준예방접종 권고 사항에 따라 10년마다 파상풍·디프테리아(Td) 백신 접종이 권고된다. 가임기 여성의 경우는 임신하기 전에 파상풍·디프테리아·백일해(Tdap) 백신을 접종하도록 하며, 임신중이면 출산한 후에 예방접종이 권고된다.

(3) 금기사항

예방접종 금기사항으로는 예방접종을 한 후 7일 이내에 원인 불명의 급성 뇌증이 발생한 경험이 있거나 예방접종 후에 아나필락시스와 같은 심각한 과민반응이 발생한 경우에는 예방접종 금기 대상이다.

3) 홍역, 볼걸이, 풍진(Measles-Mumps-Rubella: MMR)

(1) 투여 용량 및 방법

0.5mL의 홍역·볼걸이·풍진(MMR) 혼합 백신을 최소 1회 상완외측면에 피하주사한다. 접종 대상자 중 홍역·볼걸이·풍진에 대한 면역력 획득 여부가 불분명한 경우에는 예방접종 2회가 권고된다. 첫 번째 예방접종 후 4주 이상의 시간적 간격을 두고 두 번째 예방접종을 시행하도록 한다.

(2) 일반적 투여 지침

근무중 풍진 환자와 접촉할 가능성이 높은 가임기 여성의 경우에는 임신 중 풍진 환자 노출로 인해 기형아 출산 등의 문제가 발생할 수 있으므로 풍진 예방접종이 필요하다. 풍진 예방접종을 한 경우 최소한 접종 30일 이내에는 기형아 출산 예방을 위해 임신을 하지 않도록 주의해야 한다.

(3) 금기사항

홍역·볼걸이·풍진(MMR) 예방접종 금기 대상으로는 과거 홍역·볼걸이·

풍진(MMR) 백신이나 백신에 포함된 성분으로 인한 중증 과민반응이 발생했던 사람, 심한 발열 환자, 고용량 스테로이드 사용자, 면역억제 환자 등 질병 특성에 따른 생백신 투여 금기자는 예방접종을 하지 않도록 한다. 면역글로불린이나 혈액제제 투여자는 예방접종을 일정기간 금하며, 항체가 있는 혈액 제제를 2주 안에 투여 예정인 경우도 금기 대상이다. 임신부의 경우 기형아 출산 가능성과 관련하여 출산 후에 예방접종을 하도록 한다.

4) B형간염

(1) 투여 용량 및 방법

B형간염 백신은 1mL를 3회 즉, 0, 1, 6개월의 스케줄로 삼각근 부위에 근육주사 한다. 만약 예방접종 백신을 1차 접종한 후 2차 접종할 시기가 지났을 때는 가능한 한 곧바로 2차 접종을 하도록 하며, 2차 접종 시기가 늦어진 경우 3차 접종과 2차 접종 사이의 간격을 최소한 2개월 이상 유지할 수 있도록 2차 접종 후 최소한 2개월 후에 3차 접종을 하도록 한다.

(2) 일반적 투여 지침

B형간염 항체 검사에서 음성인 경우 예방접종 대상이다. 또한 임신부의 경우 B형간염 예방접종 백신이 태아에게 문제를 유발한다는 명백한 자료가 거의 없어 예방접종 금기 대상으로 분류하지 않는다. 만약 임신부가 근무중 B형간염 환자의 혈액이나 체액에 노출될 경우 감염 가능성과 감염으로 인해 태아에게 미칠 영향을 고려하여 B형간염 예방접종이 추천된다.

예방접종 후에 B형간염 항체 형성 여부를 확인하기 위해 시행하는 항체검사는 일반적으로 권장하지 않는다. 그러나 환자의 혈액과 체액에 노출될 가능성이 많은 의료인의 경우 예방접종 완료 1～2개월 후에 B형간염에 대한 면역력 획득 여부를 파악하기 위한 항체검사를 할 수 있다. 항체검사에서 음성이면 1회 B형간염 예방접종(4차)을 추가로 시행하고 1개월 후에 항체검사를 실시한다. 항체검사에서 항체가가 10mIU/mL 이상이면 추가 접종이 필요하지 않다. 그러나 항체가가 10mIU/mL 미만인 경우에는 5차와 6차 접종을 예방접종 일정에 따라 실시하며, 만약 총 6회의 예방접종(처음 3회의 접종과 이후 3회의 접종)에도 불구하고 항체가 형성되지 않으면 완전 무반응자로서 추가 예방접종은 권장되지 않는다.

(3) 금기사항

B형간염 예방접종 금기 대상으로는 과거에 예방접종 백신성분에 과민반응을 보였던 경우나 백신 구성 성분에 과민반응이 있는 경우이다.

5) 수두

(1) 투여 용량 및 방법

0.5mL의 수두 예방접종 백신을 상완외측면에 2회 피하주사한다. 1회 접종한 후 4~8주 간격을 두고 2회 접종을 한다.

(2) 일반적 투여 지침

수두 예방접종은 수두 항체가 없는 병원직원들에게 일반적으로 투여가 권고된다.

(3) 금기사항

금기 대상으로는 백혈병, 림프종, 임신부나 예방접종 후 4주 이내에 임신할 가능성이 있는 여성, 수두백신을 접종한 후 심각한 과민반응이 있었던 사람, 악성종양환자, 이식환자와 같이 면역억제치료 등 면역이 저하된 사람, 중증의 급성 질환자의 경우 수두 예방접종 금기 대상이다.

4. 실험실 근무자나 병원 내 유행 시 추가되는 예방접종

1) 수막알균(Neisseria meningitidis)

(1) 투여 용량 및 방법

수막알균 예방접종 백신은 다낭 백신과 단백결합 백신이 있다. 이 중 의료기관 내에 수막알균이 유행할 경우 의료인과 실험실 근무자에게 0.5mL의 4가 단백결합 수막알균 백신을 삼각근 부위에 1회 근육주사가 권고된다.

2) 일반적 투여 지침

병원에서 수막알균 감염이 유행하거나 수막알균을 다루는 실험실 근무자가 예방접종 대상이다. 수막알균에 감염될 위험에 지속적으로 노출되는 경우에는 5년마다 백신을 재접종한다.

3) 금기사항

수막알균 단백결합 백신성분이나 라텍스와 관련한 아나필락시스 반응을 경험한 경우, 급성 중증 질환자, 길랑-바레 증후군 과거력이 있는 경우는 수막알균 단백결합 백신을 접종할 수 없는 금기 대상이다.

Ⅲ 〉 직원감염 노출 시 관리

병원에 근무하는 직원들은 다양한 감염병 환자들에게 노출되어 가끔 직원감염이 발생한다. 이 경우 즉각적인 감염 예방조치가 필요하다. 구체적인 직원감염 노출 후의 예방조치들로는 산업안전보건기준에 관한 규칙 이외에도 각 의료기관에서 추가로 필요한 여러 직원감염관리 프로그램을 개발하여 운영하고 있다. 이런 일련의 활동들은 직원감염 노출의 최소화 및 노출된 직원들의 적절한 관리를 통해 안전한 근무환경을 조성하여 직원감염을 예방하여 직원들의 근무 만족도를 높인다.

1. 직원감염 노출 실태

의료종사자들의 감염 노출실태에 대한 보고들이 있으나 대부분 일부 지역이나 기관 혹은 일부 질병을 대상으로 하고 있어 모든 감염병에 대한 정확한 노출실태는 알 수 없다. 여러 연구를 종합해보면, 의료종사자의 약 51.2~98.9%가 업무와 관련하여 혈액이나 체액에 노출된 경험이 있는 것으로 보고되고 있다.

2. 주요 질병별 직원감염 관리방법

직원감염 노출 경로는 환자의 혈액이나 체액 접촉, 호흡기를 통한 감염 등 다양하다. 여러 가지 노출 경로 중 가장 빈번히 발생하는 노출유형으로 환자의 혈액이나 체액이 묻은 주사바늘이나 날카로운 기구에 손상을 당하거나 튀어서 점막이나 손상된 피부에 노출되는 경우이다.

3. 혈액이나 체액 노출 시 직원감염관리

병원직원 중 업무와 관련하여 다수의 직원들이 혈액이나 체액에 노출되고 있다. 혈액이나 체액에 노출되는 경로는 주로 환자에게 사용한 혈액이 묻은 날카로운 의료기구 즉 주사바늘이나 수술용 칼 등에 찔리거나 베이거나 긁히는 등의 손상이 많으며, 그 이외에도 간호나 처치 중 환자의 혈액이나 체액이 눈과 입 등의 점막에 튀거나 손상된 피부에 묻거나 튀어서 혈액매개질병이 전파되는 경우이다.

1) 혈액이나 체액에 노출되어 감염될 수 있는 혈액매개질병

혈액이나 체액에 노출되어 감염될 수 있는 혈액매개질병으로는 바이러스, 박테리아 등 다양하다. 그러나 업무와 관련하여 병원직원들에게 감염을 유발할 수 있는 혈액매개질병으로는 B형간염, C형간염, 사람면역결핍바이러스감염이 있다. 이 세 가지 혈액매개감염병은 국내외의 여러 의료기관에서 직원감염시 발생하는 다양한 문제점에 기초하여 직원감염을 예방하기 위해 노력하고 있다. 이 세 가지 이외에 국내의 일부 병원에서는 혈액매개질병과 관련하여 직원감염관리 대상 질병으로 매독을 추가하여 관리한다. 그러나 매독의 경우 일반적인 국내외 권고사항에 포함되어 있지 않아 본 장에서는 제외하였다.

2) 혈액과 체액 노출 예방

(1) 교육

교육은 지식과 정보를 제공하여 직원 스스로 혈액과 체액에 노출되는 것을 예방할 수 있도록 하는 가장 효과적인 방법 중에 하나이다. 병원직원을 대상으로 교육을 할 경우 직원들의 직종뿐 아니라 특성이 다양하므로 학력, 근무부서, 혈액과 체액에 노출될 가능성과 주요 노출행위 등의 다양한 측면을 고려하여 교육자료를 개발하고 효과적인 교육내용 전달방법을 모색하는 등 교육방법을 다양화할 필요가 있다.

교육자료에는 특히 교육 대상자들에게서 발생한 주요 혈액과 체액 노출 사례를 포함하면 보다 효과적이고 직접적인 교육이 될 수 있다. 직원감염 노출 사례를 포함할 때는 가능한 한 개인정보 보호차원에서 익명성을 유지하도록 하며, 실질적으로 노출 예방을 위해 필요한 부분을 강조하면 단순한 노출 사례 수준에서 예방 가능한 부분에 대한 정보까지 제공하게 되므로 보다 직원 감염 예방효과를 높일 수 있을 것이다.

전부서를 대상으로 교육을 계획하는 것도 좋은 전략이나 시간과 인력, 비용효과 측면을 고려하여 교육 우선 순위를 결정하는 것도 하나의 전략이다. 우선 혈액이나 체액 노출빈도가 높은 부서의 직원들을 중심으로 계획을 세우는 것이다. 이외에도 혈액이나 체액에 노출될 가능성이 높은 혹은 B형간염, C형간염, HIV와 같은 혈액매개질병 환자가 주로 입원하는 부서를 우선 대상으로 하는 것도 전략이 될 수 있다.

교육내용으로는 혈액매개질병 노출 시 발생할 수 있는 감염 가능성과 예방약 투여, 검사 등의 과정에서 발생하는 직원들의 신체적 정신적 어려움과 직원감염 예방의 필요성, 직원감염 노출 시 문제가 되는 질병, 직원감염 노출 시 감염 예방을 위해 즉시 취해야 할 행동, 추후 직원감염이 발생할 경우 대처 방법 등 직원감염 예방과 치료에 대한 부분을 포함하도록 해야 한다. 교육을 통해 직원이 감염 예방법에 대한 정보를 획득하고, 혹시 발생할지도 모르는 혈액매개질병에 노출 시 적절한 예방조치 방법을 알아 스스로 교육내용을 이행할 수 있도록 하는 것이 필요하다.

(2) 안전물품 사용

혈액 및 체액 노출을 예방하기 위해 다양한 안전물품들이 개발되었으며 국내 병원들에서는 일부 물품들을 사용하고 있다. 혈액이나 체액이 튀거나 묻는 것을 예방하기 위해 마스크, 보안경, 안면보호대, 가운과 장갑 등의 보호장구가 개발되었고, 표준주의에 준하여 착용하도록 권고하고 있다. 최근에는 안전주사바늘 등과 같은 손상을 예방하기 위한 물품들이 개발되어 일부 사용되고 있다. 또한 손상성 폐기물의 경우 주사바늘통에 버리도록 하여 의료물품을 직접 다루는 의료인뿐 아니라 환경미화원 등의 다른 병원직원들의 이차적인 직원감염 사고를 예방하도록 하고 있다.

(3) 홍보

혈액과 체액 노출 예방을 위해 다양한 방법을 통해 직원감염 예방홍보를 하고 있다. 흔히 사용하는 방법으로는 포스터를 게시하여 혈액과 체액 노출 사고의 경각심을 심어주고 있으며, 이외에도 직원안전의 날 행사를 하고 다양한 직원감염 예방법에 대한 프로그램을 운영하여 혈액과 체액 노출 예방을 포함한 직원감염을 예방하기 위해 노력하기도 한다.

3) 혈액과 체액에 노출될 경우의 응급처치

업무중 환자의 혈액이나 체액에 노출되었다면 신속한 감염 예방조치가 필요하다. 주사바늘 등의 날카로운 의료기구에 찔림, 베임, 점막에 튐과 같은 사고가 발생한 경우에는 먼저 멸균수 혹은 물로 씻거나 헹구며, 혈액을 짜내려고 하지 말고 자연스럽게 혈액이 압력에 의해 흘러나오도록 한다. 손상된 부위를 피부소독제로 소독하는 것의 감염 예방효과에 대한 명확한 증거는 없지만 일반적으로 손상된 피부를 피부소독제로 소독한다. 다음으로 해당 기관의 직원감염관리 기준과 절차에 따라 관리자에게 보고하고 응급실, 의무실, 감염관리실 등 직원감염관리 담당 부서를 방문하여 감염 예방에 필요한 예방약 투여, 초기 검사를 하고 추후 검사에 대한 안내를 받는다.

4) 혈액과 체액 노출 후 기록

노출된 혈액과 체액에 포함된 혈액매개질병의 종류에 따라 감염 가능성이 다양하므로 반드시 노출과 노출 후 조치방법에 대한 기록을 남기도록 한다. 혈액과 체액 노출 시 기록할 내용으로는 노출 상황, 노출과 관련된 감염병의 종류, 노출과 관련된 환자 정보, 노출 후 시행한 검사, 투약 등의 조치방법 등이다. 이 기록은 추후 직원감염이 발생할 경우 직원 및 해당 의료기관의 법적 문제와 보상 등의 근거자료로 활용될 수 있다.

5) 노출된 혈액매개 감염병별 감염관리

(1) B형간염

① 감염 가능성

노출된 혈액이나 체액에 B형간염 바이러스가 존재할 가능성이 있는 경우에는 이에 대한 예방약 투여가 필요하다. 적절한 예방약을 투여하면, 감염될 가능성이 거의 없으나 만약 예방약을 투여하지 않을 경우에는 노출된 상황과 감염원인 환자의 상태에 따라 감염 가능성이 다양하다.

노출된 감염원 환자의 혈액검사 결과가 HBeAg 양성인지 음성인지에 따라 직원의 감염 가능성은 상당히 차이가 있다. HBsAg 양성과 동시에 HBeAg 양성인 환자의 혈액이 묻은 주사바늘에 찔렸다면 37~62%의 직원이 증상은 없으나 혈청학적으로 B형간염 양성으로 전환될 수 있으며, 22~31%의 직원은 B형간염 증상이 발현할 수 있다. 감염원 환자의 혈액검사에서 HBsAg 양성이나 HBeAg가 음성인 경우, 주사바늘에 찔린 직원의 23~37%가 혈액검사에서 혈청학적 양성으로 전환될 수 있으며, 노출된 직원의 1~6%는 B형간염 증상이 발현할 수 있다.

② 예방약 투여

B형간염에 노출될 경우 즉시 예방약을 투여하도록 권고하고 있다. B형간염 예방을 위해 면역글로불린(HBIG)을 투여한다. 노출 7일 후에는 B형간염 예방약인 면역글로불린(HBIG)을 투여하더라도 감염 예방효과가 불분명하여 일반적으로 노출 7일 후부터는 예방약 투여를 권고하지 않는다. B형간염에 노

| 표 10-2 | B형간염(HBsAg 양성)과 HIV 노출 시 예방적 투약

혈액노출 근로자에 대한 조치사항

(산업안전보건기준에 관한 규칙 제598조제2항 관련)

1. B형간염에 대한 조치사항

근로자의 상태[1]		노출된 혈액의 상태에 따른 치료 방침		
		HBsAg 양성	HBsAg 음성	검사를 할 수 없거나 혈액의 상태를 모르는 경우
예방접종[2]하지 않은 경우		HBIG[3] 1회 투여 및 B형간염 예방접종 실시	B형간염 예방접종 실시	B형간염 예방접종 실시
예방접종 한 경우	항체형성 HBsAg(+)	치료하지 않음	치료하지 않음	치료하지 않음
	항체미형성 HBsAg(−)	HBIG 2회 투여[4] 또는 HBIG 1회 투여 및 B형간염 백신 재접종	치료하지 않음	고위험 감염원인 경우 HBsAg 양성의 경우와 같이 치료함
	모름	항체(HBsAb) 검사: 1. 적절[5]: 치료하지 않음 2. 부적절: HBIG 1회투여 및 B형간염 백신 추가접종	치료하지 아니함	항체(HBsAg) 검사: 1. 적절: 치료하지 않음 2. 부적절: B형간염백신 추가접종과 1~2개월후 항체역가검사

1) 과거 B형간염을 앓았던 사람은 면역이 되므로 예방접종이 필요하지 않다.
2) 예방접종은 B형간염 백신을 3회 접종완료한 것을 의미한다.
3) HBIG(B형간염 면역글로불린)는 가능한 한 24시간 이내에 0.06 ml/kg을 근육주사한다.
4) HBIG 2회 투여는 예방접종을 2회 하였지만 항체가 형성되지 않은 사람 또는 예방접종을 2회 하지 않았거나 2회차 접종이 완료되지 않은 사람에게 투여하는 것을 의미한다.
5) 항체가 적절하다는 것은 혈청 내 항체(anti HBs)가 10mIU/ml 이상임을 말한다.
6) HBsAg(Hepatitis B Antigen): B형간염 항원

2. 인간면역결핍 바이러스에 대한 조치사항

노출 형태 / 혈액의 감염상태	침습적 노출		점막 및 피부노출	
	심한 노출[5]	가벼운 노출[6]	다량 노출[7]	소량 노출[8]
인간면역결핍 바이러스 양성-1급[1]	확장 3제 예방요법[9]		확장 3제 예방요법	기본 2제 예방요법
인간면역결핍 바이러스 양성-2급[2]	확장 3제 예방요법	기본 2제 예방요법	기본 2제 예방요법[10]	
적혈액의 인간면역결핍 바이러스 감염상태 모름[3]	예방요법 필요 없음. 그러나 인간면역결핍 바이러스 위험요인이 있으면 기본 2제 예방요법 고려			
노출된 혈액을 확인할 수 없음[4]	예방요법 필요 없음. 그러나 인간면역결핍 바이러스에 감염된 환자의 것으로 추정되면 기본 2제 예방요법 고려			
인간면역결핍 바이러스 음성	예방요법 필요 없음			

1) 다량의 바이러스(1,500 RNA copies/ml 이상), 감염의 증상, 후천성면역결핍증 등이 있는 경우이다.
2) 무증상 또는 소량의 바이러스이다.
3) 노출된 혈액이 사망한 사람의 혈액이거나 추적이 불가능한 경우 등 검사할 수 없는 경우이다.
4) 폐기한 혈액 또는 주사침 등에 의한 노출로 혈액원(血液源)을 파악할 수 없는 경우 등이다.
5) 환자의 근육 또는 혈관에 사용한 주사침이나 도구에 혈액이 묻어 있는 것이 육안으로 확인되는 경우 등이다.
6) 피상적 손상이거나 주사침에 혈액이 보이지 않는 경우 등이다.
7) 혈액이 뿌려지거나 흘려진 경우 등이다.
8) 혈액이 몇 방울 정도 묻은 경우 등이다.
9) 해당 전문가의 견해에 따라 결정한다.
10) 해당 전문가의 견해에 따라 결정한다.

출처: 산업안전보건에 관한 규칙, 2018.3.30. 시행. http://www.law.go.kr/%EB%B2%95%EB%A0%B9/%EC%82%B0%EC%97%85%EC%95%88%EC%A0%84%EB%B3%B4%EA%B1%B4%EA%B8%B0%EC%A4%80%EC%97%90%EA%B4%80%ED%95%9C%EA%B7%9C%EC%B9%99

출된 직원에게 투여할 예방약 종류와 투여방법은 직원의 면역 상태에 따라 다르다.

B형간염에 노출된 직원이 B형간염 예방접종을 하지 않았다면, 1회 B형간염 면역글로불린(HBIG)을 접종한 후 B형간염 예방접종을 시행하며, 노출된 혈액이나 체액에 B형간염 바이러스가 존재하는지 알 수 없는 경우(예, 환자 검사 미시행 등)에는 B형간염 예방접종만 시작한다.

B형간염에 노출된 직원이 B형간염 예방접종을 했다면, 직원의 B형간염 항체가를 확인한다. 만약 직원이 예방접종 후 B형간염 항체가 형성되었는지 여부를 모르는 경우에는 직원의 항체검사를 시행하여 항체가를 확인한 후 감염 예방약 투여 여부를 결정한다. 노출된 직원의 B형간염 항체가가 10mIU/ml 이상이면 예방약 투여는 필요하지 않다. 만약 B형간염 항체가가 10mIU/ml 미만이면 감염 예방을 위한 투약이 필요하다. 예방약 투여방법은 B형간염에 노출된 직원의 예방접종 상태에 따라 다르다. 3회 시행하는 B형간염 예방접종 시리즈를 두 번에 걸쳐 완료(총 6회 예방접종약 투여)한 후에도 항체가 검사에서 10mIU/ml 미만이면 B형간염 면역글로불린(HBIG)을 2회 투여한다. 노출 직후에 첫 번째 면역글로불린을 근육주사하고, 두 번째 접종은 첫 번째 접종 4주 이후에 실시한다. 예방접종을 완료하지 않은 직원의 B형간염 항체가가 10mIU/ml 미만이면 B형간염 면역글로불린(HBIG)을 1회 투여하고, B형간염 예방접종 시리즈 투여를 다시 시작한다(표 10-2).

임신한 직원이 B형간염에 노출된 경우에도 예방약 투여가 필요하다. 간혹 B형간염 면역글로불린과 예방접종 약물이 태아에게 영향을 미칠 것을 걱정할 수 있다. 그러나 이에 대한 명확한 증거가 불분명하고, 임신부가 예방약을 투여하지 않아 B형간염 감염이 발생하면 태아에게 영향을 미칠 가능성이 높다. 그러므로 임신 및 출산 후 수유기간 동안 B형간염에 노출된 직원의 경우 B형간염 면역글로불린과 예방접종 시행이 금기가 아니다. 예방약 투여는 일반적으로 산부인과 의사와 상의 후 결정한다.

③ 노출 후 추적검사

B형간염에 노출된 직원은 노출 직후 B형간염 표면항원(HBsAg)과 B형간염 항체(HBsAb) 검사를 시행하고 항체가를 확인한다. 이는 B형간염 표면항원(HBsAg) 검사는 혈액 및 체액 노출 전에 직원은 B형간염에 감염되지 않았다는 것을 증명할 수 있는 근거가 될 수 있으며, B형간염 항체(HBsAb) 검사는 항체가를 확인하고 필요한 예방약 종류와 투여방법을 결정하는 데 이용된다.

B형간염에 노출될 경우 감염될 가능성이 있으므로 주기적인 추적검사를 시행하여 감염 여부를 평가해야 한다. 추적검사와 관련하여 국내 법규인 '산업보건기준에 관한 규칙'에 따른 검사가 필요하며, 혈액 및 체액에 노출된 후 3개월과 6개월에 각각 B형간염 표면항원(HBsAg) 검사를 시행하도록 한다. 이외에도 노출된 직원의 상태에 따라 간기능검사 등의 추가검사를 시행할 수도 있다.

(2) C형간염

① 감염 가능성

C형간염 환자의 혈액이나 체액이 묻은 주사바늘 등의 날카로운 물건에 손상되었을 경우에는 혈액검사에서 C형간염 양성으로 전환될 가능성은 0~7%, 평균 1.8%로 알려져 있다.

② 예방약 투여

C형간염에 노출된 직원의 감염 예방을 위해 투여 권고되는 효과적인 예방약은 없다. 미국 예방접종자문위원회(the Advisory Committee on Immunization Practices: ACIP)에서 C형간염에 노출된 직원의 감염 예방약으로 면역글

로불린을 투여했을 때 예방효과가 있는지 여부를 검토하였으나 효과적이라고 할 만한 근거 부족이라는 결론을 내렸다. 이에 아직은 C형간염 노출 후 투여할 만한 권고되는 예방약이 없으므로 조기에 C형간염 감염 여부를 파악하여 효과적인 치료를 시작하도록 권고하고 있다.

③ 노출 후 추적검사

C형간염에 노출된 직원은 즉시 C형간염 검사를 시행하여 기초자료를 확보한다. 이 자료는 추후 추적검사에서 양성으로 전환될 경우 직원이 혈액이나 체액에 노출되기 전에는 감염이 없었으며, 혈액 및 체액 노출로 인해 발생한 감염임을 증명할 수 있는 근거로 활용될 수 있다. '산업안전보건기준에 관한 규칙'에 따라 노출 후 추적검사를 시행한다. 혈액 및 체액 노출 후 4~6주에 anti-HCV RNA 검사를 시행하고, 4~6개월에는 anti-HCV 검사를 한다. 또한 직원의 건강 상태에 따라 간기능 검사 등을 추가로 시행할 수 있다.

(3) 사람면역결핍바이러스(HIV)

① 감염 가능성

사람면역결핍바이러스 감염 환자의 혈액에 노출되었을 경우 감염 가능성은 노출된 혈액 속의 바이러스의 양과 노출된 직원의 면역 상태에 따라 다소 차이가 있다. 사람면역결핍바이러스 환자 혈액이 묻은 주사바늘에 찔릴 경우의 감염 가능성은 0.2~0.5% 사이, 평균 0.3%이며, 눈에 튀는 등의 점막 노출 시는 주사바늘에 찔렸을 경우보다 낮은 것으로 보고되며, 감염 가능성은 0.006~0.5% 사이, 평균 0.09%인 것으로 보고되고 있다.

② 예방약 투여

혈액이나 체액 노출 후 투여할 사람면역결핍바이러스 감염 예방약의 종류와 투여기간 등에 대한 인간 대상 연구는 윤리적인 문제와 노출 사례 부족 등으로 인해 충분히 이루어지지 않았다. 이에 국내 대부분의 병원에서는 미국 질병관리본부의 권고사항에 기초하여 사람면역결핍바이러스 감염 예방약을 투여하고 있다. 이 권고사항에 따르면 노출 원인균을 제공한 환자의 질병 중증도, 노출된 혈액이나 체액의 양, 어느 정도 심각한 노출인지의 노출 정도 등에 따라 두 가지 혹은 세 가지 예방약 투여를 권고하고 있다.

혈액이나 체액 노출 직후 곧바로 예방약을 투여하는 것이 좋다. 사람면역결핍바이러스 노출 36시간 이후에 감염 예방약을 투여한 경우와 노출 24~36시간 후에 투여한 경우를 비교했을 때 36시간 이후에 투여한 경우가 24~36시간 후에 투여한 경우보다 감염 예방효과가 감소한 것으로 동물실험에서 확인되어 가능한 한 노출 직후 조기에 예방약 투여를 권고하고 있다. 노출 직후 예방약을 투여하지 못하여 노출 36시간 이후인 경우라도 감염 예방약을 투여하도록 권고하고 있다.

동물실험을 통해 예방약 투여기간을 조사한 연구에서, 예방약을 4주간 투여한 경우 감염 예방효과가 있었다. 이에 예방약은 4주 간의 투여를 권장한다. 예방약을 투여하는 동안에 약물 부작용으로 인해 오심, 구토, 설사, 알레르기 반응 등이 발생하여 지속적인 투약이 불가능할 때는 노출된 직원의 약물 부작용 상황에 따라 투약 중단을 고려하도록 하며, 다른 약물로 대체하여 투여하도록 한다. 임신한 직원이 노출된 경우에는 태아에게 심각한 영향을 미칠 가능성이 없는 약물을 선택하여 투여할 수 있도록 전문의와 의논한다.

③ 노출 후 추적검사

사람면역결핍바이러스 감염 환자의 혈액이나 체액에 노출되었다면 노출 직후 즉시 기초검사를 시행한다. 기초검사는 노출 당시 노출된 직원이 사람면역결핍바이러스에 감염되지 않았다는 것을 증명할 때 근거자료로 활용될 수 있다. '산업보건기준에 관한 규칙'에 따라 추적검사를 시행하도록 하며, 이에 따르면 노출 후 6주, 12주, 6개월에 각각 anti-HIV 검사를 하여 사람면역결핍바이러스 감염 여부를 파악한다. 사람면역결핍바이러스와 간염 바이러스에 동시 감염된 환자의 혈액에 노출되었다면 6개월에도 양성으로 전환되지 않는 경우가 있어 추적검사기간을 6개월 이상 연장할 필요가 있다.

추적검사 시 anti-HIV 검사 이외에도 예방약 투여로 인한 약물독성이 발생할 수 있어 이에 대한 검사를 해서 독성 여부를 평가하도록 한다. 약물독성 확인을 위해 일반혈액검사, 간기능과 신장기능 검사를 하며, 이외에도 예방약의 종류과 노출된 직원의 상태에 따라 필요한 추가 검사를 시행하도록 한다.

6) 혈액 및 체액 노출 직원 상담

혈액매개질병에 노출된 직원은 자신의 감염과 가족들에게 영향을 미칠 것에 대한 불안감을 종종 호소한다. 그러므로 이들을 대상으로 한 상담이 필요하다. B형간염이나 C형간염에 노출되었다면, 기관, 조직, 정액, 혈액, 혈장 공여를 하지 않도록 교육해야 한다. 노출된 직원이 수유중일 경우 수유를 중단할 필요는 없다. B형간염이나 C형간염에 노출되었다는 사실만으로 근무를 제한할 필요도 없다.

사람면역결핍바이러스 감염 환자의 혈액이나 체액에 노출되었다면 기관, 조직, 정액, 혈액, 혈장 공여를 금하도록 하며, 배우자의 감염 예방을 위해 추적검사기간 동안 콘돔을 사용하거나 금욕생활을 하도록 하며, 모유 수유를 하는 경우에는 수유를 중단한다. 그러나 사람면역결핍바이러스에 노출되었다는 이유만으로 근무 제한은 필요하지 않다.

투여하는 예방약에 대한 부작용과 이로 인해 부작용이 발생할 경우 다른 약물로 변경할 수 있음을 설명하며, 추적검사기간 동안 사람면역결핍바이러스 감염과 관련된 질병 증상이 발생하는지 인지할 수 있도록 감염 증상과 관련된 교육을 시행하도록 한다. 이외에도 추적검사기간 동안 심리적으로 불안해할 수 있으므로 이와 관련된 지지가 필요하다.

4. 주요 질병별 직원감염관리

1) 결막염

(1) 원인균

결막염을 유발하는 원인균은 여러 종류의 박테리아와 바이러스로 다양하며, 이 중 결막염 유행을 일으키는 가장 흔한 원인균은 아데노바이러스(adenovirus)이다.

(2) 역학적 특성

결막염의 원인 중 아데노바이러스로 인한 결막염일 경우 보통 잠복기가 5일에서 12일 정도이며, 질병 발생 후 14일까지 질병을 전파시킬 수 있는 바이러스를 배출한다. 아데노바이러스는 일반 환경에서 장기간 생존 가능하다. 그러므로 이 바이러스에 오염된 기구나 장비를 통해 다른 사람에게로 바이러스가 전파될 수 있다. 아데노바이러스 결막염은 주로 사람과 사람 간 전파를 유발하기 때문에 이 바이러스에 오염된 손을 통해 전파되기도 한다. 이에 아데노바이러스 결막염이 발생하면 보다 철저히 손위생을 하고, 필요시 장갑 착용, 오염된 의료물품 소독, 적절한 환경관리를 통해 바이러스의 전파를 차단해야 한다.

(3) 감염직원 관리

감염된 직원은 다른 환자나 병원직원들에게 질병을 전파시킬 수 있어 환자간호에서 배제해야 할 뿐 아니라 병원 환경을 오염시키지 않도록 분비물이 없어질 때까지 감염된 직원 근무제한을 하도록 한다.

2) 결핵

(1) 원인균

결핵의 원인균은 박테리아의 일종인 *Mycobacterium tuberculosis*이다. 최근 국내외를 막론하고 결핵 치료제에 내성을 지닌 다제내성결핵균(multidrug-resistant *Mycobacterium tuberculosis*)이 증가하여 문제가 되고 있다.

(2) 역학적 특성

병원직원의 결핵감염은 응급실, 호흡기내과 병동 등 결핵환자와 접촉 가능성이 높은 부서에 근무하는 경우 다른 부서의 직원들보다 결핵감염 발생률이 높은 것으로 알려져 있다. 그러므로 이들 부서 직원들을 대상으로 정기건강검진 이외에도 추가 검진을 하는 의료기관들이 많다.

결핵감염 증상이 의심되는 경우에는 즉각적인 검사를 통해 결핵감염 여부의 평가를 하도록 한다. 결핵 증상이 있어 시행한 흉부방사선 검사결과 결핵이 의심될 경우 진단을 위해 객담검사를 시행하여 결핵 발생 여부를 확인한다. 검사결과 활동성 폐결핵이나 후두결핵이 확진되면 근무제한이 필요하므로 감염된 직원은 의료기관의 내규에 따라 근무를 제한하고 적절한 치료를 할 수 있도록 한다.

(3) 감염직원 관리

폐결핵이나 후두결핵으로 진단받은 직원의 경우 전염성이 높으므로 반드시 근무를 제한하고 치료를 시작하도록 한다. 서로 다른 날 채취한 객담으로 AFB(acid fast bacilli) 검사를 시행하고, 연속으로 검사결과가 3회 음성이 확인될까지 근무를 제한하도록 한다.

3) 급성 위장관계 감염

(1) 원인균

급성 위장관계 감염을 유발하는 원인균은 여러 종류의 박테리아, 바이러스, 원충 등 다양하며, 이 중 일부만이 병원에서 전파된다.

(2) 역학적 특성

급성 위장관계 감염은 의료기관에서 흔히 발생하지 않으나 장티푸스 등의 1종 법정감염병으로 분류된 질병의 경우 전염력이 높다. 주요 전파경로는 주로 감염된 사람과 직·간접 접촉, 오염된 물품이나 환경에 노출, 오염된 음식이나 물의 섭취이다. 급성 위장관계 감염의 전파를 예방하기 위해서는 오염된 물품의 적절한 소독과 멸균, 철저한 환경관리와 손위생이 필요하다.

(3) 감염직원 관리

병원직원에게 위장관계 감염이 발생할 경우에는 1종 법정감염병인지 여부의 파악이 필요하다. 먼저 장티푸스, 이질 등의 1종 법정감염병의 경우에는 국내 법규에 따라 관할 보건소에 보고뿐 아니라 법규에서 규정한 입원치료 등을 하도록 하며, 근무제한은 법규에 따라 2회 혹은 3회 연속 미생물 배양검사에서 음성으로 확인될 때까지로 한다. 일반적으로 위장관계 감염일 경우 손위생, 격리주의 준수, 위생관리가 이루어지도록 하며, 직원의 상태에 따라 적절한 조치를 취한다.

4) 단순포진 바이러스 감염

(1) 원인균

단순포진 바이러스 감염은 DNA 바이러스인 Herpes simplex virus에 의한 감염으로서 주로 생식기, 손, 입술 주위 감염을 유발한다.

(2) 역학적 특성

단순포진 바이러스는 병원직원과 환자 사이에 전파 가능하며, 직원감염이 발생하는 경우는 흔하지 않다. 일반적으로 직접 접촉 혹은 간접 접촉으로 바이러스가 전파되므로 철저한 손위행, 장갑 등의 보호용구를 착용할 경우 바이러스 감염을 예방할 수 있다.

(3) 감염직원 관리

병원직원에게 단순포진 바이러스로 인한 생식기 감염이 발생한 경우 직원의 근무제한은 필요하지 않다. 그러나 단순포진 바이러스로 인한 입술 주위 감염이 발생한 경우에는 감염된 직원의 상태를 평가하여 감염에 취약한 환자들의 간호를 담당할지 여부를 평가하고, 환자에게 감염을 전파시킬 가능성이 높다고 판단되면 환자간호에서 배제시키도록 해야 한다. 이외에도 손에 병소가 있는 경우에도 환자나 입원한 환경과의 접촉 제한이 필요하다.

5) 디프테리아

(1) 원인균

디프테리아의 원인균은 *Corynebacterium diphtheria*이다.

(2) 역학적 특성

일반적으로 디프테리아로 입원하는 환자는 흔하지 않다. 그러나 환자로 인해 직원이 감염되었다는 사례보고들이 있어 직원감염관리가 필요한 질병으로 분류된다.

디프테리아 잠복기는 보통 2~5일이며, 감염력은 평균 2주 정도 지속된다. 그러나 감염된 사람의 상태에 따라서 수개월 간 지속되는 경우도 있다. 일반적으로 감염된 환자의 호흡기 분비물이나 피부 병변과의 접촉을 통해 전파된다. 호흡기 분비물을 통해 전파되기 때문에 호흡기 증상을 나타내는 환자에 대한 비말주의, 피부 병변이 있는 환자에 대한 접촉주의가 필요하다. 디프테리아 전파는 항생제 치료 종료 후 24시간 간격으로 시행한 미생물 배양검사에서 두 번 연속적으로 음성일 때까지 가능하므로 이 기간 동안 감염전파 예방을 위한 격리를 시행한다. 병원직원 특히 환자간호나 처치에 참여하는 의료종사자의 경우에는 디프테리아 예방접종이 필요하며, 디프테리아 백신의 경우 파상풍과 백일해를 포함한 혼합백신 접종 후 10년마다 디프테리아와 파상풍 백신의 재접종이 권고된다.

(3) 노출직원 및 감염직원 관리

감염된 환자의 피부 병변이나 호흡기 분비물에 노출되면, 감염 여부 확인을 위해 노출된 직원의 인후 미생물 배양검사하고, 검사결과 확인 및 감염증상 발생 여부를 파악한다. 디프테리아에 노출된 직원의 감염 예방을 위한 예방약의 효과는 증명되지 않았으나 일반적으로 미국 질병관리본부의 권고 사항에 따라 예방약을 투여한다. 이 권고 사항에 따르면, Benzathine penicillin 1.2 mouse units을 근육주사 혹은 하루에 erythromycin 1gm 경구투여를 7일간 한다. 또한 최근 5년 이내 노출된 직원이 Td 예방접종을 하지 않았다면 추가 접종을 하도록 한다. 디프테리아 무증상 보균자 혹은 감염직원이 발생하면 적절한 항균제를 사용한 치료를 하고, 치료가 완료된 후 인후 배양검사를 시행하여 음성으로 확인될 때까지 근무제한을 한다.

6) 백일해

(1) 원인균

백일해 원인균은 *Bordetella pertussis*이다.

(2) 역학적 특성

백일해는 전염력이 매우 높다. 백일해의 잠복기는 평균 7~10일이며, 전염 가능성은 카타르기와 경련기부터 백일해 증상이 발생한 후 3주까지이다. 전파경로는 주로 환자의 호흡기 분비물을 통해서 발생한다. 그러므로 감염 예방을 위하여 호흡기 분비물에 노출되지 않도록 비말주의가 필요하다. 또한 감염에 노출된 직원 및 감염된 직원의 적절한 격리를 통해 질병의 전파를 예방해야 한다. 백일해를 예방하기 위해 미국 예방접종자문위원회와 대한감염학회에서는 의료기관에 처음 근무하는 직원의 경우 근무 시작 시 Tdap 백신을 1회 접종하도록 권고하고 있다.

(3) 노출직원 및 감염직원 관리

예방약의 효과는 명확하지 않으나 감염 감소효과가 다수 연구에서 보고되어 백일해에 노출된 직원의 감염 예방을 위해 하루에 4회씩 14일 간 erythromycin 500mg을 구강으로 투여한다.

직원감염이 발생한 경우 치료 및 근무제한이 필요하다. 격리는 질병과정 중 카타르기 시작에서부터 발작성 기침 발생 3주까지나 항균제 치료 시작 후 5일까지 감염된 직원의 근무를 제한한다.

7) 수막알균 질병

(1) 원인균

수막알균 질병의 원인균은 수막알균 즉 *Neisseria meningitidis*이다.

(2) 역학적 특성

수막알균 질병으로 인한 직원감염은 흔하지 않으나 감염환자에게 노출되기 전 혹은 노출 후 적절한 조치를 취하지 않을 경우 직원감염이 발생할 수 있다. 적절한 항균제로 수막알균 질병치료를 시작한 후 24시간이 경과하지 않은 환자에게 마스크 등의 적절한 보호구 미착용 상태에서 기관 내 삽관이나 심폐소생술 시행(구강대 구강법) 등 환자의 호흡기 분비물에 노출될 수 있는 밀접한 접촉을 한 경우 감염될 수 있다.

(3) 노출직원 및 감염직원 관리

수막알균 환자와의 비말감염이 가능한 긴밀한 접촉을 한 직원의 감염을 예방하기 위해서는 rifampin, ciprofloxacin, ceftriaxone으로 예방적 투약이 필요하다. 2일 간 구강으로 rifampin 600mg을 12시간마다 투여하거나 ceftriaxone 250mg 1회 근육주사 혹은 ciprofloxacin 500mg 1회 구강투여한다. 임신한 직원이 노출된 경우에는 rifampin과 ciprofloxacin은 투여할 수 없으며, ceftriaxone 250mg 1회 근육주사한다. 가능한 노출 즉시 예방약을 투여하며, 14일 후에는 예방효과를 기대할 수 없다.

병원직원이 수막알균에 감염되었다면 항균제로 치료하도록 한다. 감염된 직원에게 효과적인 항균제로 치료를 시작한 후 24시간 이내에는 감염을 전파시킬 수 있으므로 최소한 치료 후 24시간이 될 때까지는 근무를 제한한다.

8) 옴(Scabies)과 이(Pediculosis) 감염

(1) 원인균

옴은 *Sarcoptes scabies var hominis* 옴진드기에 의해 발생하며, 이는 몸이, 머릿니, 사면발이에 의한 감염이다.

(2) 역학적 특성

이나 옴은 노인요양병원 등 장기간 입원하는 의료기관 환자들에게 흔히 발견되며, 일부 상급종합병원에서도 환자들이 발생한다. 일부 보고에 의하면, 이나 옴 환자와 직접 접촉하거나 간접 접촉으로 병원직원들의 감염이 보고되고 있다.

(3) 감염직원 관리

옴과 이에 감염된 직원이 발생하면 이들의 치료가 필요하다. 옴은 치료제인 10% crotamiton, 5% permethin cream, 1% lindane 로션 등을 피부에 바른다. 이는 치료제인 1% lindane, 1% permethin cream, piperonyl butoxide 함유 pyrethrins을 피부에 바른다. 옴과 이에 감염된 직원의 피부에 치료제를 도포하면 24시간 후에는 전염력이 없어진다. 가끔 치료제에 내성을 보이는 경우가 있으므로 재발 여부의 관찰이 필요하다. 만약 재발하였다면 다른 치료제로 재치료한다.

9) 유행성이하선염

(1) 원인균

유행성이하선염의 원인균은 mumps virus이다.

(2) 역학적 특성

유행성이하선염의 잠복기는 일반적으로 16일에서 18일 혹은 12일에서 25일까지이다. 바이러스는 이하선염이 생기기 6～7일 전부터 질병 증상이 나타난 후 9일까지 환자의 침에 존재하므로 이 기간 동안 질병전파가 가능하다. 바이러스는 호흡기 분비물을 통해서 전파되므로 호흡기 분비물에 노출되지 않도록 주의해야 한다. 이외에도 유행성이하선염 예방접종은 효과적인 감염 예방법이다.

(3) 노출직원 및 감염직원 관리

면역력이 없는 직원이 유행성이하선염에 노출되면 근무제한이 권고된다. 근무제한은 첫 노출 이후 12일째부터 마지막으로 노출된 날로부터 26일째까지 근무를 제한한다. 유행성이하선염에 감염된 직원은 근무를 제한해야 한다. 감염된 직원은 이하선염 발생 후 9일이 될 때까지 근무를 제한한다.

10) 인플루엔자

(1) 원인균

원인균은 인플루엔자 바이러스이다. 인플루엔자 바이러스는 A형, B형 C형으로 구분되며, 이 중 사람에게 독감을 유발하는 바이러스는 A형과 B형이다.

(2) 역학적 특성

인플루엔자는 주로 기온이 떨어지는 겨울철에 작거나 크게 유행하며, 잠복기는 1~4일이다. 인플루엔자는 호흡기 감염을 유발하는 질병으로, 호흡기 비말을 통해 바이러스가 다른 사람들에게 직접 전파되거나 바이러스에 오염된 환경과의 간접적인 접촉을 통하여 전파된다. 인플루엔자의 전염성은 일반적으로 증상이 발생하기 전부터 질병 발생 5일 후까지 있다. 그러나 소아의 경우에는 질병이 발생한 후 10일까지도 전염성이 있는 것으로 알려져 있다.

(3) 감염직원 관리

인플루엔자를 예방하기 위해서는 인플루엔자 바이러스의 변이 때문에 매년 예방접종이 필요하다. 만약 병원직원이 감염되었다면, 신생아 등의 면역이 저하된 고위험 환자에게 바이러스를 전파시킬 수 있다. 그러므로 인플루엔자에 감염된 직원의 근무제한은 감염의 전파 가능성에 근거하여 조치를 취해야 한다.

11) 풍진

(1) 원인균

풍진의 원인균은 풍진 바이러스(rubella virus)이다.

(2) 역학적 특성

풍진은 호흡기 비말을 통하여 질병이 전파된다. 풍진의 잠복기는 보통

12~23일까지이나 환자에 따라 다소 차이가 있을 수 있다. 풍진은 발진이 발생하기 1주일 전부터 바이러스를 배출하기 시작하여 발진 발생 5~7일 후까지 바이러스가 배출되므로 이 기간 동안 전염 가능성이 있다.

(3) 감염예방

풍진 감염 예방을 위한 가장 효과적인 방법은 예방접종이다. 풍진 예방접종의 경우 기형아 출산과 관련 있으므로 가임기 직원의 경우 풍진 예방접종을 했다면 최소한 예방접종 후 4주 이내(광범위하게는 3개월 동안)에는 기형아 출산 가능성을 고려하여 임신하지 않도록 해야 한다.

(4) 노출직원 및 감염직원 관리

풍진 항체가 없는 감수성이 있는 병원직원이 풍진에 노출된다면 감염될 가능성이 있다. 그러므로 풍진 첫 노출 이후 7일부터 마지막으로 노출된 후 21일까지는 근무를 제한해야 한다. 만약 풍진이 발생한 직원이 있다면 감염된 직원은 근무를 제한해야 한다. 근무 제한 기간은 발진이 발생한 후 5일까지이다.

12) 홍역

(1) 원인균

홍역의 원인균은 Paramyxoviridae과 Morbillivirus 속에 속하는 measles virus이다.

(2) 역학적 특성

홍역은 공기감염을 유발하며, 호흡기 비말이나 공기를 통하여 바이러스를 전파한다. 홍역의 잠복기는 일반적으로 5~12일까지이다. 그러나 면역이 저하된 환자의 경우에는 바이러스 배출기간이 연장되므로 전염 가능기간도 길어진다.

(3) 노출직원 및 감염직원 관리

홍역 감염을 예방하기 위한 효과적인 방법은 홍역 예방접종이다. 그러나 홍역에 대한 항체가 없는 즉, 감수성이 있는 직원이 환자에게 노출되면 감염 예방을 위하여 72시간 이내에 백신을 접종하도록 한다. 백신을 접종할 수 없을 경우에는 홍역에 노출된 후 면역글로불린을 6일 이내 투여하도록 한다. 질병의 전파를 예방하기 위하여 홍역에 마지막 노출된 시점에서 5일 후부터 21일까지 혹은 발진이 발생한 날로부터 4일까지 근무 제한이 필요하다. 만약 홍역에 감염된 직원이 발생했다면, 발진이 발생한 후 7일까지는 근무를 하지 않도록 해야 한다.

13) 수두와 대상포진

(1) 원인균

수두와 대상포진의 원인균은 Varicella-Zoster Virus이다. Varicella-Zoster virus(VZV)에 처음 감염된 경우에는 수두를, 재발하면 대상포진을 유발한다.

(2) 역학적 특성

Varicella-Zoster Virus 감염의 잠복기는 평균 14~16일이나 면역글로불린을 투여받았다면 잠복기가 길어져 28일까지이다. 감염은 공기를 통해 바이러스를 흡입하거나 환자의 피부 병변에 접촉할 경우 바이러스가 전파되어 질병이 발생한다. 질병은 발진이 나타나기 2일 전부터 발진이 나타난 후 5일까지 혹은 모든 병변 부위에 딱지가 앉을 때까지 질병의 전파가 가능하다.

(3) 노출직원 및 감염직원 관리

Varicella-Zoster Virus에 노출되었다면, 바이러스에 노출된 후 10일부터 21일까지 혹은 면역글로불린 투여 시에는 28일까지 감염 가능성을 고려하여 근무를 제한한다. 만약 감염된 직원이 발생하였다면, 모든 부위의 병소에 딱

| 표 10-3 | 노출 시 예방약 투여가 필요한 감염병

질병종류	적응증	예방약	주의점/ 부작용	고려사항
광견병	광견병에 감염된 동물이나 사람에게 물림, 긁힘, 상처나 점막을 통해 감염된 타액으로 오염된 경우	백신접종을 안한 경우에는 HRIG 20IU/Kg를 1/2는 상처부위, 1/2은 삼각근 부위에 접종함. 그리고 HDCV나 RNA 백신 1.0ml를 노출 0,3,7,14,28일에 삼각근에 IM		백신 접종 경험이 없는 경우 HDCV 혹은 RNA 백신 1.0ml를 노출 후 0일, 3일에 IM함. HRIG는 불필요함
디프테리아	디프테리아에 노출 혹은 보균자로 파악된 직원	Benzathine penicillin 1.2mIU을 1회 IM 또는 Erythromycin(1gm/day)을 7일간 PO		과거에 접종한 사람이라도 5년 이내 Td 접종을 하지 않았을 경우에는 TD 1회 접종
백일해	호흡기 분비물이나 호흡기 aerosol과 접촉한 직원	Erythromycin 500mg을 14일동안 4회/일 투여 혹은 Bactrim 1T를 14일동안 2회/일 투여		
수막알균 질병	감염환자 호흡기 분비물에 직접 접촉한 직원	Rifampin 600mg 2일간, 12시긴마다 PO, 또는 Ceftriaxone 250mg 1회 IM, 또는Ciprofloxacin 500mg 1회 PO	Rifampin과 Ciprofloxacin은 임신 시 투여하지 않음	
A형간염	감염유행동안 A형간염환자의 분변에 노출된 직원	면역글로불린을 노출 후 2주 이내 0.02ml/kg 1회, IM	IgA 결핍자는 투여 금함: MMR 투여 2주 이내이거나 varicella 백신을 접종한 후 3주 이내	
Varicella-Zoster Virus	감염된 직원, 환자에게 지속적 노출이 있었던 직원으로 varicella에 감염되기 쉬운 사람(예, 임신, 면역저하자)	50kg 이하일 경우 VZIG 125U/10kg IM, 50kg 초과일 때는 625U까지 투여함		혈청검사 후에 VZIG 투여 여부를 결정함

* 혈액매개감염병은 제외함.

출처: CDC. Guideline for infection control in health care personnel, 1998.

지가 앉을 때까지 근무를 제한해야 한다.

5. 임신한 직원 관리

일부 질병은 감염될 경우 태아에게 영향을 미칠 수 있다. 그러므로 임신

| 표 10-4 | 감염 시 태아에게 영향을 줄 수 있는 질병

감염병/감염균	태아에게 미치는 영향	예방 방법
단순포진바이러스	점막이나 피부 병변 뇌염 선천성 기형(드뭄)	표준주의 준수
사람면역결핍바이러스	선천성 기형 2~3세까지 AIDS로 진행	-표준주의 준수 -위험한 행위 피하기 -혈액체액 노출 시 예방조치 -HIV 감염 산모와 신생아는 임신과 출산 시 zidovudine 투여
풍진	선천성 풍진 증후군	급성감염 시 비말주의 적용 12개월 이하의 선천성 풍진 영아는 접촉주의 적용 -임신 전 예방접종*
B형간염	간염	-표준주의 준수 -신생아에게 백신과 HBIG 투여
C형간염	간염	표준주의 준수
Cytomegalovirus	청력 상실 선천성 증후군	표준주의 준수
Parvovirus B19	수종, 사산	비말주의 준수
Varicella-zoster	피부, 사지, 중추신경계 등의 기형 수두	-공기주의 준수 -감수성 있으면 노출 후 96시간 내 VZIG 투여 -임신 전 예방접종

* 백신은 태아에게 영향을 미칠 수 있으므로 임신 전 충분한 기간을 두고 예방접종해야 안전함.

출처: CDC, Guideline for infection control in health care personnel, 1998.

전에 적절한 예방접종을 하고, 임신한 직원은 특별히 감염병에 노출되지 않도록 주의해야 한다. 만약 감염병에 노출될 경우 감염되지 않도록 신속한 예방약 투여가 필요하다. 일부 감염 예방약의 경우 태아에게 문제가 될 수 있으므로 주치의와 상의하여 신중히 투여하도록 한다.

6. 직원감염 노출 사례

■ 국내 의료종사자의 직업성 감염병 연구결과 소개

한국산업안전보건공단(The Korea Occupational Safety and Health Agency, KOSHA)에서 1998년부터 2004년까지 보상받았던 의료종사자의 직업성 감염병은 총 307건이었다. 감염병 종류별로 보면, 결핵이 71%로 가장 많았고, 간염 14%, 수두 3%, HIV 3%, 옴 2%, 홍역 2% 등의 순이었다. 감염병에 노출된 직종별로 보면 간호사가 73%로 가장 많았고, 의사 12%, 의료기사 8%, 간호조무사 2% 등의 순이었다.

(Chung YK, Ahn YS, Jeong JS. Occupational infection in Korea. J Korean Med Sci, 2010;25:S53-61)

■ 국내 1개 의료기관에서 발생한 홍역 감염 유행 사례

국내 1개 3차 의료기관의 소아청소년과 병동에 입원한 환자 2명에서 2007년 5월 1일부터 14일까지 홍역이 의심되어 격리조치를 하고, 5월 14일 이 병동에 근무하는 간호사 1명에서도 홍역이 발생하여 이들에 대한 유행조사를 시작하였다. 조사결과 유행기간은 4월 21일부터 마지막 환자가 퇴원한 6월 4일까지로 총 45일이었으며, 이 기간 동안 입원했던 환아 11명과 병원직원 3명에서 홍역이 확인되었다. 홍역은 공기매개 감염이므로 격리 지침에 따라 환자 격리를 하여 질병의 전파를 차단하였으며, 홍역이 발생한 병원직원은 근무를 제한하였다. 또한 소아청소년과 근무자와 응급실 근무자 등을 대상으로 MMR 예방접종을 실시하여 추후 유사한 사례가 발생하지 않도록 하였다.

(Lee J, Song JY, Seo YB, Kim SR, Cheong HJ, Kim WJ. Measles outbreaks and infection control in a tertiary hospital. Korean J Nosocomial Infect Control 2008;13:24-3)

Ⅳ 〉 결론

병원직원들의 안전한 근무환경을 위하여 직원감염이 발생하지 않도록 감염 예방을 위한 노력과 감염된 직원의 관리가 필요하다. 감염 예방을 위하여 예방접종, 다양한 보호구 사용이나 안전물품 등의 사용이 필요하며, 감염에 노출된 직원의 경우 즉각적인 투약과 추적검사 등이 필요하고, 감염된 경우에는 치료와 근무제한 등의 조치가 필요하다. 일련의 직원감염관리가 효과적으로 이루어질 수 있도록 병원은 직원감염에 대한 규정이나 지침에 따라 지속적인 주의와 관리가 이루어지도록 노력해야 한다.

참고문헌

노동부, 산업안전보건기준에 관한 규칙, 2018년 개정.

대한감염관리간호사회, 감염관리학, 서울:현문사, 2012.

'대한의료관련감염관리학회', 의료기관의 감염관리 제5판, 서울:도서출판 한미의학, 2017.

An Y-S, Kang S-K, Kim K-J., Analysis of occupational diseases compensated with the industrial accident compensation insurance from 2001 to 2003, Korean Journal of Occuptional and Environmental Medicine, 2004;16(2):139-154.

Black LM, One unnecessary needle=HIV+HCV. Advances in Exposure Prevention, 1999;4(3):25-28.

Centers for Disease Control and Prevention (CDC), CDC web sites on publications, Guideline for infection control in health care personnel, 1998. http://www.cdc.gov/hicpac/pdf/infectcontrol98.pdf (Updated on 5 December 2011).

Centers for Disease Control and Prevention, Updated U.S. Public Health Service guidelines for the management of occupational exposures to HBV, HCV, and HIV and recommendations for postexposure prophylaxis, Morbidity and Mortality Weekly Report, 2001;50:1-52.

Centers for Disease Control and Prevention, Updated U.S. Public Health Service guidelines for the management of ocupational exposures to HIV and recommendations for postexposure prophylaxis, Morbidity and Mortality Weekly Report, 2005;54:1-17.

Chung YK, Ahn YS, Jeong JS., Occupational infection in Korea, J Korean Med Sci, 2010;25:S53-61.

EPINet, EPINet web sites on EPINet report: 2007 percutaneous injury rates, http://www.health system.virginia.edu/internet.epinet/EPINet-2007-rates.pdf (Updated on 20 December 2001).

Jagger J, Berguer R, Phillips EK, Parker G, Gomaa AE., Increase in sharps injuries in surgical settings versus nonsurgical settings after passage of national needlestick legislation. Journal of the American College of Surgeon, 2010;210(4):496-502.

Jeong JS, Jeong IS, Kim OS, Yoon SW, Park ES, Jin HY, et al., Development and administration of needlestick injury surveillance system for healthcare personnel (2012-연구원-1163), Seoul: Occupational Safety and Health Research Institute. 2012.

Kim E-A, Choi BS, Kang S-K, Lee KH., Evaluation of infectious disease in health care workers, focusing on management control of occupational safety and health system(연구원 2005-115-594), Seoul: Occupational Safety and Health Research Institute. 2005.

Kim HS, Jung YJ, Kim SY, Kim JH, Nam HJ, Kim CK., An outbreak of scabies in neurosurgery-intensive care unit of a general hospital. Korean Journal of Nosocomial Infection Control, 2009;13(1):16-23.

Kim OS., Development and effectiveness of a prevention model of blood-borne disease exposure among health care workers [dissertation], Seoul: Yonsei University;2004.

Korean Centers for Disease Control and Prevention, Guidelines of vaccination for adult, (11-1352159-000081-14) Seoul: Korean Centers for Disease Control and Prevention, 2012.

Korean Society of Infectious Disease, KSID web sites on data collection. Adult immunization schedule recommended by the Korean Society of Infectious Disease, http://www.ksid.or.kr/data/sub01.html. (Updated on 11 October 2013).

Lee J, Song JY, Seo YB, Kim SR, Cheong HJ, Kim WJ., Measles outbreaks and infection control in a tertiary hospital, Korean J Nosocomial Infect Control 2008;13:24-3.

NIOSH, NIOSH web sites on preventing needlestick injuries in health care settings, Preventing needlestick injuries in health care settings. http://

www.cdc.gov/niosh/docs/2000-108/pdfs/2000-108.pdf (Updated on 11 October 2013).

Park S, Jeong I, Huh J, Yoon Y, Lee S, Choi C., Needlestick and sharps injuries in a tertiary hospital in the republic of Korea, Americal Journal of Infection Control. 2008;36: 439-43.

Sohn JW, Kim BG, Kim SH, Han C., Mental health of healthcare workers who experience needlestick and sharps injuries, Journal of Occupational Health. 2006;48:474-9.

Stotka RL, Wong ES, Williams DS, Stuart CG, Markowits SM., An analysis of blood and body fluid exposures sustained by house officers, medical students, and nursing personnel on acute-care general medical wards: a prospective study, Infection Control and Hospital Epidemiology, 1991;12:583-90.

부록

감염관리관련 법규

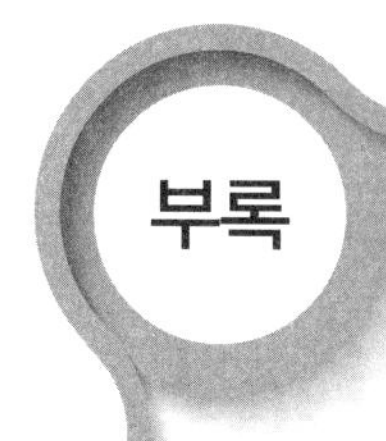

부록 감염관리관련 법규

※ 본 의료법은 감염관리와 관련된 필요 부분만을 발췌하여 실었습니다.

의료법

[시행 2018.9.28.] [법률 제15540호, 2018.3.27., 일부개정]

제36조(준수사항) 제33조제2항 및 제8항에 따라 의료기관을 개설하는 자는 보건복지부령으로 정하는 바에 따라 다음 각 호의 사항을 지켜야 한다.
〈개정 2008.2.29, 2009.1.30, 2010.1.18, 2016.5.29〉

1. 의료기관의 종류에 따른 시설기준 및 규격에 관한 사항
2. 의료기관의 안전관리시설 기준에 관한 사항
3. 의료기관 및 요양병원의 운영 기준에 관한 사항
4. 고가의료장비의 설치·운영 기준에 관한 사항
5. 의료기관의 종류에 따른 의료인 등의 정원 기준에 관한 사항
6. 급식관리 기준에 관한 사항
7. 의료기관의 위생 관리에 관한 사항
8. 의료기관의 의약품 및 일회용 주사 의료용품의 사용에 관한 사항
9. 의료기관의 「감염병의 예방 및 관리에 관한 법률」 제41조제4항에 따른 감염병환자 등의 진료 기준에 관한 사항

제47조(병원감염 예방) ① 보건복지부령으로 정하는 일정 규모 이상의 병원급 의료기관의 장은 병원감염 예방을 위하여 감염관리위원회와 감염관리실을 설치·운영하고 보

건복지부령으로 정하는 바에 따라 감염관리 업무를 수행하는 전담 인력을 두는 등 필요한 조치를 하여야 한다.〈개정 2008.2.29, 2010.1.18, 2011.8.4〉

② 의료기관의 장은 「감염병의 예방 및 관리에 관한 법률」 제2조제1호에 따른 감염병이 유행하는 경우 환자, 환자의 보호자, 의료인, 의료기관 종사자 및 「경비업법」 제2조제3호에 따른 경비원 등 해당 의료기관 내에서 업무를 수행하는 사람에게 감염병의 예방을 위하여 보건복지부령으로 정하는 바에 따라 필요한 정보를 제공하거나 관련 교육을 실시하여야 한다. 〈신설 2015.12.29〉

③ 제1항에 따른 감염관리위원회의 구성과 운영, 감염관리실 운영 등에 필요한 사항은 보건복지부령으로 정한다. 〈개정 2008.2.29, 2010.1.18, 2011.8.4, 2015.12.29〉

의료법 시행규칙

[시행 2018.1.1.] [보건복지부령 제485호, 2017.3.7., 일부개정]

제34조(의료기관의 시설기준 및 규격)법 제36조 제1호에 따른 의료기관의 종류별 시설기준은 별표 3과 같고, 그 시설규격은 별표 4와 같다

[별표 4] 〈개정 2017. 2. 3.〉

의료기관의 시설규격(제34조 관련)

1. 입원실

가. 입원실은 3층 이상 또는 「건축법」 제2조제1항제5호에 따른 지하층에는 설치할 수 없다. 다만, 「건축법 시행령」 제56조에 따른 내화구조(耐火構造)인 경우에는 3층 이상에 설치할 수 있다.

나. 입원실의 면적(벽·기둥 및 화장실의 면적을 제외한다)은 환자 1명을 수용하는 곳인 경우에는 10제곱미터 이상이어야 하고(면적의 측정 방법은 「건축법 시행령」 제119조의 산정 방법에 따른다. 이하 같다) 환자 2명 이상을 수용하는 곳인 경우에는 환자 1명에 대하여 6.3제곱미터 이상으로 하여야 한다.

다. 삭제 〈2017. 2. 3.〉

라. 입원실에 설치하는 병상 수는 최대 4병상(요양병원의 경우에는 6병상)으로 한다. 이 경우 각 병상 간 이격거리는 최소 1.5미터 이상으로 한다.
마. 입원실에는 손씻기 시설 및 환기시설을 설치하여야 한다.
바. 병상이 300개 이상인 종합병원에는 보건복지부장관이 정하는 기준에 따라 전실(前室) 및 음압시설(陰壓施設) 등을 갖춘 1인 병실(이하 "음압격리병실"이라 한다)을 1개 이상 설치하되, 300병상을 기준으로 100병상 초과할 때 마다 1개의 음압격리병실을 추가로 설치하여야 한다. 다만, 제2호카목에 따라 중환자실에 음압격리병실을 설치한 경우에는 입원실에 설치한 것으로 본다.
사. 병상이 300개 이상인 요양병원에는 보건복지부장관이 정하는 기준에 따라 화장실 및 세면시설을 갖춘 격리병실을 1개 이상 설치하여야 한다.
아. 산모가 있는 입원실에는 입원 중인 산모가 신생아에게 모유를 먹일 수 있도록 산모와 신생아가 함께 있을 수 있는 시설을 설치하도록 노력하여야 한다.
자. 감염병환자등의 입원실은 다른 사람이나 외부에 대하여 감염예방을 위한 차단 등 필요한 조치를 하여야 한다.
2. 중환자실
가. 병상이 300개 이상인 종합병원은 입원실 병상 수의 100분의 5 이상을 중환자실 병상으로 만들어야 한다.
나. 중환자실은 출입을 통제할 수 있는 별도의 단위로 독립되어야 하며, 무정전(無停電) 시스템을 갖추어야 한다.
다. 중환자실의 의사당직실은 중환자실 내 또는 중환자실과 가까운 곳에 있어야 한다.
라. 병상 1개당 면적은 15제곱미터 이상으로 하되, 신생아만을 전담하는 중환자실(이하 "신생아중환자실"이라 한다)의 병상 1개당 면적은 5제곱미터 이상으로 한다. 이 경우 "병상 1개당 면적"은 중환자실 내 간호사실, 당직실, 청소실, 기기창고, 청결실, 오물실, 린넨보관실을 제외한 환자 점유 공간[중환자실 내에 있는 간호사 스테이션(station)과 복도는 병상 면적에 포함한다]을 병상 수로 나눈 면적을 말한다.
마. 병상마다 중앙공급식 의료가스시설, 심전도모니터, 맥박산소계측기, 지속적 수액주입기를 갖추고, 병상 수의 10퍼센트 이상 개수의 침습적 동맥혈압모니터,

병상 수의 30퍼센트 이상 개수의 인공호흡기, 병상 수의 70퍼센트 이상 개수의 보육기(신생아중환자실에만 해당한다)를 갖추어야 한다.

바. 중환자실 1개 단위(Unit)당 후두경, 앰부백(마스크 포함), 심전도기록기, 제세동기를 갖추어야 한다. 다만, 신생아중환자실의 경우에는 제세동기 대신 광선기와 집중치료기를 갖추어야 한다.

사. 중환자실에는 전담의사를 둘 수 있다. 다만, 신생아중환자실에는 전담전문의를 두어야 한다.

아. 전담간호사를 두되, 간호사 1명당 연평균 1일 입원환자수는 1.2명(신생아 중환자실의 경우에는 1.5명)을 초과하여서는 아니 된다.

자. 중환자실에 설치하는 병상은 벽으로부터 최소 1.2미터 이상, 다른 병상으로부터 최소 2미터 이상 이격하여 설치하여야 한다.

차. 중환자실에는 병상 3개당 1개 이상의 손씻기 시설을 설치하여야 한다.

카. 중환자실에는 보건복지부장관이 정하는 기준에 따라 병상 10개당 1개 이상의 격리병실 또는 음압격리병실을 설치하여야 한다. 이 경우 음압격리병실은 최소 1개 이상 설치하여야 한다.

3. 수술실

가. 수술실은 수술실 상호 간에 격벽으로 구획되어야 하고, 각 수술실에는 하나의 수술대만 두어야 하며, 환자의 감염을 방지하기 위하여 먼지와 세균 등이 제거된 청정한 공기를 공급할 수 있는 공기정화설비를 갖추고, 내부 벽면은 불침투질로 하여야 하며, 적당한 난방, 조명, 멸균수세(滅菌水洗), 수술용 피복, 붕대재료, 기계기구, 의료가스, 소독 및 배수 등 필요한 시설을 갖추어야 하고, 바닥은 접지가 되도록 하여야 하며, 콘센트의 높이는 1미터 이상을 유지하게 하고, 호흡장치의 안전관리시설을 갖추어야 한다.

나. 수술실에는 기도 내 삽관유지장치, 인공호흡기, 마취환자의 호흡감시장치, 심전도 모니터 장치를 갖추어야 한다.

다. 수술실 내 또는 수술실에 인접한 장소에 상용전원이 정전된 경우 나목에 따른 장치를 작동할 수 있는 축전지 또는 발전기 등의 예비전원설비를 갖추어야 한다. 다만, 나목에 따른 장치에 축전지가 내장되어 있는 경우에는 예비전원설비를 갖춘 것으로 본다.

4. 응급실

외부로부터 교통이 편리한 곳에 위치하고 산실(産室)이나 수술실로부터 격리되어야 하며, 구급용 시설을 갖추어야 한다.

5. 임상검사실

임상검사실은 자체적으로 검사에 필요한 시설·장비를 갖추어야 한다.

6. 방사선 장치

가. 방사선 촬영투시 및 치료를 하는 데에 지장이 없는 면적이어야 하며, 방사선 위해(危害) 방호시설(防護施設)을 갖추어야 한다.

나. 방사선 사진필름을 현상·건조하는 데에 지장이 없는 면적과 이에 필요한 시설을 갖춘 건조실을 갖추어야 한다.

다. 방사선 사진필름을 판독하는 데에 지장이 없는 면적과 이에 필요한 설비가 있는 판독실을 갖추어야 한다.

7. 회복실

수술 후 환자의 회복과 사후 처리를 하는 데에 지장이 없는 면적이어야 하며, 이에 필요한 시설을 갖추어야 한다.

8. 물리치료실

물리요법을 시술하는 데에 지장이 없는 면적과 기능회복, 재활훈련, 환자의 안전관리 등에 필요한 시설을 갖추어야 한다.

9. 한방요법실

경락자극요법시설 등 한방요법시설과 특수생약을 증기, 탕요법에 의하여 치료하는 시설을 갖추어야 한다.

10. 병리해부실

병리·병원에 관한 세포학검사·생검 및 해부를 할 수 있는 시설과 기구를 갖추어 두어야 한다.

11. 조제실

약품의 소분(小分)·혼합조제 및 생약의 보관, 혼합약제에 필요한 조제대 등 필요한 시설을 갖추어야 한다.

11의2. 탕전실

가. 탕전실에는 조제실, 한약재 보관시설, 작업실, 그 밖에 탕전에 필요한 시설

을 갖추어야 한다. 다만, 의료기관 내에 조제실 및 한약재 보관시설을 구비하고 있는 경우에는 이를 충족한 것으로 본다.

나. 조제실에는 개봉된 한약재를 보관할 수 있는 한약장 또는 기계·장치와 한약을 조제할 수 있는 시설을 두어야 한다.

다. 한약재 보관시설에는 쥐·해충·먼지 등을 막을 수 있는 시설과 한약재의 변질을 예방할 수 있는 시설을 갖추어야 한다.

라. 작업실에는 수돗물이나 「먹는물관리법」 제5조에 따른 먹는 물의 수질기준에 적합한 지하수 등을 공급할 수 있는 시설, 한약의 탕전 등에 필요한 안전하고 위생적인 장비 및 기구, 환기 및 배수에 필요한 시설, 탈의실 및 세척시설 등을 갖추어야 한다.

마. 작업실의 시설 및 기구는 항상 청결을 유지하여야 하며 종사자는 위생복을 착용하여야 한다.

바. 의료기관에서 분리하여 따로 설치한 탕전실에는 한의사 또는 한약사를 배치하여야 한다.

사. 의료기관에서 분리하여 따로 설치한 탕전실에서 한약을 조제하는 경우 조제를 의뢰한 한의사의 처방전, 조제 작업일지, 한약재의 입출고 내역, 조제한 한약의 배송일지 등 관련 서류를 작성·보관하여야 한다.

12. 의무기록실

의무기록(외래·입원·응급 환자 등의 기록)을 보존기간에 따라 비치하여 기록·관리 및 보관할 수 있는 서가 등 필요한 시설을 설치하여야 한다.

13. 소독시설

증기·가스장치 및 소독약품 등의 자재와 소독용 기계기구를 갖추어 두고, 위생재료·붕대 등을 집중 공급하는 데에 적합한 시설을 갖추어야 한다.

14. 급식시설

가. 조리실은 식품의 운반과 배식이 편리한 곳에 위치하고, 조리, 보관, 식기 세정, 소독 등 식품을 위생적으로 처리할 수 있는 설비와 공간을 갖추어야 한다.

나. 식품저장실은 환기와 통풍이 잘 되는 곳에 두되, 식품과 식품재료를 위생적으로 보관할 수 있는 시설을 갖추어야 한다.

다. 급식 관련 종사자가 이용하기 편리한 준비실·탈의실 및 옷장을 갖추어야 한다.

15. 세탁물 처리시설

「의료기관세탁물관리규칙」에서 정하는 적합한 시설과 규모를 갖추어야 한다.

16. 시체실

시체의 부패 방지를 위한 냉장시설과 소독시설을 갖추어야 한다.

17. 적출물 처리시설

「폐기물관리법 시행규칙」 제14조에 따른 시설과 규모를 갖추어야 한다.

18. 자가발전시설

공공전기시설을 사용하지 아니하더라도 해당 의료기관의 필요한 곳에 전기를 공급할 수 있는 자가발전시설을 갖추어야 한다.

19. 구급자동차

보건복지부장관이 정하는 산소통·산소호흡기와 그 밖에 필요한 장비를 갖추고 환자를 실어 나를 수 있어야 한다.

20. 그 밖의 시설

가. 장례식장의 바닥면적은 해당 의료기관의 연면적의 5분의 1을 초과하지 못한다.

나. 요양병원의 식당 등 모든 시설에는 휠체어가 이동할 수 있는 공간이 확보되어야 하며, 복도에는 병상이 이동할 수 있는 공간이 확보되어야 한다.

다. 별표 3 제20호나목에 따라 엘리베이터를 설치하여야 하는 경우에는 「승강기시설 안전관리법 시행규칙」 별표 1에 따른 침대용 엘리베이터를 설치하여야 하며, 층간 경사로를 설치하는 경우에는 「장애인·노인·임산부 등의 편의증진에 관한 법률 시행규칙」 별표 1에 따른 경사로 규격에 맞아야 한다.

라. 요양병원의 복도 등 모든 시설의 바닥은 문턱이나 높이차이가 없어야 하고, 불가피하게 문턱이나 높이차이가 있는 경우 환자가 이동하기 쉽도록 경사로를 설치하여야 하며, 복도, 계단, 화장실 대·소변기, 욕실에는 안전을 위한 손잡이를 설치하여야 한다. 다만, 「장애인·노인·임산부 등의 편의증진에 관한 법률」 제9조에 따라 요양병원에 출입구·문, 복도, 계단을 설치하는 경우에 그 시설은 같은 법에 따른 기준에도 맞아야 한다.

마. 요양병원의 입원실, 화장실, 욕실에는 환자가 의료인을 신속하게 호출할 수

있도록 병상, 변기, 욕조 주변에 비상연락장치를 설치하여야 한다.
바. 요양병원의 욕실
1) 병상이 이동할 수 있는 공간 및 보조인력이 들어가 목욕을 시킬 수 있는 공간을 확보하여야 한다.
2) 적정한 온도의 온수가 지속적으로 공급되어야 하고, 욕조를 설치할 경우 욕조에 환자의 전신이 잠기지 않는 깊이로 하여야 한다.
사. 요양병원의 외부로 통하는 출입구에 잠금장치를 갖추되, 화재 등 비상시에 자동으로 열릴 수 있도록 하여야 한다.

제39조(급식관리) 입원시설을 갖춘 종합병원·병원·치과병원·한방병원 또는 요양병원을 개설하는 자는 법 제36조 제6호에 따라 별표 6에서 정하는 바에 따라 환자의 식사를 위생적으로 관리·제공하여야 한다.〈개정 2017.3.7.〉

[별표 6]

의료기관의 급식관리 기준(제39조 관련)

1. 환자의 영양관리에 관한 사항을 심의하기 위하여 병원장이나 부원장을 위원장으로 하는 영양관리위원회를 둔다.
2. 환자의 식사는 일반식과 치료식으로 구분하여 제공한다.
3. 환자급식을 위한 식단은 영양사가 작성하고 환자의 필요 영양량을 충족시킬 수 있어야 한다.
4. 환자음식은 뚜껑이 있는 식기나 밀폐된 배식차에 넣어 적당한 온도를 유지한 상태에서 공급하여야 한다.
5. 영양사는 완성된 식사를 평가하기 위하여 매 끼 검식(檢食)을 실시하며, 이에 대한 평가 결과를 검식부(檢食簿)에 기록하여야 한다.
6. 영양사는 의사가 영양지도를 의뢰한 환자에 대하여 영양 상태를 평가하고, 영양 상담 및 지도를 하며, 그 내용을 기록하여야 한다.

7. 식기와 급식용구는 매 식사 후 깨끗이 세척·소독하여야 하며, 전염성 환자의 식기는 일반 환자의 식기와 구분하여 취급하고, 매 식사 후 완전 멸균소독하여야 한다.
8. 수인성 전염병환자가 남긴 음식은 소독 후 폐기하여야 한다.
9. 병원장은 급식 관련 종사자에 대하여 연 1회 이상 정기건강진단을 실시하여야 하며, 종사자가 전염성 질병에 감염되었을 경우에는 필요한 조치를 취하여야 한다.
10. 병원장은 급식 관련 종사자에게 위생교육을 실시하여야 한다.

제43조(감염관리위원회 및 감염관리실의 설치 등) ① 법 제47조 제1항에서 "보건복지부령으로 정하는 일정 규모 이상의 병원급 의료기관"이란 다음 각 호의 구분에 따른 의료기관을 말한다.〈개정 2016.10.6.〉

1. 2017년 3월 31일까지의 기간: 종합병원 및 200개 이상의 병상을 갖춘 병원으로서 중환자실을 운영하는 의료기관
2. 2017년 4월 1일부터 2018년 9월 30일까지의 기간: 종합병원 및 200개 이상의 병상을 갖춘 병원
3. 2018년 10월 1일부터의 기간: 종합병원 및 150개 이상의 병상을 갖춘 병원

② 법 제47조 제1항에 따른 감염관리위원회(이하 "위원회"라 한다)는 다음 각 호의 업무를 심의한다.〈개정 2009.4.29., 2010.12.30., 2015.12.23., 2016.10.6.〉

1. 병원감염에 대한 대책, 연간 감염예방계획의 수립 및 시행에 관한 사항
2. 감염관리요원의 선정 및 배치에 관한 사항
3. 감염병환자등의 처리에 관한 사항
4. 병원의 전반적인 위생관리에 관한 사항
5. 병원감염관리에 관한 자체 규정의 제정 및 개정에 관한 사항
6. 삭제〈2012.8.2.〉
7. 삭제〈2012.8.2.〉
8. 삭제〈2012.8.2.〉
9. 그 밖에 병원감염관리에 관한 중요한 사항

③ 법 제47조 제1항에 따른 감염관리실(이하 "감염관리실"이라 한다)은 다음 각 호의 업무를 수행한다.〈신설 2012.8.2., 2016.10.6.〉

1. 병원감염의 발생 감시
2. 병원감염관리 실적의 분석 및 평가
3. 직원의 감염관리교육 및 감염과 관련된 직원의 건강관리에 관한 사항
4. 그 밖에 감염 관리에 필요한 사항

[제목개정 2012.8.2.]

第44조(위원회의 구성) ① 위원회는 위원장 1명을 포함한 7명 이상 15명 이하의 위원으로 구성한다.

② 위원장은 해당 의료기관의 장으로 하고, 부위원장은 위원 중에서 위원장이 지명한다. 〈개정 2012.8.2.〉

③ 위원은 다음 각 호의 어느 하나에 해당하는 사람과 해당 의료기관의 장이 위촉하는 외부 전문가로 한다.〈개정 2012.8.2.〉

1. 감염관리실장
2. 진료부서의 장
3. 간호부서의 장
4. 진단검사부서의 장
5. 감염 관련 의사 및 해당 의료기관의 장이 필요하다고 인정하는 사람

④ 제3항 각 호에 해당하는 자는 당연직 위원으로 하되 그 임기는 해당 부서의 재직기간으로 하고, 위촉하는 위원의 임기는 2년으로 한다.

第45조(위원회의 운영) ① 위원회는 정기회의와 임시회의로 운영한다.

② 정기회의는 연 2회 개최하고, 임시회의는 위원장이 필요하다고 인정하는 때 또는 위원 과반수가 소집을 요구할 때에 개최할 수 있다.

③ 회의는 재적위원 과반수의 출석과 출석위원 과반수의 찬성으로 의결한다.

④ 위원장은 위원회를 대표하며 업무를 총괄한다.

⑤ 위원회는 회의록을 작성하여 참석자의 확인을 받은 후 비치하여야 한다.

⑥ 그 밖에 위원회의 운영에 필요한 사항은 위원장이 정한다.

第46조(감염관리실의 운영 등) ① 법 제47조제1항에 따라 감염관리실에서 감염관리 업무를 수행하는 사람의 인력기준 및 배치기준은 별표 8의2와 같다.〈개정 2016.10.6.〉

② 제1항에 따라 감염관리실에 두는 인력 중 1명 이상은 감염관리실에서 전담 근무하여야 한다.

③ 제1항에 따라 감염관리실에서 근무하는 사람은 별표 8의3에서 정한 교육기준에

따라 교육을 받아야 한다.〈개정 2016.10.6.〉

[전문개정 2012.8.2.][시행일 : 2018.10.1.] 제46조제1항

제46조의2(감염병 예방을 위한 정보 제공 등) ① 의료기관의 장은 법 제47조 제2항에 따라 「감염병의 예방 및 관리에 관한 법률」 제2조 제1호에 따른 감염병(이하 이 조에서 "감염병"이라 한다) 예방을 위하여 정보를 제공하거나 교육을 실시하는 경우에는 다음 각 호의 사항이 포함되어야 한다.

1. 감염병의 감염 원인, 감염 경로 및 감염 증상 등 감염병의 내용 및 성격에 관한 사항
2. 감염병에 대한 대응조치, 진료방법 및 예방방법 등 감염병의 예방 및 진료에 관한 사항
3. 감염병 환자의 관리, 감염 물건의 처리, 감염 장소의 소독 및 감염병 보호장비 사용 등 감염병의 관리에 관한 사항
4. 「감염병의 예방 및 관리에 관한 법률」에 따른 의료기관, 보건의료인 또는 의료기관 종사자의 보고·신고 및 협조 등에 관한 사항
5. 그 밖에 감염병 예방 및 관리 등을 위하여 보건복지부장관이 특히 필요하다고 인정하는 사항

② 법 제47조 제2항에 따라 의료기관의 장이 감염병 예방을 위한 정보를 제공하는 경우에는 다음 각 호의 방법에 따른다.

1. 의료기관의 인터넷 홈페이지 게시
2. 매뉴얼·게시물 또는 안내문 등의 작성·비치
3. 그 밖에 보건복지부장관이 신속하고 정확한 정보 제공을 위하여 적합하다고 인정하여 고시하는 방법

③ 의료기관의 장은 「재난 및 안전관리 기본법」 제38조 제2항에 따라 감염병에 관한 주의·경계 또는 심각의 경보가 발령되는 경우에는 법 제47조 제2항에 따라 해당 의료기관에서 상시적으로 업무를 수행하는 사람을 대상으로 2회 이상 감염병 예방 교육을 실시하여야 한다.

④ 의료기관의 장은 법 제47조 제2항에 따라 정보 제공과 교육 실시를 위하여 필요하다고 인정하는 경우에는 질병관리본부 또는 관할 보건소에 필요한 협조를 요청할 수 있다.

⑤ 제1항부터 제4항까지의 규정에 따른 감염병 예방 정보 제공 및 교육 실시의 내용·방법 및 절차 등에 필요한 세부 사항은 보건복지부장관이 정하여 고시한다.

[본조신설 2016.10.6.]

[별표 8의2] 〈신설 2016.10.6.〉

감염관리 업무를 수행하는 사람의 인력기준 및 배치기준(제46조제1항 관련)

1. 인력기준: 감염관리실에서 감염관리 업무를 수행하는 사람은 감염관리에 관한 경험 및 지식이 있는 사람으로서 의사, 간호사 또는 해당 의료기관의 장이 인정하는 사람으로 한다.
2. 배치기준: 다음 각 목의 구분에 따라 배치한다.

가. 상급종합병원

1) 의사

구분	100~ 300 병상	301~ 600 병상	601~ 900 병상	901~ 1,200 병상	1,201~ 1,500 병상	1,501~ 1,800 병상	1,801~ 2,100 병상	2,101~ 2,400 병상	2,401 병상 이상
의사	1명 이상	2명 이상	3명 이상	4명 이상	5명 이상	6명 이상	7명 이상	8명 이상	9명 이상

2) 간호사 및 해당 의료기관의 장이 인정하는 사람

구분	100 ~ 200 병상	201 ~ 400 병상	401 ~ 600 병상	601 ~ 800 병상	801 ~ 1,000 병상	1,000 ~ 1,200 병상	1,201 ~ 1,400 병상	1,401 ~ 1,600 병상	1,601 ~ 1,800 병상	1,801 ~ 2,000 병상	2,001 ~ 2,200 병상	2,201 ~ 2,400 병상	2,401 병상 이상
간호사	1명 이상	2명 이상	2명 이상	3명 이상	3명 이상	4명 이상	4명 이상	5명 이상	5명 이상	6명 이상	6명 이상	7명 이상	7명 이상
의료기관의 장이 인정하는 사람	1명 이상	1명 이상	2명 이상	2명 이상	3명 이상	3명 이상	4명 이상	4명 이상	5명 이상	5명 이상	6명 이상	6명 이상	7명 이상

나. 종합병원

구분	100~ 300 병상	301~ 600 병상	601~ 900 병상	901~ 1,200 병상	1,201~ 1,500 병상	1,501~ 1,800 병상	1,801~ 2,100 병상	2,101 병상 이상

의사	1명 이상	2명 이상	3명 이상	4명 이상	5명 이상	6명 이상	7명 이상	8명 이상
간호사	1명 이상	2명 이상	2명 이상	3명 이상	3명 이상	4명 이상	4명 이상	5명 이상
의료기관의 장이 인정하는 사람	1명 이상	1명 이상	2명 이상	2명 이상	3명 이상	3명 이상	4명 이상	4명 이상

다. 병원

인력	150~300 병상	301~600 병상	601~900 병상	901~1,200 병상	1,201 병상 이상
의사	1명 이상	2명 이상	3명 이상	4명 이상	5명 이상
간호사	1명 이상	1명 이상	1명 이상	1명 이상	1명 이상
의료기관의 장이 인정하는 사람	1명 이상	1명 이상	1명 이상	1명 이상	1명 이상

※ 비고

1. 위 표 제2호가목2)의 기준에도 불구하고 401병상 이상인 경우에는 해당 배치기준상의 최소인력을 기준으로 간호사를 1명씩 늘려 배치하면서 의료기관의 장이 인정하는 사람은 1명씩 줄여 배치할 수 있다. 다만, 의료기관의 장이 인정하는 사람이 최소 1명 이상 배치되어야 한다.
2. 위 표 제2호나목의 기준에도 불구하고 601병상 이상인 경우에는 해당 배치기준상의 최소인력을 기준으로 간호사를 1명씩 늘려 배치하면서 의료기관의 장이 인정하는 사람을 1명씩 줄여 배치할 수 있다. 다만, 의료기관의 장이 인정하는 사람은 최소 1명 이상 배치되어야 한다.

[별표 8의3] 〈개정 2016. 10. 6.〉

감염관리실 근무 인력의 교육기준(제46조제3항 관련)

1. 교육 내용: 감염관리업무 개요 및 담당 인력의 역할, 감염관리 지침, 감시자료 수집 및 분석, 의료관련감염진단, 미생물학, 소독 및 멸균, 환경관리, 병원체별 감염관리, 분야별 감염관리, 역학통계, 임상미생물학, 유행조사, 감염감소 중재 전략, 격리, 감염관리사업 기획·평가 등 감염관리와 관련된 내용

2. 교육 이수 시간: 매년 16시간 이상
3. 교육 기관: 다음 각 목의 어느 하나에 해당하는 기관
   가. 국가나 지방자치단체
   나. 「의료법」 제28조에 따른 의사회 또는 간호사회
   다. 「한국보건복지인력개발원법」에 따른 한국보건복지인력개발원
   라. 그 밖에 감염관리 관련 전문 학회 또는 단체

※ 비고: 감염관리실 근무 인력(감염관리 경력 3년 이상인 사람으로 한정한다)이 감염관리 관련 전문 학회에서 주관하는 학술대회 또는 워크숍에 매년 16시간 이상 참석한 경우에는 제1호부터 제3호까지의 규정에 따라 교육을 받은 것으로 본다.

감염병의 예방 및 관리에 관한 법률(약칭: 감염병예방법)

[시행 2018.6.13.] [법률 제15183호, 2017.12.12., 일부개정]

제5조(의료인 등의 책무와 권리) ①「의료법」에 따른 의료인 및 의료기관의 장 등은 감염병 환자의 진료에 관한 정보를 제공받을 권리가 있고, 감염병 환자의 진단 및 치료 등으로 인하여 발생한 피해에 대하여 보상받을 수 있다.

②「의료법」에 따른 의료인 및 의료기관의 장 등은 감염병 환자의 진단·관리·치료 등에 최선을 다하여야 하며, 보건복지부장관 또는 지방자치단체의 장의 행정명령에 적극 협조하여야 한다.

③「의료법」에 따른 의료인 및 의료기관의 장 등은 국가와 지방자치단체가 수행하는 감염병의 발생 감시와 예방·관리 및 역학조사 업무에 적극 협조하여야 한다.

[전문개정 2015.7.6.]

제11조(의사 등의 신고) ① 의사, 치과의사 또는 한의사는 다음 각 호의 어느 하나에 해당하는 사실(제16조제6항에 따라 표본감시 대상이 되는 제4급감염병으로 인한 경우는 제외한다)이 있으면 소속 의료기관의 장에게 보고하여야 하고, 해당 환자와 그 동거인에게 보건복지부장관이 정하는 감염 방지 방법 등을 지도하여야 한다. 다만, 의료기관에 소속되지 아니한 의사, 치과의사 또는 한의사는 그 사실을 관할 보건소장에게 신고하여야 한다.〈개정 2010.1.18., 2015.12.29., 2018.3.27.〉

1. 감염병환자등을 진단하거나 그 사체를 검안(檢案)한 경우
2. 예방접종 후 이상반응자를 진단하거나 그 사체를 검안한 경우
3. 감염병환자등이 제1급감염병부터 제3급감염병까지에 해당하는 감염병으로 사망한 경우

② 감염병병원체 확인기관의 소속 직원은 실험실 검사 등을 통하여 보건복지부령으로 정하는 감염병환자등을 발견한 경우 그 사실을 감염병병원체 확인기관의 장에게 보고하여야 한다.〈개정 2015.7.6., 2018.3.27.〉

③ 제1항 및 제2항에 따라 보고를 받은 의료기관의 장 및 감염병병원체 확인기관의 장은 제1급감염병의 경우에는 즉시, 제2급감염병 및 제3급감염병의 경우에는 24시간 이내에, 제4급감염병의 경우에는 7일 이내에 보건복지부장관 또는 관할 보건소장에게 신고하여야 한다.〈신설 2015.7.6., 2018.3.27.〉

④ 육군, 해군, 공군 또는 국방부 직할 부대에 소속된 군의관은 제1항 각 호의 어느 하나에 해당하는 사실(제16조제6항에 따라 표본감시 대상이 되는 제4급감염병으로 인한 경우는 제외한다)이 있으면 소속 부대장에게 보고하여야 하고, 보고를 받은 소속 부대장은 제1급감염병의 경우에는 즉시, 제2급감염병 및 제3급감염병의 경우에는 24시간 이내에 관할 보건소장에게 신고하여야 한다.〈개정 2015.7.6., 2015.12.29., 2018.3.27.〉

⑤ 제16조제1항에 따른 감염병 표본감시기관은 제16조제6항에 따라 표본감시 대상이 되는 제4급감염병으로 인하여 제1항제1호 또는 제3호에 해당하는 사실이 있으면 보건복지부령으로 정하는 바에 따라 보건복지부장관 또는 관할 보건소장에게 신고하여야 한다.〈개정 2010.1.18., 2015.7.6., 2015.12.29., 2018.3.27.〉

⑥ 제1항부터 제5항까지의 규정에 따른 감염병환자등의 진단 기준, 신고의 방법 및 절차 등에 관하여 필요한 사항은 보건복지부령으로 정한다.〈개정 2010.1.18., 2015.7.6.〉[시행일 : 2020.1.1.]

제18조의2(역학조사의 요청) ①「의료법」에 따른 의료인 또는 의료기관의 장은 감염병 또는 알 수 없는 원인으로 인한 질병이 발생하였거나 발생할 것이 우려되는 경우 보건복지부장관 또는 시·도지사에게 제18조에 따른 역학조사를 실시할 것을 요청할 수 있다.

② 제1항에 따른 요청을 받은 보건복지부장관 또는 시·도지사는 역학조사의 실시 여부 및 그 사유 등을 지체 없이 해당 의료인 또는 의료기관 개설자에게 통지하여야 한다.

③ 제1항에 따른 역학조사 실시 요청 및 제2항에 따른 통지의 방법·절차 등 필요한

사항은 보건복지부령으로 정한다.

[본조신설 2015.7.6.]

제41조(감염병환자등의 관리) ① 감염병 중 특히 전파 위험이 높은 감염병으로서 제1급감염병 및 보건복지부장관이 고시한 감염병에 걸린 감염병환자등은 감염병관리기관에서 입원치료를 받아야 한다.〈개정 2010.1.18., 2018.3.27.〉

② 보건복지부장관, 시·도지사 또는 시장·군수·구청장은 감염병관리기관의 병상(病床)이 포화상태에 이르러 감염병환자등을 수용하기 어려운 경우에는 감염병관리기관이 아닌 다른 의료기관에서 입원치료하게 할 수 있다.〈개정 2010.1.18.〉

③ 보건복지부장관, 시·도지사 또는 시장·군수·구청장은 다음 각 호의 어느 하나에 해당하는 사람에게 자가(自家) 또는 감염병관리시설에서 치료하게 할 수 있다.〈개정 2010.1.18.〉

1. 제1항 및 제2항에 따른 입원치료 대상자가 아닌 사람
2. 감염병환자등과 접촉하여 감염병이 감염되거나 전파될 우려가 있는 사람

④ 제1항부터 제3항까지의 규정에 따른 자가치료 및 입원치료의 방법 및 절차 등에 관하여 필요한 사항은 대통령령으로 정한다.

[시행일 : 2020.1.1.]

제42조(감염병에 관한 강제처분) ① 보건복지부장관, 시·도지사 또는 시장·군수·구청장은 해당 공무원으로 하여금 다음 각 호의 어느 하나에 해당하는 감염병환자등이 있다고 인정되는 주거시설, 선박·항공기·열차 등 운송수단 또는 그 밖의 장소에 들어가 필요한 조사나 진찰을 하게 할 수 있으며, 그 진찰 결과 감염병환자등으로 인정될 때에는 동행하여 치료받게 하거나 입원시킬 수 있다.〈개정 2010.1.18.〉

1. 제1군감염병
2. 제2군감염병 중 디프테리아, 홍역 및 폴리오
3. 제3군감염병 중 결핵, 성홍열 및 수막구균성수막염
4. 제4군감염병 중 보건복지부장관이 정하는 감염병
5. 세계보건기구 감시대상 감염병
6. 생물테러감염병

② 보건복지부장관, 시·도지사 또는 시장·군수·구청장은 제1항에 따른 감염병환자등의 확인을 위한 조사·진찰을 거부하는 사람(이하 이 조에서 "조사거부자"라 한다)에 대해서는 해당 공무원으로 하여금 감염병관리기관에 동행하여 필요한 조사나 진찰을 받게 하여야 한다.〈개정 2015.12.29.〉

③ 제1항 및 제2항에 따라 조사·진찰을 하거나 동행하는 공무원은 그 권한을 증명하는 증표를 지니고 이를 관계인에게 보여주어야 한다.〈신설 2015.12.29.〉

④ 보건복지부장관, 시·도지사 또는 시장·군수·구청장은 제2항에 따른 조사·진찰을 위하여 필요한 경우에는 관할 경찰서장에게 이에 필요한 협조를 요청할 수 있다. 이 경우 요청을 받은 관할 경찰서장은 정당한 사유가 없으면 이에 따라야 한다.〈신설 2015.12.29.〉

⑤ 보건복지부장관, 시·도지사 또는 시장·군수·구청장은 조사거부자를 자가 또는 감염병관리시설에 격리할 수 있으며, 제2항에 따른 조사·진찰 결과 감염병환자등으로 인정될 때에는 감염병관리시설에서 치료받게 하거나 입원시켜야 한다.〈신설 2015.12.29.〉

⑥ 보건복지부장관, 시·도지사 또는 시장·군수·구청장은 조사거부자가 감염병환자등이 아닌 것으로 인정되면 제5항에 따른 격리조치를 즉시 해제하여야 한다.〈신설 2015.12.29.〉

⑦ 보건복지부장관, 시·도지사 또는 시장·군수·구청장은 제5항에 따라 조사거부자를 치료·입원시킨 경우 그 사실을 조사거부자의 보호자에게 통지하여야 한다.〈신설 2015.12.29.〉

⑧ 제6항에도 불구하고 정당한 사유 없이 격리조치가 해제되지 아니하는 경우 조사거부자는 구제청구를 할 수 있으며, 그 절차 및 방법 등에 대해서는「인신보호법」을 준용한다. 이 경우 "조사거부자"는 "피수용자"로, 격리조치를 명한 "보건복지부장관, 시·도지사 또는 시장·군수·구청장"은 "수용자"로 본다(다만,「인신보호법」제6조제1항 제3호는 적용을 제외한다).〈신설 2015.12.29.〉

⑨ 제2항 및 제5항에 따라 조사 또는 진찰을 하거나 격리 등을 하는 기관의 지정 및 기준 등 필요한 사항은 대통령령으로 정한다.〈신설 2015.12.29.〉

제47조(감염병 유행에 대한 방역 조치) 보건복지부장관, 시·도지사 또는 시장·군수·구청장은 감염병이 유행하면 감염병 전파를 막기 위하여 다음 각 호에 해당하는 모든 조치를 하거나 그에 필요한 일부 조치를 하여야 한다.〈개정 2015.7.6.〉

1. 감염병환자등이 있는 장소나 감염병병원체에 오염되었다고 인정되는 장소에 대한 다음 각 목의 조치
   가. 일시적 폐쇄
   나. 일반 공중의 출입금지
   다. 해당 장소 내 이동제한

라. 그 밖에 통행차단을 위하여 필요한 조치

2. 의료기관에 대한 업무 정지

3. 감염병병원체에 감염되었다고 의심되는 사람을 적당한 장소에 일정한 기간 입원 또는 격리시키는 것

4. 감염병병원체에 오염되었거나 오염되었다고 의심되는 물건을 사용·접수·이동하거나 버리는 행위 또는 해당 물건의 세척을 금지하거나 태우거나 폐기처분하는 것

5. 감염병병원체에 오염된 장소에 대한 소독이나 그 밖에 필요한 조치를 명하는 것

6. 일정한 장소에서 세탁하는 것을 막거나 오물을 일정한 장소에서 처리하도록 명하는 것

제70조(손실보상) ① 보건복지부장관, 시·도지사 및 시장·군수·구청장은 다음 각 호의 어느 하나에 해당하는 손실을 입은 자에게 제70조의2의 손실보상심의위원회의 심의·의결에 따라 그 손실을 보상하여야 한다.〈개정 2015.12.29., 2018.3.27.〉

1. 제36조 및 제37조에 따른 감염병관리기관의 지정 또는 격리소 등의 설치·운영으로 발생한 손실

1의2. 제39조의3에 따른 접촉자 격리시설의 설치·운영으로 발생한 손실

2. 이 법에 따른 조치에 따라 감염병환자, 감염병의사환자 등을 진료한 의료기관의 손실

3. 이 법에 따른 의료기관의 폐쇄 또는 업무 정지 등으로 의료기관에 발생한 손실

4. 제47조제1호, 제4호 및 제5호, 제48조제1항, 제49조제1항제4호, 제6호부터 제10호까지, 제12호 및 제13호에 따른 조치로 인하여 발생한 손실

5. 감염병환자등이 발생·경유하거나 보건복지부장관, 시·도지사 또는 시장·군수·구청장이 그 사실을 공개하여 발생한 「국민건강보험법」 제42조에 따른 요양기관의 손실로서 제1호부터 제4호까지의 손실에 준하고, 제70조의2에 따른 손실보상심의위원회가 심의·의결하는 손실

② 제1항에 따른 손실보상금을 받으려는 자는 보건복지부령으로 정하는 바에 따라 손실보상 청구서에 관련 서류를 첨부하여 보건복지부장관, 시·도지사 또는 시장·군수·구청장에게 청구하여야 한다.〈개정 2015.12.29.〉

③ 제1항에 따른 보상액을 산정함에 있어 손실을 입은 자가 이 법 또는 관련 법령에 따른 조치의무를 위반하여 그 손실을 발생시켰거나 확대시킨 경우에는 보상금을 지급하지 아니하거나 보상금을 감액하여 지급할 수 있다.〈신설 2015.12.29.〉

④ 제1항에 따른 보상의 대상·범위와 보상액의 산정, 제3항에 따른 지급 제외 및 감

액의 기준 등에 관하여 필요한 사항은 대통령령으로 정한다.
〈신설 2015.12.29.〉[시행일 : 2018.9.28.] 제70조제1항제1호의2

감염병의 예방 및 관리에 관한 법률 시행령(약칭: 감염병예방법 시행령)

[시행 2018.1.1.] [대통령령 제28070호, 2017.5.29., 일부개정]

제12조(역학조사의 내용) ① 법 제18조 제1항에 따른 역학조사에 포함되어야 하는 내용은 다음 각 호와 같다.
1. 감염병환자등의 인적 사항
2. 감염병환자등의 발병일 및 발병 장소
3. 감염병의 감염원인 및 감염경로
4. 감염병환자등에 관한 진료기록
5. 그 밖에 감염병의 원인 규명과 관련된 사항
② 법 제29조에 따른 역학조사에 포함되어야 하는 내용은 다음 각 호와 같다.
1. 예방접종 후 이상반응자의 인적 사항
2. 예방접종기관, 접종일시 및 접종내용
3. 예방접종 후 이상반응에 관한 진료기록
4. 예방접종약에 관한 사항
5. 그 밖에 예방접종 후 이상반응의 원인 규명과 관련된 사항

제13조(역학조사의 시기) 법 제18조 제1항 및 제29조에 따른 역학조사는 다음 각 호의 구분에 따라 해당 사유가 발생하면 실시한다.〈개정 2016.6.28.〉
1. 질병관리본부장이 역학조사를 하여야 하는 경우
가. 둘 이상의 시·도에서 역학조사가 동시에 필요한 경우
나. 감염병 발생 및 유행 여부 또는 예방접종 후 이상반응에 관한 조사가 긴급히 필요한 경우
다. 시·도지사의 역학조사가 불충분하였거나 불가능하다고 판단되는 경우
2. 시·도지사 또는 시장·군수·구청장(자치구의 구청장을 말한다. 이하 같다)이 역학조사를 하여야 하는 경우
가. 관할 지역에서 감염병이 발생하여 유행할 우려가 있는 경우

나. 관할 지역 밖에서 감염병이 발생하여 유행할 우려가 있는 경우로서 그 감염병이 관할구역과 역학적 연관성이 있다고 의심되는 경우

다. 관할 지역에서 예방접종 후 이상반응 사례가 발생하여 그 원인 규명을 위한 조사가 필요한 경우

제23조의3(감염병환자등의 격리 등을 위한 감염병관리기관의 지정) ① 법 제42조 제2항 및 제5항에 따라 감염병환자등에 대한 조사·진찰을 하거나 격리·치료 등을 하는 감염병관리기관으로 지정받을 수 있는 기관은 법 제36조 제1항에 따라 지정받은 감염병관리기관(이하 "감염병관리기관"이라 한다)으로서 감염병환자등을 위한 1인 병실[전실(前室) 및 음압시설(陰壓施設)을 갖춘 병실을 말한다]을 설치한 감염병관리기관으로 한다.

② 보건복지부장관, 시·도지사 또는 시장·군수·구청장은 법 제42조 제9항에 따라 감염병관리기관을 지정하는 경우에는 법 제39조의2에 따른 감염병관리시설에 대한 평가 결과를 고려하여야 한다.

③ 보건복지부장관, 시·도지사 또는 시장·군수·구청장은 법 제42조 제9항에 따라 감염병관리기관을 지정한 경우에는 보건복지부장관이 정하는 바에 따라 지정서를 발급하여야 한다.

[본조신설 2016.6.28.]

산업안전보건기준에 관한 규칙

[시행 2018.3.30.] [고용노동부령 제215호, 2018.3.30., 일부개정]

제8장 병원체에 의한 건강장해의 예방

제1절 통칙

제592조(정의) 이 장에서 사용하는 용어의 뜻은 다음과 같다.

1. "혈액매개 감염병"이란 인간면역결핍증, B형간염 및 C형간염, 매독 등 혈액 및 체액을 매개로 타인에게 전염되어 질병을 유발하는 감염병을 말한다.
2. "공기매개 감염병"이란 결핵·수두·홍역 등 공기 또는 비말핵 등을 매개로 호흡기를 통하여 전염되는 감염병을 말한다.

3. "곤충 및 동물매개 감염병"이란 쯔쯔가무시증, 렙토스피라증, 신증후군출혈열 등 동물의 배설물 등에 의하여 전염되는 감염병과 탄저병, 브루셀라증 등 가축이나 야생동물로부터 사람에게 감염되는 인수공통(人獸共通) 감염병을 말한다.
4. "곤충 및 동물매개 감염병 고위험작업"이란 다음 각 목의 작업을 말한다.
   가. 습지 등에서의 실외 작업
   나. 야생 설치류와의 직접 접촉 및 배설물을 통한 간접 접촉이 많은 작업
   다. 가축 사육이나 도살 등의 작업
5. "혈액노출"이란 눈, 구강, 점막, 손상된 피부 또는 주사침 등에 의한 침습적 손상을 통하여 혈액 또는 병원체가 들어 있는 것으로 의심이 되는 혈액 등에 노출되는 것을 말한다.

第593조(적용 범위) 이 장의 규정은 근로자가 세균·바이러스·곰팡이 등 법 제24조 제1항 제1호에 따른 병원체에 노출될 위험이 있는 다음 각 호의 작업을 하는 사업 또는 사업장에 대하여 적용한다.
1. 「의료법」상 의료행위를 하는 작업
2. 혈액의 검사 작업
3. 환자의 가검물(可檢物)을 처리하는 작업
4. 연구 등의 목적으로 병원체를 다루는 작업
5. 보육시설 등 집단수용시설에서의 작업
6. 곤충 및 동물매개 감염 고위험작업

제2절 일반적 관리기준

第594조(감염병 예방 조치 등) 사업주는 근로자의 혈액매개 감염병, 공기매개 감염병, 곤충 및 동물매개 감염병(이하 "감염병"이라 한다)을 예방하기 위하여 다음 각 호의 조치를 하여야 한다.
1. 감염병 예방을 위한 계획의 수립
2. 보호구 지급, 예방접종 등 감염병 예방을 위한 조치
3. 감염병 발생 시 원인 조사와 대책 수립
4. 감염병 발생 근로자에 대한 적절한 처치

第595조(유해성 등의 주지) 사업주는 근로자가 병원체에 노출될 수 있는 위험이 있는 작업을 하는 경우에 다음 각 호의 사항을 근로자에게 알려야 한다.

1. 감염병의 종류와 원인
2. 전파 및 감염 경로
3. 감염병의 증상과 잠복기
4. 감염되기 쉬운 작업의 종류와 예방방법
5. 노출 시 보고 등 노출과 감염 후 조치

제596조(환자의 가검물 등에 의한 오염 방지 조치) ① 사업주는 근로자가 환자의 가검물을 처리(검사·운반·청소 및 폐기를 말한다)하는 작업을 하는 경우에 보호앞치마, 보호장갑 및 보호마스크 등의 보호구를 지급하고 착용하도록 하는 등 오염 방지를 위하여 필요한 조치를 하여야 한다.

② 근로자는 제1항에 따라 지급된 보호구를 사업주의 지시에 따라 착용하여야 한다.

제3절 혈액매개 감염 노출 위험작업 시 조치기준

제597조(혈액노출 예방 조치) ① 사업주는 근로자가 혈액노출의 위험이 있는 작업을 하는 경우에 다음 각 호의 조치를 하여야 한다.

1. 혈액노출의 가능성이 있는 장소에서는 음식물을 먹거나 담배를 피우는 행위, 화장 및 콘택트렌즈의 교환 등을 금지할 것
2. 혈액 또는 환자의 혈액으로 오염된 가검물, 주사침, 각종 의료 기구, 솜 등의 혈액오염물(이하 "혈액오염물"이라 한다)이 보관되어 있는 냉장고 등에 음식물 보관을 금지할 것
3. 혈액 등으로 오염된 장소나 혈액오염물은 적절한 방법으로 소독할 것
4. 혈액오염물은 별도로 표기된 용기에 담아서 운반할 것
5. 혈액노출 근로자는 즉시 소독약품이 포함된 세척제로 접촉 부위를 씻도록 할 것

② 사업주는 근로자가 주사 및 채혈 작업을 하는 경우에 다음 각 호의 조치를 하여야 한다.

1. 안정되고 편안한 자세로 주사 및 채혈을 할 수 있는 장소를 제공할 것
2. 채취한 혈액을 검사 용기에 옮기는 경우에는 주사침 사용을 금지하도록 할 것
3. 사용한 주사침은 바늘을 구부리거나, 자르거나, 뚜껑을 다시 씌우는 등의 행위를 금지할 것(부득이하게 뚜껑을 다시 씌워야 하는 경우에는 한 손으로 씌우도록 한다)
4. 사용한 주사침은 안전한 전용 수거용기에 모아 튼튼한 용기를 사용하여 폐기할 것

③ 근로자는 제1항에 따라 흡연 또는 음식물 등의 섭취 등이 금지된 장소에서 흡연

또는 음식물 섭취 등의 행위를 해서는 아니 된다.

제598조(혈액노출 조사 등) ① 사업주는 혈액노출과 관련된 사고가 발생한 경우에 즉시 다음 각 호의 사항을 조사하고 이를 기록하여 보존하여야 한다.

1. 노출자의 인적사항
2. 노출 현황
3. 노출 원인제공자(환자)의 상태
4. 노출자의 처치 내용
5. 노출자의 검사 결과

② 사업주는 제1항에 따른 사고조사 결과에 따라 혈액에 노출된 근로자의 면역상태를 파악하여 별표 14에 따른 조치를 하고, 혈액매개 감염의 우려가 있는 근로자는 별표 15에 따라 조치하여야 한다.

③ 사업주는 제1항과 제2항에 따른 조사 결과와 조치 내용을 즉시 해당 근로자에게 알려야 한다.

④ 사업주는 제1항과 제2항에 따른 조사 결과와 조치 내용을 감염병 예방을 위한 조치 외에 해당 근로자에게 불이익을 주거나 다른 목적으로 이용해서는 아니 된다.

제599조(세척시설 등) 사업주는 근로자가 혈액매개 감염의 우려가 있는 작업을 하는 경우에 세면·목욕 등에 필요한 세척시설을 설치하여야 한다.

제600조(개인보호구의 지급 등) ① 사업주는 근로자가 혈액노출이 우려되는 작업을 하는 경우에 다음 각 호에 따른 보호구를 지급하고 착용하도록 하여야 한다.

1. 혈액이 분출되거나 분무될 가능성이 있는 작업: 보안경과 보호마스크
2. 혈액 또는 혈액오염물을 취급하는 작업: 보호장갑
3. 다량의 혈액이 의복을 적시고 피부에 노출될 우려가 있는 작업: 보호앞치마

② 근로자는 제1항에 따라 지급된 보호구를 사업주의 지시에 따라 착용하여야 한다.

제4절 공기매개 감염 노출 위험작업 시 조치기준

제601조(예방 조치) ① 사업주는 근로자가 공기매개 감염병이 있는 환자와 접촉하는 경우에 감염을 방지하기 위하여 다음 각 호의 조치를 하여야 한다.

1. 근로자에게 결핵균 등을 방지할 수 있는 보호마스크를 지급하고 착용하도록 할 것
2. 면역이 저하되는 등 감염의 위험이 높은 근로자는 전염성이 있는 환자와의 접촉을 제한할 것

3. 가래를 배출할 수 있는 결핵환자에게 시술을 하는 경우에는 적절한 환기가 이루어지는 격리실에서 하도록 할 것

4. 임신한 근로자는 풍진·수두 등 선천성 기형을 유발할 수 있는 감염병 환자와의 접촉을 제한할 것

② 사업주는 공기매개 감염병에 노출되는 근로자에 대하여 해당 감염병에 대한 면역상태를 파악하고 의학적으로 필요하다고 판단되는 경우에 예방접종을 하여야 한다.

③ 근로자는 제1항제1호에 따라 지급된 보호구를 사업주의 지시에 따라 착용하여야 한다.

제602조(노출 후 관리) 사업주는 공기매개 감염병 환자에 노출된 근로자에 대하여 다음 각 호의 조치를 하여야 한다.

1. 공기매개 감염병의 증상 발생 즉시 감염 확인을 위한 검사를 받도록 할 것

2. 감염이 확인되면 적절한 치료를 받도록 조치할 것

3. 풍진, 수두 등에 감염된 근로자가 임신부인 경우에는 태아에 대하여 기형 여부를 검사받도록 할 것

4. 감염된 근로자가 동료 근로자 등에게 전염되지 않도록 적절한 기간 동안 접촉을 제한하도록 할 것

제5절 곤충 및 동물매개 감염 노출 위험작업 시 조치기준

제603조(예방 조치) 사업주는 근로자가 곤충 및 동물매개 감염병 고 위험작업을 하는 경우에 다음 각 호의 조치를 하여야 한다.

1. 긴 소매의 옷과 긴 바지의 작업복을 착용하도록 할 것

2. 곤충 및 동물매개 감염병 발생 우려가 있는 장소에서는 음식물 섭취 등을 제한할 것

3. 작업 장소와 인접한 곳에 오염원과 격리된 식사 및 휴식 장소를 제공할 것

4. 작업 후 목욕을 하도록 지도할 것

5. 곤충이나 동물에 물렸는지를 확인하고 이상증상 발생 시 의사의 진료를 받도록 할 것

제604조(노출 후 관리) 사업주는 곤충 및 동물매개 감염병 고위험작업을 수행한 근로자에게 다음 각 호의 증상이 발생하였을 경우에 즉시 의사의 진료를 받도록 하여야 한다.

1. 고열·오한·두통

2. 피부발진·피부궤양·부스럼 및 딱지 등

3. 출혈성 병변(病變)

[별표 14] 〈개정 2017. 2. 3.〉

혈액노출 근로자에 대한 조치사항(제598조제2항 관련)

1. B형 간염에 대한 조치사항

<table>
<tr><th rowspan="2" colspan="2">근로자의 상태[1]</th><th colspan="3">노출된 혈액의 상태에 따른 치료 방침</th></tr>
<tr><th>HBsAg 양성</th><th>HBsAg 음성</th><th>검사를 할 수 없거나 혈액의 상태를 모르는 경우</th></tr>
<tr><td colspan="2">예방접종[2]
하지 않은 경우</td><td>HBIG[3] 1회 투여 및 B형간염 예방접종 실시</td><td>B형간염 예방접종 실시</td><td>B형간염 예방접종 실시</td></tr>
<tr><td rowspan="3">예방접종 한 경우</td><td>항체형성 HBsAg(+)</td><td>치료하지 않음</td><td>치료하지 않음</td><td>치료하지 않음</td></tr>
<tr><td>항체미형성 HBsAg(−)</td><td>HBIG 2회 투여[4] 또는 HBIG 1회 투여 및 B형간염 백신 재접종</td><td>치료하지 않음</td><td>고위험 감염원인 경우 HBsAg 양성의 경우와 같이 치료함</td></tr>
<tr><td>모름</td><td>항체(HBsAb) 검사:
1. 적절[5]): 치료하지 않음
2. 부적절: HBIG 1회 투여 및 B형간염 백신 추가접종</td><td>치료하지 아니함</td><td>항체(HBsAg) 검사:
1. 적절: 치료하지 않음
2. 부적절: B형간염백신 추가접종과 1~2개월후 항체역가검사</td></tr>
</table>

비고

1. 과거 B형간염을 앓았던 사람은 면역이 되므로 예방접종이 필요하지 않다.
2. 예방접종은 B형간염 백신을 3회 접종완료한 것을 의미한다.
3. HBIG(B형간염 면역글로불린)는 가능한 한 24시간 이내에 0.06 ml/kg을 근육주사한다.
4. HBIG 2회 투여는 예방접종을 2회 하였지만 항체가 형성되지 않은 사람 또는 예방접종을 2회 하지 않았거나 2회차 접종이 완료되지 않은 사람에게 투여하는 것을 의미한다.
5. 항체가 적절하다는 것은 혈청내 항체(anti HBs)가 10mIU/ml 이상임을 말한다.
6. HBsAg(Hepatitis B Antigen): B형간염 항원

2. 인간면역결핍 바이러스에 대한 조치사항

노출 형태 / 혈액의 감염상태	침습적 노출		점막 및 피부노출	
	심한 노출[5]	가벼운 노출[6]	다량 노출[7]	소량 노출[8]
인간면역결핍 바이러스 양성-1급[1]	확장 3제 예방요법[9]		확장 3제 예방요법	기본 2제 예방요법
인간면역결핍 바이러스 양성-2급[2]	확장 3제 예방요법	기본 2제 예방요법	기본 2제 예방요법[10]	
혈액의 인간면역결핍 바이러스 감염상태 모름[3]	예방요법 필요 없음. 그러나 인간면역결핍 바이러스 위험요인이 있으면 기본 2제 예방요법 고려			
노출된 혈액을 확인할 수 없음[4]	예방요법 필요 없음. 그러나 인간면역결핍 바이러스에 감염된 환자의 것으로 추정되면 기본 2제 예방요법 고려			
인간면역결핍 바이러스 음성	예방요법 필요 없음			

비고

1. 다량의 바이러스(1,500 RNA copies/ml 이상), 감염의 증상, 후천성면역결핍증 등이 있는 경우이다.
2. 무증상 또는 소량의 바이러스이다.
3. 노출된 혈액이 사망한 사람의 혈액이거나 추적이 불가능한 경우 등 검사할 수 없는 경우이다.
4. 폐기한 혈액 또는 주사침 등에 의한 노출로 혈액원(血液源)을 파악할 수 없는 경우 등이다.
5. 환자의 근육 또는 혈관에 사용한 주사침이나 도구에 혈액이 묻어 있는 것이 육안으로 확인되는 경우 등이다.
6. 피상적 손상이거나 주사침에 혈액이 보이지 않는 경우 등이다.
7. 혈액이 뿌려지거나 흘려진 경우 등이다.
8. 혈액이 몇 방울 정도 묻은 경우 등이다.
9. 해당 전문가의 견해에 따라 결정한다.
10. 해당 전문가의 견해에 따라 결정한다.

먹는물 수질기준 및 검사 등에 관한 규칙

[시행 2017.1.1.] [환경부령 제684호, 2016.12.30., 타법개정]

[별표 15]

혈액노출후 추적관리(제598조제2항 관련)

감염병	추적관리 내용 및 시기
B형간염 바이러스	HBsAg: 노출 후 3개월, 6개월
C형간염 바이러스	anti HCV RNA: 4~6주 anti HCV: 4~6개월
인간면역결핍 바이러스	anti HIV: 6주, 12주, 6개월

비고
1. anti HCV RNA: C형간염바이러스 RNA 검사
2. anti HCV: C형간염항체 검사
3. anti HIV: 인간면역결핍항체 검사

제2조(수질기준 「먹는물관리법」 제5조 제3항 및 「수도법」 제26조 제2항에 따른 먹는물(「먹는물관리법」 제3조제1호에 따른 먹는물을 말하며, 같은 법 제3조제2호, 제3조제3호의2 및 제6호에 따른 샘물, 염지하수 및 먹는물공동시설의 물 등을 포함한다. 이하 같다)의 수질기준은 별표 1과 같다. 〈개정 2011.2.1.〉

[별표 1] 〈개정 2016. 10. 31.〉

[시행일:2018. 1. 1.]「수도법」제3조에 따른 마을상수도, 전용상수도 및 소규모급수시설과 시설용량이 50,000톤/일 미만인 같은 법 제3조에 따른 광역상수도 및 지방상수도

먹는물의 수질기준(제2조 관련)

1. 미생물에 관한 기준

가. 일반세균은 1mL 중 100CFU(Colony Forming Unit)를 넘지 아니할 것. 다만, 샘물 및 염지하수의 경우에는 저온일반세균은 20CFU/mL, 중온일반세균은 5CFU/mL를 넘지 아니하여야 하며, 먹는샘물, 먹는염지하수 및 먹는해양심층수의 경우에는 병에 넣은 후 4℃를 유지한 상태에서 12시간 이내에 검사하여 저온일반세균은 100CFU/mL, 중온일반세균은 20CFU/mL를 넘지 아니할 것

나. 총 대장균군은 100mL(샘물·먹는샘물, 염지하수·먹는염지하수 및 먹는해양심층수의 경우에는 250mL)에서 검출되지 아니할 것. 다만, 제4조제1항제1호나목 및 다목에 따라 매월 또는 매 분기 실시하는 총 대장균군의 수질검사 시료(試料) 수가 20개 이상인 정수시설의 경우에는 검출된 시료 수가 5퍼센트를 초과하지 아니하여야 한다.

다. 대장균·분원성 대장균군은 100mL에서 검출되지 아니할 것. 다만, 샘물·먹는샘물, 염지하수·먹는염지하수 및 먹는해양심층수의 경우에는 적용하지 아니한다.

라. 분원성 연쇄상구균·녹농균·살모넬라 및 쉬겔라는 250mL에서 검출되지 아니할 것(샘물·먹는샘물, 염지하수·먹는염지하수 및 먹는해양심층수의 경우에만 적용한다)

마. 아황산환원혐기성포자형성균은 50mL에서 검출되지 아니할 것(샘물·먹는샘물, 염지하수·먹는염지하수 및 먹는해양심층수의 경우에만 적용한다)

바. 여시니아균은 2L에서 검출되지 아니할 것(먹는물공동시설의 물의 경우에만 적용한다)

2. 건강상 유해영향 무기물질에 관한 기준
   가. 납은 0.01㎎/L를 넘지 아니할 것
   나. 불소는 1.5㎎/L(샘물·먹는샘물 및 염지하수·먹는염지하수의 경우에는 2.0㎎/L)를 넘지 아니할 것
   다. 비소는 0.01㎎/L(샘물·염지하수의 경우에는 0.05㎎/L)를 넘지 아니할 것
   라. 셀레늄은 0.01㎎/L(염지하수의 경우에는 0.05㎎/L)를 넘지 아니할 것
   마. 수은은 0.001㎎/L를 넘지 아니할 것
   바. 시안은 0.01㎎/L를 넘지 아니할 것
   사. 크롬은 0.05㎎/L를 넘지 아니할 것
   아. 암모니아성 질소는 0.5㎎/L를 넘지 아니할 것
   자. 질산성 질소는 10㎎/L를 넘지 아니할 것
   차. 카드뮴은 0.005㎎/L를 넘지 아니할 것
   카. 붕소는 1.0㎎/L를 넘지 아니할 것(염지하수의 경우에는 적용하지 아니한다)
   타. 브롬산염은 0.01㎎/L를 넘지 아니할 것(수돗물, 먹는샘물, 염지하수·먹는염지하수, 먹는해양심층수 및 오존으로 살균·소독 또는 세척 등을 하여 음용수로 이용하는 지하수만 적용한다)
   파. 스트론튬은 4mg/L를 넘지 아니할 것(먹는염지하수 및 먹는해양심층수의 경우에만 적용한다)
   하. 우라늄은 30㎍/L를 넘지 않을 것(샘물, 먹는샘물, 먹는염지하수 및 먹는물공동시설의 물의 경우에만 적용한다)
3. 건강상 유해영향 유기물질에 관한 기준
   가. 페놀은 0.005㎎/L를 넘지 아니할 것
   나. 다이아지논은 0.02㎎/L를 넘지 아니할 것
   다. 파라티온은 0.06㎎/L를 넘지 아니할 것
   라. 페니트로티온은 0.04㎎/L를 넘지 아니할 것
   마. 카바릴은 0.07㎎/L를 넘지 아니할 것
   바. 1,1,1-트리클로로에탄은 0.1㎎/L를 넘지 아니할 것
   사. 테트라클로로에틸렌은 0.01㎎/L를 넘지 아니할 것
   아. 트리클로로에틸렌은 0.03㎎/L를 넘지 아니할 것
   자. 디클로로메탄은 0.02㎎/L를 넘지 아니할 것

차. 벤젠은 0.01mg/L를 넘지 아니할 것
카. 톨루엔은 0.7mg/L를 넘지 아니할 것
타. 에틸벤젠은 0.3mg/L를 넘지 아니할 것
파. 크실렌은 0.5mg/L를 넘지 아니할 것
하. 1,1-디클로로에틸렌은 0.03mg/L를 넘지 아니할 것
거. 사염화탄소는 0.002mg/L를 넘지 아니할 것
너. 1,2-디브로모-3-클로로프로판은 0.003mg/L를 넘지 아니할 것
더. 1,4-다이옥산은 0.05mg/L를 넘지 아니할 것

4. 소독제 및 소독부산물질에 관한 기준(샘물·먹는샘물·염지하수·먹는염지하수·먹는해양심층수 및 먹는물공동시설의 물의 경우에는 적용하지 아니한다)
가. 잔류염소(유리잔류염소를 말한다)는 4.0mg/L를 넘지 아니할 것
나. 총트리할로메탄은 0.1mg/L를 넘지 아니할 것
다. 클로로포름은 0.08mg/L를 넘지 아니할 것
라. 브로모디클로로메탄은 0.03mg/L를 넘지 아니할 것
마. 디브로모클로로메탄은 0.1mg/L를 넘지 아니할 것
바. 클로랄하이드레이트는 0.03mg/L를 넘지 아니할 것
사. 디브로모아세토니트릴은 0.1mg/L를 넘지 아니할 것
아. 디클로로아세토니트릴은 0.09mg/L를 넘지 아니할 것
자. 트리클로로아세토니트릴은 0.004mg/L를 넘지 아니할 것
차. 할로아세틱에시드(디클로로아세틱에시드, 트리클로로아세틱에시드 및 디브로모아세틱에시드의 합으로 한다)는 0.1mg/L를 넘지 아니할 것
카. 포름알데히드는 0.5mg/L를 넘지 아니할 것

5. 심미적 영향물질에 관한 기준
가. 경도(硬度)는 1,000mg/L(수돗물의 경우 300mg/L, 먹는염지하수 및 먹는해양심층수의 경우 1,200mg/L)를 넘지 아니할 것. 다만, 샘물 및 염지하수의 경우에는 적용하지 아니한다.
나. 과망간산칼륨 소비량은 10mg/L를 넘지 아니할 것
다. 냄새와 맛은 소독으로 인한 냄새와 맛 이외의 냄새와 맛이 있어서는 아니될 것. 다만, 맛의 경우는 샘물, 염지하수, 먹는샘물 및 먹는물공동시설의 물에는 적용하지 아니한다.

라. 동은 1㎎/L를 넘지 아니할 것

마. 색도는 5도를 넘지 아니할 것

바. 세제(음이온 계면활성제)는 0.5㎎/L를 넘지 아니할 것. 다만, 샘물·먹는샘물, 염지하수·먹는염지하수 및 먹는해양심층수의 경우에는 검출되지 아니하여야 한다.

사. 수소이온 농도는 pH 5.8 이상 pH 8.5 이하이어야 할 것. 다만, 샘물, 먹는샘물 및 먹는물공동시설의 물의 경우에는 pH 4.5 이상 pH 9.5 이하이어야 한다.

아. 아연은 3㎎/L를 넘지 아니할 것

자. 염소이온은 250㎎/L를 넘지 아니할 것(염지하수의 경우에는 적용하지 아니한다)

차. 증발잔류물은 수돗물의 경우에는 500㎎/L, 먹는염지하수 및 먹는해양심층수의 경우에는 미네랄 등 무해성분을 제외한 증발잔류물이 500㎎/L를 넘지 아니할 것

카. 철은 0.3㎎/L를 넘지 아니할 것. 다만, 샘물 및 염지하수의 경우에는 적용하지 아니한다.

타. 망간은 0.3㎎/L(수돗물의 경우 0.05㎎/L)를 넘지 아니할 것. 다만, 샘물 및 염지하수의 경우에는 적용하지 아니한다.

파. 탁도는 1NTU(Nephelometric Turbidity Unit)를 넘지 아니할 것. 다만, 지하수를 원수로 사용하는 마을상수도, 소규모급수시설 및 전용상수도를 제외한 수돗물의 경우에는 0.5NTU를 넘지 아니하여야 한다.

하. 황산이온은 200㎎/L를 넘지 아니할 것. 다만, 샘물, 먹는샘물 및 먹는물공동시설의 물은 250㎎/L를 넘지 아니하여야 하며, 염지하수의 경우에는 적용하지 아니한다.

거. 알루미늄은 0.2㎎/L를 넘지 아니할 것

6. 방사능에 관한 기준(염지하수의 경우에만 적용한다)

가. 세슘(Cs-137)은 4.0mBq/L를 넘지 아니할 것

나. 스트론튬(Sr-90)은 3.0mBq/L를 넘지 아니할 것

다. 삼중수소는 6.0Bq/L를 넘지 아니할 것

의료기관세탁물 관리규칙

[시행 2015.1.5.] [보건복지부령 제283호, 2015.1.5., 타법개정]

제2조(정의) 이 규칙에서 사용하는 용어의 뜻은 다음과 같다. 〈개정 2010.2.1., 2010.12.30.〉

1. "의료기관세탁물"이란 의료기관에 종사하는 자와 진료받는 환자가 사용하는 것으로서 세탁 과정을 거쳐 재사용할 수 있는 다음 각 목의 세탁물(이하 "세탁물"이라 한다)을 말한다.
   가. 침구류 : 이불, 담요, 시트, 베개, 베갯잇 등
   나. 의류 : 환자복, 신생아복, 수술복, 가운 등
   다. 리넨류 : 수술포, 기계포, 마스크, 모자, 수건, 기저귀, 그 밖의 리넨류
   라. 기타 : 커텐, 씌우개류, 수거자루 등
2. "오염세탁물"이란 세탁물 중 전염성 물질에 오염되었거나 오염될 우려가 있는 다음 각 목의 세탁물을 말한다.
   가. 「감염병의 예방 및 관리에 관한 법률」에 따른 감염병환자가 사용한 세탁물과 감염성 병원균에 오염될 우려가 있는 세탁물
   나. 환자의 피·고름·배설물·분비물 등에 오염된 세탁물
   다. 동물실험 시 감염증에 걸린 동물의 배설물 또는 분비물에 오염된 세탁물
   라. 그 밖에 감염성 병원균에 오염된 세탁물
3. "기타세탁물"이란 세탁물 중 오염세탁물 외의 세탁물을 말한다.
4. "일반세탁물"이란 의료기관세탁물 외의 세탁물을 말한다.

제3조(세탁물의 보관 및 운반 기준) 의료기관과 시장·군수·구청장(자치구의 구청장을 말한다. 이하 같다)에게 의료기관세탁물 처리업 신고를 한 자(이하 "처리업자"라 한다)는 별표 1의 세탁물의 보관 및 운반 기준에 따라 세탁물을 보관하고 운반하여야 한다.

제4조(세탁물의 처리) ① 의료기관은 다음 각 호의 어느 하나의 방법으로 세탁물을 처리하여야 한다.

1. 제6조 제1항의 시설 기준에 맞는 세탁물 처리시설에서 자체 처리
2. 처리업자에게 위탁 처리

② 처리업자는 제1항제2호에 따라 의료기관으로부터 위탁받은 세탁물을 재위탁하여서는 아니 된다. 다만, 정전·단수·기계고장 등의 사유로 위탁받은 세탁물을 기한까지 처리할 수 없는 경우에는 시장·군수·구청장에게 신고한 후 다른 처리업자에게 재

위탁하여 처리할 수 있다.

③ 의료기관과 처리업자는 오염세탁물을 「감염병의 예방 및 관리에 관한 법률 시행규칙」 별표 6에 따른 증기소독, 끓는물 소독 또는 약물소독 방법으로 소독한 후 세탁하여야 한다.〈개정 2010.12.30.〉

④ 의료기관과 처리업자는 별표 2의 세탁물의 처리 기준에 따라 세탁물을 처리하여야 한다.

제5조(세탁금지 세탁물) 의료기관은 다음 각 호의 세탁물을 재사용의 목적으로 세탁하거나 처리업자에게 처리를 위탁하여서는 아니 된다.〈개정 2010.2.1.〉

1. 피·고름이 묻은 붕대 및 거즈
2. 마스크·수술포 등 일회용 제품류
3. 바이러스성 출혈열[신증후군출혈열(유행성출혈열), 황열, 뎅기열, 마버그열, 에볼라열 및 라싸열의 경우에 해당한다] 환자의 혈액이나 체액으로 오염된 세탁물
4. 크로이츠펠트-야콥병(CJD) 및 변종크로이츠펠트-야콥병(vCJD) 확진 또는 의심환자의 중추신경계 조직으로 오염된 세탁물

제8조(감염 예방 교육) ① 의료기관과 처리업자는 세탁물 처리업무에 종사하는 자에게 연 4시간 이상 감염 예방에 관한 교육(인터넷 교육 등을 포함한다)을 하여야 한다. 〈개정 2010.2.1.〉

② 의료기관과 처리업자는 제1항에 따라 감염 예방에 관한 교육을 하였을 때에는 그 결과를 기록·유지하여야 한다.

③ 의료기관과 처리업자가 제1항에 따른 교육을 할 수 없다고 인정할 때에는 시장·군수·구청장은 보건소장이나 관련 단체로 하여금 그 교육을 하게 할 수 있다.

[별표 1]

세탁물의 보관 및 운반 기준(제3조 관련)

1. 세탁물의 보관 기준

가. 수집

(1) 세탁물 수집장소는 다른 시설과 구획되고, 위생적이어야 한다.

(2) 세탁물 수집자루는 세탁과 소독이 쉬운 구조이어야 하고, 오염세탁물 수집

자루는 기타세탁물과 구분이 가능하도록 유색 용기(붉은색이나 노란색)나 "오염 세탁물"이라고 표시된 용기를 사용하여야 한다.

(3) 세탁물이 혈액이나 분비물 등으로 젖어 있을 때에는 혈액이나 분비물 등이 새지 아니하는 별도의 수집용기를 사용하여야 한다.

(4) 세탁물 수집장소에는 누구나 쉽게 알 수 있도록 세탁물의 분류방법 등을 게시하여야 한다.

나. 보관

(1) 의료기관은 세탁물을 입원실·식당·휴게실 및 환자나 의료기관 종사자의 왕래가 빈번한 장소 등과 떨어진 구분된 장소에 보관하여야 하고, 처리업자는 세탁물을 일반세탁물과 구분된 장소에 보관하여야 한다.

(2) 오염세탁물이 있는 보관장소에는 오염세탁물이 있음을 표시하고, 취급상 주의사항을 게시하여야 하며, 관계자 외의 출입을 금하여야 한다.

(3) 의료기관이 세탁물을 자체 처리할 경우 보관장소는 별표 3 제1호바목에 따른 오염작업구역과 중복하여 지정할 수 있다.

(4) 의료기관이 처리업자에게 위탁하여 처리하려는 세탁물은 수집자루 등 밀폐된 용기에 넣어서 보관하여야 한다.

(5) 오염세탁물은 수집 즉시 소독하여 보관하고, 보관장소는 주 2회 이상 소독하여야 한다.

(6) 세탁이 끝난 세탁물은 별도의 시설에 종류별로 정리하여 위생적으로 보관하여야 한다.

(7) 세탁물 보관장소 외의 장소에서는 수집된 세탁물을 분류하거나 헤치는 작업을 하지 아니하여야 한다.

2. 세탁물의 운반 기준

가. 세탁물은 위생적인 수집자루 또는 운반용기에 넣어 운반하여야 한다.

나. 운반용기는 주 1회 이상 소독하여야 한다.

다. 세탁물 운반차량의 적재고는 주 2회 이상 소독을 하여야 한다.

라. 오염세탁물은 기타세탁물이 오염되지 아니하도록 별도의 용기에 넣어 운반하여야 한다.

마. 처리업자가 세탁물을 운반할 경우에는 별표 4 제6호의 기준에 맞는 운반차량으로 하여야 한다.

[별표 2]

세탁물의 처리 기준(제4조제4항 관련)

1. 세탁물은 오염세탁물과 기타세탁물로 구분하여 위생적으로 처리하여야 한다.
2. 의료기관과 처리업자는 세탁물 관리책임자를 지정하여야 한다.
3. 세탁물 처리작업장은 항상 청결을 유지하고 주 1회 이상 소독을 하여야 한다.
4. 세탁물의 분류과정에서 발생된 쓰레기 등은 위생적으로 처리하여야 한다.
5. 처리업자는 세탁물의 처리시설과 같은 시설에서 일반세탁물을 처리하여서는 아니 된다.

[별표 3]

의료기관의 세탁물 처리시설 및 장비 기준(제6조제1항 관련)

1. 작업장
   가. 작업장의 위치는 입원실, 환자와 외래인의 통행이 많은 곳, 식당·휴게실 등 위생적인 관리가 필요한 시설과 다수인이 모이는 장소로부터 떨어진 장소이어야 한다.
   나. 내벽은 내수성(耐水性) 자재로서 표면이 매끄럽고 밝은색 페인트로 마무리되어야 한다.
   다. 물을 사용하는 바닥은 타일, 콘크리트 및 인조석갈기로 마무리되고 배수가 잘 되도록 하여야 하며 물을 사용하지 아니하는 바닥은 타일·인조석갈기 및 리놀륨 등의 재료로 마무리되어야 한다.
   라. 충분한 조명 및 환기시설을 하여야 한다.
   마. 쥐나 해충이 서식할 수 없도록 하여야 한다.
   바. 오염작업구역(세탁물을 분류하거나 소독하는 구역을 말한다)은 다른 시설과 구획하여야 한다.
   사. 세탁하기 전 세탁물의 입구와 세탁된 세탁물의 출구는 각각 달리하여야 한다.

※ 의원급 의료기관에 대하여는 바목과 사목을 적용하지 아니한다.

2. 시설 및 장비기준(병원급 이상의 의료기관만 해당한다)

가. 다음의 시설 및 장비를 갖추어 두어야 한다.

(1) 고압 보일러: 세탁기에 열탕 및 수증기 공급이 가능한 기능이 있어야 한다.

(2) 소독시설: 세탁하기 전 세탁물을 소독할 수 있는 기능으로서 오염작업구역에 설치하여야 한다.

(3) 세탁기: 섭씨 80도 이상 100도 이하의 열탕 및 수증기를 주입하여 세탁할 수 있어야 한다.

(4) 탈수기: 원심분리 원리로 탈수하는 기능이 있어야 한다. 다만, 세탁기와 겸용하는 경우에는 구비할 필요가 없다.

폐기물관리법

[시행 2018.4.19.] [법률 제14783호, 2017.4.18., 일부개정]

폐기물관리법 시행령

[시행 2018.4.1.] [대통령령 제28722호, 2018.3.27., 일부개정]

제2조(정의) 이 법에서 사용하는 용어의 뜻은 다음과 같다.〈개정 2007.5.17., 2009.6.9., 2010.1.13., 2010.7.23., 2015.1.20., 2017.1.17.〉

1. "폐기물"이란 쓰레기, 연소재(燃燒滓), 오니(汚泥), 폐유(廢油), 폐산(廢酸), 폐알칼리 및 동물의 사체(死體) 등으로서 사람의 생활이나 사업활동에 필요하지 아니하게 된 물질을 말한다.
2. "생활폐기물"이란 사업장폐기물 외의 폐기물을 말한다.
3. "사업장폐기물"이란 「대기환경보전법」, 「물환경보전법」 또는 「소음·진동관리법」에 따라 배출시설을 설치·운영하는 사업장이나 그 밖에 대통령령으로 정하는 사업장에서 발생하는 폐기물을 말한다.
4. "지정폐기물"이란 사업장폐기물 중 폐유·폐산 등 주변 환경을 오염시킬 수 있거나

의료폐기물(醫療廢棄物) 등 인체에 위해(危害)를 줄 수 있는 해로운 물질로서 대통령령으로 정하는 폐기물을 말한다.

5. "의료폐기물"이란 보건·의료기관, 동물병원, 시험·검사기관 등에서 배출되는 폐기물 중 인체에 감염 등 위해를 줄 우려가 있는 폐기물과 인체 조직 등 적출물(摘出物), 실험 동물의 사체 등 보건·환경보호상 특별한 관리가 필요하다고 인정되는 폐기물로서 대통령령으로 정하는 폐기물을 말한다.

5의2. "의료폐기물 전용용기"란 의료폐기물로 인한 감염 등의 위해 방지를 위하여 의료폐기물을 넣어 수집·운반 또는 보관에 사용하는 용기를 말한다.

5의3. "처리"란 폐기물의 수집, 운반, 보관, 재활용, 처분을 말한다.

6. "처분"이란 폐기물의 소각(燒却)·중화(中和)·파쇄(破碎)·고형화(固形化) 등의 중간처분과 매립하거나 해역(海域)으로 배출하는 등의 최종처분을 말한다.

7. "재활용"이란 다음 각 목의 어느 하나에 해당하는 활동을 말한다.

가. 폐기물을 재사용·재생이용하거나 재사용·재생이용할 수 있는 상태로 만드는 활동

나. 폐기물로부터 「에너지법」 제2조 제1호에 따른 에너지를 회수하거나 회수할 수 있는 상태로 만들거나 폐기물을 연료로 사용하는 활동으로서 환경부령으로 정하는 활동

8. "폐기물처리시설"이란 폐기물의 중간처분시설, 최종처분시설 및 재활용시설로서 대통령령으로 정하는 시설을 말한다.

9 "폐기물감량화시설"이란 생산 공정에서 발생하는 폐기물의 양을 줄이고, 사업장 내 재활용을 통하여 폐기물 배출을 최소화하는 시설로서 대통령령으로 정하는 시설을 말한다

제4조(의료폐기물의 종류) 법 제2조 제5호에 따른 의료폐기물은 별표 2와 같다.〈개정 2007.12.28.〉[제목개정 2007.12.28.]

환자안전법

[시행 2016.7.29.] [법률 제13113호, 2015.1.28., 제정]

[별표 2] 〈개정 2016.1.19.〉

의료폐기물의 종류(제4조 관련)

1. 격리의료폐기물 : 「감염병의 예방 및 관리에 관한 법률」 제2조제1호의 감염병으로부터 타인을 보호하기 위하여 격리된 사람에 대한 의료행위에서 발생한 일체의 폐기물
2. 위해의료폐기물
   가. 조직물류폐기물 : 인체 또는 동물의 조직·장기·기관·신체의 일부, 동물의 사체, 혈액·고름 및 혈액생성물(혈청, 혈장, 혈액제제)
   나. 병리계폐기물 : 시험·검사 등에 사용된 배양액, 배양용기, 보관균주, 폐시험관, 슬라이드, 커버글라스, 폐배지, 폐장갑
   다. 손상성폐기물 : 주사바늘, 봉합바늘, 수술용 칼날, 한방침, 치과용침, 파손된 유리재질의 시험기구
   라. 생물·화학폐기물 : 폐백신, 폐항암제, 폐화학치료제
   마. 혈액오염폐기물 : 폐혈액백, 혈액투석 시 사용된 폐기물, 그 밖에 혈액이 유출될 정도로 포함되어 있어 특별한 관리가 필요한 폐기물
3. 일반의료폐기물 : 혈액·체액·분비물·배설물이 함유되어 있는 탈지면, 붕대, 거즈, 일회용 기저귀, 생리대, 일회용 주사기, 수액세트

비고

1. 의료폐기물이 아닌 폐기물로서 의료폐기물과 혼합되거나 접촉된 폐기물은 혼합되거나 접촉된 의료폐기물과 같은 폐기물로 본다.
2. 채혈진단에 사용된 혈액이 담긴 검사튜브, 용기 등은 제2호가목의 조직물류폐기물로 본다.

제2조(정의) 이 법에서 사용하는 용어의 뜻은 다음과 같다.

1. "환자안전사고"란 「보건의료기본법」 제3조 제3호의 보건의료인(이하 "보건의료인"

이라 한다)이 환자에게 보건의료서비스를 제공하는 과정에서 환자안전에 보건복지부령으로 정하는 위해(危害)가 발생하였거나 발생할 우려가 있는 사고를 말한다.

2. "환자안전활동"이란 국가, 지방자치단체, 「보건의료기본법」 제3조 제4호의 보건의료기관(이하 "보건의료기관"이라 한다), 보건의료인, 환자 및 환자의 보호자가 환자안전사고의 예방 및 재발 방지를 위하여 행하는 모든 활동을 말한다.

제4조(보건의료기관의 장과 보건의료인의 책무) ① 보건의료기관의 장과 보건의료인은 환자안전 및 의료 질 향상을 위하여 국가와 지방자치단체의 시책을 따라야 한다.

② 보건의료기관의 장과 보건의료인은 환자안전사고가 발생하지 아니하도록 시설·장비 및 인력을 갖추고, 필요한 의무를 다하여야 한다.

③ 보건의료기관의 장과 보건의료인은 환자안전활동에 환자와 환자의 보호자가 참여할 수 있도록 노력하여야 한다.

제5조(환자의 권리와 책무) ① 모든 환자는 안전한 보건의료(「보건의료기본법」 제3조제1호의 보건의료를 말한다. 이하 같다)를 제공받을 권리를 가진다.

② 환자와 환자의 보호자는 환자안전활동에 참여하여야 한다.

제6조(다른 법률과의 관계) ① 환자안전에 관하여 다른 법률에 특별한 규정이 있는 경우를 제외하고는 이 법에서 정하는 바에 따른다.

② 환자안전에 관한 다른 법률을 제정하거나 개정할 때에는 이 법의 취지에 부합하도록 하여야 한다.

제9조(환자안전기준) ① 보건복지부장관은 대통령령으로 정하는 바에 따라 보건의료기관의 시설·장비·관리체계, 보건의료인의 환자안전을 위한 준수 사항 등 환자안전에 관한 기준(이하 이 조에서 "환자안전기준"이라 한다)을 정하여야 한다.

② 보건의료기관의 장과 보건의료인은 환자안전활동 시 환자안전기준을 준수하여야 한다.

제10조(환자안전지표) ① 보건복지부장관은 환자안전 및 의료 질 향상과 관련한 수행정도를 측정·점검할 수 있는 평가기준 등을 제시하는 지표(이하 "환자안전지표"라 한다)를 개발하여 보급하여야 한다.

② 환자안전지표의 개발 및 보급에 필요한 사항은 보건복지부령으로 정한다.

제11조(환자안전위원회) ① 보건복지부령으로 정하는 일정 규모 이상의 병원급 의료기관은 환자안전 및 의료 질 향상을 위하여 환자안전위원회(이하 이 조에서 "위원회"라 한다)를 설치·운영하여야 한다.

② 위원회는 다음 각 호의 업무를 심의한다.

1. 환자안전사고의 예방 및 재발 방지를 위한 계획 수립 및 시행
2. 제12조에 따른 환자안전 전담인력의 선임 및 배치
3. 보건의료기관의 의료 질 향상 활동 및 환자안전체계 구축·운영
4. 제14조 제1항에 따른 보고를 한 보고자 및 보고내용의 보호
5. 환자와 환자 보호자의 환자안전활동 참여를 위한 계획 수립 및 시행
6. 그 밖에 보건복지부령으로 정하는 환자안전활동에 필요한 사항

③ 위원회의 구성·운영과 그 밖에 필요한 사항은 보건복지부령으로 정한다.

제12조(전담인력) ① 보건복지부령으로 정하는 일정 규모 이상의 병원급 의료기관은 환자안전 및 의료 질 향상에 관한 업무를 전담하여 수행하는 환자안전 전담인력(이하 "전담인력"이라 한다)을 두어야 한다.

② 전담인력은 다음 각 호의 업무를 수행한다.

1. 환자안전사고 정보의 수집·분석 및 관리·공유
2. 환자안전사고 예방 및 재발 방지를 위한 보건의료인 교육
3. 환자와 환자 보호자의 환자안전활동을 위한 교육
4. 그 밖에 보건복지부령으로 정하는 환자안전활동

③ 보건복지부장관은 전담인력을 두고 있는 보건의료기관에 그 운영에 필요한 경비를 지원할 수 있다.

④ 전담인력의 자격 및 배치기준 등은 보건복지부령으로 정한다.

제13조(환자안전활동에 관한 교육) ① 전담인력은 환자안전활동에 관한 교육을 정기적으로 받아야 한다.

② 보건복지부장관은 제1항에 따른 정기 교육 외에 환자안전을 위하여 필요한 경우에는 전담인력이나 보건의료인에게 환자안전활동에 관한 교육을 받을 것을 명할 수 있다.

③ 보건복지부장관은 제1항 및 제2항에 따른 교육을 관계 전문기관 등에 위탁하여 실시할 수 있다.

④ 제1항부터 제3항까지에 따른 교육의 방법·시간·내용, 위탁 등에 필요한 사항은 보건복지부령으로 정한다.

제14조(환자안전사고의 자율보고 등) ① 환자안전사고를 발생시켰거나 발생한 사실을 알게 된 보건의료인이나 환자 등 보건복지부령으로 정하는 사람(이하 "보고자"라 한다)은 보건복지부장관에게 그 사실을 보고할 수 있다.

② 제1항에 따른 보고(이하 "자율보고"라 한다)를 환자안전사고를 발생시킨 사람이 한

경우에는 「의료법」 등 보건의료 관계 법령에 따른 행정처분을 감경하거나 면제할 수 있다.

③ 자율보고에 포함되어야 할 사항과 보고의 방법 및 절차 등은 보건복지부령으로 정한다.

제17조(자율보고의 비밀 보장 등) ① 보건복지부장관은 자율보고를 한 보고자의 의사에 반하여 그 보고자의 정보를 공개할 수 없으며, 자율보고를 한 환자안전사고가 발생한 보건의료기관의 경우에는 그 보건의료기관의 장의 의사에 반하여 해당 보건의료기관의 정보를 공개할 수 없다.

② 자율보고가 된 환자안전사고에 관한 정보 및 제15조에 따라 수집한 자료는 보건복지부령으로 정하는 검증을 한 후에는 반드시 개인식별이 가능한 부분을 삭제하여야 한다.

③ 환자안전사고의 정보 수집·분석 및 주의경보 발령 등의 업무에 종사하거나 종사하였던 사람은 직무상 알게 된 비밀을 다른 사람에게 누설하거나 직무 외의 목적으로 사용하여서는 아니 된다.

④ 보건의료기관의 장은 해당 보건의료기관에 속한 자율보고를 한 보고자에게 그 보고를 이유로 해고, 전보나 그 밖에 신분이나 처우와 관련하여 불리한 조치를 할 수 없다.

제18조(벌칙) ① 제17조 제3항을 위반하여 비밀을 누설하거나 직무 외의 목적으로 사용한 사람은 3년 이하의 징역 또는 3천만원 이하의 벌금에 처한다.

② 제17조 제4항을 위반하여 자율보고를 한 보고자에게 불리한 조치를 한 사람은 2년 이하의 징역 또는 2천만원 이하의 벌금에 처한다.

환자안전법 시행령

[시행 2016.7.29.] [대통령령 제27214호, 2016.6.8., 제정]

제6조(환자안전기준) ① 법 제9조 제1항에 따른 환자안전에 관한 기준(이하 "환자안전기준"이라 한다)에 포함되어야 할 사항은 다음 각 호의 구분에 따른다.

1. 「보건의료기본법」 제3조 제4호에 따른 보건의료기관(이하 "보건의료기관"이라 한다)의 시설 및 장비에 관한 다음 각 목의 사항

가. 입원실, 중환자실, 수술실 및 응급실 등 환자안전과 밀접한 연관이 있는 시설의 운영 및 관리에 관한 사항
나. 환자의 검사, 진단, 치료 및 처치 등에 자주 사용되는 의료기기 등의 관리 및 폐기에 관한 사항
2. 보건의료기관의 관리체계에 관한 다음 각 목의 사항
가. 환자안전활동을 담당하는 인력 및 기구에 관한 사항
나. 환자안전활동의 체계적인 수행을 위한 매뉴얼의 작성 및 운영에 관한 사항
다. 환자안전사고의 발생 시 대응 체계에 관한 사항
3. 「보건의료기본법」 제3조 제3호에 따른 보건의료인이 하는 다음각 목의 보건의료활동에 관한 준수 사항
가. 진단 및 검사
나. 시술, 수술 및 마취
다. 의약품의 처방, 조제, 투약 및 관리
라. 감염병의 예방 및 관리
4. 그 밖에 제1호부터 제3호까지의 규정에 준하는 사항으로서 보건복지부장관이 환자안전사고의 예방 및 관리를 위하여 특히 필요하다고 인정하는 사항
② 보건복지부장관은 환자안전기준을 정하는 경우에는 관계 기관·단체 및 전문가 등에게 의견 및 자료의 제출을 요청할 수 있다.
③ 보건복지부장관은 위원회의 심의를 거쳐 환자안전기준을 확정하고, 확정된 환자안전기준을 보건복지부의 인터넷 홈페이지에 게재하여야 한다.
④ 환자안전기준의 변경 절차에 관하여는 제2항 및 제3항을 준용한다. 다만, 해당 변경 내용이 단순하거나 경미하여 위원회의 심의를 거칠 필요가 없다고 보건복지부장관이 인정하는 경우에는 그 심의를 생략할 수 있다.
⑤ 제1항부터 제4항까지에서 규정한 사항 외에 환자안전기준의 수립·변경 및 운영 등에 관한 세부 사항은 보건복지부장관이 정한다.

환자안전법 시행규칙

[시행 2016.7.29.] [보건복지부령 제427호, 2016.7.29., 제정]

제2조(환자안전사고의 범위) 「환자안전법」(이하 "법"이라 한다) 제2조 제1호에서 "보건

복지부령으로 정하는 위해(危害)"란 사망·질환 또는 장해 등 환자의 생명·신체·정신에 대한 손상 또는 부작용을 말한다.

제5조(환자안전위원회의 설치 기관) 법 제11조 제1항에서 "보건복지부령으로 정하는 일정 규모 이상의 병원급 의료기관"이란 병상 수가 200병상 이상인 병원급 의료기관(「의료법」 제3조제2항제3호에 따른 병원급 의료기관을 말한다. 이하 같다)을 말한다. 다만, 「의료법」 제3조 제2항 제3호 마목에 따른 종합병원(이하 "종합병원"이라 한다)인 경우에는 100병상 이상으로 한다.

제6조(환자안전위원회의 구성) ① 법 제11조 제1항에 따른 환자안전위원회(이하 "위원회"라 한다)는 위원장 1명을 포함한 5명 이상 30명 이하의 위원으로 구성한다.

② 위원회의 위원장(이하 "위원장"이라 한다)은 해당 의료기관의 장으로 하고, 위원회의 위원은 해당 의료기관의 장이 성별을 고려하여 위촉한다.

③ 위원회 위원의 임기는 3년으로 한다.

④ 제1항부터 제3항까지에서 규정한 사항 외에 위원회 구성에 필요한 사항은 보건복지부장관이 정한다.

제7조(환자안전위원회의 운영) ① 위원회는 정기회의와 임시회의로 구분하여 운영한다.

② 정기회의는 연 2회 이상 개최하고, 임시회의는 위원장이 필요하다고 인정하거나 재적위원 과반수가 요구할 때 개최한다.

③ 위원회 회의는 재적위원 과반수의 출석으로 개의(開議)하고, 출석위원 과반수의 찬성으로 의결한다.

④ 위원장이 사고 등 부득이한 사유로 직무를 수행할 수 없을 때에는 위원장이 미리 지명한 위원이 그 직무를 대행한다.

⑤ 제1항부터 제4항까지에서 규정한 사항 외에 위원회의 운영에 필요한 사항은 위원회의 의결을 거쳐 위원장이 정한다.

제8조(환자안전위원회의 업무) 법 제11조 제2항 제6호에서 "보건복지부령으로 정하는 환자안전활동에 필요한 사항"이란 다음 각 호의 사항을 말한다.

1. 법 제9조 제1항에 따른 환자안전기준(이하 "환자안전기준"이라 한다)의 준수에 관한 사항
2. 환자안전지표의 운영에 관한 사항
3. 환자안전사고의 보고 활성화에 관한 사항
4. 환자안전활동의 교육에 관한 사항
5. 그 밖에 환자안전활동의 향상을 위하여 특히 필요한 사항으로서 보건복지부장관

이 정하는 사항

제9조(전담인력) ① 법 제12조 제1항에서 "보건복지부령으로 정하는 일정 규모 이상의 병원급 의료기관"이란 병상 수가 200병상 이상인 병원급 의료기관을 말한다. 다만, 종합병원인 경우에는 100병상 이상으로 한다.

② 법 제12조 제1항에 따른 환자안전 전담인력(이하 "전담인력"이라 한다)의 자격기준은 다음 각 호와 같다.

1. 의사·치과의사 또는 한의사 면허를 취득한 후 5년 이상 보건의료기관에서 근무한 사람
2. 「의료법」 제77조에 따른 전문의 자격이 있는 사람
3. 간호사 면허를 취득한 후 5년 이상 보건의료기관에서 근무한 사람

③ 전담인력의 배치기준은 다음 각 호의 구분에 따른다.

1. 200병상 이상의 병원급 의료기관(종합병원은 제외한다): 1명 이상
2. 100병상 이상 500병상 미만의 종합병원: 1명 이상
3. 500병상 이상의 종합병원: 2명 이상

④ 법 제12조 제2항 제4호에서 "보건복지부령으로 정하는 환자안전활동"이란 다음 각 호의 활동을 말한다.

1. 환자안전활동의 보고
2. 환자안전기준의 준수 점검
3. 환자안전지표의 측정·점검
4. 그 밖에 환자안전 및 의료 질 향상을 위하여 보건복지부장관이 특히 필요하다고 인정하는 사항

⑤ 의료기관의 장은 전담인력을 배치한 경우에는 지체 없이 별지 제1호서식의 전담인력 배치현황서(전자문서로 된 서식을 포함한다)를 보건복지부장관에게 제출하여야 한다.

⑥ 의료기관의 장은 환자안전 및 의료 질 향상을 위하여 특히 필요하다고 인정하는 경우에는 전담부서를 설치·운영할 수 있다.

제10조(환자안전활동에 관한 교육) ① 법 제13조 제1항 및 제2항에 따른 환자안전활동에 관한 교육(이하 "환자안전교육"이라 한다)에는 다음 각 호의 사항이 포함되어야 한다.

1. 환자안전 관련 법령에 관한 사항
2. 환자안전사고의 정보의 수집·분석에 관한 사항

3. 환자안전기준 및 환자안전지표에 관한 사항
4. 환자안전사고의 예방 및 재발 방지에 관한 사항
5. 「보건의료기본법」 제3조 제3호에 따른 보건의료인 및 환자와의 소통·협조에 관한 사항
6. 환자 및 환자보호자의 환자안전활동에 관한 사항
7. 환자안전에 관한 외국의 제도 및 사례에 관한 사항
8. 그 밖에 보건복지부장관이 환자안전 및 의료 질 향상을 위하여 필요하다고 인정하는 사항

② 법 제13조 제1항에 따른 정기적 환자안전교육은 다음 각 호의 구분에 따라 실시한다.

1. 교육 방법: 대면교육 또는 정보통신기기를 통한 온라인 교육. 다만, 전담인력으로 새로 배치된 경우에는 6개월 이내에 대면교육으로 실시한다.
2. 교육 시간: 매년 12시간 이상. 다만, 전담인력으로 새로 배치된 경우에는 6개월 이내에 24시간 이상 이수하여야 한다.

③ 보건복지부장관은 법 제13조 제2항에 따라 환자안전교육을 명하는 경우에는 교육대상자, 교육내용, 방법 및 시기 등에 관한 사항을 적은 문서로 하여야 한다.

④ 제1항부터 제3항까지에서 규정한 사항 외에 환자안전교육의 절차, 방법, 시기 및 비용 등에 필요한 세부사항은 보건복지부장관이 정하여 고시한다.

제12조(환자안전사고의 자율보고) ① 법 제14조 제1항에서 "보건의료인이나 환자 등 보건복지부령으로 정하는 사람"이란 다음 각 호의 어느 하나에 해당하는 사람을 말한다.

1. 보건의료인
2. 보건의료기관의 장
3. 전담인력
4. 환자
5. 환자 보호자

② 법 제14조 제1항에 따라 환자안전사고를 보고하려는 사람은 다음 각 호의 구분에 따른 서식(전자문서로 된 서식을 포함한다)을 같은 법 제16조 제1항에 따른 환자안전사고 보고·학습시스템(이하 "보고학습시스템"이라 한다)을 통하여 보건복지부장관에게 제출하여야 한다.

1. 제1항제1호부터 제3호까지의 사람: 별지 제2호서식의 환자안전사고 보고서
2. 제1항제4호 및 제5호의 사람: 별지 제3호서식의 환자안전사고 보고서

제14조(주의경보 발령 사유) 법 제16조 제2항에서 "환자안전사고가 새로운 유형이거나 환자안전에 중대한 위해가 발생할 우려가 있는 등 보건복지부령으로 정하는 사유가 발생한 경우"란 다음 각 호의 어느 하나에 해당하는 경우를 말한다.

1. 환자안전을 해칠 우려가 높은 새로운 유형의 환자안전사고가 발생한 경우
2. 환자안전에 중대한 위해가 발생할 우려가 있는 환자안전사고가 발생한 경우
3. 동일하거나 유사한 유형의 환자안전사고가 보고학습시스템에 급격히 증가하는 경우
4. 그 밖에 환자안전을 해칠 우려가 매우 크고 그 영향이 광범위할 것으로 예상되어 주의경보 발령이 필요하다고 보건복지부장관이 인정하는 경우

찾아보기

[ㅂ]

[ㅈ]

【저자 약력】

대표저자 윤 성 원

서울대학교 보건대학원 석사
한양대학교 간호학 박사
미국 St. Francis Medical Center 근무
삼성서울병원 감염관리실 근무
국내 최초 미국공인감염관리사(CIC) 자격증 취득
대한감염관리간호사회 회장 역임
대한병원감염관리학회 부회장 역임
미국의료관련감염학회(SHEA) 국제대사 역임
감염관리전문간호사시험 위원장 역임
(현)청운대학교 간호학과 부교수

김 옥 선

대한감염관리간호사회 부회장 역임
연세대학교 간호학 박사
삼성서울병원 감염관리실 근무(전)
상지대학교 간호학과 교수(전)
(현)KC대학교 간호학과 부교수

박 은 숙

연세대학교 간호학 박사
국내최초국제의료기관인증평가(JCI) 감염관리부문주도
대한감염관리간호사회 회장 역임
대한병원감염관리학회 부회장 역임
의료기관평가인증원 조사위원 역임
(현)세브란스병원 감염관리실 근무
　의료기관인증평가원 자원 컨설턴트
　연세대학교 간호대학 겸임교수

오 향 순

서울대학교 간호학과 졸업
서울대학교 보건대학원 보건학 석사, 박사
대한감염관리간호사회 회장 역임
대한병원감염관리학회 부회장 역임
서울대학교 간호대학 겸임조교수 역임
울산대학교 임상대학원 겸임교수 역임
WHO MERS 합동조사 위원 역임
임상간호연구편집위원
서울대학교병원 간호본부 수간호사, 감염관리실 팀장 역임
국무총리상 수상
우송대학교 간호학과 조교수(전)
(현)국립순천대학교 간호학과 조교수

정 선 영

이화여자대학교 대학원 간호과학 박사
이화여대 부속 목동병원 감염관리전문간호사(전), 대한감염관리간호사회 기획 · 법제이사, 총무이사, 학술이사, 회장(전)
대한병원감염관리학회 기획이사(전), 질병관리본부 의료관련감염관리 운영위원회 운영위원(전)
대한감염관리간호사회 감사 역임
(현)건양대 간호학과 조교수

정 재 심

서울대학교 간호대학 간호학 박사
서울아산병원 감염관리실 과장 역임
대한감염관리간호사회 회장, 대한의료관련감염관리학회 부회장 역임
(현) 울산대학교 산업대학원 교수
　감염관리전문간호 석사과정 주임교수
　한국간호교육인증평가원 이사
　한국기초간호학회장, 한국근거기반간호학회장

진 혜 영

연세대학교 간호대학 간호학 석사, 박사
대한감염관리간호사회 회장 역임
대한병원감염관리학회 부회장 역임
대한감염관리간호사회 논문심사위원 역임
아주대학교병원 감염관리실 팀장 역임
대한병원감염관리학회 논문심사위원 역임
(현)가천대학교 간호학과 조교수

최 은 옥

서울대학교 대학원 간호학과 간호학 박사
서울대학교병원 내과병동 간호사 및 수간호사 업무 위임
미국 듀크 대학교 간호대학 간호 정보학교실 (Duke University School of Nursing) 방문교수
미국 UCLA School of Nursing 객원 연구원
인제대학교 건강과학연구소 소장 역임
성인간호학회 논문심사위원
한국노년학회 논문심사위원
American Journal of Public Health Reviewer
(현)인제대학교 의과대학 간호학과 부교수

최 정 화

울산대학교 간호학 석사
건국대학교 교육학 석사
울산대학교 임상대학원 겸임교수
서울아산병원병동 감염관리실 근무
의료기관평가인증원 조사위원
(현)대한감염관리간호사회 법제이사
　대한의료관련감염관리학회 홍보이사
　건국대학교병원 감염관리팀장

홍 혜 경

삼육대학원 임상대학원 간호학과 졸업
신촌세브란스병원 근무
대한감염관리 간호사회 총무 역임
(현)순천향대학교 부천병원 감염관리실
　대한 감염관리간호사회 기획이사

최신 감염관리의 이해

발행일 2018년 8월 27일 초판 인쇄
2018년 8월 31일 초판 발행

지은이 윤성원 외 9인 공저
발행인 황인욱
발행처 도서출판 오래

저자와 협의하여 인지첩부를 생략함

주 소 서울특별시 토정로 222 한국출판콘텐츠센터 406호
전 화 02-797-8786, 8787
팩 스 02-797-9911
이메일 orebook@naver.com
홈페이지 www.orebook.com
출판신고번호 제2016-000355호

ISBN 979-11-5829-045-0 (93510)

가 격 25,000원

이 도서의 국립중앙도서관 출판예정도서목록(CIP)은 서지정보유통지원시스템 홈페이지(http://seoji.nl.go.kr)와 국가자료공동목록시스템(http://www.nl.go.kr/kolisnet)에서 이용하실 수 있습니다.(CIP제어번호: CIP2018017813)